U0397614

法国 洛朗斯

怀孕宝典

[法]洛朗斯·佩尔努　著　小　奇　译
[法]阿涅丝·格里松　主持修订

华东师范大学出版社
·上海·

图书在版编目（CIP）数据

法国洛朗斯怀孕宝典 /（法）洛朗斯·佩尔努著；小奇译. — 上海：华东师范大学出版社，2022
ISBN 978-7-5760-2797-6

Ⅰ. ①法… Ⅱ. ①洛… ②小… Ⅲ. ①孕妇—妇幼保健—基本知识 Ⅳ. ①R715.3

中国版本图书馆 CIP 数据核字（2022）第 061214 号

版权登记号：09-2022-0187

法国洛朗斯怀孕宝典

著　者 [法]洛朗斯 · 佩尔努
主持修订 [法]阿涅丝 · 格里松
译　者 小 奇
责任编辑 吴 余
项目编辑 南艳丹
责任校对 张佳妮
特约审读 张 涛　陆 萌　王 海
装帧设计 李燕萍　李 琳

出版发行 华东师范大学出版社
社　址 上海市中山北路3663号　**邮　编** 200062
网　址 www.ecnupress.com.cn
电　话 021-60821666　**行政传真** 021-62572105
客服电话 021-62865537
门市（邮购）电话 021-62869887
地　址 上海市中山北路3663号华东师范大学校内先锋路口
网　店 http://hdsdcbs.tmall.com

印 刷 者 佛山市华禹彩印有限公司
开　本 787×1092 1/16
印　张 27.25
字　数 473千字
版　次 2023年4月第1版
印　次 2023年4月第1版
书　号 ISBN 978-7-5760-2797-6
定　价 158.00元

出 版 人 王 焰

（如发现本版图书有印订质量问题，请寄回本社客服中心调换或电话021-62865537联系）

亲爱的读者：

您手上拿的这本《法国洛朗斯怀孕宝典》，是由法国奥雷出版社（Horay）2018年出版的，它凝聚了法国众多一线孕产育儿、医学、心理学、教育学等领域专家的专业智慧和多年从业经验，并吸纳了最新的医学科研成果。我们谨以此书献给您，全方位为您解答妈妈从怀孕乃至备孕开始就面临的种种问题：

一粒微不足道的受精卵，怎样在9个月之后发育成一个3公斤的婴儿？这个奇妙的过程主要包括哪些阶段？为了保证胎儿的良好发育，需要注意哪些问题？需要改变生活方式吗？饮食方式呢？怀孕的过程是怎样的？什么时候做第一次B超？硬膜外麻醉是必须的吗？怎样确定分娩已经开始？如果婴儿早产怎么办？……

除了满腔疑问之外，焦虑也会如影随形。别担心，《法国洛朗斯怀孕宝典》将提供全方位的信息，帮助每一位妈妈可以顺利度过孕期，成功诞下宝宝，为人父母。

本书的作者是法国著名的孕产育儿专家洛朗斯·佩尔努（LAURENCE PERNOUD），早在我认识洛朗斯·佩尔努以前，她已经赫赫有名。她意欲用明晰生动的语言和严谨的知识体系写一本书，献给即将为人父母的夫妇。在这个想法的驱使下，《法国洛朗斯怀孕宝典》一经出版便大获成功；几年后，《法国洛朗斯育儿宝典》出版，很快成为父母们的育儿宝典，直至今日。

遇见洛朗斯·佩尔努，是我生命中浓墨重彩的一笔。当她问我要不要和她一起工作时，我毫不犹豫地答应了。每年，我们都会一起讨论，对书的内容进行更新、改版，并挑选新的成员加入我们的队伍，我们的队伍也因此日益壮大。每年，我们会回复大量读者的邮件，邮件中提到的案例和建议也是对我们经验的有益补充。近年来，洛朗斯·佩尔努逐渐隐退，她希望我接替她的工作——她为之奔忙一生的事业。今天，我以同样的兴趣和热忱继续这份工作，并保持一贯的严谨态度追求内容的高质量——正是这个原则激励着我们走到今天。

阿涅丝·格里松（AGNÈS GRISON）

法语版修订主持人

修订委员会

每年针对《法国洛朗斯怀孕宝典》内容的更新是一项持续且重要的工作。我们的工作能够顺利展开，得益于与读者的美好相遇、积极的沟通和来自你们的莫大的支持。一个互相协作的专家团队更是必不可少。团队中每位成员都拥有丰富的学识和实践经验，在工作中保持着高度的热情。以下是参与本书修订的科研团队。

安德烈·邦巴萨（ANDRÉ BENBASSA），格勒诺布尔大学医院前临床主任，妇产科医生。他是法国国家妇产科医师协会成员，也是法国国家卫生管理局的前任专家。他的经验和专业知识让读者受益匪浅。他对医学保有极大的信心，同时，对怀孕的过度医疗化则保持着审慎态度。对此，我们表示十分欣赏。

达尼埃尔·拉波波尔（DANIELLE RAPOPORT），心理学家，曾任职于巴黎公共援助医院，也是优待儿童培训和研究协会的联合创始人。多年来，她一直与《法国洛朗斯怀孕宝典》一书合作，并善于以巧妙而清晰的方式说明最微妙的心理状况。

玛丽-诺埃尔·巴贝尔（MARIE-NOËLLE BABEL），自由助产士，亲子抚育园成员。我们与她一起深入探讨了一些话题，如早期产前养护、生育计划和准妈妈们是否准备进行母乳喂养。

西尔维·莫里耶特（SYLVIE MORIETTE），妇产科心理学家。她参与陪伴孕妇及其配偶，还有她们的家人。她在许多问题上的见解都十分中肯，让人赞赏。如准妈妈们对怀孕的感受，她们在困难时期需要的支持，孩子出生后家庭以及夫妇的转变。

多米尼克·法维耶（DOMINIQNE FAVIER），巴黎公共援助医院前社会教育主管，十分严格而高效，编写的内容对读者非常有用。

布丽吉特·库德雷（BRIGITTE COUDRAY），营养学家，她知道如何调和好健康饮食与大快朵颐之间的平衡。

同时，也要感谢他们所给予的意见：

马克·阿尔瑟（MARC ALTHUSER）博士，超声检查专家，十分感谢其对本书的贡献。

萨米亚·邦·拉明（SAMIA BEN LAMINE）博士，妇产医院儿科专家。

安娜-索菲·伯达埃特（ANNE-SOPHIE BEUDAERT），自由助产士。

菲利普·毕布（PHILIPPE BIBOLID），整骨医生。

T.贝里·布雷泽尔顿（T.BERRY BRAZELTON）教授，世界著名儿科医生，以其在新生儿能力、亲子依恋和互动方面的工作而闻名。

纳迪亚·布鲁施韦勒-斯特恩（NADIA BRUSCHWEILER-STERN）博士，儿科医生和儿童精神病学家，父母和儿童早期关系专家。

阿涅丝·布歇（AGNÈS BUCHET），医院助产士。

斯特凡妮·塞利耶（STEPHANIE CELLIER）和**达米安·罗贝尔（DAMIEN ROBERT）**，药剂师。

奥迪勒·科泰勒（ODILE COTELLE）博士，尿动力学和会阴机能训练专家。

贝尔纳黛特·德加斯凯（BERNADETTE DE GASQUET）博士，分娩体位专家。

让-吕克·格莱兹（JEAN-LUC GLEIZES）博士，麻醉师、救生医师。

阿涅丝·迈松纳夫（AGNÈS MAISONNEUVE），瑜伽老师。

伊丽莎白·罗贝尔·尼昂希亚（ÉLISABETH ROBERT-GNANSIA）博士，畸形风险专家。

伊丽莎白·鲁菲那戈（ÉLISABETH RUFFINENGO）和**埃米莉·德尔贝（ÉMILIE DELBAYS）**，欧洲妇女共创未来组织（WECF）法国办事处成员。

奥德·魏尔-雷纳尔（AUDE WEILL-RAYNAL），律师，专攻家庭法。

安娜-塞西尔·齐梅特（ANNE-CÉCILE ZIMET）博士，牙外科医生。

最后，对于《法国洛朗斯怀孕宝典》2018版的出版，特别感谢出版人**安娜·贝泰勒米（ANNE BERTHELLEMY）**的高效和鼎力支持，还有艺术总监**奥德·当吉·德德塞尔（AUDE DANGUY DES DÉSERTS）**，她以自己的艺术才华赋予本书清新的版面和流畅的阅读体验。

目 录

1 从出现怀孕征兆到确诊

2 日常生活

3 成为父母的心情和感受

4 出生之前：宝贝和你

5 双胞胎

6 怀孕期间的监护

7 妊娠过程中的意外

8 为分娩做准备

9 分娩与诞生

10 生产之后：你和宝宝

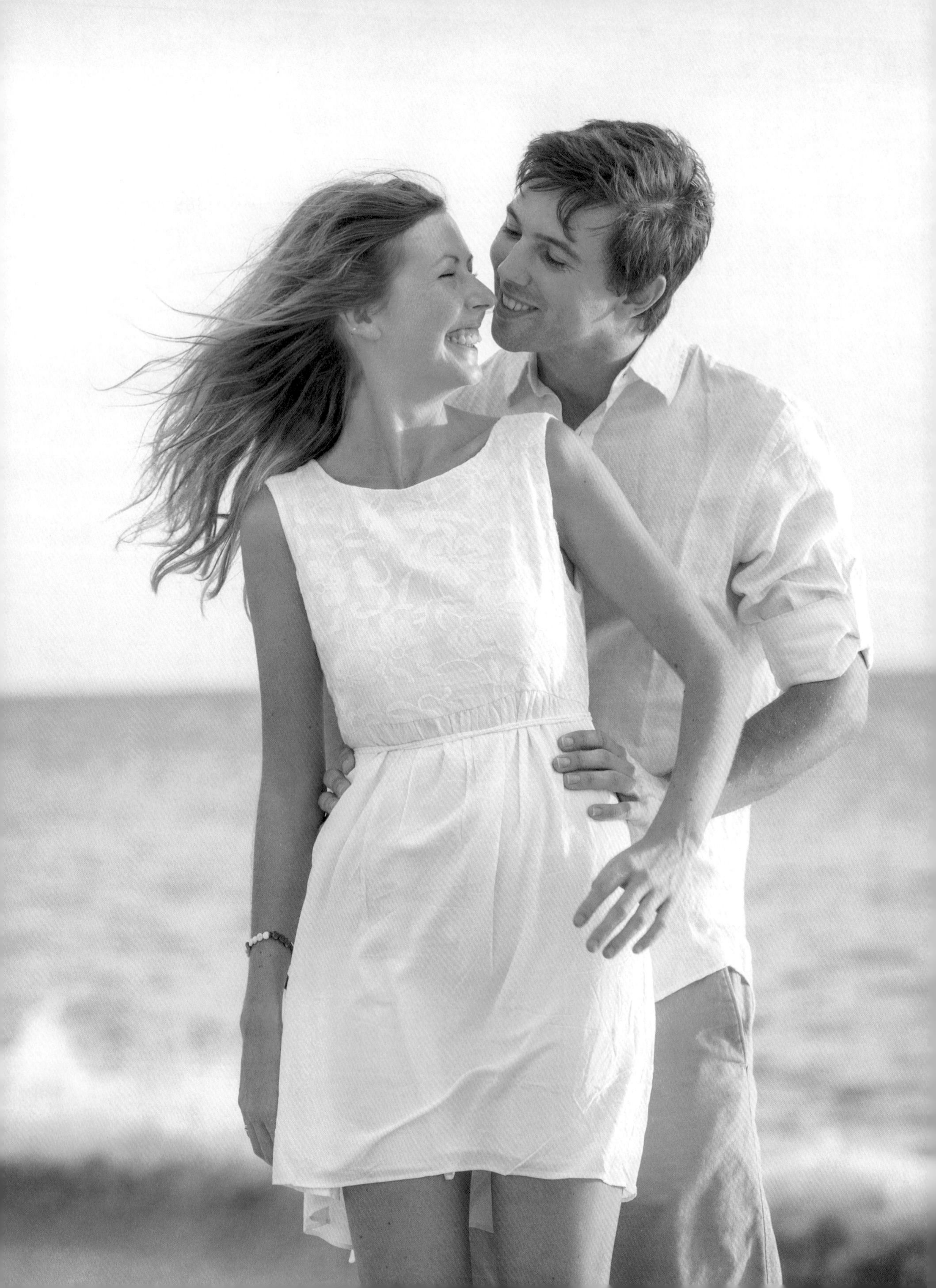

从出现怀孕征兆到确诊

正常的月经期已经推迟两三天了，但是月经还没来。于是你又数了一遍，28，29，30……一边数你一边满怀期待——我是不是怀孕了？这时你一定充满疑惑，焦虑不安，希望梦想成真，但目前一切都还不能确定。当激动的心情平静下来，你又开始了新一轮的计算。然后，你会在脑海中勾勒出宝宝的笑脸，并对接下来的几个月满怀期待：满 4 周时，宝宝的心脏开始跳动；满 12 周时，你可以通过超声波看到胎儿的样子；满 4 个月时，宝宝开始手舞足蹈，你会被他的动作弄醒……这就是月经推迟的不同时长都会令人心潮澎湃的原因！其他问题也接踵而至：是男孩还是女孩？会不会是双胞胎？要不要现在就去医院检查？别急，幸福的准妈妈，我们先来了解一下怀孕征兆，看看你是不是真的怀孕了。

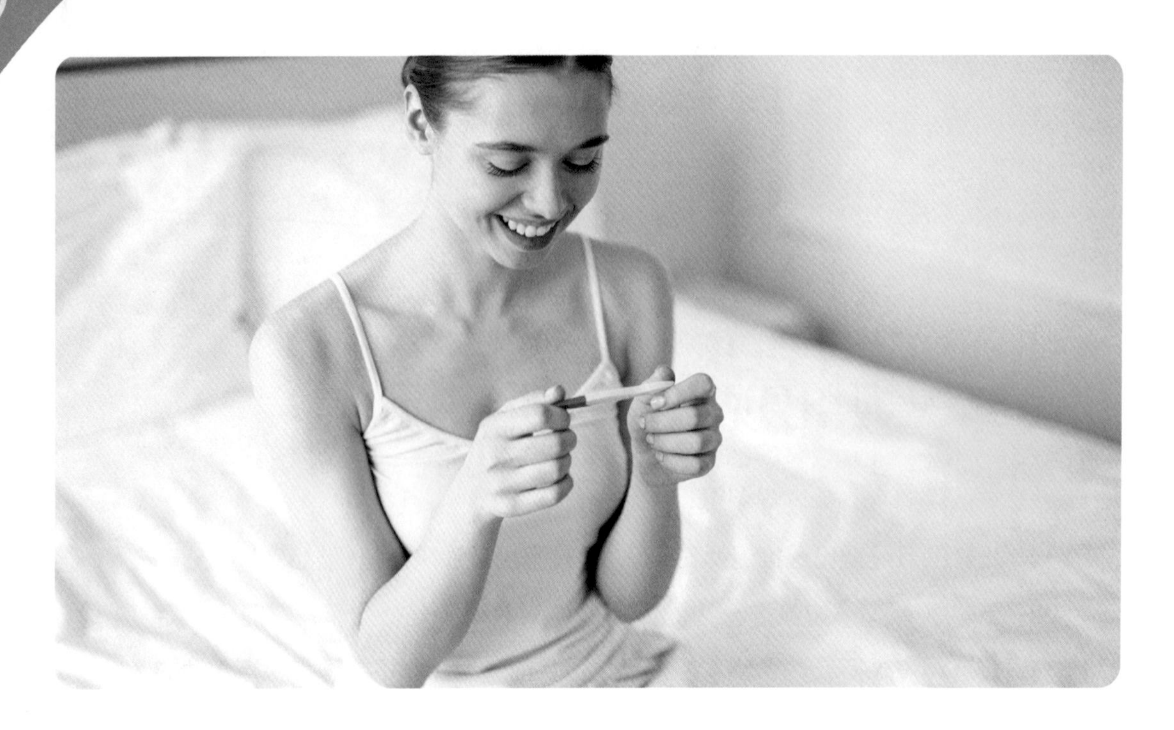

我真的怀孕了吗?

怎样确定是不是真的怀孕了？首先，如果你觉得自己可能怀孕了，很快就会有一些迹象可以证明你怀孕了。另外，你也可以进行测试，快速知道是否怀孕。

怀孕征兆

最重要的征兆——通常也是第一个征兆，就是月经延迟，医学上称为“闭经”。但也不绝对，即使月经延迟了两三天，也不能确定是否怀孕。如果出现以下情况，则有可能是怀孕了：

• 平时你的月经规律，但是本月延迟了。(除了怀孕以外，月经延迟几天也是有可能的。)

• 你的身体状况一直都很好。(某些心理因素或药物干扰也可能导致排卵延迟，从而导致月经延迟。)

• 你近期没有进行长途旅行、经历环境变化、度假或受到情绪上的打击等，以上情况都可能干扰月经周期。

• 你不处在青春期或更年期——这两个时期月经周期往往不稳定。

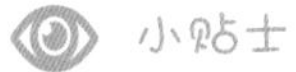

女人怀孕后会停经，但要注意预计经期前后会有少量见红，这可能意味着情况不妙（如流产或宫外孕）。发现该情况要及时咨询医生或助产士。

怀孕初期，你还可能出现一些其他症状，或感到身体不适，我们称之为“友好怀孕征兆”：

• 起床后觉得恶心，有时出现胆汁性呕吐，白天食欲旺盛。

• 犯困，饭后尤其明显；晚上也想早睡。

• 食欲不振，看到某些食物觉得恶心。

• 有时恰恰相反，食欲大振，对某些食物特别有胃口。

• 嗅觉变化：某些气味让你觉得难以忍受——即使是精致的香水味。

• 无故分泌唾液。

• 胃反酸，饭后身体发重。

• 便秘。

• 尿频。

• 乳房体积变大，重量增加，紧绷、敏感。乳头发胀，乳晕扩大。

如果出现以上征兆，说明妊娠初期你的状态良好。如果症状很明显，则有可能怀了双胞胎，具体情况需要通过超声波检查才能确定。但每个孕妇妊娠反应各异，也有些孕妇从始至终无任何孕期反应，或者症状微乎其微，难以察觉。所以最重要的怀孕征兆还是月经延迟。

确诊：妊娠检测

妊娠检测即检测受精卵分泌的人绒毛膜促性腺激素（也称βHCG）。该检查需要借助 HCG 的结合抗体，因此是一种免疫性检测。

验孕棒自助检测

这种检测方法，通过检验尿液中的βHCG激素来检验是否怀孕。验孕棒是一次性的，通常盒装销售，盒内包括所有必要配件。也有些商家将两支验孕棒组合在一个盒子里销售，便于你在不确定的情况下几天后再次检测。该方法在月经延迟初期即可使用。

验孕棒品牌众多，每个包装内都配有说明书，使用方法清晰明了。有些检验结果通过彩色条杠显示，有些则通过文字显示。有些验孕棒甚至可以测出怀孕周数。

如果结果呈阳性，恭喜你，几乎可以确定你怀孕了，因为错误显示阳性的概率很小。

如果结果呈阴性，也许因为你检验过早，月经只是推迟了几天，一周之后请再测试一次。如果结果仍然呈阴性，而月经又迟迟未来，你需要咨询医生，通过实验室检查进行确诊。

βHCG 激素

βHCG激素出现在怀孕初期。当受精卵在子宫内膜着床后，滋养层——未来的胎盘——会分泌该激素，这正是妊娠检查呈现阳性的原因。它的指数在最初13周内持续增加，之后逐渐减少。恶心也是由于βHCG激素的作用。

实验室定量检测

这是一种血液检测，不仅能像验孕棒一样检测βHCG激素的存在，而且能测出其具体数值水平。因此，这种检测更为可靠，也可以更早知道确切结果。此外，通过对比平均数据可以了解妊娠状况是否正常。

还有一个更便捷的方法，可以帮助确定是否怀孕，即定期测量女性基础体温。一旦怀孕，体温会居高不下。当这种高温状态持续15—20天，并且月经迟迟未来，就是怀孕初期的征兆了。因为排卵后，卵巢内的黄体会分泌孕激素，导致体温升高。

尽快确诊

一旦自我检测结果显示怀孕，要尽快确诊，因为妊娠前三个月，准妈妈有很多需要注意的事项。妊娠前三个月是胎儿最脆弱、最需要保护的时候，宝贝的所有器官都会在这三个月内形成。因此，这三个月要格外小心，尤其要警惕有害物质（以酒精为首）和药物：**没有明确标注成分的药物一律禁用。**

如果你正在接受某种治疗，要咨询医生妊娠期间疗程是否可以继续。其实，这个问题在准备怀孕时就应该和医生充分沟通。这段时间，你要避免接触传染病人，并且不要擅自接种疫苗。如果要进行长途旅行，需要详细了解卫生方面需要注意哪些问题。如要进行超声波检查，一定要向医生说明你已经怀孕。另外，要特别注意饮食卫生，禁食生肉或半生肉，蔬菜水果吃前清洗干净，禁食含有生乳的奶酪。下一章会详细解释要注意这些事项的原因。

必要时进行孕前咨询

生儿育女本是夫妻间的私事，备孕自然也是二人生活的一部分，似乎并没有必要咨询医生。然而，对有些希望怀孕的女性来说，孕前咨询却十分必要，这可以确保怀孕过程不会对你和你未来宝宝的健康造成伤害。

身体出现了哪些状况需要咨询？向谁咨询？如果你身患疾病需要持续治疗，必须把想要孩子的意愿告诉主治医生。医生没有跟你聊过这个问题，并不意味着他认为怀孕不会对你的健康造成损害，很可能是他没有考虑到这个问题。医生得知你的怀孕意愿后会指导你咨询相关专家，比如妇产科医生。你也可以直接咨询妇产科医生。如果你患有高血压、糖尿病、癫痫和精神疾病，妇产科医生可能会咨询其他科室的同行，如心脏科医生、糖尿病专家、神经科医生、精神科医生等。如果你患有以上病症，一定要了解继续妊娠的风险。此外，控制并调整原有疗程方案也十分必要。在没有取得医生同意的情况下，切勿擅自调整或中断治疗。有些女性担心治疗过程会影响腹中的宝宝，于是擅自采取行动，这是万万不可取的。对患糖尿病的孕妇来说，在分娩前的几个月，尽最大努力保持血糖平衡是最重要的，这样才能减少并发症的发生概率。

还有些情况也需要咨询医生，却常常被忽略，包括：

- 患有肥胖症、哮喘，有脑血栓病史，患有甲状腺疾病或自身免疫疾病（如红斑狼疮）；
- 如果你有过孕产史，并且有习惯性流产、早产、死胎等先例，或由于子痫前期做过剖宫产手术，或者知道自己子宫畸形；
- 对于 40 岁以上的产妇，即使没有任何疾病，也建议你做孕前咨询，医生会为你做一个全身检查，尤其是全面的心血管检查；

- 大型的医疗中心已经开设基因诊断业务，如果你有家族病史，通过筛查父母的基因可以准确估计子代的患病概率，甚至可以在婴儿出生之前进行排查。

注意

如果你吸烟或者嗜酒，一定要咨询产科医院的专家，征求他们的意见，并寻求帮助。

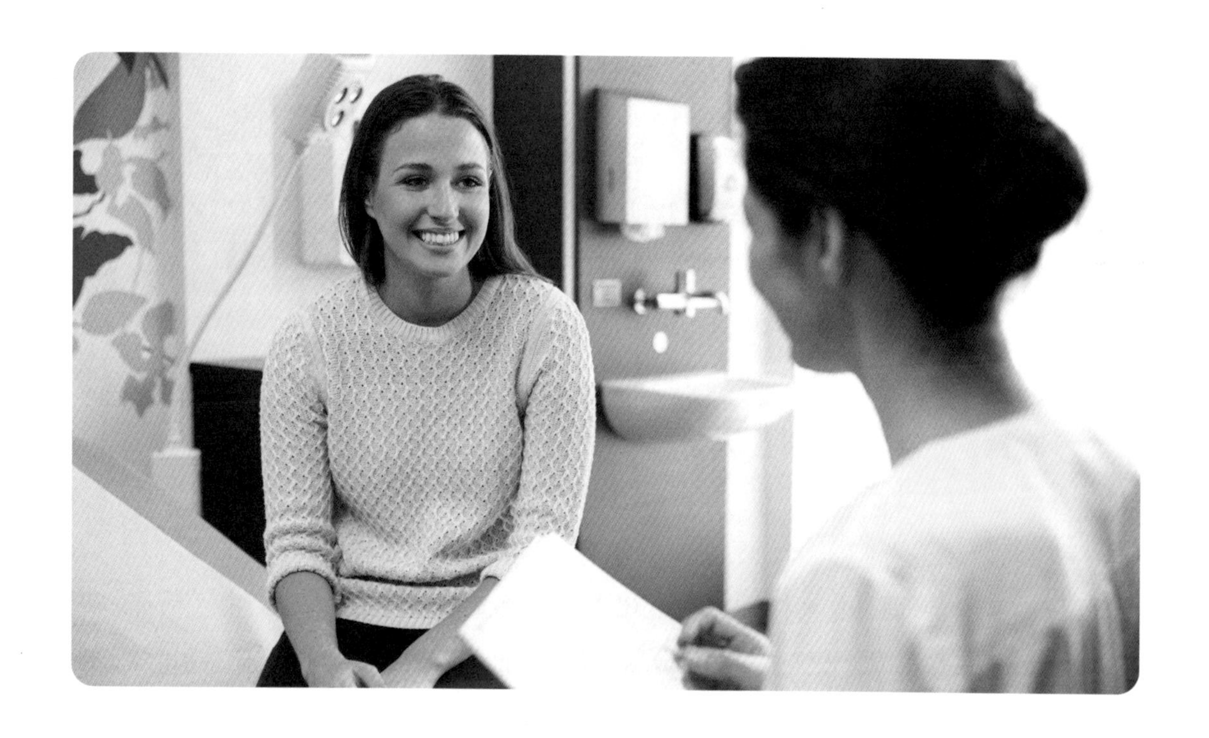

不，你并没有怀孕

或许你最终确认自己并没有怀孕。起初，月经延迟了几天，你以为自己怀孕了，其实是其他原因导致的，通常是排卵延迟或无排卵。这种现象非常普遍，一般月经周期会自动恢复正常。不要失望，告诉自己怀孕并没有那么容易，或者说对一些女性来说更困难一点。撤掉了避孕工具、停掉了避孕药，并不意味着下一周期你就能怀孕，你只是创造了怀孕的可能条件。很多人以为怀孕很简单，当迟迟不能怀孕、现实与愿望背道而驰时，会变得焦虑和困惑。“孩子想有就能有”，这句口号曾经家喻户晓，误导了很多夫妇。“我想要的一切都实现了，我高考成绩优异，在自己擅长的领域谋到了一个不错的职位，后来又调到家门口工作，为什么想要一个孩子却迟迟不能如愿呢！”也许你听到过这样的抱怨。

当怀孕的喜讯一直不能降临，它就变成了一个女性生活中的首要目标。看着身边的朋友纷纷做了妈妈，甚至已经有了第二个宝宝时，怎样克服自己内心的不平衡呢？当面对大自然的生物钟，怎样忍受漫长的等待呢？在对自己能否成为人父人母产生怀疑时，夫妻二人怎样保持心态的平和呢？迟迟不能怀孕对每个人、每个家庭都是不小的挑战。

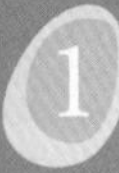

何时咨询？

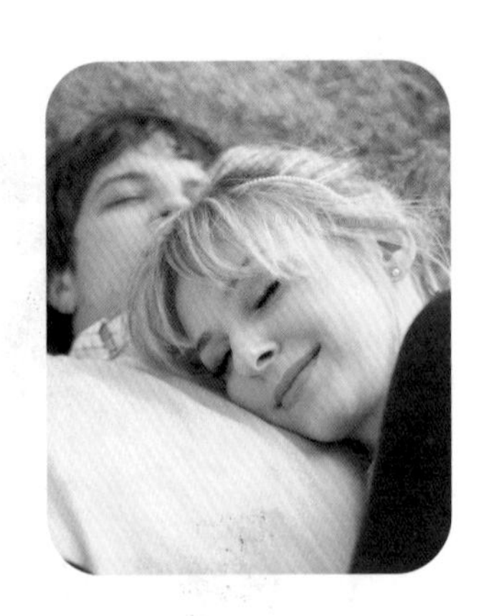

对于不到 30 岁的女性，如果备孕一年至一年半后还未怀孕，就可以咨询医生了；对于 30 岁以上的女性，备孕一年以后就应该进行咨询。建议你在爱人的陪同下前往，医生会告诉你们可能导致不育的原因，以及可行的诊疗方法。

怀孕需要哪些条件？

性生活

第一个条件显而易见，但要注意“规律”。在当今的快节奏生活中，掌握“规律”并不容易。由于工作原因，很多夫妻两地分居，周末才能见上一面。如果周末恰巧错过了排卵期（详见下页），怀孕就会推迟。我们称之为“社会性不育”，与需要医疗干预的“医疗性不育”相区别。

什么是“规律性生活”？肯定不是每月一次，但也不是一日数次！如果在怀孕迟来的焦躁和怀孕的执念下，强行增加同房次数，可能会引起伴侣疲倦，影响性生活的质量。一般来说，在性生活正常（每周 2—3 次）的情况下——虽然“正常”的标准很难界定，30 岁以下的女性中至少有四分之一会在六个月内怀孕，再久一些的情况也并不罕见。但是怀孕并不意味着顺利分娩，也可能会发生流产。流产在怀孕心切的女性中发生概率更高（见第 7 章）。

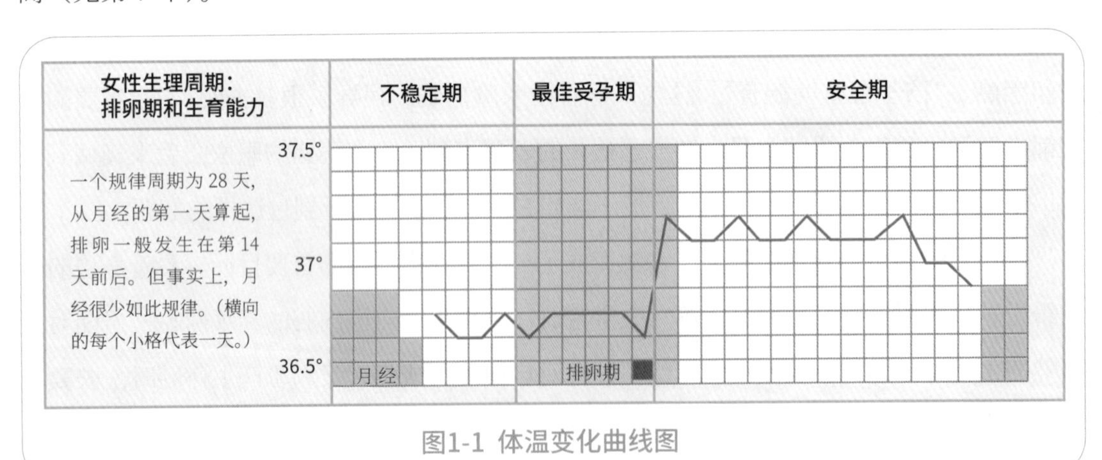

图1-1 体温变化曲线图

周期性排卵

要确定排卵期非常简单。如果月经规律，比如 28 天为一个周期，就可以确定排卵状况良好，不必连续数月记录体温变化或者做昂贵的排卵检查。一般来说，月经规律就意味着排卵规律。

有些女性甚至可以感觉到排卵：卵泡在排卵数小时至一天前破裂，并释放出卵子，这时她们可以清楚地感觉到一阵短暂、剧烈的疼痛，这就是排卵综合征，有时会伴有少量出血。

在月经不规律的情况下，排卵有可能会出现问题。

如果你的月经非常不规律，医生会建议你制作一张体温变化曲线图，以便确定是否排卵及排卵日期。整个周期由一段低温时期和一段高温时期组成，过渡时期就是排卵期（见图 1-1）

在排卵明显混乱，即月经不规律的情况下，医生会建议你做激素剂量测试，根据结果采取相应治疗。

排卵试纸测试的原理是检测尿液中黄体生成激素的浓度，它的分泌高峰值出现在排卵前 24—36 小时，起促进卵子排出的作用。在排卵前期最好每天做一次排卵测试，这种测试试纸药店有售。一旦测试结果呈阳性，即可知道未来 24—36 小时会有一次排卵。但要注意，心理因素也会对排卵造成影响，过度关注反而可能会导致排卵紊乱。

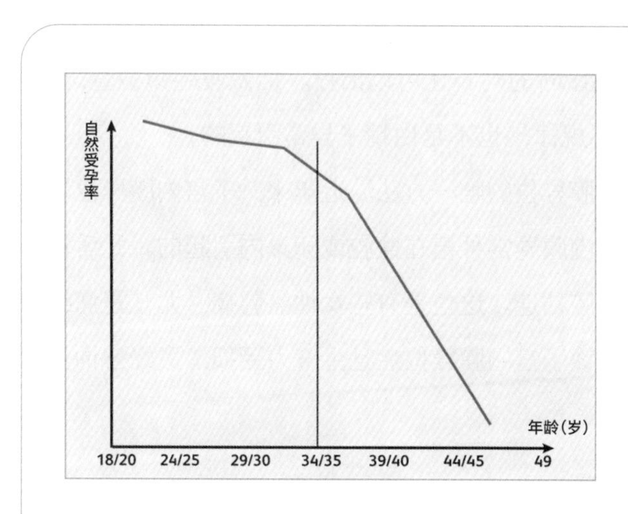

如图所示，女性的自然受孕率（也就是生育概率）在 30 岁以后逐渐下降，在 35 岁后剧烈下降。

图1-2 生育概率（自然受孕率）

一个被忽视的概念：受孕率

受孕率是指排出的卵子可受精的概率。然而，受孕率随年龄增长逐渐减小。从图 1-2 可以看出：30 岁以前，受孕率趋于稳定；30 岁后逐渐下降；过了 35 岁，受孕率急剧下降。

越年轻、性生活越规律且越多发生在可生育期即排卵之前，受孕的概率越高。在无医疗干预的情况下，30 岁之前的女性一般会在一年内自然受孕，35 岁之后受孕则相对较难。

然而，现在 30 岁后生育的女性越来越多。这时，她们不仅面临受孕难度的增加，心情也更为迫切。如果你已经过了 30 岁并且打算要孩子，奉劝你别再等了，也别再等更“合适”的时机了，诸如“等生活稳定了再要孩子”“那时我事业有成，我们可以更好地准备迎接宝宝的到来”。因为数字就摆在面前——年龄越大，生育能力越低。

子宫和输卵管机能正常

未怀过孕的女性要想确定子宫和输卵管机能是否正常，需要进行完整的妇科检查，以及一系列特殊检查，来评估子宫和输卵管的生理状态。

- 子宫输卵管造影检查是其中最重要的一项检查，重要程度不亚于孕产妇最常做的超声波检查。方法是从宫颈管向宫腔内灌注造影剂，使子宫腔和输卵管呈像，从而检查它们的通畅性，即精子通过的可能性。如果由于妇科生殖道感染，或腹膜炎、阑尾炎等腹腔感染，导致输卵管阻塞或通畅性差，就会引起不孕。

- 接下来可能还要做其他检查，如宫腔镜检查（检查宫腔内膜及输卵管开口）或腹腔镜检查（需要全麻并住院）。腹腔镜检查可以观察到整个盆腔的状况，如果输卵管的解剖异常，如输卵管粘连、扭曲，腹腔镜在诊断的同时还可以治疗。但做腹腔镜检查之前，首先要确定不孕既不是由性生活或排卵不规律，也不是由精子异常引起的。

强调一点，腹腔镜检查是确诊子宫内膜异位的唯一方法。近年来，子宫内膜异位导致的不孕不育越来越多。这种疾病是由子宫内膜异常种植在盆腔或卵巢内引起的。此后每个月经期就会反复出血形成结节，并引发盆腔粘连。这也是有些女性盆腔痛，尤其是痛经持续加重的原因，这也会引发不孕。一旦确诊子宫内膜异位症且生育力受损，最好咨询生殖方面的妇科专家。

精子正常

精子异常的情况时有发生，并且已成为当下不育现象多发的一个重要原因。所有关于精子的研究一致表明：近50年来，精子的数量和质量都在下降。这可能是多种因素共同促成的，如烟、酒、毒品、环境（工业污染、内分泌紊乱、农药……），等等。针对以上原因，应对不育问题，首先应从精子质量检测开始，尽量避免先让女性去做上文提到的各项痛苦的附加检查。不过，很遗憾，针对精子异常，目前还没有有效的治疗手段。一旦发现精子质量异常，应向生殖科医生求助。

怀孕的所有条件都已具备

如果性生活、排卵、子宫、输卵管和精液质量一切正常，但是两三年过去了，眼看着年龄越来越大，却迟迟不能怀孕，在这种情况下，有些夫妇会寻求辅助生殖技术——尽管他们很清楚即将面对一个漫长的过程。

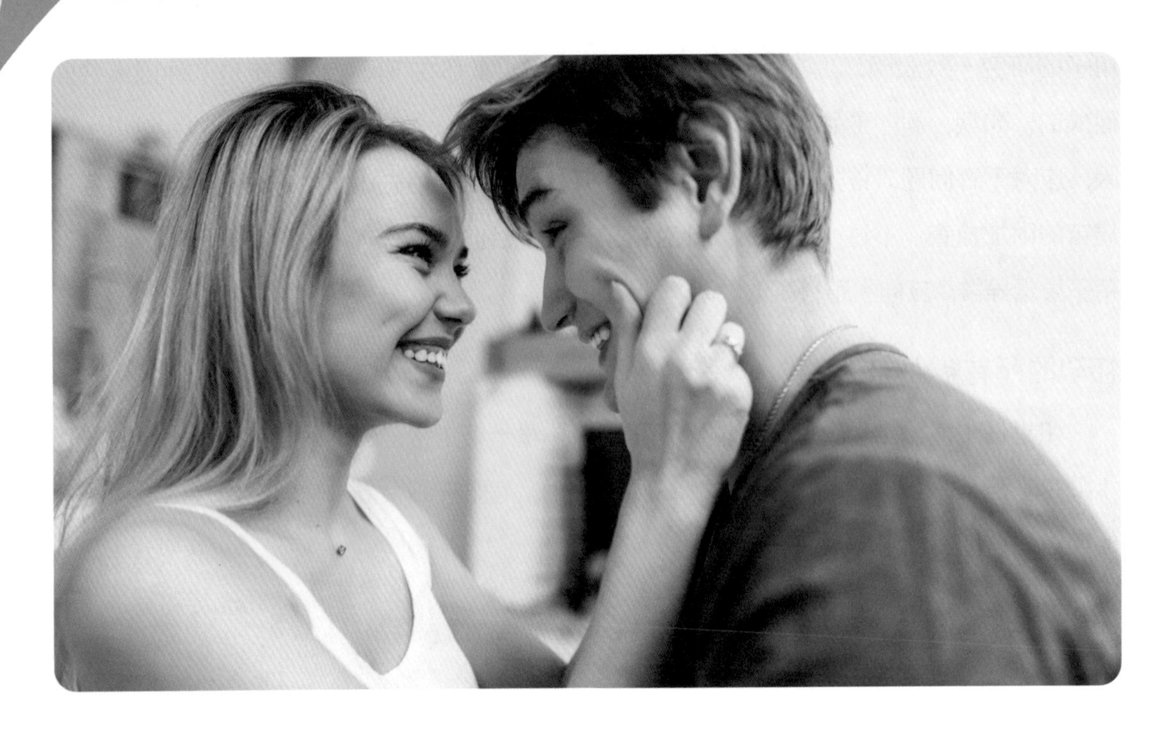

喜讯降临，你的生活将从此改变

“我怀孕了”，寥寥数语，却可以在一个女人的心中“一石激起千层浪”。从确定怀孕那一刻起，种种复杂矛盾的心情接踵而至。

这种心情绝不是一句简单的“太幸福了”或者“还不是时候”就能概括的。一切都还没有定下来，喜悦中还掺杂着对未知的担忧，惊喜或失望中还掺杂着即将做母亲的骄傲。与此同时，还有和伴侣有了爱情结晶的喜悦、即将面临重大改变的紧张、发现生活新大陆的热情；对于初产妇，有时还伴随着应对未知状况的不安、入住产科医院的好奇、对身体变化的焦虑等。但不论怎样，有一件事是确定的——一切都将不同以往。

“我怀孕了。”丈夫从妻子口中听到这句话，都会激动万分。尽管他的身体不可能收到任何怀孕的信号，却要毫无防备地和妻子一起面临一件人生大事。丈夫通常会激动万分，他还没有做好心理准备，有点手足无措。这种情感复杂而强烈：喜悦与失望、兴奋与慌乱、骄傲与不安交织在一起。现在，丈夫也意识到一个新生命即将到来。在接下来的第3章中，我们将会讲到准父母的心路历程。

一个人就算拥有再丰富的想象力，也很难想象等待一个新生命的到来会给一个女人、一对夫妇的生活带来怎样翻天覆地的变化。这种变化因人而异，渗透在日常生活的每一个角落。这时，所有的夫妇都不禁自问：我们每天的生活会发生怎样的变化？应该如何变化？在下一章中，我们会解答准爸爸准妈妈在工作、旅行、运动等方面的种种疑问。

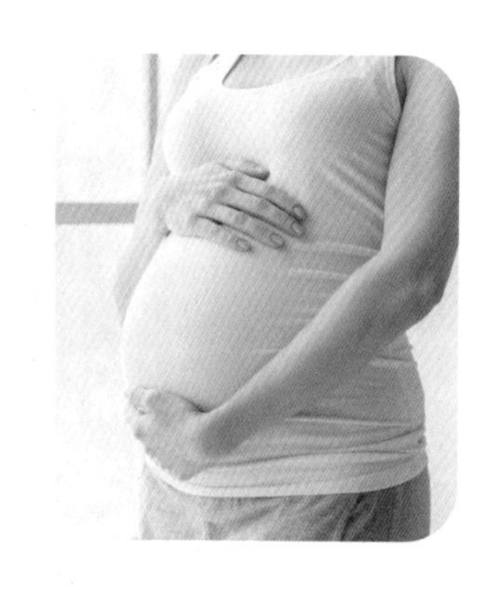

怀孕不是生病

整整九个月的时间，你都要定期做产前咨询、超声波检查和各项其他检查，以确保整个怀孕过程一切顺利，这就是一个孕妇的日常安排。为了保证母亲和胎儿身心健康，医生还会交代一些注意事项。这些小心谨慎都是必要的，但怀孕并不是生病，一切只是为了规避可能的风险，对自己的心理变化有所预期。面对各种检查设备和检测仪器，准妈妈可以这样安慰自己：我很健康，只是需要照顾。

怀孕绝不是一种病，只是一种**正常的生理状态**。你的身体每个月都在积极地应对这种状态。第4章会讲到：每个月，一颗卵子都期待着与一颗精子相遇，形成受精卵——人类的生命之源。受精卵一旦形成，机体就会发生变化，它月复一月地适应新状态，为分娩做准备。这就是怀孕——女人生命中一个重要的过程。第2章会提到孕妇的日常生活，的确有很多事项需要注意：你可能会感到疲惫、嗜睡，但生活并不会因此止步，你依然可以工作、旅行、娱乐、运动。

如果在检查过程中发现一些可能会对你和胎儿造成影响的不利因素，医生会采取一系列措施，以确保怀孕在最佳状态下进行，如超声波检查、其他针对性检查，甚至短期住院调理。这时，你会接受更严密的监护和更全面的照顾。

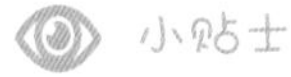

数字保单

90%的孕妇怀孕过程会很顺利，中途不会发生意外；93%的孕妇会足月分娩。

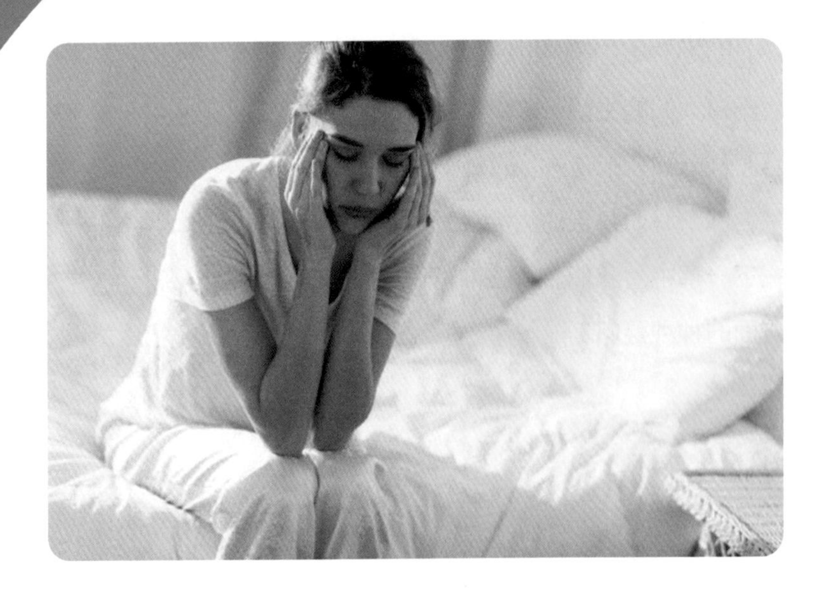

如何应对焦虑？

最初的惊喜和激动逐渐退去，眼看着肚子越来越大，特别是当感觉到腹中宝宝的胎动时，你不禁开始想象宝宝的模样：是单眼皮还是双眼皮？像爸爸多一点还是像妈妈多一点？你似乎已经看到他躺在你温柔的臂弯里……

当一个女人开始备孕，她会自然而然地想到几个月后成为母亲的样子。因为她想给孩子最好的一切，可能会为即将担负的责任感到焦虑。这不是没有道理的，因为从怀孕的那一刻起，宝宝就依赖母亲的关心和照顾。他渐渐发育，形成神经系统，长出血管、骨骼和肌肉。母亲的身体通过胎盘为他提供所需的营养和氧气，同时，母体内的一些微生物和毒素也可能穿过胎盘这道屏障。因此，一旦出现怀孕征兆要尽早确诊，以便为腹中的宝宝提供最全面的保护。

以下是准妈妈们最常担心的几个问题，尤其是第一次怀孕的妈妈：

- 我停掉避孕药的第一个月就怀上了宝宝，怎么办？
- 我刚怀孕时不知情，还在做健美操，怎么办？

请放心

文中提到的所有问题本身都不是坏事。现在你知道自己有孕在身，要将书中提到的问题记下来，时常提醒自己，也让自己安心。怀孕过程中也要留心真正可疑的症状，并对看似平常的症状保持警惕。不过，你大可不必无缘无故地担心，甚至草木皆兵。对怀孕过度焦虑的态度是不可取的。

- 我有一两个晚上喝了酒，怎么办？
- 我怀孕之后又抽了几天烟，怎么办？
- 我头痛或背痛时服用了阿司匹林，怎么办？

你可能还有其他担心：有了宝宝之后，我还能做自己吗？孩子会不会占去我所有的时间和精力？这些担心在周围人的反复唠叨中也许会变得愈加强烈：看着吧，你的生活将彻底改变。不要担心，答案是：是，也不是。的确，一开始带孩子会占据你大量的精力，但一段时间之后你就会渐渐得心应手，并且孩子惊人的进步速度会带给你无限的惊喜。此外，肩负养育孩子的责任会促使你成长、成熟，变得更加独立。

希望你通过这本书获取的信息，能帮助你保持警惕，同时安下心来，信心满满地去履行伟大的使命——把孩子平平安安地带到这个世界上，并抚养长大。

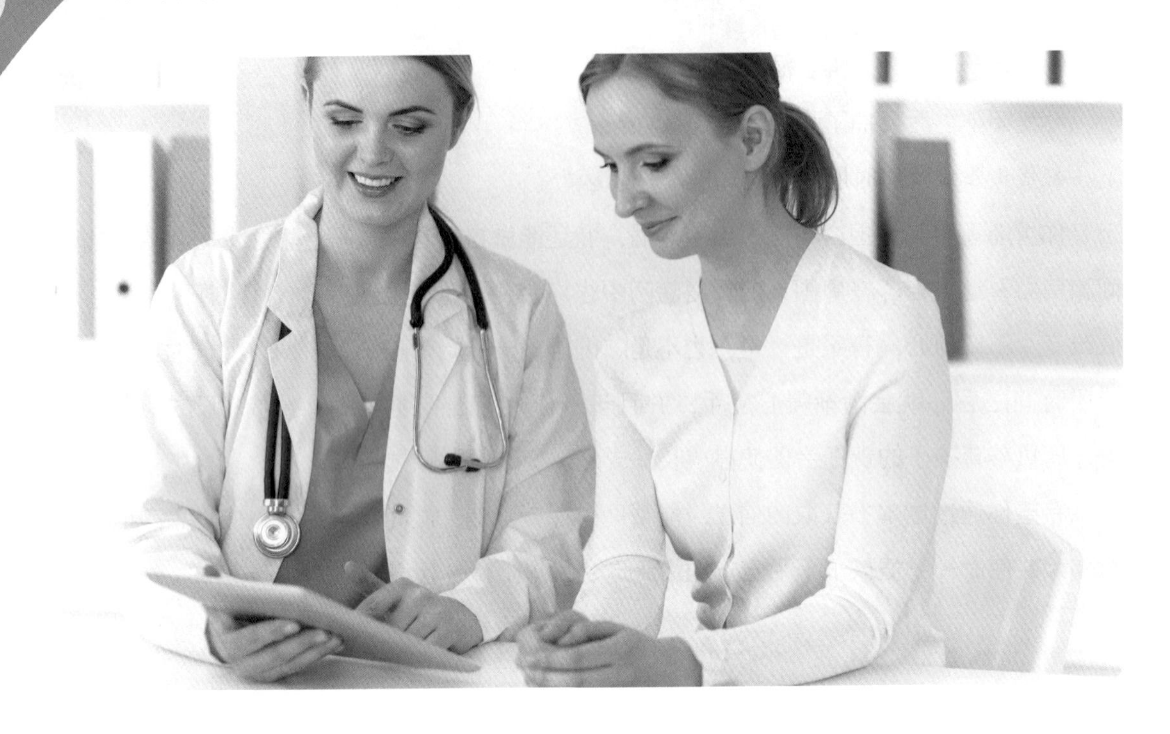

何时分娩?

预产期

确认怀孕了，肯定想知道具体的生产时间。那么该从何时算起呢？孕期会刚好满9个月吗?

• 我们可以从**怀孕之日**也就是卵子受精之日算起，因为卵子的可受精时间只有数小时。对于一个月经周期规律即28天的女性来说，受精时间一般在第13天到第15天之间，第14天最为常见。

如果属于以下情况，对于怀孕时间的计算就更为准确了:

• 女性在怀孕所在周期内全程记录体温。

• 人工授精怀孕：试管受精后将受精卵移入母亲体内。

以上情况怀孕时间都是确定的，只要加上9个月就可以知道理论上的分娩时间。例如：1月14日怀孕，预产期则为10月14日（1月14日+9个月=10月14日）。这时候我们算的是怀孕月数。

• 另一种方法是从最后一次月经的日期算起。这种情况下，末次月经的第1天加上41周就是预产期。你可能对41周这个数字感到不解，因为9个月只有36周。事实上，在36周之外需要多加2周的时间（从月经周期的第1天到第14天，即受精那一天）；此外，1个月并不是刚好4周，而是4周多2—3天。这种方法计算的是闭经周数——医学检查用的就是这种方法。如：在第22个闭经周做第2次超声波检查。准妈妈们说的“我怀孕3个月了”“我的九月怀胎才刚刚开始”一般则是指怀孕月数。

• 超声波检查在怀孕的头3个月内（3个月后超声评估胎龄的准确性会下降）可以查出具体怀孕时间。这种预产期的计算方式比计算末次月经时间更为精确，但仍然会有3—5天的误差。

大量产科医生合作研究发现，人们计算预产期时，通常会联想到过去的某个纪念性事件：或是痛苦的事件，如意外流产、亲人的离世；或是幸福的事件，如准妈妈自己的生日或爱人的生日。

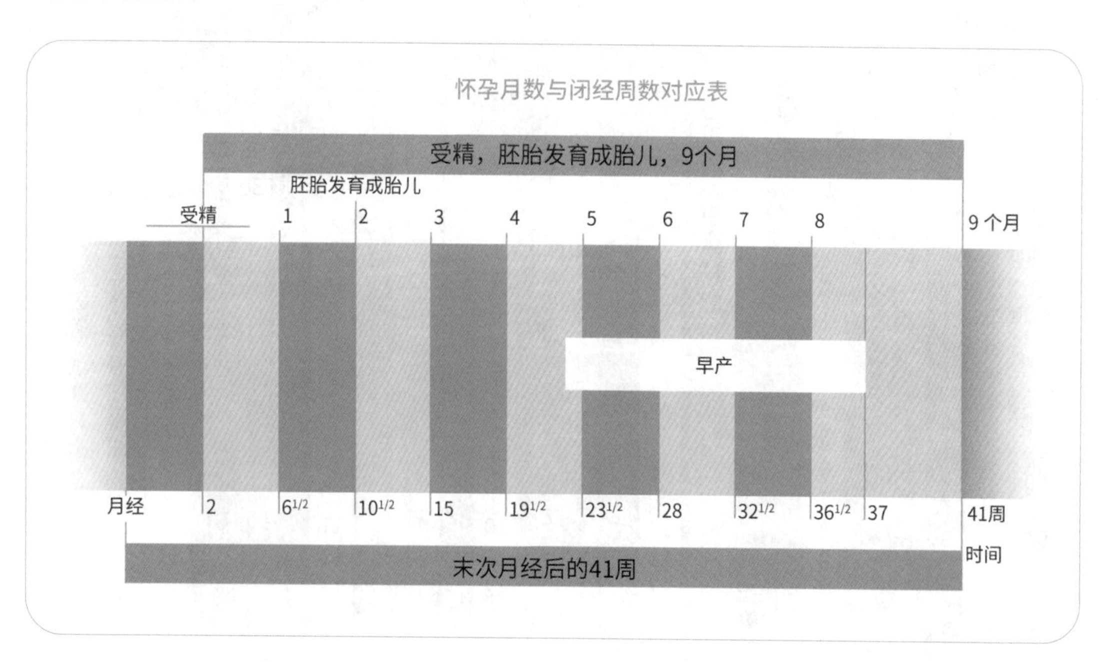

孕　期

理论上孕期为9个月，但不完全准确。正如上文所说，一方面我们无法准确得知怀孕时间；另一方面，孕期没有一个确定时长，只有平均数据：从怀孕之日算起266—273天，从末次月经的第1天算起280—287天。

你的怀孕日历

读表方法：在紫色数列中找到您末次月经的第一天，右侧紧邻数字（浅紫色或白色）即为您的预产期。

一月	十月	二月	十一月	三月	十二月	四月	一月	五月	二月	六月	三月	七月	四月	八月	五月	九月	六月	十月	七月	十一月	八月	十二月	九月
1	14	1	14	1	12	1	12	1	11	1	14	1	13	1	14	1	14	1	14	1	14	1	13
2	15	2	15	2	13	2	13	2	12	2	15	2	14	2	15	2	15	2	15	2	15	2	14
3	16	3	16	3	14	3	14	3	13	3	16	3	15	3	16	3	16	3	16	3	16	3	15
4	17	4	17	4	15	4	15	4	14	4	17	4	16	4	17	4	17	4	17	4	17	4	16
5	18	5	18	5	16	5	16	5	15	5	18	5	17	5	18	5	18	5	18	5	18	5	17
6	19	6	19	6	17	6	17	6	16	6	19	6	18	6	19	6	19	6	19	6	19	6	18
7	20	7	20	7	18	7	18	7	17	7	20	7	19	7	20	7	20	7	20	7	20	7	19
8	21	8	21	8	19	8	19	8	18	8	21	8	20	8	21	8	21	8	21	8	21	8	20
9	22	9	22	9	20	9	20	9	19	9	22	9	21	9	22	9	22	9	22	9	22	9	21
10	23	10	23	10	21	10	21	10	20	10	23	10	22	10	23	10	23	10	23	10	23	10	22
11	24	11	24	11	22	11	22	11	21	11	24	11	23	11	24	11	24	11	24	11	24	11	23
12	25	12	25	12	23	12	23	12	22	12	25	12	24	12	25	12	25	12	25	12	25	12	24
13	26	13	26	13	24	13	24	13	23	13	26	13	25	13	26	13	26	13	26	13	26	13	25
14	27	14	27	14	25	14	25	14	24	14	27	14	26	14	27	14	27	14	27	14	27	14	26
15	28	15	28	15	26	15	26	15	25	15	28	15	27	15	28	15	28	15	28	15	28	15	27
16	29	16	29	16	27	16	27	16	26	16	29	16	28	16	29	16	29	16	29	16	29	16	28
17	30	17	30	17	28	17	28	17	27	17	30	17	29	17	30	17	30	17	30	17	30	17	29
18	31	18	1	18	29	18	29	18	28	18	31	18	30	18	31	18	1	18	31	18	31	18	30
19	1	19	2	19	30	19	30	19	1	19	1	19	1	19	1	19	2	19	1	19	1	19	1
20	2	20	3	20	31	20	31	20	2	20	2	20	2	20	2	20	3	20	2	20	2	20	2
21	3	21	4	21	1	21		21	3	21	3	21	3	21	3	21	4	21	3	21	3	21	3
22	4	22	5	22	2	22	1	22	4	22	4	22	4	22	4	22	5	22	4	22	4	22	4
23	5	23	6	23	3	23	2	23	5	23	5	23	5	23	5	23	6	23	5	23	5	23	5
24	6	24	7	24	4	24	3	24	6	24	6	24	6	24	6	24	7	24	6	24	6	24	6
25	7	25	8	25	5	25	4	25	7	25	7	25	7	25	7	25	8	25	7	25	7	25	7
26	8	26	9	26	6	26	5	26	8	26	8	26	8	26	8	26	9	26	8	26	8	26	8
27	9	27	10	27	7	27	6	27	9	27	9	27	9	27	9	27	10	27	9	27	9	27	9
28	10	28	11	28	8	28	7	28	10	28	10	28	10	28	10	28	11	28	10	28	10	28	10
29	11			29	9	29	8	29	11	29	11	29	11	29	11	29	12	29	11	29	11	29	11
30	12			30	10	30	9	30	12	30	12	30	12	30	12	30	13	30	12	30	12	30	12
31	13			31	11		10	31	13			31	13	31	13			31	13			31	13
一月	十一月	二月	十二月	三月	一月	四月	二月	五月	三月	六月	四月	七月	五月	八月	六月	九月	七月	十月	八月	十一月	九月	十二月	十月

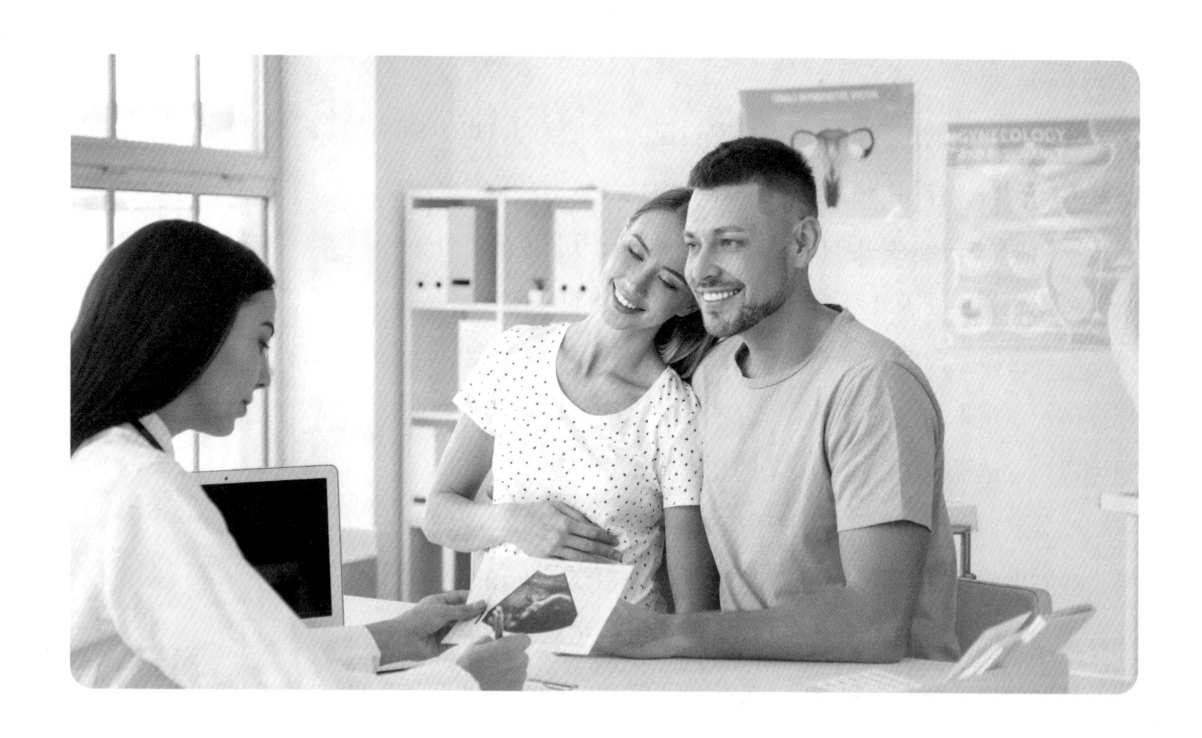

怎样选择产科医院和住院时间？

产科医院的选择根据城乡居住地的不同自然有所区别，路程长短和交通便利性也要考虑在内。至于建立档案，请尽可能早些到你选择的分娩的医院进行咨询。

产科医院

今天的产科医院已经形成了医护网，必要情况下，医院会组织产前或产后转院，为母亲、有危险的胎儿或新生儿提供最合适的医疗条件。一般情况下，离家最近的产科医院是最简单、明智的选择，因为：

- 紧急情况下方便前往；
- 如果在产程之初就到了医院，还未临产，方便返回，晚些时候再来；
- 有了医护网，各家产科医院处理孕产问题（如婴儿臀先露或孕产妇患有糖尿病等）的方式大体相同。

个人标准

在产科医院的选择上，你可能有自己的个人倾向。以下是在建立档案时，你可能会考虑的问题，包括：

- 医院会为新生儿的出生做哪些准备？可以无痛分娩吗？可以不使用硬膜外麻醉吗？有哪些缓解疼痛的措施？
- 在宫口张开期，孩子露出后会不会缩回？如有需要，可以提供一个用来放松的浴缸吗？分娩必须采取生产姿势吗？还是可以自主选择姿势？有更友善的生理分娩室吗？
- 分娩时都允许谁在场？所有的产科医院都会在孕妇分娩及住院期间尊重其隐私，但某些你关注的重点也许和医护团队的操作习惯有所不同。如：大学医疗中心为了培训学生会让他们观摩分娩过程并参观病房。如果你不希望分娩时有他人在场，请咨询医院是否可以满足你的要求。
- 如果你想要一间独立产房，请立即咨询，因为目前独立产房的数目有限，最好提前问清楚。
- 婴儿降生后，父母可以立即抱孩子吗？
- 提倡母乳喂养吗？
- 分娩时婴儿父亲可以在场吗？如果是剖宫产，父亲可以在场吗？宝宝刚刚降生之后，父亲可以在病房陪床吗？如果在分娩时父亲不想在场，宫缩时助产士会给你提供更多帮助吗？
- 关于探访有什么具体要求？老人可以来吗？如果病房里只有两张床，会有专门接待访客的房间吗？
- 产后住院时间是多长？可以提前出院吗？
- 回家途中会有助产士或保育员陪同吗？等等。

何时建立病案？

建议你尽早选择医院，询问建立病案的具体时间。一旦你在怀孕中途出现一点小意外需要咨询，建档后方便记录和追踪。

注意

如果你认为“能做好最难的事，简单的自然不在话下”而坚持要住三甲医院的话，未必是一个明智的选择。这类医院往往人满为患，还可能面临被要求提前出院的风险，很可能会令你失望。

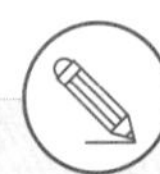

注意

不管你有多少疑问，在你计划住院时一定要向医护人员全数提出，这样接收医院的医护人员才能充分了解你的意愿。

你的医疗资料都已备案，方便医生为你提供最佳方案。

预算问题

请在入院时提前考虑预算问题，因为不同医院在费用方面差别较大：

- 在公立医院，生产费用包括在医疗保险内（根据当地政策决定）。
- 在特约私立医院，费用自理。

因此，建档时务必了解清楚：具体哪些费用需要自理，接生医生和麻醉师的费用是否已包括在内（有时不包括）。这些细节可以帮助你更好地确定预算，以免超出预期。同时不要忘了将饮食、电话费、电视费、单间费等其他费用考虑在内。分娩前请确认医疗保险覆盖的费用范围。

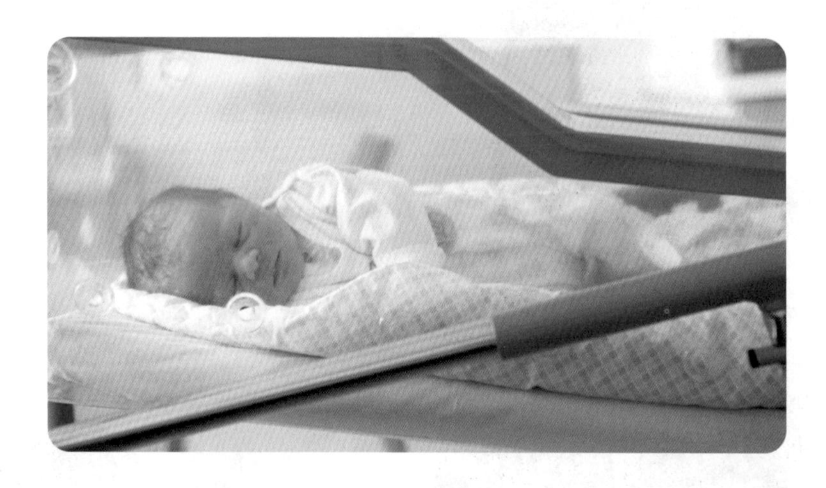

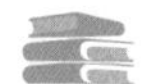

须知

怀孕后尽早咨询，按医院规定的时间建立档案很重要；不过，紧急情况下，所有产科医院都有义务接收你，至少必须将你护送到能够接生的医院。

享受怀孕的过程

等待孩子降生是一个女人成熟路上的里程碑，是生命中最重要的阶段之一。这种等待充满了新奇的感受：惊喜、展望、憧憬。你和爱人的心情在怀疑、焦虑和喜悦中辗转变化——这是一场夫妻二人共同开启的冒险！

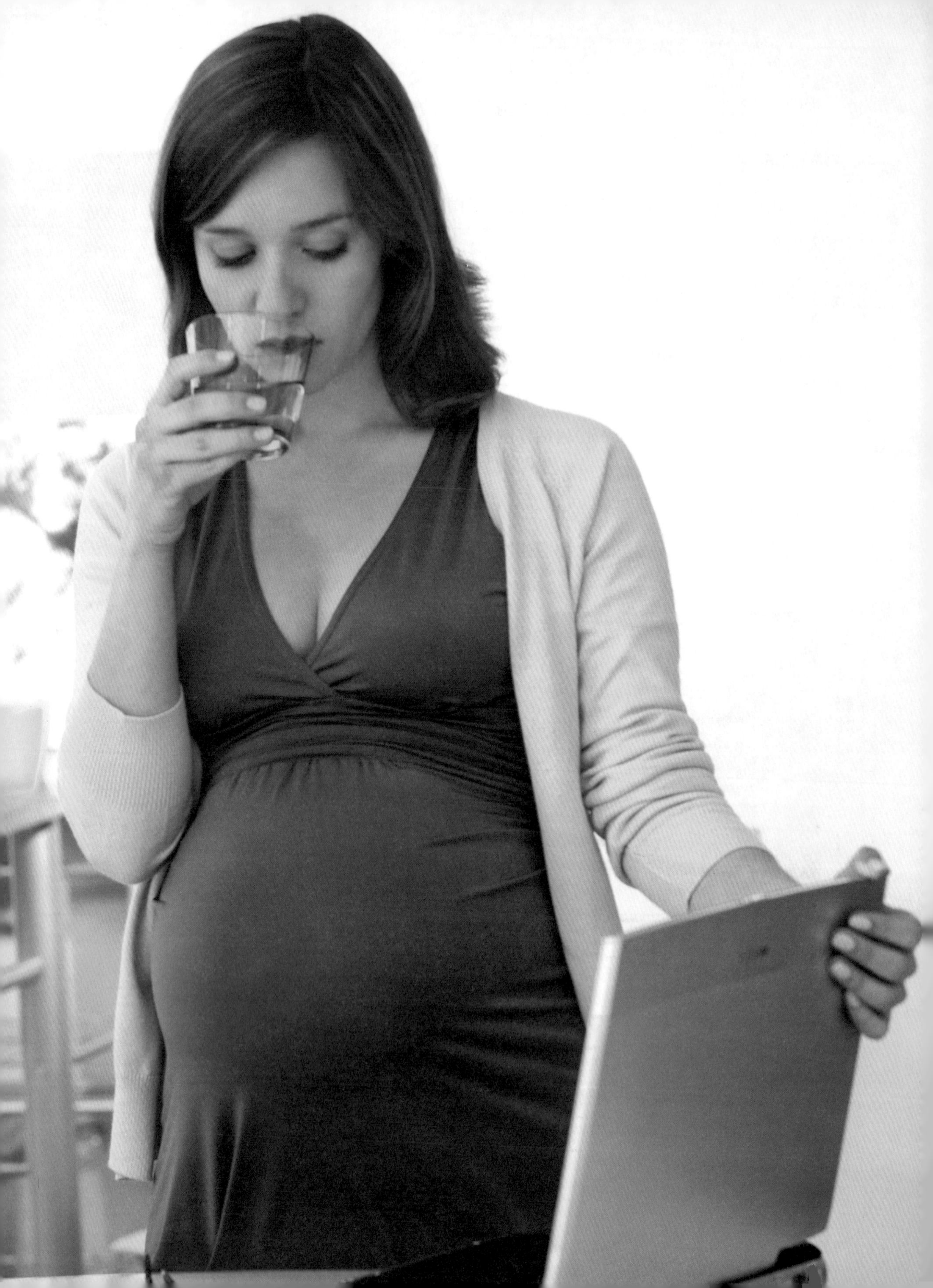

日常生活

怀孕后，你的日常生活会发生哪些变化？出行、生活节奏、饮食、交通、运动、身材……你会发现这些变化是循序渐进的，既取决于你自身的健康状况、日常活动和兴趣爱好，也取决于腹中宝宝的状况：他渐渐发育生长，将占据越来越多的空间，你因此自然会适当调整生活方式。怀孕引起的身体变化，有时会导致不适感。请你不要紧张，大部分的不适都有办法缓解。

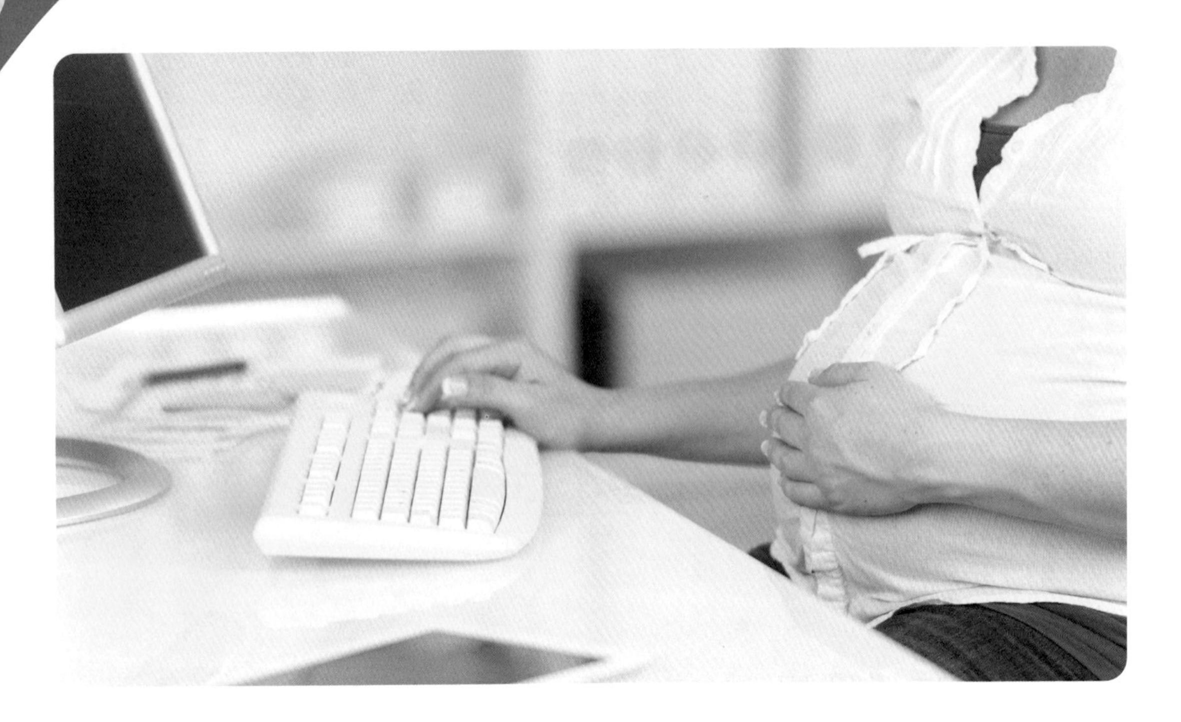

逐渐适应

工　作

我们首先来谈谈工作。工作对怀孕，或者说对未来的宝宝有什么影响？调查人员对此做了详细研究，结论如下：

在正常的工作条件下，无论室外工作还是室内工作都不会对怀孕造成影响；

女性工作时会更加注意自己的身体，因为工作环境里，信息的交换和流通更多；

但也有些因素会增加早产的风险，如重体力劳动，所以要采取适当预防措施来保护孕妇。

如果你的工作强度很大，应咨询医生。医生可以开具证明，要求你所在机构给你做适当的职位调整或暂时变动，抑或减少工作时间。如果调整未能达成，要告知医生，请他评估你面临的孕期风险。在必要情况下，医生会建议你离职。以上建议同样适用在家办公的情况，工作对孕妇的影响取决于工作环境——如果信息通畅，照顾得当，并且在需要的情况下能及时得到帮助，那么不会有任何影响。

如果你要上班

如果你有全职工作，请知晓：中国法律规定产假为98天，其中产前可休假15天，如果难产多休息15天，双胞胎多休息15天（多胞胎每多一胎增加15天）。

一般来说，如果你怀孕进程顺利且不从事重体力劳动，孕产哺乳假期长度已经够用。如果孕期出现健康状况，可以请医生多开2周的产前假，必要时甚至更多。中国法律规定，怀孕以后，如果你由于健康状况不得不停止工作，老板无权解雇你；其间，即孕期、产期、哺乳期，你的基本工资不能降低。怀孕期间如果你从事以下职业，岗位应适当调整：

- 在医院或工厂放射实验室工作的女性，从怀孕初期就应停止工作，以免受到辐射。

- 长期接触化学制品、试剂和有毒物质的女性，从怀孕初期就应停止工作。法律规定禁止孕妇使用某些化学产品。此外，如果工作环境对后代有致癌、致突变或使其中毒的风险，用人单位有义务告知这些物质会产生的影响，包括对生育能力、胚胎、胎儿和儿童的影响（如果是母乳喂养）。

- 如果孕妇的职业需要长期接触小孩，如小学老师，在怀孕的前3个月感染了传染病或风疹，且血清诊断为阴性（也就是说没有风疹抗体），也需要停止工作。

一些放松运动。较长时间保持同一姿势会造成肌肉紧张，如坐在电脑前、举起一只手臂站立或趴在桌子上写字等。如果你在工作时，长时间保持坐姿或站姿，要养成经常放松肌肉的习惯，像起床时自然会做的那样：拉伸手臂，举过头顶。如果环境不允许，也可以做一些比较轻微的动作：

- 抬起肩膀同时吸气，持续数秒后放下肩膀同时呼气；

常见问题

·什么时候宣布怀孕？

·什么时候通知公司？

·什么时候休产假？你可以把一部分的产前假挪到产后。本书后面章节会详细介绍关于产前假和产后假的相关信息。

注意

中国法律规定，女职工在孕期、产期、哺乳期内，用人单位不得解除劳动合同。

- 前后转动肩膀2—3次，或活动关节2—3次；
- 转动脚踝2—3次，或伸缩腿以促进下肢血液循环。

这些动作都不需要成组地做，只需偶尔做一下放松肌肉即可。

在家里

像所有怀孕的母亲一样，你总是想把家里收拾得井井有条，这很正常，但注意不要用力过猛，而且你很快会意识到，你的力量是有限的。不要把你的大梳妆台装得满满登登，也不要在怀孕一个月时就为了迎接新生儿而把房间装饰得熠熠生辉。夫妻们在即将迎来自己的宝宝时，常常想要搬家。如果你一定要搬家，请考虑以下建议：尽量在妊娠中期而非妊娠后期搬家，因为妊娠中期的胎儿是最稳定的。

睡　眠

请尽可能地保证每天8小时的睡眠。实际上，在怀孕初期保证8小时的睡眠根本不成问题，最初几个月，孕妇的睡眠时间可能会更长。

如果你待在家中，或者你的单位有午休时间，可以脱掉鞋子，把脚放在垫子上，以便稍稍抬高双腿放松。仰卧时可以把垫子垫在腿和脚下面，会感觉舒服一些。在食欲不振或代谢缓慢的情况下，你一定会体会到午休的好处。你的睡姿可随心所欲，不必担心挤压到胎儿，因为它被保护得好好的。

如果你在怀孕后期出现失眠现象，请参见“睡眠问题”段落。

性生活

怀孕期间，夫妻最常问的一个问题是：孕期能继续性生活吗？长期以来，传统的观点一直建议克制，但却没有充足的科学依据，只是一些关于怀孕的荒诞说法，却迫使孕妇放弃了正常生活。

事实上，除非孕妇有明确的医学禁忌症（见下文），否则在怀孕期间，当没有意外情况发生时，发生性行为是正常的。至于采用何种姿势，每对夫妻都会在怀孕的不同阶段，根据女性的身体变化和彼此的需要找到最适合自己的姿势。

性行为的频率方面，医学上也没有规则可循，这是一个非常私密的问题，每对夫妻都可以根据需求找到自己的答案。

准爸爸准妈妈会在超声波检测的屏幕上看到宝宝的影像，这可能使他们更加担心，害怕会在进行性生活时弄疼宝宝。但请放心，宝宝不会有任何危险。人们普遍怀疑阴茎会碰到胎儿，担心夫妻间的激情会导致流产或早产。这种担心可以理解，但并不科学，因为胎儿被周围的羊水保护得很好，与外界完全隔离，不会轻易受到外面世界的干扰。

有些父母对宝宝的存在感到不自在，因为我们说过：胎儿在出生之前已经有了多种感知。那么父母的性行为会对胎儿造成哪些影响呢？目前为止，这个问题还没有确切答案。如果发现胎动剧烈，或者性高潮时子宫收缩剧烈，就应该自然停止性生活。对于孕期夫妇来说，除了对胎儿的担心，最重要的是性生活要适度，保证性生活在愉快的氛围中进行，并尊重女性的身体。

性欲的变化

最初几个月，身体适应了新的状态，一些孕妇立即感到性欲大增，她们将以性感的方式度过孕期；也有些孕妇对此兴致索然，因为怀孕带来的前所未有的新鲜体验，使她们感觉自己的身体具有了一种不同以往的神秘价值。同时，孕妇受早孕的不适感（恶心、呕吐、疲劳）影响，也会欲望减淡。另外，她们还会因为没有满足伴侣的欲望感到内疚。基于夫妻感情或相处模式的不同，孕期的确会带来一些变化甚至造成夫妻关系紧张。

对于准父亲来说，一旦做父亲的喜悦退去，通常会开始一段时间的怀疑期。他可能对妻子性欲的下降感到担忧：这会是他们夫妻关系彻底转变的开始吗？有些人甚至感到沮丧、受挫，预想着婴儿将在自己生活中占据的位置。丈夫也可能由于对伴侣的身体感到陌生，对即将到来的变化感到焦虑等，性欲减少或缺失。

通常到了**怀孕中期**，二人世界的快乐又会回归。这个将要降生的婴儿成为夫妻和谐关系的纽带，是男性和女性生命绽放的象征，女性的心中充满母爱，男性的男子气概因此得以展现。因为不必考虑任何形式的避孕，有的夫妻很享受这段时期的性生活。在这个阶段，最初的适应期已经过去，怀孕后期会出现的焦虑尚未到来。妻子和丈夫可以在这段时间建立非常牢固的联系。有些男人对妻子身体的变化感到眼花缭乱并被深深地吸引，在他的眼中，妻子的身体美丽、神秘，充满魅力，经常被伴侣的乳房吸引。一些平常乳房较小

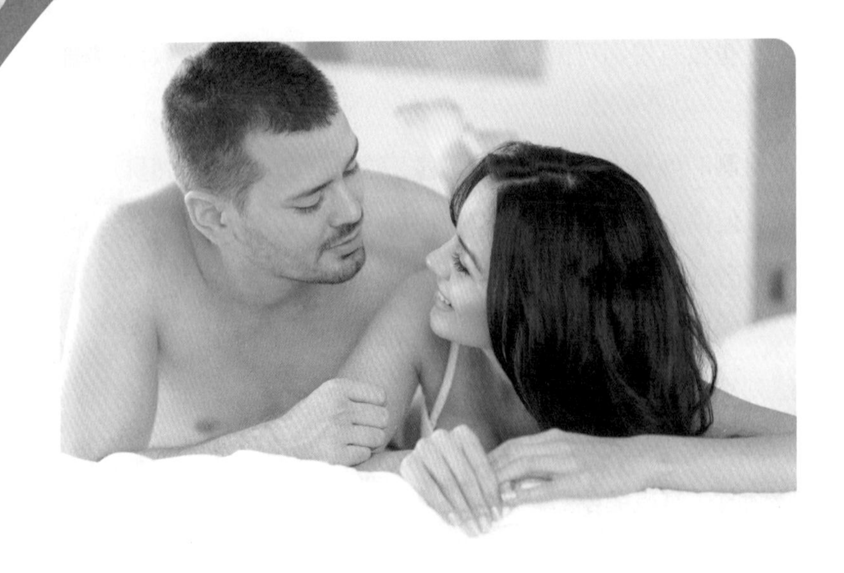

的女性也自豪地发现它们变得如此美丽，如此迷人。

到了**最后一个阶段**，胎儿迅速长大，胎动增多；性生活通常会减少，这也许是因为准妈妈更关注体内孕育的新生命，关注宝宝的反应；也可能只是因为身体沉重，感到疲惫。

此时，相爱的夫妻总会找到温柔的话语和适当的姿势进行情感交流。这一时期经常伴随着情话绵绵、温柔缱绻，标志着夫妻间甜蜜新关系的开始。有些女性怀孕期间心情并不舒畅，她们难以接受自己身体的变化，担心“大肚子”会使自己魅力尽失，伴侣会因此疏远她们。这种担心时有发生，比我们想象中更为常见。幸运的是经验表明，在多数情况下，这样的夫妇在孩子出生后会重新找到性爱平衡，只是需要一点时间。

性行为有禁忌吗？

如果孕妇出现以下情况，医生会建议减少甚至停止性生活：

- 怀孕初期有少量出血（已经进行了超声波检查）。
- 胎盘前置并反复出血。伴有性高潮的性交常常会导致疼痛（类似于痛经），这实际上是宫缩，没有必要担心。性生活后你可能会注意到有少量出血，这通常是由于怀孕导致宫颈变

注意

孕期乳头往往变得更加敏感，一些爱抚动作可能会引起不适；乳房体积增大，可能会干扰某些动作或姿势。如果你感觉你的乳房有些奇怪、不寻常，一定要和对方交流：让你的伴侣了解你体内正在发生的变化，免得他因被拒绝而感到尴尬。交流自己真实的感受是非常重要的。

得脆弱；如果流血不止或反复出血，你可以和医生聊聊。

“伴随着怀孕进程，他离我越来越远。这不公平，我怀着我们的孩子，而他却在远离我。”

——弗劳朗斯

洗　漱

泡澡和淋浴

怀孕期间，出汗明显增多。五分之一的水分通过汗腺排出，从而减轻了肾脏的负担，因为肾脏要处理大量母亲和孩子排出的废物。怀孕期间无须禁止泡澡，泡澡反而具有一定的镇静作用。如果你无法入睡，晚上可以泡个澡。如果你出汗很多，可以在洗澡水中加一点盐。对于孕妇来说淋浴比泡澡刺激性更强，记得在浴室的地板上放一个小的防滑垫，这个时候可不能摔倒。

阴部清洁

通常，怀孕期间阴道分泌物会增多，痔疮也会比较常见；这种情况下，建议使用水和普通肥皂或妇科肥皂（液体肥皂或粉末稀释，药房有售）清洗相应部位。在选购妇科产品时，要避免含有三氯生、抗菌素等成分的产品。不要使用对阴道黏膜过于刺激的酸性产品，要遵循只清洗外阴的原则，不要渗透到阴道内，这也是出于对阴道黏膜的保护的考虑。

怀孕期间常伴有大量白带。如果白带有异味，或外阴发痒、有灼痛感，请咨询医生。

怀孕期间的美容护理

尽可能减少在紧绷的皮肤区域涂抹乳液和乳霜，这会增加可能进入血液的物质的剂量，从而增加可能进入婴儿体内或母乳中的物质的剂量。

健康的环境

现在有很多关于环境造成胎儿健康风险的讨论，涉及食品、化妆品、家居用品、日常设备，如手机、电脑或其他电子通讯设备等。那么，在怀孕和哺乳期间接触物理或化学元素会对孩子的发育造成哪些影响呢？未来的父母都会担心这个问题。相关的研究有很多，而且结论往往相互矛盾，有时甚至令人担忧。在这种情况下，怎么做才能更好地保护未出生婴儿的健康呢？有些物质的确对婴儿的发育有害，已经证实的包括烟草、酒精和所有药物。当你怀孕时，千万要避免接触上述产品，这是众所周知的。但未来的父母有时会更担心潜在的风险，而不是那些已经确定的风险。

对于更具争议性的潜在风险，也应该尽量避免，但注意不要矫枉过正，这样反而会引起准妈妈不必要的焦虑，这对你和宝宝来说都是不可取的。

我们很难百分百完整地告诉你潜在的风险都有哪些。目前我们只能说：对此不必过度担心，但也不要低估了风险发生的可能性。

环境与健康

你可能感兴趣的一些网站：

· 中华人民共和国国家卫生健康委员会：http：//www.nhc.gov.cn

· 国家市场监督管理总局食品审评中心：http：//www.cfe-samr.org.cn

· 能源与环境政策研究中心：http：//www.ceep.cas.cn

· 中华人民共和国生态环境部：https://www.mee.gov.cn

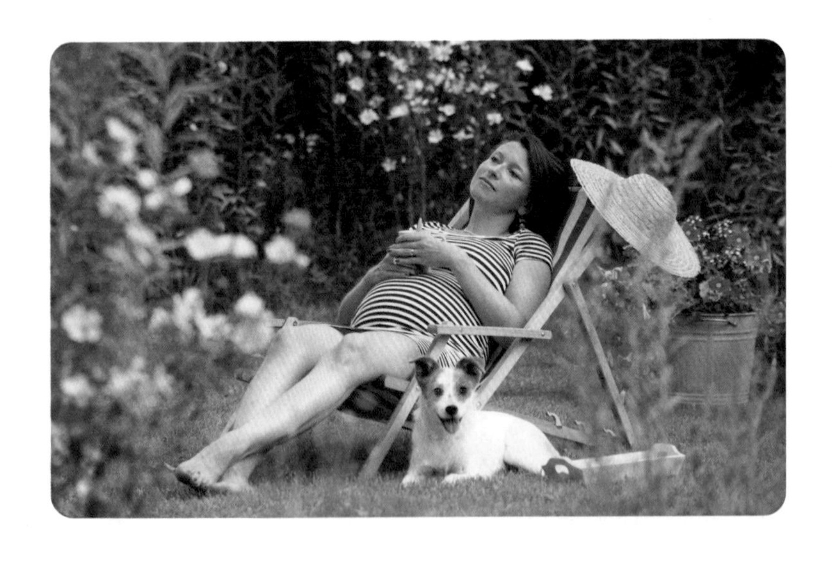

家居环境

要想生活在一个健康的环境中，我们向所有人推荐一个最简单的方法——每天给房间通风15分钟，以排出异味、污染物和湿气。近年来，由于使用新型建筑材料、新型洗涤剂，且建筑物的隔热率越来越高，从而降低了建筑物的透气性，污染物在家中聚集，无法扩散。在怀孕期间，你要尽可能避免使用气溶胶、空气清新剂、杀虫剂和驱蚊剂。

对于清洁产品，请遵守说明书上标明的使用比率，并使用标有“纯天然”“国家标准化管理委员会”“国际环境体系认证”等标签的产品。除标签产品外，还推荐使用即用型工业产品的替代品。这些替代品对环境的危害较小，通常也较便宜：白醋可以用于清洁、消毒、除垢，黑色肥皂可以脱脂，小苏打可以清洁和除臭。但是使用过程中请记得戴手套，避免混合物，并且使用量不要太多。

装修工作

孕妇不要自己进行房屋翻新工作，要远离油漆、清漆、胶水和溶剂，也不要剥离可能含有铅的旧画。

查询装饰和翻新产品的具体信息：挥发性有机化合物含量较低的产品是否达到A^+等级，是否有红色钻石样的危险图标。

墙壁和地板饰面（地板上的透明保护层、壁纸、镶板等）、预处理的木材、家具或饰面中的密度板或胶合板、绝缘材料（绝缘泡沫、矿棉等）的涂层都可能释放化学物质，有时持续数月。对于木板，寻找“E0”（无甲醛）字样，甲醛是一种在吸入时可能会进入人体血液循环的溶剂。以上所有材料的详情请咨询供应商，并选择带质量认可标签的产品。如果没有标注明确的信息，最好不要购买该产品。在安装设施或新家具后，几天内要尽可能通风，且尽量避免进入刚装修完的房间。

电器和电子设备

我们身边的很多设备在工作时会产生电磁波和磁场，如带有中继天线的手机、计算机、WiFi、电视机、微波炉和电磁炉等。学者们对此进行了研究，并展开了激烈讨论。

目前没有证据证明电磁场会对怀孕产生不利影响，我们建议你在不确定的情况下小心谨慎。我们的建议是：避免过度使用。一般而言，在怀孕期间应减少手机的使用。尽管手机是否有不利影响尚不确知，但为了保护胎儿免受电磁波的干扰，建议你使用免提电话套件或扬声器。不要将手机放在靠近腹部的地方，晚上不要把它放在床边，并请关闭无线网络。

怀孕期间的环境健康小贴士：

- 家庭环境：每天为房间通风，避免使用气溶胶、空气清新剂和杀虫剂；
- 家居产品：选择天然或有安全标识的产品；
- 美容护理：尽量少用化妆品，多选择有安全标识的化妆品；
- 装修：不要自行完成工作，在安装设施或新家具后，几天内进行通风，不要进入刚装修完的房间；
- 电磁场：减少手机的使用，不要将其放在腹部附近；
- 食物：尽量选择有机产品；
- 园艺：不要使用杀虫剂。

烟　草

强烈建议准妈妈戒烟，这非常重要。当得知自己怀孕后，应立即戒烟。统计数据显示，新生儿的体重与母亲吸烟的数量有关；如果胎盘运作不良，胎儿的发育会受到影响。另一方面，吸烟量过多的孕妇（每天15—20支，甚至更多），其胎儿早产的概率会翻倍。最新研究表明，孕妇吸烟还可能导致其他后果，如胎儿生理发育不健全、智力发展迟缓等。准妈妈可以在医生的监督下，使用尼古丁贴片来辅助戒烟。

此时，也是劝准爸爸戒烟的最佳时机，你们可以相互鼓励，为宝宝共同努力。

同时也要告诉身边的人不要抽烟。我们都知道吸二手烟的危害，这对准妈妈和宝宝都不好。

如果你未能依靠意志力成功戒烟，可以向专门的医院寻求帮助。

在母乳喂养期间也要禁烟。在母乳喂养期间，如果妈妈吸烟，婴儿的血液中也会含有尼古丁。

酒　精

和烟草一样，酒精在血液中的扩散速度很快，可以穿过胎盘进入胎儿的血液。因此准妈妈最好不要饮酒，一旦怀孕要立即戒除所有酒精饮料，包括葡萄酒、苹果酒、啤酒等。

有些女性觉得戒酒很难。曾经有观点认为，母亲在哺乳期间喝点啤酒有催乳的作用，这是错误的。下列观念和做法都不值得提倡：我怀孕期间，时不时小酌一杯，我的孩子们身体也都很棒。今天是我的生日，你不会拒绝跟我喝一杯吧……

当你不知道自己怀孕时，你会在乎喝一杯香槟吗？当然不会！但从受孕开始，就不能再喝酒了，即使偶尔喝一点点也不行，因为我们并不知道导致胎儿发育异常的最小剂量酒精到底是多少。这里我们谈的不是酒精中毒，这是另外一个话题，我们会在后面的章节里讲到。

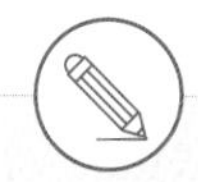

注意

怀孕期间不能饮酒。

酒精饮品（葡萄酒、啤酒、威士忌等）的瓶子上有明确标识，警告怀孕期间饮酒的风险。

其他注意事项

以下是在日常生活中，其他一些应该注意的事：

- 避免可能的传染源，即避免接触患有传染病的患者。
- 小心可传播弓形虫病的猫。 即使你没有接种弓形虫病疫苗，也不必与猫咪分开，但要请家人或朋友来更换猫砂；如果非要由你来操作，记得戴上手套；同时用热水和少量漂白剂洗净猫咪的食盒。
- 遵循基本的饮食卫生原则，如勤洗手，注意某些食物的食用方法和保质期等。

旅　行

传统的观点不建议孕妇出差或旅行，特别是乘汽车长途出行，据说这样会增加流产和其他意外发生的风险。现在，孕妇旅行不再是一个禁忌，不过，还是要注意以下问题：

原则一：妊娠容易出现问题的阶段不要旅行。因为在这种情况下，最好不要远离你建档的产科医院。

原则二：交通工具的选择。旅行途中要避免颠簸，因为颠簸会让孕妇感到疲劳。选择火车或者汽车出行都比较合适。

现在的火车行驶非常稳定。请你放心，孩子在子宫中被层层保护，不会因为列车摇晃而出现问题。

需要指出的是，所有出行都会导致孕妇疲劳，特别是出现背痛的情况。因此，请尽量选择最舒适的交通方式：长途旅行尽量选择火车或飞机。但是在第32周之后，非万不得已，要尽量避免旅行。

让我们仔细分析常用的几种交通工具的适用性。

汽车

为了避免常见的疲劳和背痛，孕妇可以在背部空隙处放置一个靠垫，每行驶200—300公里在服务区休息一下，每隔一段时间下车活动5—10分钟。除了通过上述措施减少疲劳之外，汽车还存在真正的风险——事故。别忘了系好安全带，注意事项如下：

- 如图2-1所示正确佩戴。
- 安全带和身体之间不能有空隙，安全带一直处于绷紧状态。统计数据显示，后排乘客的安全性更高——当然同样是在系好安全带的情况下。无论坐在后排还是前排，都必须系好安全带。

如果孕妇驾驶汽车，还要考虑以下几点：

- 首先，怀孕后反应速度会减慢，注意力会不够集中；
- 其次，至少最后几个月，你的“大肚子”会导致行动不便，驾驶时有时需要的灵敏动作对你来说会比较困难。

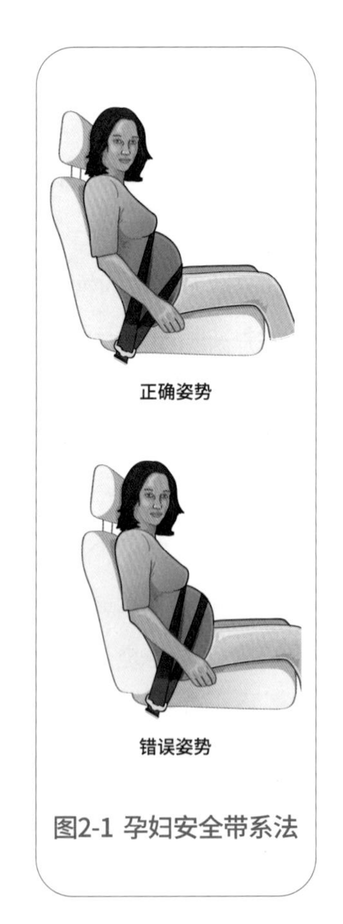

图2-1 孕妇安全带系法

船

在怀孕8个月时还要去某个比较偏僻的小岛旅行，这是不理智的行为——船上没有医生，小岛上也没有医生或医生很少。但是周末短途外出乘船观光不是问题。至于乘帆船航行，如果你的怀孕进展顺利，没有流产或早产史，且巡航路程短、天气适宜，8个月前胎儿意外出生的风险几乎为零。

飞机

这是长途旅行首选交通方式，因为最舒适。一直到什么阶段不能再乘飞机呢？如果一切正常，医生通常建议37周之前都可以乘飞机。在此之后，早产期已经过去，旅途中可能随时会分娩。如果孕妇在飞机上分娩，环境陌生，设备也不完善；即使偶遇医护人员，也不了解孕妇的具体情况，而且很有可能会有语言障碍。此外，在飞机座位上坐得太久，会增加孕妇患血栓性静脉炎的风险。

如果你怀的是双胞胎，最好在32周后就停止飞行。如果准妈妈有早产史、肺部或心脏疾病或有阴道出血现象，则强烈建议不要乘坐飞机旅行。不同航空公司对孕妇乘机的要求不同，有些不要求任何医疗许可，有些则要求在分娩前一个月出示可以旅行的医学证明。

乘坐飞机时注意事项

·不时在机舱内走动并穿上弹力袜以促进血液循环；

·穿宽松的衣服并带上披肩或围巾以保持舒适温度；

·多喝水，因为飞机内的湿度很低。

出国游

如果旅行的目的地是一个必须采取疾病预防措施的国家，你要非常谨慎，咨询医生或离家最近的疫苗接种中心，因为有些疫苗可能是孕妇禁用的。

此外，出国旅行会增加患上某些传染病或寄生虫病的风险，而且治疗过程可能需要服用孕妇禁忌药物。

尤其是疟疾，孕妇极易感染，易感期一直持续到分娩后两三个月。不同的国家和地区预防疟疾的药物不同，有些不建议孕妇使用。如果你一定要去，向医疗团队征求意见，到了当地务必加倍小心；利用一切手段对抗蚊虫叮咬，如穿宽松的衣服时，在手腕和脚踝处收紧，在皮肤上涂抹驱蚊产品，使用杀虫剂浸泡过的蚊帐等。请向医生咨询你可以使用哪些驱蚊产品。

对抗其他传染病和寄生虫病：定期淋浴，切勿赤脚走在潮湿的地面上，避免在淡水中游泳，饭前洗手，避免食用冰块和冰激凌，饮用瓶装水和有包装的牛奶，吃水果要削皮。避免食用生蔬菜和贝壳，不吃生鱼生肉。

最后，无论乘坐哪种交通工具，我们建议：

- 即使一切正常，出门之前也要先征求医生的意见；
- 如果妊娠不完全正常，任何出行都必须先咨询医生。

注意

越接近临产期，越不要远离产科医院。

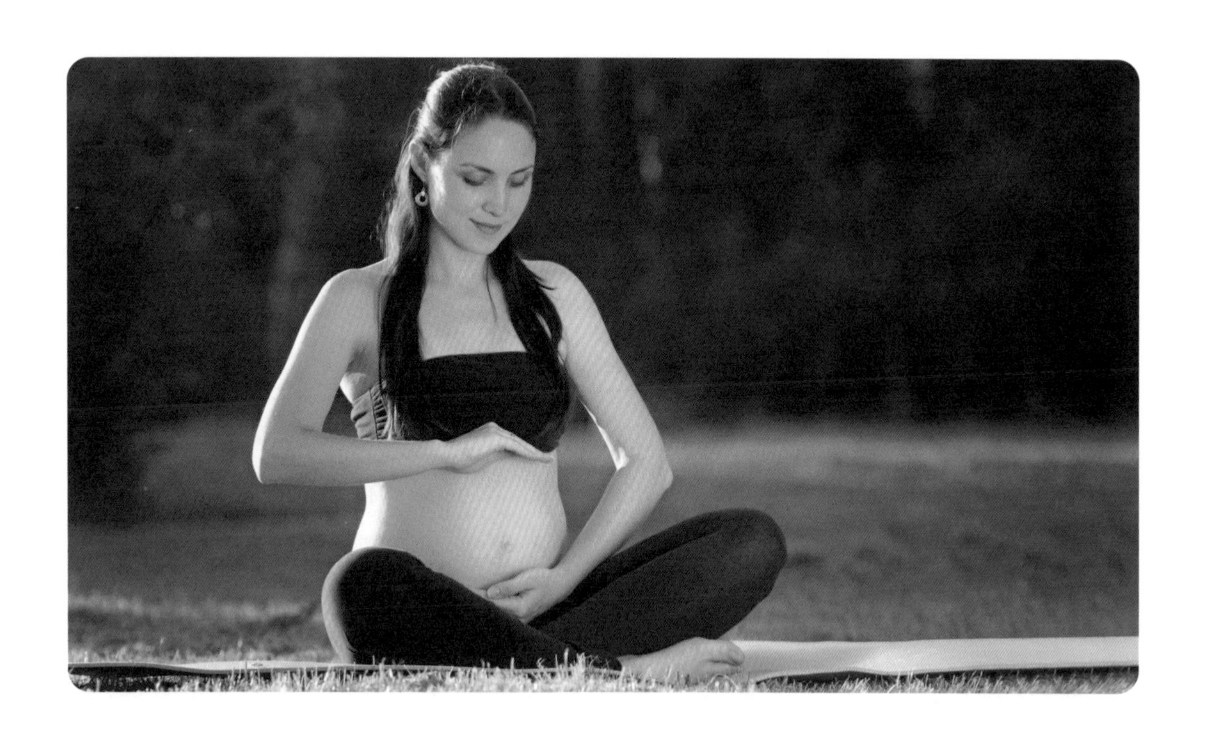

你需要锻炼身体

也许你不喜欢运动，从不做健身操，也没有散步的习惯。 现在你怀孕了，这是养成运动习惯的好机会。你会发现运动令人愉快，这样，孩子出生后，你也许已经养成了坚持锻炼的好习惯。

散步是适合孕妇的运动

首先，散步没有任何危险，而且可以促进血液循环——尤其是腿部的血液循环，还能调整呼吸，改善肠道功能。散步运动量不大，不会让孕妇觉得疲劳，同时还能让腹部肌肉得到锻炼。理想的情况是每天在通风良好的地方步行半小时，这样孕妇更易吸收 25% 额外的氧气。我们也建议所有人每天散步，无论男女老少。

散步是孕期的理想运动，并不是因为它对分娩有益。强迫自己散步以实现早日分娩，这是行不通的，只会让你疲惫不堪。

适当锻炼的三大好处

• 首先，锻炼可以促进循环，利于孕妇吸收氧气，运动时良好的身体姿势有助于缓解孕期疲劳，调整神经平衡；

• 其次，运动可以强化在分娩过程中发挥作用的主要肌肉，并放松骨盆关节，使产妇可以更轻松、更快速地进行分娩；

• 最后，锻炼可以帮助身体的各个部位在分娩后更快地恢复常态——平坦的腹部、纤细的腰身、坚挺的乳房等。

向你推荐三类锻炼：呼吸锻炼，适当的肌肉锻炼和放松锻炼。当你了解了分娩过程，就能更好地理解帮助分娩的运动有哪些益处。如果你愿意，可以在孕早期就开始这些锻炼。

坚持书中描述的练习

你不会因为坚持锻炼而变成运动员或肌肉女，只是通过一些简单的动作来帮助你安全健康度过妊娠期和有助于未来分娩。练习结束后，要花几分钟放松身体。怀孕期间这种温和的运动没什么禁忌。你可以在家锻炼，也可以参加孕妇团体，能够认识其他准妈妈们总是有趣和愉快的。

可以在孕期坚持某项运动吗？

能否坚持一项运动，这取决于运动的属性、你的训练情况、运动强度（适度、轻松还是高强度）和你自身的健康状况。还有一点必须考虑到，那就是一旦受伤（扭伤、骨折），你的行动会更加不便；如果严重到四肢需要固定，孕期生活会更加艰难。

如果妊娠正常，而且你平时就热爱运动且训练有方，可以继续运动，除非这项运动被列为孕妇禁忌运动。但你应该明确知道自己的极限，保持适度运动。因为任何过量运动可能导致婴儿缺氧，都可能造成危害。过量运动指的是过度劳累、呼吸急促，运动开始后孕妇很快会感到疲倦。事实上，怀孕后孕妇机体的基本活动量就已经增加了 10%，心跳加速，耗氧量增加。怀孕好比一项耐力运动，任何额外的身体活动都建立在机体负荷增加的基础上，因此孕妇更容易疲惫。

由于这种疲劳及其可能引发的风险，孕妇应禁止一切剧烈运动，尤其是竞赛类运动。

一般来说，团队运动（排球、篮球等）是禁止的，因为团队中，你很难控制运动强度。即使身体状况良好，在怀孕的后半程最好也不要做除了散步和游泳以外的运动。强度大的运动和有骨折风险的运动更应该避免。如果孕程异常，最好不要做运动。

现在我们分别来看一些常见的运动。

古典舞和韵律操

在怀孕初期，完全可以跳古典舞和韵律操。

骑马

不建议，运动剧烈，且跌倒的风险太大。

室内运动

可以。可以在房间内进行练习，但要适度。留有余力，在练习结束后的 15 分钟内体力能迅速恢复。

高尔夫球

非常推荐，因为它综合了散步和露天运动。但很快，击球时你的腹部会形成阻碍。

慢跑

喜欢慢跑的人在前三个月可以继续，但要适度，绝不能跑到筋疲力尽。

柔道

这对于孕妇来说不是理想的运动，因为过于剧烈，并且有突然跌倒的风险。只有一直从事柔道运动的女性，可以在怀孕初期继续练习，并应尽量控制风险——这种控制不易实现。如果以前没有从事过柔道运动，一定不要在孕期开始学习。

请放心

如果在日常生活中或体育运动中摔倒，通常不会对胎儿的健康产生任何影响，他被很好地保护着。但如果你是 Rh 阴性血，要立即告知医生，因为你可能需要注射 γ- 球蛋白。

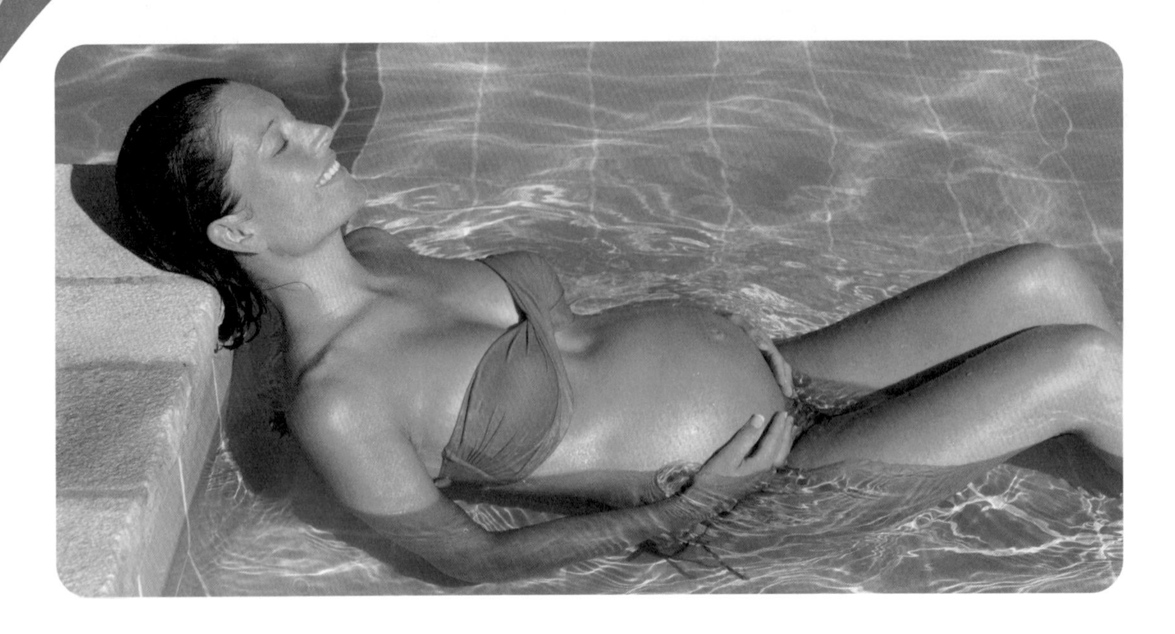

游泳

游泳和散步是最适合孕妇的两项运动。如果一位热爱运动的女性在孕期被迫放弃了她热衷的运动，游泳能帮助她重新找回沉迷于一项运动的感觉。游泳的确是一项既愉快又有益的运动。孕妇在水中感觉会更轻盈，这是一种很好的放松方式。另一方面，游泳是一种极好的肌肉和呼吸运动。一些分娩课程会在游泳池中完成，有机会参加这种课程的准妈妈们会发现游泳有百利而无一害，在水中进行放松和呼吸练习比在房间里练习舒服得多。如果说游泳是一项适宜的运动，那么和其他运动一样，也不能过度，并且不要竞赛、不要潜水。尽量采取仰泳和自由泳，这两种姿势不会导致背痛。

水上健身操

顾名思义，这是一种在水上完成的健身操。这种运动对孕妇非常有益，它包括呼吸练习、水中行走、小组游戏（比如利用瑜伽球）。不会游泳的女性也可以练习水上健身操。

滑冰

可以滑冰，前提是你技术熟练，否则将会有不慎在冰面跌倒的风险。

风帆冲浪

怀孕早期可以进行风帆冲浪，但一定不要海上冲浪，更不用说风筝冲浪了，太危险了。

潜水

潜水有导致胎儿缺氧的风险，是孕妇禁忌运动。

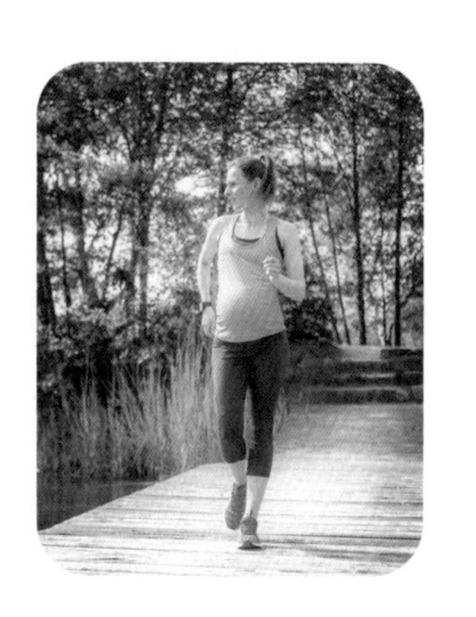

山间徒步

可以进行山间徒步，但不要在同一天内登得太高，进入高海拔地区。不要攀岩，我们反复强调要规避严重跌倒的危险，因为怀孕会改变你的行动方式。

轮滑

轮滑算不上剧烈运动，但可以算有跌倒风险的运动，跌倒的后果就是肢体活动受限。因此，不建议轮滑。

滑板和摩托车

滑板和摩托车可以作为交通工具，由于发生事故的风险较大，不要将其作为运动项目。

高山滑雪

怀孕 4—5 个月后，除了不会摔倒的优秀滑雪者，不推荐再进行高山滑雪。

越野滑雪

速度较慢的越野滑雪没有问题。但是不建议进行高强度的练习，这项运动容易造成疲劳和跌倒。

滑水

不建议滑水。和其他器械类运动一样，滑水有跌倒的风险。

网球

可以打网球，但只是为了娱乐，不能参加比赛。

骑自行车

骑自行车是一项积极有效的运动，可以锻炼全身各处的肌肉，有益心肌。但我们所说的自行车，通常指两种不同的自行车运动：一种是骑车旅行，四处走走——除了在怀孕末期，这种运动不会造成安全问题，但要小心，不要摔倒；另一种是将自行车作为日常交通工具，在交通拥挤、事故频发的地段骑行可能存在风险。山地自行车自然是禁止的，因为这是一种适用于崎岖地形的自行车，摔倒的风险太大。

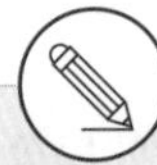

注意

·禁止器械类运动以及摔倒风险高的运动（山地自行车、轮滑、骑马等）。

·对于运动爱好者：建议适度，不要拼尽全力。

·对于非运动爱好者：建议每次运动约30分钟，每周运动两到三次（步行、游泳、柔软体操、瑜伽等）。

瑜伽

瑜伽既是一项很好的孕期运动，也是分娩前的最佳准备练习。

总结一下，在运动中我们担心的除了孕妇的疲劳，还有剧烈运动导致宝宝缺氧的风险。此外，因为孕妇的灵活度和稳定性差，更容易跌倒。特别是对腹部的直接和剧烈的撞击会危及胎儿的生命，或者可能导致早产。跌倒的风险也包括造成扭伤、骨折等。在怀孕期间，这些伤病需要很长时间才能恢复。

美黑，桑拿

- **美黑**：每年，皮肤科医生都会警告过度日晒的危害。尽管如此，美黑仍然是一种时尚。然而，孕妇更不能进行过度的日光浴，因为这可能造成孕妇面部黄褐斑以及其他褐斑的形成。此外，日晒会损害血管，并增加静脉曲张的可能。
- **桑拿**：桑拿会引起体温迅速上升，既不适合孕妇，也不适合胎儿。此外，过高的温度会引起身体不适。

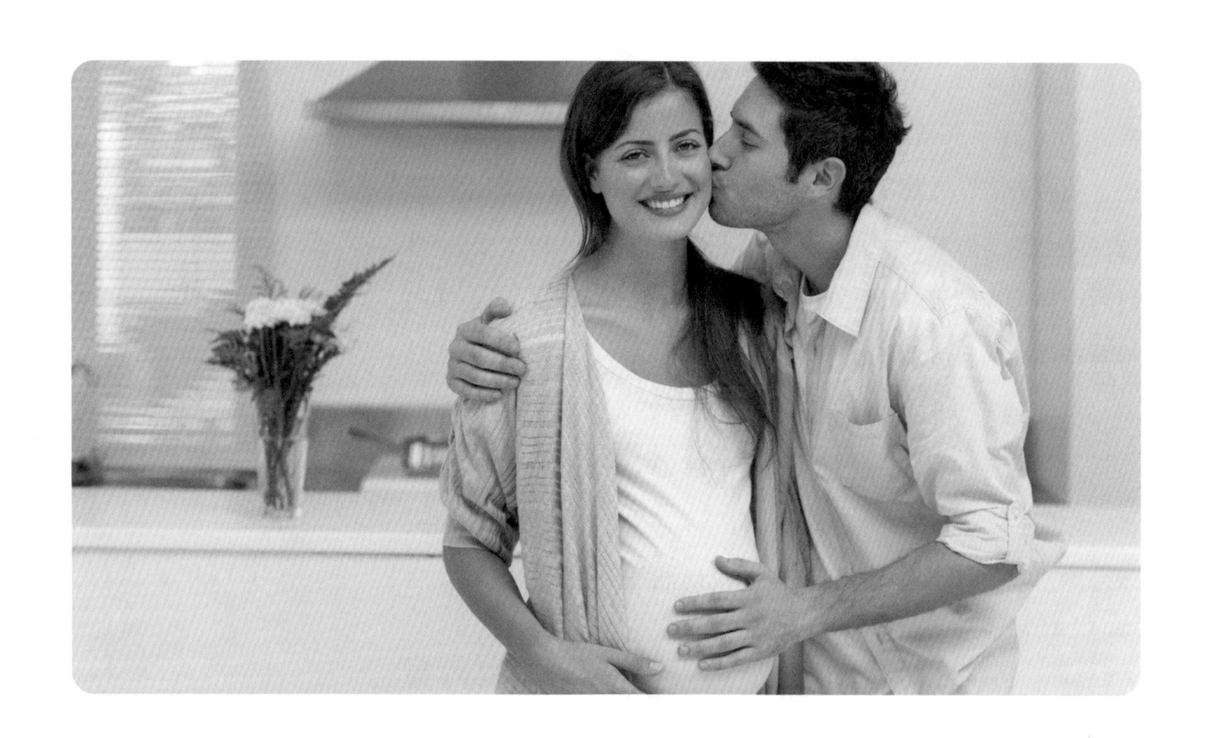

做一个美丽的准妈妈

今天，准妈妈们往往能够欣然接受自己的身体，她们会适当运动，不会增加太多体重。她们不会试图遮掩自己的肚子，反而喜欢用围巾，或一件短背心来装饰或刻意突出自己的大肚子。

不过，也有一些准妈妈看着镜子里的自己，日渐感到焦虑，实在难以接受身体的不断变化。在她们看来，日渐臃肿的身材对脆弱的神经是一种沉重的打击。她们埋怨宝宝让她们变丑，继而又自责不该埋怨宝宝。有些孕妇甚至担心这种变化会使伴侣疏远自己。

本节，我们先来谈谈你孕期的身材变化和应该穿什么样的衣服；然后我们将讨论皮肤、面部和头发的护理，以及化妆等问题，还有其他一些注意事项。

穿什么？

一开始，体重没有明显增加，身材变化不大，你可能无须改变日常着装风格。最初，只有乳房明显增大。所以，孕期需要购置的第一件物品就是一件合适的胸罩。

过不了多久，你就会在衣橱里翻找宽松的T恤、衬衫和外套。 如果你要购置衬衫或上衣，从现在开始要比平常大两个码。束腰外衣、乳房下方有褶皱的套衫或连衣裙穿着都比较舒适，而且这些服装的优点是可以适应腹部的日渐增大。三个月过后，你会需要尺寸更大的衣服。腰部能够调节松紧或上部由松紧布弹力面料制成的裙子和裤子都是孕妇不错的选择。

可能到某一时期，你想去专门的孕妇服装店看看，那里有适合你的各种服装，包括可调节的裤子、衬衫、套衫和连衣裙。你还会发现内衣、连裤袜、泳衣等。在怀孕后期，如果天气寒冷、潮湿，要遮盖腹部，需要提前准备一件御寒大衣。换季时，一件大披肩或斗篷都非常实用。

鞋子。如果你习惯穿高跟鞋，可以继续穿，但鞋跟不要太高，尤其是鞋子不要挤脚。如果鞋底太薄、鞋跟太细，穿起来都不会舒服。另外，鞋跟太细会让你腰酸背痛。楔形高跟鞋穿着舒适，但鞋底太厚，不容易掌握平衡。通常从第5个月开始，准妈妈会因为背痛放弃高跟鞋，换上平底鞋。

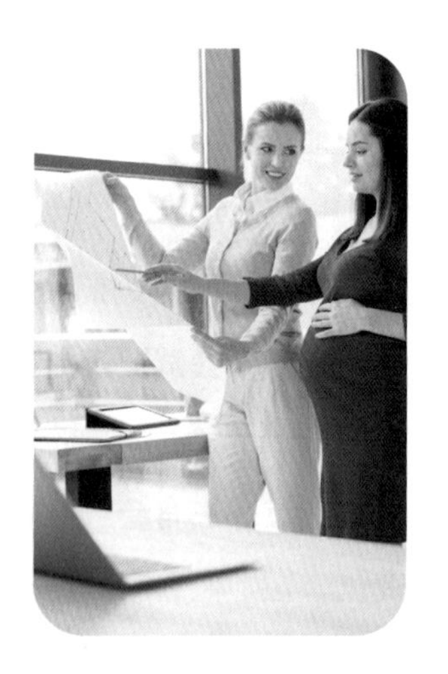

最重要的是鞋子要舒适，因为孕期，腿和背部往往因宝宝的重量而容易疲劳——孕妇很容易摔倒，全靠腿部和背部力量保持平衡。鞋子要略大一些，怀孕后期，脚往往会浮肿。选择容易穿脱的鞋子，最后几个月身体笨重，柔韧性差，系鞋带会很困难。平底布鞋和靴子都是比较舒适的选择。

乳　房

乳房中没有肌肉，因此体积增大时就会膨胀，其重量增加时又缺乏支撑。 支撑乳房的肌肉是胸肌。站在镜子前，双手交叠，按压乳房，你会发现乳房在胸肌收缩的作用下反而变得坚挺。要想保持胸部美丽、不下垂，你必须注意以下几点：

• 买质量好的胸罩。

• 站直，不要驼背，肩膀微向后张，再看看镜子，你会发现这种站姿会突显乳房。

而且，这种姿势可以缓解背部疲劳——某些活动（用电脑工作、在黑板上书写、洗碗等）会引起肩胛骨酸痛，这种酸痛可以通过良好的站姿大大缓解。

• 锻炼胸肌使乳房坚挺，胸肌决定了乳房的坚挺程度。胸部肌肉越发达，你的乳房越不容易下垂。第8章会介绍锻炼方法，还附有一张关于乳房的图供参照。

怀孕期间有必要为了哺乳提前护理乳头吗？母乳喂养方面的专业人士认为，这是没有必要的，因为乳头自然会适应宝宝的吮吸。不建议用酒精涂抹乳头使其变硬，这样会使皮肤过度干燥。

有些母亲对第一次哺乳的特殊感觉感到困惑。她们的乳房平时被保护在柔软的胸罩中，温暖舒适，现在却要每天面对吸吮，也就是说要被拉来扯去，而且总是湿漉漉的。因此，有些母亲停止了母乳喂养，后来又后悔了。为了适应这些全新的变化，你可以在怀孕的最后三个月，每天脱掉内衣1—2个小时，体验乳头与空气或衣物接触的感觉。

在怀孕末期，乳房有时会分泌初乳，即白色或透明的液体。这是正常的，无须处理。

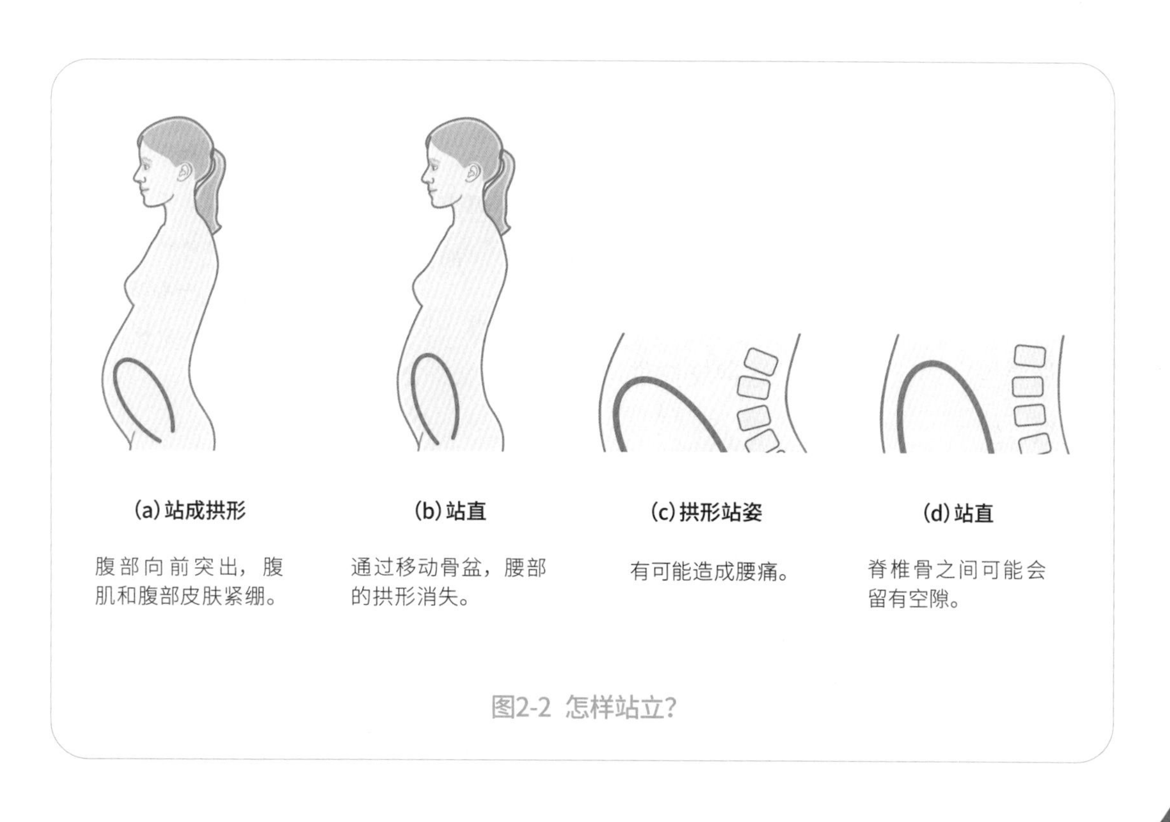

图2-2 怎样站立？

腹部和身材

准妈妈们会很自豪地展示自己的肚子，如果人们没有注意到它的圆润，有些孕妇还会觉得失望。但她们也想知道分娩后，该如何让它恢复平坦、紧绷，以及臀胯和大腿该如何恢复原来的形态。这里有一些建议：

- 首先，请购置一台体重秤，孕期合理控制体重是孕后迅速恢复身材的最有效方法；
- 其次，怀孕期间和分娩后定期锻炼；
- 非常重要的是，要养成或保持正确站姿，这既有益于产后恢复体型，又可以让你在孕期觉得舒适。

观察上页图中图2-2(c)和图2-2(d)的区别，了解站姿是如何影响孕妇的舒适度的。图2-2(d)中，孕妇站直，脊椎间的椎间盘彼此分开；而图2-2(a)和2-2(c)中，腰部呈弓形，导致椎间盘后部受到挤压，这是腰痛的根源，甚至还可能导致坐骨神经痛。轻轻地扭动骨盆，可以使腰部的弓形消失。参见第8章的练习，养成经常扭动骨盆的习惯。游泳也可以有效地放松背部肌肉。

如果腰背酸痛，医生会建议佩戴小型柔软的腰部支撑带(在药房购买)。这种支撑带可通过魔术贴轻松固定。但不要一直戴着，在可能产生疲劳时佩戴即可，如乘车或乘飞机旅行、做家务、搬运重物等。这种支撑带可以套在衣服外面，穿脱很方便。

放松垫

非常实用，牢固且舒适，材质类似粗呢，方便在怀孕期间坐卧，喂奶时可以垫在背部。一些助产士甚至推荐在分娩期间也可使用。

美丽容颜

一个在意形象的女人往往更容易相信别人的奇谈怪论。道听途说、流言四起在美容护肤这个领域是经久不衰的现象。传言说孕妇会生蛀牙，指甲会断裂，脸上和身上到处长斑，头发干枯，孩子出生后还会掉头发……太可怕了！这些是真的还是假的？该相信谁？又该怎么办？我们首先来说说面部护理。

面部

女人怀孕后，脸上往往有一种独特的光彩：容光焕发，神采奕奕。这当然是发自内心的幸福和喜悦，是即将做母亲的快乐。好气色也来自怀孕期间合理的饮食和良好的生活方式：睡眠充足、适量运动、饮食健康、补充维生素、远离烟酒……

正常的皮肤紧实、细腻、触感柔滑，这在正常怀孕期间不会改变。皮肤并不会有特别干燥的趋势。

孕期黄褐斑。在怀孕4—6个月时，有些孕妇脸上会出现小的褐色斑点，数量很多，像面具一样。一般来说，斑点会在分娩后自行消失，但也有例外。

唯一需要注意的是不要让你的脸长期暴露在强烈的阳光下——只有体内荷尔蒙发生变化时才会长这种黄褐斑，而阳光恰好会促进荷尔蒙变化。

服用避孕药且不注意防晒的女性，脸上也会生长这种褐色斑点，因为避孕药是以激素为主。所以，无论春夏秋冬都要注意防晒。

美容护肤

怀孕期间的美容护肤要格外当心！我们经常提到不同产品对身体的不良甚至有害影响。准妈妈们都知道要小心谨慎地保护腹中正在发育的胎儿，如没有医嘱不擅自吃药，要远离烟酒、控制体重等。

同样，化妆品中的化学物质可能对人体产生的危害也引起了人们的关注。此类研究指出：某些护肤和护发产品会“干扰内分泌”。也就是说，它们可能对胎儿的发育，特别是性发育方面，造成不良影响。为了减少你和孩子对这类化学物质的接触，我们有以下几点建议。它们不仅适用于怀孕的女性，也适用于哺乳期的母亲，因为宝宝生殖系统的发育在出生后仍在继续。

注意事项：

- 尽量少用化妆品和含化学成分的乳液。
- 尽量选择带有孕妇适用标识的产品，以避免接触某些有毒有害成分，如睫毛膏中的镍、口红中的铝和铅等。

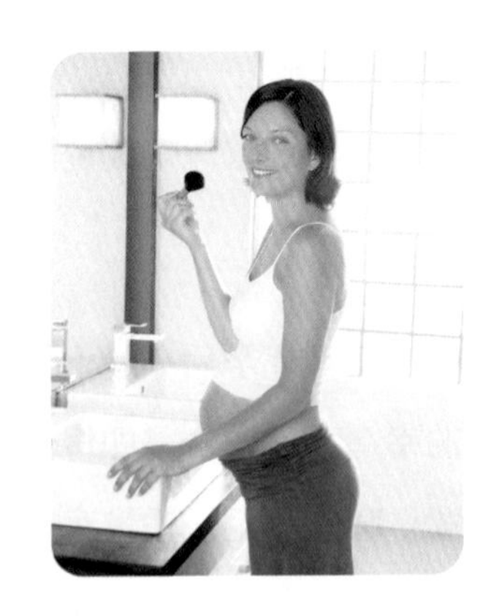

- 选择具有生态标签和不含纳米粒子的防晒产品。
- 避免使用香水和含香精的产品。
- 不要染发（包括使用指甲花这样的天然染料）。
- 避免喷雾产品（如除臭剂）。
- 避免使用含铝的除臭剂。
- 避免使用含有精油的产品，包括天然成分的精油。

通过阅读以上内容，你一定已经发现，在怀孕和哺乳期间，最好只用护肤必需品。尽管上面提到的所有产品的危险性都没有得到证实，但宁可信其有，不可信其无。怀孕也是一个改变固有生活习惯的好机会。

身体肌肤

有时身上其他部位的皮肤也会出现类似面部出现的黄褐斑，尤其是拥有棕色哑光皮肤的女性，更容易长这种斑。这种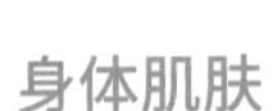**色素沉着**还会以棕色条纹的形式附着在腹部，从肚脐延伸到耻骨区域，也可能出现在乳晕区域。这种色素沉着会逐渐消失，但有时会持续到分娩后，并且消退速度很慢。和应对面部黄褐斑的方法一样，要尽量避免阳光照射。此外还要提醒你：孕期，痣会频繁出现，有些人的痣直到分娩后才会消失。同时，身体上已有的疤痕可能也会发生变化：有时色素沉着异常，有时变厚、发红，让人多少会有些不适感。这些变化在分娩后会逐渐消失。

在怀孕期间，孕妇体内一种叫作雌二醇的激素的分泌会显著增加。这种激素具有扩张血管的作用，可能会导致孕妇面部突然充血、腿部静脉曲张或鲜红色毛细血管扩张，因为它们像星星一样呈放射状分布，所以被命名为“星状血管瘤”。这些血管瘤往往出现在怀孕的第2个月—第5个月之间，通常在分娩后3个月内会自发消退，因此无须做特殊处理。

问题皮肤

有些孕妇是油性皮肤或患有痤疮，这类皮肤问题在怀孕期间的变化令人难以捉摸，有些可能会得到改善，痤疮甚至会完全消失，也有些症状可能会加重。针对这些皮肤问题的许多特效药都是孕妇禁用药或慎用药，但是，也并非无计可施，可以选择外用治疗方法。紫外线疗法不是治疗痤疮的有效办法（短暂改善后又会反弹），食疗也不奏效。所幸痤疮本身并不会对胎儿造成影响。脂溢性皮肤和痤疮都受遗传因素的影响，有些人从儿童时期就开始出现症状，只不过那时我们称之为湿疹。和油性皮肤一样，这些湿疹在怀孕期间可能会出现截然不同的变化——改善或恶化。另一种皮肤病——牛皮癣也是如此，可能突然扩散或消失，而对其最有效的治疗方法（维生素A、紫外线疗法、普伐他疗法）在怀孕期间都是禁用的。

妊娠纹

妊娠纹是火花状的玫瑰色细纹，从怀孕的第5个月起在腹部、臀部和大腿上出现，有时也出现在乳房上。分娩后，它们逐渐变成珍珠白色。细纹是皮肤下的弹性纤维断裂造成的。通常认为妊娠纹仅发生在女性身上，其实妊娠纹在男性身上并不少见。

我们完全有理由相信妊娠纹是由肾上腺分泌的皮质酮的作用引起的，这种激素的分泌在妊娠晚期尤其活跃。虽然知道妊娠纹形成的可能机制，但并不能阻止它的出现。我们唯一能够建议的，就是通过控制体重防止妊娠纹的出现。实际上，体重过度增加会导致皮下组织过度拉伸，从而促进了妊娠纹形成的罪魁祸首——皮质酮的分泌。

你可能听说过用某些乳霜按摩皮肤可以预防妊娠纹。不幸的是，效果微乎其微。还记得吗？前面我们提起过，怀孕期间要尽量避免和减少在大片皮肤上使用乳液和乳霜。至于妊娠纹，我们除了对它保持乐观的心态以外别无他法，即使整容手术也无法完全消除妊娠纹。

对于妊娠纹，只需记住一点：它既无法预防也无法消除，但有一点是确定的——体重过度增长会促进妊娠纹的发展。

头发

有人认为怀孕会损害头发，这种说法并没有依据，而且有些孕妇的头发原本发质脆弱、暗淡无光，怀孕后发质却变得坚韧、有光泽。而头发出油的现象也往往会在怀孕期间得到改善：由于头发不那么油腻了，你需要减少洗头次数。

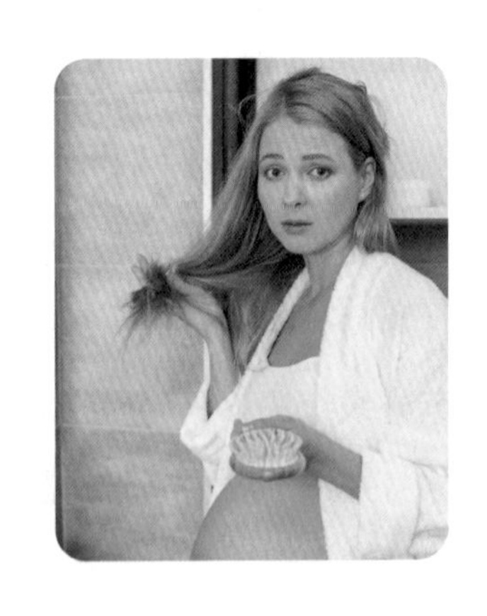

怀孕期间的头发护理与一般情况下的护发没有什么不同。我们建议使用温和的洗发水，避免刺激性去油或使头皮干燥的洗护产品，以免出现头皮屑。也就是说，即使你是油性发质，也要使用针对干枯、脆弱发质的洗发水。保险起见，建议不要染发。

怀孕期间，头发也会受到激素的影响。在此期间，毛发生长周期的三个阶段中的生长期，延长至休止期。头发掉得比以前少了，发量也会增加。但是婴儿一旦出生，妈妈体内血液中高浓度的雌二醇就会急剧下降，导致生长初期毛发突然转变为毛发休止期。50%的头发会受到影响，导致分娩3个月后出现明显脱发。对于这种现象，没有治疗办法。接下来的6个月，一切又会自动恢复正常，掉发停止，头发会重新长出来。但是，头发每个月只能长1—1.5厘米，你需要耐心等待。

大量脱发后，很多妈妈趁机剪掉了长发。这为孩子降生后的忙碌期节省了大量时间（无须吹干、好打理），也让她们可以更平静地等待头发重新长出来。

身体中其他部位的毛发在怀孕期间同样会加速生长（同样是由于激素的变化），有时甚至会形成浓厚的一层，尤其是在面部。如果你对此感到苦恼，请勿自行脱毛，应咨询皮肤科医生，医生会给你合适的建议。分娩后会自然消退。

牙齿

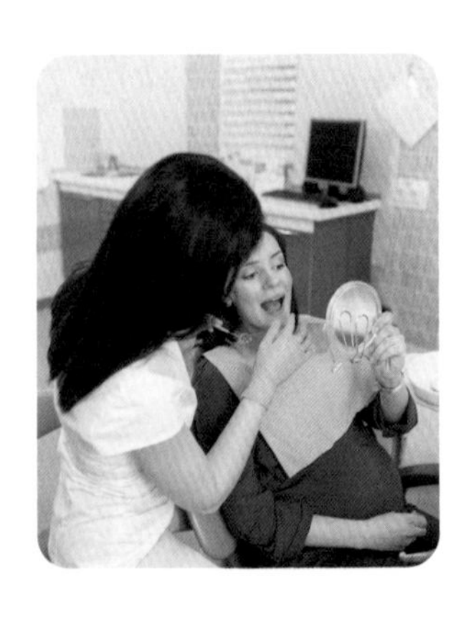

怀孕并不像人们说的那样会直接导致蛀牙，但孕妇的牙齿会变得脆弱。怀孕会导致激素紊乱，而牙周组织（即牙齿周围的牙龈、韧带和骨骼）受到的影响尤为严重，更容易发炎。如果刷牙不到位，牙龈会比平常更容易出血和肿胀，这就是妊娠期牙龈炎。严重时会造成牙周炎，并伴有脓肿，甚至导致牙齿松动。

刷牙可以定期去除牙菌斑，减少导致炎症的细菌的活动。病变最严重的情况下甚至会形成牙龈瘤，这些牙齿之间的红色肿胀在分娩后会自动消失，如果感觉不便也可以请牙医将其移除。

牙科护理。应将怀孕情况告知外科牙医；保险起见，医生可能会延迟某些非紧急治疗或X光片拍摄。如果涉及大型治疗，应咨询产科医生。牙科护理的最佳时期是怀孕的中期和晚期。牙医会尽量为你减轻疼痛（局部麻醉或使用合适的镇痛剂），并消除治疗龋齿、牙周病或摘除蛀牙时可能引起的感染。如果你处于哺乳期，也要告知医生。孕妇和哺乳期妇女应避免接触汞合金牙科器具。

怀孕期间保持良好的牙齿和口腔卫生，可以降低蛀牙和患牙龈炎的风险，并防止有害细菌传染给婴儿。

以下几条建议可以帮助保持牙齿健康美观：

- 采用健康、均衡、低糖的饮食。没有糖就没有蛀牙！限制含糖饮料（苏打水、冰茶、果汁等），因为它们也是酸性的，糖和酸会导致牙齿脱落并增加蛀牙的风险。
- 如果你有反流或呕吐情况，请不要立即刷牙，因为这可能会损害牙釉质。可以用清水或氟化漱口水冲洗口腔，或咀嚼无糖口香糖。
- 餐后刷牙（和牙龈），每天至少3次，每次至少2分钟，这非常重要！要选择软毛刷和氟化物含量高（1500 PPM）、低磨损（RDA 30—40）的牙膏，但后一个数据有时不会标注在商品标签中。美白牙膏具有高腐蚀性，切勿使用。
- 怀孕期间至少看一次牙医，最好是在怀孕初期。

指甲

孕妇的指甲脆弱易断，往往是由有色或无色的指甲油造成的。 要先确定是否是指甲油造成了指甲脆弱，只需将其剥除，然后静待6个月，这是指甲更新所需的时间。如果6个月后指甲恢复强度，那么指甲油就是导致指甲脆弱的元凶。 此外，为保险起见，怀孕期间建议不要涂抹指甲油，因为它们可能含有某些有毒有害成分，如邻苯二甲酸盐、甲醛或溶剂等。如果你偶尔想要涂抹，请选择环保型产品。无论如何，在分娩当天需要麻醉的情况下切勿涂抹。

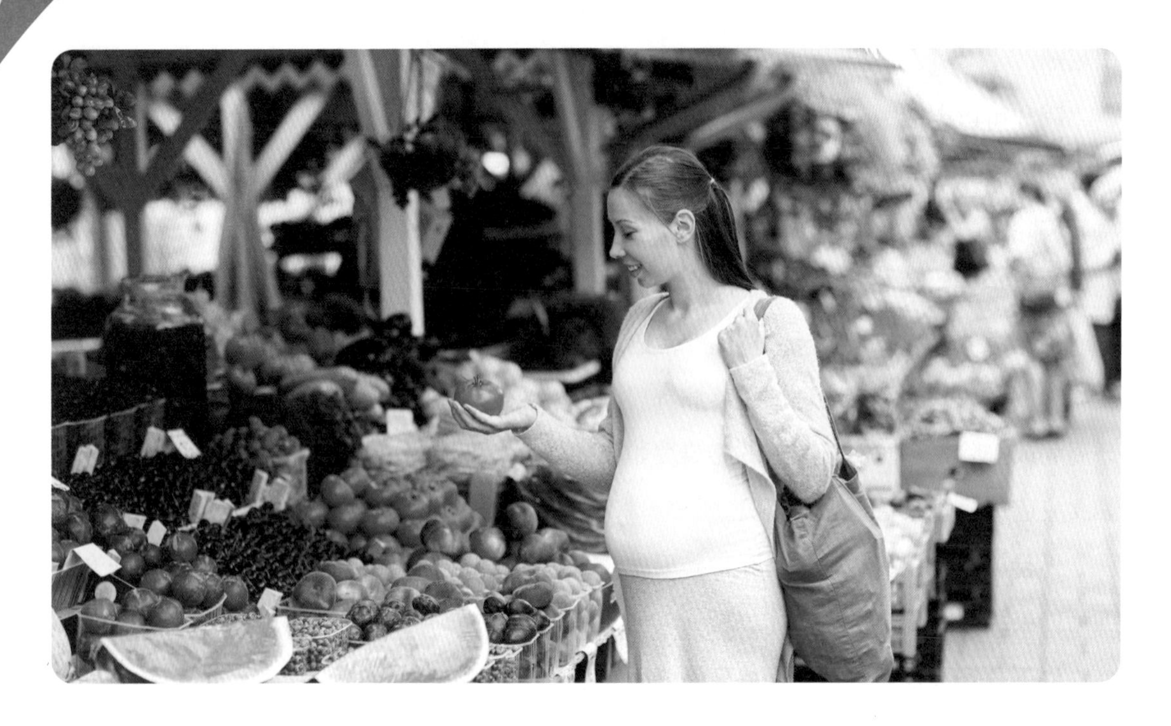

健康饮食

出生时，婴儿体重约3.3公斤，体长约50厘米。人类再也没有哪个时期增长的速度会如此地惊人。达到这样的身高和体重，并建立自己的骨骼和肌肉，宝宝需要从母亲的血液中吸收所需的营养：钙、蛋白质、铁、维生素、脂肪、磷等。胎儿有具体的营养需求，母亲也是。孕育孩子需要母体所有组织器官的参与。此外，母亲身体的某些部位——乳房和子宫——也显著发育。最后，饮食有助于哺乳。基于以上原因，你就知道怀孕期间的饮食健康为何如此重要了。

一定要多吃吗？

我们先来谈谈食量。这是准妈妈们普遍关心的第一个问题。长久以来，老辈人一直认为女人怀孕后要吃两个人的量：一旦怀孕，有些女性就像长了两个胃一样，食量大增，这很容易导致过度增重。过度增加的体重不仅无用，而且危险。后来，人们又太过关注暴饮暴食的风险，以致今天的某些准妈妈害怕长胖，而吃得很少。那么孕妇到底应该吃多少？有没有明确的尺度？回答这个问题之前，我们先来看一些具体数据。

我们的身体需要能量，只有在能量的作用下人体才能运行。对于汽车来说，能量是汽油；对于人体来说，能量是食物带来的热量。有些食物卡路里（简称“卡”）含量低，而有些食物的卡路里含量是其他食物的十倍甚至百倍。如果你关注自己的体重变化，就会注意到这一点。

我们都需要卡路里，以确保身体重要功能（呼吸、大脑活动、心跳等）的正常运行、促进食物消化、确保体温恒定在37° C和身体正常活动。能量需求因年龄、性别、身体构造和身体活动而异。例如，久坐不动的女性每天只需要1900千卡，而高水平男性运动员则需要4000千卡。如果一个人没有足够的卡路里来满足需求，他就会消耗脂肪储备和肌肉储备，这样就会瘦下来。如果一个人摄入的卡路里比所需的多，他就会储存多余的卡路里并将其转化成脂肪。

那么孕妇呢？一位普通消耗量的女性在怀孕之前每天需要约2000千卡的能量，怀孕期间需求逐渐增加：

- 怀孕前期每天增加70千卡，相当于1杯酸奶的能量。
- 怀孕中期每天增加260千卡，相当于1杯酸奶、1个水果和1片面包的能量。
- 怀孕后期每天增加500千卡，相当于1杯酸奶、1个水果、3片面包、1个鸡蛋或50克肉、150克蔬菜和淀粉类食物的能量。

能量需求因人而异，最好根据自己的食欲进行判断，只需在体重增加不足或过度增加时稍加干预。

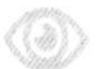

小贴士

一位身高1.65米，体重60公斤的女性每小时消耗的卡路里

·睡眠：50千卡

·看电视：65千卡

·做饭：90千卡

·工作（办公室）：120千卡

·步行：148千卡

·跑步：350千卡

一些特殊情况

虽然说孕妇不必较平时增加饭量，但在一些情况下，也

需要多吃一点:

- 如果怀的是**双胞胎**，那么从怀孕后半段开始，就要多吃能量高且富含维生素和矿物质的食品。
- 在**两次怀孕间隔过短**的情况下，孕妇体内维生素D、铁和叶酸等营养物质储备不足。医生会给你适当的饮食建议，并开些膳食补充剂。

吃什么?

基本上，你什么都可以吃，只要适量，也就是说，既不太多也不太少。如果说在“量”上吃两人份是错误的，那么在“质”上这句话却是对的。换句话说，“吃两个人的”不是饭量加倍，而是质量加倍。多样化的、均衡的饮食，将为宝宝提供发育所需的一切营养，并为你提供身体应对怀孕带来的变化所需要的一切能量。

接下来我们详细了解一下各种食物的营养价值。

蛋白质

蛋白质可以提供机体构建和维护所需的物质。在怀孕末期，蛋白质的需求量会增加20%—30%。具体建议是：每天食用肉类、鱼类或蛋类以及乳制品，这些食物中含有动物蛋白，营养价值高。

脂类（或脂肪）

脂肪富含某些维生素（如维生素A、维生素D、维生素E、维生素K），它们为婴儿的大脑、神经细胞（ω-3脂肪酸）的发育提供能量和必需脂肪酸。不存在“好”或“坏”的脂肪。实际上，被称为“坏”的饱和脂肪酸，也可以对健康起到有益的作用；而被称为“好”的不饱和脂肪酸，也必须以失去其某

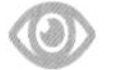 小贴士

一天的高蛋白质食物摄入量示例（分几餐摄入）

- 120—130克鱼、肉或家禽，或2个鸡蛋；
- 1杯牛奶，可直接饮用或用于烹饪（如米饭布丁或土豆泥）；
- 1杯酸奶；
- 20—30克奶酪。

可以用奶酪或磨碎的奶酪代替牛奶。

奶酪也可以由乳制品代替。

些效果为代价。脂类的主要来源是油、黄油、调味汁、冷盘、含油坚果（核桃、榛子、花生、杏仁等）、某些熟食和糕点。因此，有必要摄食多种脂类食物，以利用每种食物的优点，例如黄油中含有维生素A，油性鱼类和菜籽油中含有ω-3脂肪酸。为确保摄入足够的必需脂肪酸，需要每天食用两次菜籽油，每周吃两次鱼，包括油性鱼类（鲑鱼、沙丁鱼、鲭鱼、鲱鱼等）。

碳水化合物（或糖）

含有所谓的“**简单糖类**”的食物一般都是休闲零食，要有所节制地食用，如糖、果酱、含糖饮料、蛋糕和饼干等。另一种糖——我们称之为“**复合糖类**”，可以为母亲和婴儿提供能量，面包、面条、米饭、豆类、土豆、玉米等皆属此列。这类糖在怀孕期间每餐都要摄入。

甜味剂，如糖精，可以使食物变甜，但没有糖的热量。目前尚无明确的证据表明食用少量的甜味剂对胎儿有害。但如果你想控制糖的摄入量，最好不要吃甜味食物，例如养成喝无糖茶和原味酸奶的习惯。

怀孕所需的矿物质和微量元素

钙

钙可以帮助胎儿形成健壮的骨骼和坚固的牙齿。如果饮食中钙的摄入量不足，宝宝就会从准妈妈的骨骼中吸收他需要的钙质，从而导致妈妈缺钙。钙含量最丰富的食物有牛奶、奶酪、酸奶等。为了满足钙的摄入需要，每天必须食用三种乳制品，可以每餐一种。如果出现体重增长过快的问题，请选择脱脂或半脱脂乳品。如果你不喝牛奶，可以相应多吃乳制品，并选择富含钙的奶酪。

铁

富含铁的食物主要是肉类（特别是煮熟的动物肝脏和牛肉）、鱼类、家禽，还有鸡蛋和豆类。因为怀孕期间铁的需求量大大增加，特别是后六个月，所以每天要吃一种以上富含铁质的食物。多吃富含维生素C（水果和蔬菜）的食物会促进铁的吸收，在两餐之间喝茶则会影响铁的吸收。铁是构建血红蛋白必不可少的元素，如果缺铁会导致贫血，另外吃素、两次怀孕间隔过短或多次怀孕都可能导致贫血。医生会给贫血的孕妇开补铁剂。

碘

怀孕期间碘的需求量增加。这种微量元素是身体必需的一种矿物质元素，且数量很少，对于甲状腺的正常运作和胎儿大脑的发育至关重要。碘主要存在于海鱼、煮熟的贝类、牛奶、酸奶和奶酪中，也可以通过用碘盐做菜的方法补充碘，一般建议怀孕期间适量补充碘。

孕期的维生素摄入

在怀孕期间，只有吸收足够的维生素才能保证胎儿的正常发育。可以通过均衡和多样化的饮食保证维生素的摄入量。怀孕期间，有两种维生素的需求量会显著增加：叶酸和维生素D。

叶酸（维生素B9）

叶酸主要参与神经系统和大脑的发育。怀孕期间，母体对叶酸的需求量会增加三分之一。叶酸缺乏可能导致各种并发症，如贫血、胎儿宫内生长迟缓、流产，甚至导致胎儿畸形，尤其是神经系统畸形。孕妇怀双胞胎、二胎（或多胎），孕妇酗酒或吸烟都可能造成叶酸缺乏。

叶酸存在于绿叶蔬菜（如莴苣、野苣、菠菜、水芹、白菜、青豆、豌豆等）、水果（如西瓜、草莓、覆盆子等）、小扁豆、坚果、麦芽、巴氏杀菌奶酪、酵母中。

强烈建议孕妇在孕前一个月到怀孕后至少两个月期间补充叶酸（每天多摄入400微克）。对于某些生育有风险的女性，医生会特别强调，建议她们在怀孕开始前一个月和怀孕后的最初几个月补充叶酸。

维生素D

维生素D可以促进钙的吸收并使其附着在骨骼上。维生素D摄入充足，可以让胎儿在最初几个月积累必要的储备，确保其健康成长。食物中含有的维生素D极少，只存在于油性鱼类、全脂乳制品和蛋黄中。大部分的维生素D是我们的身体在阳光的作用下合成的。因此，维生素D的最佳来源是新鲜空气和适度的阳光。维生素D缺乏在孕妇中非常常见，因此医生会建议女性在怀孕期间补充维生素D，尤其是对于即将在春季分娩的孕妇，更要补充。

如何避免维生素流失？

水果

最好生吃，迅速洗净，不要浸泡，用不锈钢刀具切削，并立即食用。不要提前准备果汁。如果要制作蜜饯，少放水、缩短保存时间，可以减少维生素的流失。

蔬菜

烹调时，可以通过减少浸泡时间、缩短烹调时间，以及控制水量来减少维生素的流失。如果可能的话，清蒸的烹调方式最益于防止维生素流失。

罐装、冷冻的蔬菜和水果中，维生素含量并不比新鲜蔬菜低。的确，维生素非常脆弱，在长时间储存、削皮、浸泡和烹调时都会遭到破坏。但是冷冻和罐装蔬菜都是采摘后迅速加工处理制成的，最大限度地减少了维生素的流失。此外，低温并不会破坏维生素。

知识补充

颜色越鲜艳的蔬菜和水果，维生素的含量越高。

有机农产品

有机农业是一种旨在尊重自然、保护环境和生态平衡的生产方法。生产者必须遵守严格的规范，如不使用合成化学

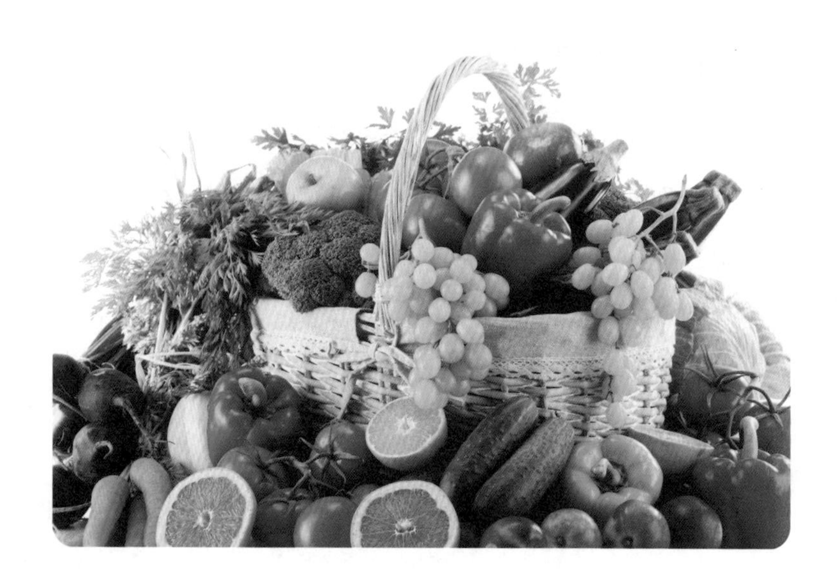

品、尊重动物、不能虐杀等。

研究表明，与非有机产品相比，有机产品的农药残留量更少。至于营养方面，有机产品与非有机产品则没有明显的差别。在怀孕期间多食用有机产品，可以减少残留农药的摄入，从而间接减少农药对胎儿的危害。

孕期的膳食补充剂

你可以在市场上找到各种各样的膳食补充剂，包括微量元素、营养素、维生素、矿物质等。但这些膳食补充剂是否起作用，医学上尚无定论，更何况，过度服用还可能会影响宝宝的正常发育。因此，谨遵医嘱，服用必须服用的就可以了。

叶酸（维生素B9）

建议在怀孕前4—8周和孕后最初几个月补充叶酸。绿色蔬菜、新鲜水果等也富含叶酸，可以适当增加摄入量。

维生素D

建议补充维生素D。因为饮食通常不足以满足怀孕期间的需要，特别是在冬季。

铁

必要时，医生会根据你的血液指标开铁补充剂。

碘

建议适量补充碘。

每天吃几餐？

有些孕妇食欲旺盛，有些则经常觉得恶心、食欲不振。对于孕妇来说，最合理的进餐频率还是一日三餐——早餐、中餐、晚餐，外加一个下午茶。分餐可以减轻怀孕早期的恶心症状，以及饭后胃部滞重或胃胀的感觉。下午茶可以吃点自己喜欢吃的东西，但请尽量避免吃零食。一定要吃早餐，否则可能在临近中午时出现低血糖反应。全职工作者，可以准备一盒酸奶、一个苹果、一个谷物棒或者一些饼干作为加餐。重要的是要保持每天的食量和饮食平衡。

工作餐

现在，越来越多的女性在外面就餐，一顿饭通常不到半个小时就吃完了，准妈妈自然也不例外。建议准妈妈中午休息一段时间。下面是为孕妇推荐的既能保证饮食平衡又能规避一些饮食错误的工作餐：

三明治午餐

尽量选择全麦面包或麸皮面包，而不是白面包或维也纳面包；尽量选择火腿、鸡肉、金枪鱼、奶酪、牛肉或鸡蛋，而不是冷盘。蔬菜必不可少：西红柿、生菜、胡萝卜、黄瓜、腌甜椒等。最后，吃一份不含糖的乳制品或水果泥，或者一个水果，偶尔也可以吃份糕点。如果你不吃乳制品，可以喝水或牛奶。晚餐可以以蔬菜、水果和酸奶为主，与午餐相互补充。

意面还是比萨？

比萨面饼和意面中含有碳水化合物，可以保证整个下午不会饥饿。可以选择由蔬菜（西红柿、甜椒、茄子、洋葱等）和奶酪（山羊奶酪、蓝莓干酪等）制成的浇头。如果比萨中含有帕尔马干酪或鸡蛋，可以选择肉和鱼。注意避免某些意面制剂中过多的酱汁和红油，因为即便橄榄油中也含有大量脂肪。

混合沙拉

一份沙拉也许不够吃，这取决于沙拉的分量和成分。沙拉中最好含有淀粉类食物（面条、米饭、土豆或扁豆），营养丰富，避免很快饥饿；如果没有，可以再来一个面包。沙拉中应含有蔬菜、奶酪、肉类或鱼类，可能还会加一些坚果、杏仁或水果干，用菜籽油或核桃油调味。吃过沙拉后，可以用酸奶代替奶酪。下午可以再吃一个水果。

吃一个苹果和一份酸奶

水果和乳制品属于小吃，不是正餐，特别是在怀孕期间

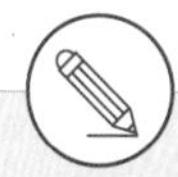

注意

第 62 和 63 页的食谱足以提供各种营养。请参考并自己制作营养均衡的食谱。

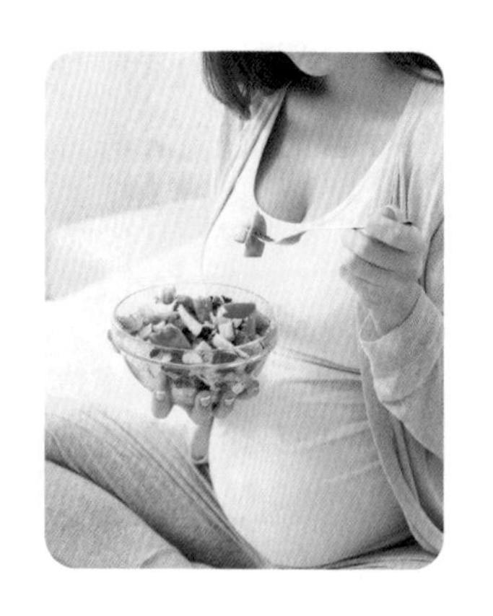

必不可少。不要忘了，宝宝生长需要足够的能量。你要努力做好的事就是——吃饱！

公司食堂

如果公司有食堂，当然是最佳解决方案，吃得好，也相对快捷。你可以选择一道主菜和一道前菜或甜点。选择生蔬菜作为前菜，水果或乳制品作为甜点，并将蔬菜和淀粉类食物混合在一起，以搭配肉类或鱼类。

饮食多样化并不难

如果饮食丰富多样，你和宝宝都不会缺乏任何营养。不要一顿饭吃得太荤，如全餐为沙丁鱼、鸡蛋、牛排和奶酪；也不要吃得太素，如全餐为柚子、菠菜和梨；也不要吃太多碳水化合物，如米饭沙拉、干酪意面和香蕉。

要均衡膳食，每天摄入鱼、蛋、肉、乳制品（奶酪、酸奶、牛奶）、水果和蔬菜等。如果晚餐吃鱼、肉或蛋类菜品不容易消化，可以偶尔用蔬菜干和额外的乳制品代替，这样就可以摄入相应比例的蛋白质和钙。

饮　品

怀孕期间要保证水分充足，每天需要饮用约1.5升液体。你和孩子都需要补充水分。充足的水分也有助于预防孕期常见的尿路感染。不要害怕喝水或“储存”水。除了某些疾病——尤其是心脏或肾脏疾病，怀孕期间体重的过度增加通常是储存脂肪，而不是储存水分造成的。

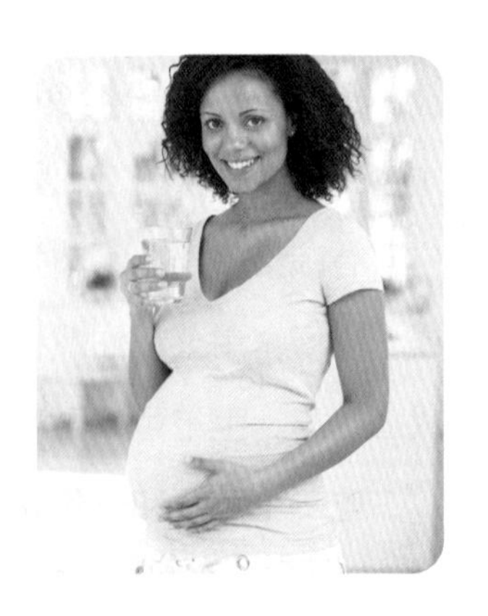

喝什么？

• **白开水**。可以喝白开水。不过有些城市自来水中含有过多的硝酸盐，不推荐孕妇饮用。如果你所在城市的水质很好，可以饮用，如果因水中投放了净水剂和消毒剂而味道不佳，可以滴几滴柠檬汁消除怪味。

- **矿泉水**。矿泉水是个不错的选择，但也有些矿泉水钠含量过高。有些矿泉水含有丰富的镁，有利于肠道运输。在怀孕之初消化不良时，气泡水可以帮助消化。
- **茶和咖啡**。茶和咖啡对你和宝宝都具有刺激性——尽管它们的耐受性因人而异——因此不宜多喝，也不宜喝过浓的茶或咖啡（国际妇产科联盟推荐孕期咖啡因摄入量限制在200mg/天；茶叶属于孕期谨慎饮品，应该少喝）。
- **花草茶**。基于不同成分具有不同功效，例如薄荷和马鞭草有助于消化。但是对于那些入睡困难的人不建议使用薄荷。相反，椴树花和洋甘菊有助于睡眠。
- **果汁饮料**。果汁饮料含有水分、碳水化合物、维生素C，有些还含有矿物质。这种果汁饮料比压榨的鲜果汁含糖量更高，所以要适量饮用。
- **果味气泡水**。这种饮品通常含有少量水果和大量糖分。对于体重过重的孕妇不建议饮用，柠檬水和苏打水也一样。
- **蔬菜汁**。含有丰富的维生素。蔬菜汤含有矿物盐。

嘴　馋

准妈妈可能对某种食物有特别强烈的渴望，只要不是禁忌食物，也能够买得到，就满足自己的欲望吧。这种嘴馋并不是孕妇在耍小脾气，这是出于她们让自己身心舒畅，安抚内心某种焦虑的需要。一位准妈妈说：“我知道我的体重有点超标了，但每次去医院前我都忍不住要买糕点。”

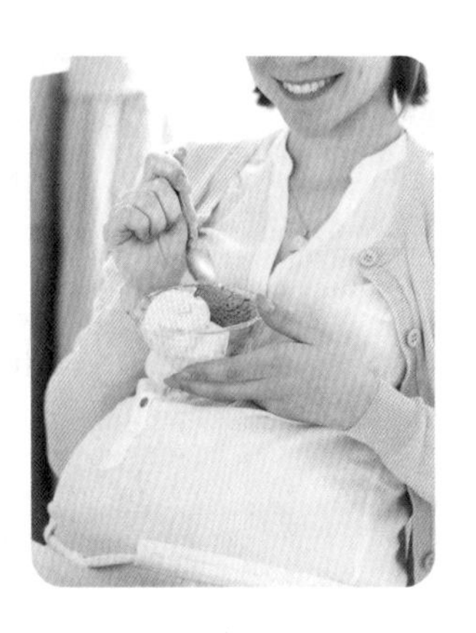

女性在怀孕期间体内激素的剧烈变化会影响某些感官，包括嗅觉和味觉。这就不难理解为什么有的孕妇一大早就非

均衡食谱参考

	食谱一	卡路里	食谱二	卡路里
早餐	1个水果	50		
	1杯茶	0	1杯咖啡	0
	维也纳面包	160	水果泥	70
	果酱(1汤勺)	100	1碗谷物和鲜奶酪	300
	黄油	80	2块饼干	100
	1盒酸奶	80		
	卡路里	470		470
中餐	油和香醋拌的蔬菜沙拉	100	1块100克的牛排	175
	芥末兔腿	150	花椰菜	100
	胡萝卜泥	140	2片面包	110
	3片面包	160	牛奶面糊	180
	煮熟的水果	70	煮熟的水果	70
	卡路里	620		635
下午茶	1杯牛奶巧克力	110	酸奶	150
	2片姜饼	115	水果	70
	卡路里	225		220
晚餐	火腿	80	西红柿金枪鱼比萨	380
	黄油面条	200	油拌绿色沙拉	80
	孔泰干酪	110	孔泰干酪	110
	水果	50	2片面包	110
	2片面包	110		
	卡路里	550		680
全天	35克油脂	250	35克油脂	250
	3块糖	80	3块糖	80
	卡路里	330		330
共计	2195千卡		2335千卡	

四季食谱参考

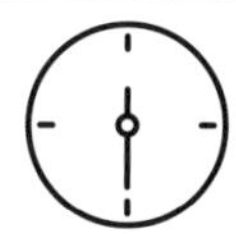

	午餐	晚餐
 春	土豆沙拉 烤三文鱼 焗菠菜 水果	芝麻菜沙拉 酿西红柿和米饭 香草酸奶 草莓 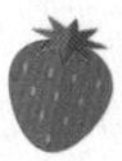
 夏	腌甜椒 鸭胸 炒苹果 瑞士干酪 樱桃	西班牙凉菜汤 混合沙拉：西红柿，大孔奶酪，粗面粉 新鲜水果沙拉
 秋	蛋黄酱拌芹菜 碎肉牛排 黄油意面 康塔尔干酪 李子	蘑菇馅饼 野苣沙拉 牛奶米饭 炖梨
 冬	苦白菜沙拉和坚果 烤香肠 扁豆 酸奶 苹果派	粉丝汤 油拌沙丁鱼 新鲜的奶酪片 李子干

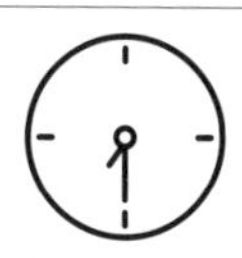

每餐都要加面包和水

要吃烧鸡……由于对某些难以消化的食物感到恶心反胃，她们自然愿意吃令自己愉快的食物。“整整一个月，我迷上了各种三明治、面包、沙拉、西红柿、鸡肉、金枪鱼……但我并没有失去理智！”

各个国家对孕妇嘴馋的解释不尽相同。某些文化认为一定要积极满足她的要求，否则会对胎儿产生不利影响。请你放心，这些说法多数是出于迷信，而没有事实依据。

不过，照顾孕妇的人一般都会顺着她、宠着她，让她身体健康、心情愉快，认为这样对宝宝有利。就准妈妈自己而言，也希望自己和宝宝都快快乐乐的。

素食主义

由于素食主义者的特殊饮食习惯，她们对动物源性食物具有不同程度的排斥：

- 如果你只是不吃肉，那么每天必须要吃鱼和蛋，以确保蛋白质的摄入，尤其是铁、ω-3脂肪酸和维生素B12的摄入。
- 如果你既不吃肉也不吃鱼，可以通过食用鸡蛋、牛奶和乳制品补充动物蛋白（每餐2份），并结合豆类和谷物食品（面食、米饭等）补充植物蛋白，以提高蛋白质摄入的质量。但是，铁、锌，维生素B12和DHA（即ω-3脂肪酸，只能由鱼类提供）的摄入可能不足，你可以和医生讨论是否需要额外补充。如果你担心饮食太不均衡，也可以咨询营养师，听听他们的建议。
- 还有一种素食主义者不仅不吃肉类和鱼类，还拒绝食用所有动物源性食品，如牛奶、鸡蛋和奶酪。这样不仅不能为胎儿的生长发育提供必需的营养，而且还非常危险，会导致营养缺失，从而影响母亲和胎儿的健康。所以，如果你是纯粹的素食主义者，请至少在怀孕和哺乳期间食用鸡蛋和乳制品，或者必须服用维生素、矿物质和DHA补充剂。

饮食均衡的阻碍

在怀孕初期，准妈妈们经常会有各种消化系统反应，如恶心、呕吐、胃疼等，或者没有饥饿感，又或者过于贪食。这种种反应都可能妨碍饮食均衡。例如，有些女性为了避免恶心，限制饮食，只吃饼干或巧克力。结果她们在没有正确进食的情况下长胖了。

幸运的是，各种消化系统的不良反应在孕早期过后都会消失。有些准妈妈在前3个月体重增加了3公斤，有些则减少了3公斤。在此之前：

- 如果你没什么胃口，每天至少要吃些含有蛋白质、钙和维生素的食物，少食多餐，每天可增加2—3餐。

- 如果你总是饿，也许是因为没有吃饱，可以增加淀粉（土豆、面食、大米、粗面粉、豆类）的摄入量，或者增加一份乳制品、一个煮鸡蛋、一整片面包、一个水果，两餐之间尽量不要吃零食，如糖果、蛋糕、饼干等。

- 如果你感到恶心，请调整你的饮食习惯，少食多餐。

禁食或少吃的食物

禁忌食物

- 酒精饮料，包括葡萄酒和啤酒。

- 富含“甾醇”或“甾烷醇”（降低胆固醇）的食品和人造黄油。

- 有些种类的鱼：马林鱼、箭鱼、鲨鱼和七鳃鳗，因为这些鱼体内积累的毒素较多。这项建议主要是针对沿海地区的居民。

- 动物肝脏。

可能致病或有毒的食物

- 没有煮熟或生的野味、肉类和鱼类。

- 甲壳类动物、贻贝、牡蛎。这些食物的新鲜度很难确定，还可能会传播甲肝病毒。

- 未经高温消毒的鲜奶、生乳奶酪、软奶酪。食用奶酪时要去除外壳（可能导致李斯特菌病）。

- 速冻的肉酱、肉馅、鹅肝，以及其他速冻产品。尽量选择预包装的熟食肉类，开封后立即食用。

- 生的发芽的种子（如豆芽）。

- 豆制品（如大豆汁、甜点、豆腐等）应限制在每天最多一次。豆制品丰富的植物雌激素可能对婴儿的性成熟产生有害影响。

- 不要过度食用难以消化的食物，如油炸食品、炖肉菜、香肠（火腿除外）等。

- 限制含有咖啡因的饮料：咖啡、茶、能量饮料，某些苏打水等。

注意事项

- 生吃的蔬菜和水果要洗净。
- 在冰箱中储存食物时，要用干净的密闭容器盛装，将生食和熟食分开。每月用稀释的2%漂白剂溶液清洁冰箱两次。
- 准备需要用到生鸡蛋的菜肴（如奶油、糕点、蛋黄酱等）时，制作之前再打鸡蛋，不要储存。
- 不要吃生肉、腌肉或熏肉，避免感染弓形虫病的风险。所有肉类都要煮熟，尤其是羊肉。中心温度必须达到至少65℃才能杀灭所有病菌，包括像绦虫这样的寄生虫。
- 勤洗手，因为手上可能携带食物病菌。

控制体重

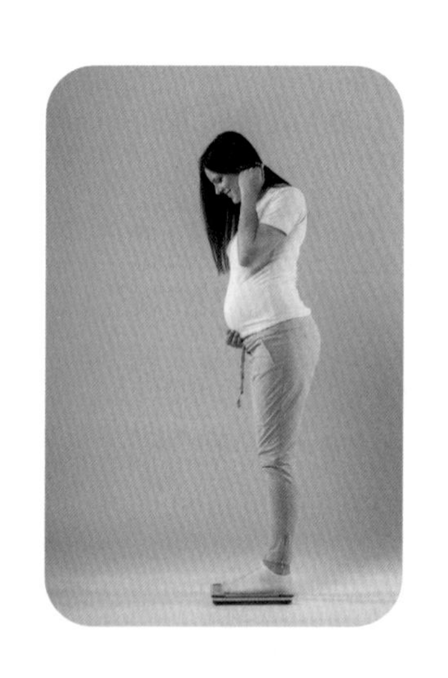

正常情况下，准妈妈在怀孕期间平均增重10—12公斤，双胞胎再加3—4公斤。有些女性会在此基础上多增1—2公斤，这与孕前体重、体型、运动状况等因素有关。例如，肥胖的女性增重不应超过6—7公斤，而消瘦的女性应增重12—18公斤。详见表2-1。

前三个月，体重一般保持稳定。但是，不少女性在怀孕初期会瘦1—2公斤，特别是那些容易呕吐的女性。这时候不要担心，呕吐停止后体重就会恢复。因此，体重主要是从第四个月开始增加的，在孕程过半时平均增加4—5公斤。如果你增重过多，表明饮食太丰富了，应该适当调整。要记住，整个怀孕期间，虽然食欲大致保持相同，但体力消耗却在逐渐减少。

为什么不能吃太多？

不管怀孕与否，进食过多都会导致体重增加。但是，怀

表 2-1 根据孕前体型不同预计增加的体重

体型是用体重指数（BMI）衡量的

孕前体型	预计增重
BMI：＜19.8	BMI：12.5—18公斤
BMI：19.8—26	BMI：11.5—16公斤
BMI：26—29	BMI：7—15公斤
BMI：＞29	BMI：6—7公斤

$$\frac{\text{体重（公斤）}}{\text{身高（米）}^2}$$

*BMI的计算方法是：用体重（公斤）除以身高（米）的平方。例如，一位身高1.65米、体重60公斤的女性，BMI是22（$60/1.65^2 = 22$）。

*中国的BMI的分界值不同：18.5—24，24—28增重范围基本一致。

孕期间体重过度增加会产生有害影响：首先，会促进糖尿病、高血压、子痫前期等并发症的发展；其次，组织中水和脂肪的异常渗透越多，它们的柔韧性和弹性越差，可能会导致你在怀孕期间感觉不适，并造成分娩困难；再次，恢复怀孕前的身材也要花费更长时间。为了避免不必要的进食，有一种简单的方法：每周称一次体重，进行监测。

如果体重超标

称重时，你发现自己体重超标了，怎么办？千万不要省掉某一顿饭，或者在吃饭之前就开始计算一片面包、一块牛排、一盒酸奶的卡路里。只需要确定哪些食物含糖或脂肪较多，少摄入或在怀孕期间避免摄入就可以了。我们建议：

- 为减少脂肪摄入量（但不能不摄入），建议限制肉类熟食、肥肉、油脂，避免食用市场上卖的即食便当、炸食、薯条、花生、糕点；
- 减少过甜的食物，如糕点、饼干、糖果、巧克力，茶、咖啡或酸奶中添加的糖或蜂蜜，至于市场上的苏打水、果汁、开胃酒、饼干和其他小吃，特殊情况下可适量食用。

这不是节食的时候，还是有很多东西可以吃的，例如：

- 将生的蔬菜、水果用含有丰富ω-3的植物油（例如菜籽油或坚果油）调味制成的前菜；
- 用烤箱、铝箔、烤架做的烤鱼和烤肉，鸡蛋；

表 2-2 日常食物卡路里对照表

	食物及分量	卡路里
适量摄入的食物	1碗半脱脂牛奶	135
	200克蔬菜(胡萝卜、西红柿、西葫芦、卷心菜、青豆等)	50—80
	1份天然酸奶	65
	100克20%脂肪的鲜奶酪	80
	1个中等大小的水果或2个较小的水果	50—80
	120克非油性鱼(鳕鱼、比目鱼、白鳕、鮟鱇鱼、鳟鱼)	75—130
	120克油性鱼(鳗鱼、鲱鱼、鲭鱼、沙丁鱼、鲑鱼)	150—220
	200克蒸土豆	160
	120克鸡肉	150
	2个鸡蛋	150
	120克肉(牛肉、小牛肉、猪里脊肉、火腿)	200—230
	160克煮熟的面条或米饭	180
	1/4法棍面包(50克)	130
	1汤匙油	90
	1块榛子大小的黄油	37
	1份奶酪(30克)	80—120
	40克早餐麦片	100—160
高卡路里食物	150克裹了面包屑的鱼肉	350
	150克炸薯条	400
	50克薯片	210
	1汤匙蛋黄酱	105
	1个巧克力棒(100克)	550
	1汤匙果酱	75
	1把干果(葡萄、无花果等)	130 (250千卡/100 克)
	1把杏仁/榛子/核桃	300 (600—700千卡/100克)
	1块水果馅饼	360
	1个巧克力松饼	250
	1块乳蛋饼	340
	1块比萨饼	200—300
	1个巧克力棒(60克)	300
	1大杯苏打水,果汁(200毫升)	90
	1个香肠黄油三明治	530
	1片鹅肝酱	185
	1汤匙糖	40
	100克巧克力饼干	450

- 奶酪（脂肪含量低于25%）和乳制品（白奶酪脂肪含量低于10%），酸奶；
- 每餐都要吃绿色蔬菜、水果、淀粉类食物或面包，这样你就不会在两餐之间感到饥饿。

表2-2是一些主要食物的热量，你可以通过比较，判断哪些食物热量更高。

如果你遵循了这些原则，仍然无法控制体重，请咨询医生或营养师。

增重不足的孕妇

怀孕期间，有的准妈妈吃得太多，也有的则营养不良。有些身材瘦弱的女性在整个怀孕期间只长胖了6公斤，甚至更少。过度限制饮食会导致能量摄入不足，导致矿物质（如钙、铁、镁等）、维生素甚至蛋白质缺乏。此类营养不良对胎儿来说非常危险，可能造成胎儿早产、发育不良或足月分娩但体重较轻。

注意

不吃盐是不合理的，只要别吃得太咸就可以了。你可以在烹饪时将盐加到汤中。

不建议采取任何形式的节食。怀孕之前，你可能通过节食减肥。减肥时的饮食结构往往是不均衡的，因此在怀孕期间切忌节食。为了不使体重过度增加，可以多吃瘦肉、鱼、蛋、部分脱脂奶制品、水果（每日2—3个，因为水果含有大量糖分，会带来较多卡路里）和蔬菜，或用菜籽油、核桃油或豆油调味的沙拉。为了满足能量、维生素B和纤维的需要，可以考虑全麦食品。孕妇切忌通过限制饮食来保持身材。为了宝宝，现在你必须吃饱。如果由于胃口小导致体重增加不足，你可以选择少食多餐，主食外加些小吃，如乳制品、水果、面包配奶酪、谷类食品加牛奶、鸡蛋布丁等。必要时请咨询营养师。

在实际生活中，孕期（或者非孕期）吃得好就意味着饮食均衡。

优先选择:

- 肉、鱼、蛋来补充蛋白质，每周吃1—2次鱼，每周吃1次油性鱼（如鲑鱼、沙丁鱼、鲭鱼、鲱鱼）来补充铁和维生素B12。
- 牛奶、酸奶、煮熟和经过巴氏杀菌的奶酪，补充蛋白质、钙和微量元素：每天3份。
- 蔬菜和水果，补充纤维、维生素和叶酸：每天至少5份。
- 面包、面条、米饭，提供碳水化合物：每餐根据胃口适量。
- 适量饮水。
- 黄油、植物油，补充脂肪和维生素：适量。

避免:

- 野味以及未煮熟的贝类、淡菜、牡蛎和生贝类。
- 非预包装肉和熟肉酱、香肠、鹅肝酱等。
- 生乳奶酪、软奶酪。

最后，不容易存放的食品要冷藏保存，以确保食品安全。

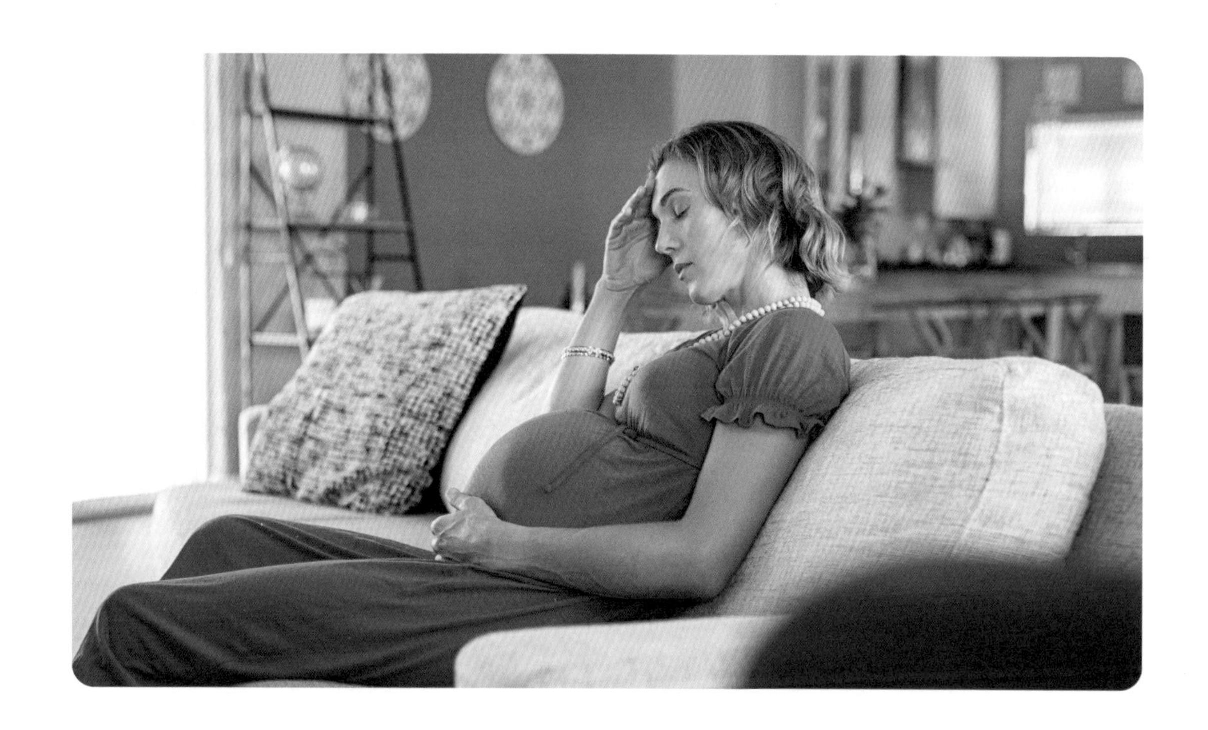

轻微疼痛和不适

有些准妈妈感觉自己的身体从来没有像怀孕时那样舒适。她们觉得怀孕只是月经停了，一直到分娩之前都没有感觉遇到任何麻烦或不适。有些准妈妈却说，怀孕给身体带来的变化伴随着各种疼痛、困倦或不适。孕期的各种反应和感受因人而异，最好提前做好心理准备。

在怀孕的不同阶段，不适的表现和强度不同：各种身体不适主要出现在孕期开始和结束时。从这个角度来看，怀孕分为三个阶段，分别对应三种心态变化。

第一个阶段是适应期，即怀孕的前3个月。怀孕伊始，身体要花时间适应，反应相对强烈。大多数情况下会出现身体系统的紊乱，一般到了第3个月就会完全消失。怀孕初期大多数孕妇可能感觉辛苦，恶心和呕吐的反应非常普遍。

第二个阶段是平衡期，一直延续到第7个月。在这个阶段，母亲和胎儿的身体似乎完全彼此适应了。身体系统的紊乱停止，子宫体积还不算太大，不会造成行动不便。这是最舒适的一个阶段。

第三个阶段是妊娠晚期。孕程的第7个月之后有两个原因导致不适：发育中的胎儿在子宫中占据越来越多的空间，这可能导致孕妇疲劳和静脉曲张；孕妇的身体开始准备分娩，例如，骨盆和脊柱的变化让孕妇感到不适。第三个阶段到了倦怠期，孕妇会感觉非常需要休息。

恶心和呕吐

许多孕妇认为怀孕就等于恶心。不过，虽说恶心（有时伴有呕吐）是常见的怀孕征兆，但也不是所有的孕妇都有恶心的反应。有的人甚至整个怀孕期间从未感觉恶心。恶心通常在怀孕第5周左右开始出现，并且很少持续到第4个月之后。

恶心经常发生在早晨空腹时，早餐后消失，但也可能持续整个上午，甚至一整天。恶心的发生有时无缘无故，有时是由于无法忍受某种气味（烟草或某些食物）。还有一些食物不会引起恶心，但会令人厌恶。

怎样应对恶心？下面的办法可能有效：

- 少食多餐，细嚼慢咽；
- 起床时吃一些干面包；
- 如果有条件，不要自己购物或做饭；
- 优先选择富含碳水化合物的食物（吐司、香蕉、什锦麦片或其他早餐类全麦谷物食品、米饭、面食）；
- 喝酸奶；
- 喝薄荷茶、柠檬茶或姜茶；
- 喝柠檬水；
- 少喝咖啡；
- 避免油炸食品，辛辣、油腻的食品或含有大蒜的菜品；
- 避免强烈气味；
- 戒烟戒酒。

如果采取了以上措施，恶心呕吐仍然没有停止，应咨询医生。药物可以有效缓解恶心呕吐，但要在有处方的条件下服用。

恶心和呕吐会在第3个月结束时自行消失。如果反应依然强烈，则属于异常现象，医生会寻找怀孕以外的原因。怀孕后期可能会再次出现恶心和呕吐反应，但不会较初期严重，不必担心。

虽然这种情况比较罕见，但要注意，有时呕吐会非常频繁和严重，以至于孕妇无法吞咽任何食物——无论是固体食物还是流食——造成体重减轻并脱水（舌头和皮肤干燥）。这时一定要咨询医生，医生可能会建议住院治疗，例如静脉输液，以缓解不适。住院治疗还可以暂时使孕妇远离熟悉的环境，减少和周围人的接触。医疗人员还在研究呕吐的根源，试图探究：这是βHCG激素对肝功能的破坏吗？还是孕妇面对不能承受的苦恼再加上矛盾的心情，所表现出的一种心理障碍？

胃胀、胃痛和胃灼热

妊娠会引起消化系统所有肌肉某种程度的惰性，包括胃、肠或胆。同时，某些在消化中起重要作用的腺体（肝脏和胰腺）的分泌会发生改变，往往造成孕妇消化缓慢、困难，饭后身体滞重、腹胀等。同时还常伴有胃反酸、灼热、胃痛的感觉。所有这些显然是让人不舒服的，但也有一些有效措施可以帮助缓解症状。

首先，不要吃得太饱。此外，应尽量避免：

- 过于油腻的食物。
- 酸性或辛辣的食物。
- 产气的食物（十字花科蔬菜，如花椰菜、卷心菜；豆类和豆制品；高淀粉类等）。
- 难消化的食物，如所有的酱汁菜。

那么吃什么呢？烹制熟的肉类、水煮或蒸熟的绿色蔬菜，用生的黄油或油调味，乳制品和水果。少食多餐，细嚼慢咽。

如果胃部的灼烧感难以忍受，可以让医生开具相应药物。有些准妈妈可能会抱怨胃食管反流——胃酸从胃里沿着食道一直流到喉咙和口腔。这种情况下，身体前倾或平躺是非常不利的姿势，因此要避免饭后平躺。睡觉时多垫两个枕头，几乎以坐姿睡觉会缓解反流。

便　秘

怀孕期间便秘非常常见，即使从未有过便秘困扰的女性，也会出现这样的问题。与人们普遍的认知不同，这不是子宫体积增大压迫肠道造成的。因为，孕期便秘一般早在子宫大到可以压迫肠道之前就会出现。便秘可能是肠道的惰性导致的，除了带来不适以外，便秘有时还会引起尿路感染，因此要积极应对便秘。

几种调节方法

- 首先，运动。通常，每天步行半小时足以调节肠道功能。
- 其次，注意饮食。多吃绿色蔬菜和水果（特别是李子、葡萄和梨），食用乳制品（如奶酪和酸奶）、麸皮面包或全麦面包，全谷物食品，用蜂蜜代替糖。还建议食用不加糖烹制的梅子或生梅子。
- 定期如厕，不要等到有便感了再去厕所。
- 简单有效的方法是喝一杯鲜榨果汁——冬天喝橙汁，夏天喝葡萄汁，或者喝一杯水，15分钟后吃早餐时，再将咖啡和菊苣混合饮用。
- 每天喝几大杯水，尤其是早晨空腹和两餐之间。尝试富含镁的矿泉水（大于50毫克/升）。

如果想用药物治疗，可以尝试甘油或微型灌肠剂栓剂，也可以外用。 至于泻药，不要在没有处方的情况下服用，因为有些药效强烈，可能会刺激肠道，尤其是含有沙棘成分的泻药。最好的治疗方法是晚餐时服用胶浆（药店出售的植物提取物）结合睡前服用矿物油（石蜡类）。这种治疗方式需要医生开具处方，可以根据需要延长疗程。

顺势疗法

顺势疗法基于这样的观察：在健康人群中引起某些症状的相同物质，可以治愈患病人群的相同症状。此类物质一般取少量稀释使用。顺势疗法可以缓解怀孕期间出现的许多功能障碍，如消化功能障碍（恶心、便秘等）、静脉问题（静脉曲张、腿部沉重、痔疮）、焦虑以及哺乳期间出现的问题（如乳腺阻塞）等。具体情况请咨询医生。

痔 疮

痔疮是直肠和肛门血管静脉曲张引起的，会形成让人疼痛难忍的赘生物，还会带有瘙痒和紧绷感。痔疮常发生于怀孕后半期。在如厕时，会有便血现象。

如果患了痔疮，一定要告诉医生，医生会给你进行简单治疗，避免病情加重。如有必要，会建议你去看专科医生，如肛肠科或肠胃科医生。

通常情况下，治疗包括：

- 便秘治疗，因为便秘会加重痔疮；
- 局部治疗，用温水进行坐浴；
- 局部涂抹药膏或使用栓剂；
- 必要时口服药物（增加静脉壁张力的药物）。

即使得到了有效的治疗，在分娩后，痔疮仍有可能加重。之后痔疮会消失，至少会大部分愈合。

肛裂与痔疮没有任何关系，两者只是发病区相同——肛门，且都异常疼痛。肛门处有大量肛门黏膜，肛门黏膜糜烂就会造成肛裂。肛裂较难治愈，因为经常如厕，很难保持局部清洁卫生。全科医生可以通过局部治疗来帮助你摆脱病痛，有时可能也会建议你求助肛肠科医生。

静脉曲张

静脉曲张是静脉血管壁的一种不正常扩张引起的，常发生在孕期后半程。但现在有蔓延至整个孕期的趋势。

静脉曲张常伴随着各种各样的困扰：腿部会感到沉重、灼热、肿胀、紧绷，并带有一些痛感，有时还会发麻或者痉挛。站立、疲劳、炎热时这些症状都会加重。

孕期静脉曲张较少会恶化，只有静脉曲张多年的患者才

静脉曲张袜

在药店可以买到各种弹力短袜、长筒袜及连裤袜（分不同的支撑压力等级）。

会出现皮肤色素沉着（肤色）的变化，以及典型的静脉曲张性溃疡，育龄女性不会出现这种问题。静脉曲张也很少会并发浅静脉炎。浅静脉炎的特征是突然出现疼痛症状，并伴随出现静脉曲张的症状（肿胀、发红、发热）。一般情况下，除了造成当下或今后的美观问题，静脉曲张并不会造成严重的影响。在生产过后，静脉曲张的症状就会消失，至少会部分缓解。但是静脉曲张有复发的可能，尤其是在之后再次怀孕的过程中会更常见。

静脉曲张可以预防吗？

一定程度上，我们可以采取一些措施来预防静脉曲张的出现，这些措施都是为了促进腿部的血液循环，建议如下：

- 避免长时间保持站立姿势。某些特殊职业，或是做家务时都需要长时间站立。如果有医生开具的证明，你就可以不时坐下来休息一下。做家务时，对于那些习惯于站着完成的家务，请尽量坐着完成。如果不可避免地要久站，建议穿上静脉曲张袜，做好预防工作。
- 养成多走动的习惯，穿舒适的鞋子，鞋跟不要太高。
- 避免压迫血管，如穿过紧的袜子、筒靴等。
- 在床脚放小木块，将脚的位置垫高，睡觉时，让腿部处于较高的位置。也可以在脚下放枕头或靠垫将脚垫高。
- 有可能的话，建议白天也保持腿部垫高的状态，全身舒展地躺下休息片刻。

这些措施不仅可以预防静脉曲张，如果静脉曲张已经出现，这些措施也可以缓解症状。除此之外，还有以下建议：

- 避免长时间靠近热源、取暖器、火炉或者壁炉，因为受热会使血管膨胀。同理，日光浴和蜜蜡脱毛也不推荐。
- 洗澡水不要过热或过冷：与体温相同的水最为适宜（37℃）。
- 穿着静脉曲张连裤袜或短袜。建议穿、脱时都保持平躺，因为这种姿势下，血管扩张比较轻微。白天躺着休息时，最好脱掉连裤袜或短袜。

药物治疗。治疗静脉曲张没有很有效的药物。但是，对于静脉曲张引发的各种不适，如沉重感、发热、行动迟缓等，则有有效的药物。这些药物中都含有维生素P和娑罗子提取物。目前还没有彻底治愈孕期静脉曲张的更有效的治疗手段，不建议采用局部注射或外科手术干预，因为：首先，这些治疗方案都存在风险；其次，分娩后，静脉曲张会自动得到缓解或完全消失。生产后，如静脉曲张依然严重，医生会告诉你应该做什么。通常在生产完初次月经之后的3—6个月之间就可以进行手术治疗了。

怀孕期间，我们会发现，静脉曲张症状出现时，或症状出现之前，由于毛细血管扩张，会出现极其细微的粉色、红色或蓝紫色的凸起。这些凸起会形成网状甚至瘀斑，但大多会在生产后消失。

外阴静脉曲张

有些女性的外生殖器官可能会出现静脉曲张。比较严重的可能会导致走路或发生性行为时产生疼痛。这种静脉曲张会在生产之后完全消失，且不会留下后遗症。在此期间，可以进行局部护理来缓解症状，除此之外，没有其他治疗措施。以下方法可适当缓解症状：

- 如果疼痛可以冰敷缓解，支持治疗还包括局部压迫。
- 涂抹氧化锌软膏。

手脚肿胀

怀孕后半程，孕妇常见手部肿胀，尤其是早晨刚睡醒时肿胀明显。这是由于睡觉时躺姿不对造成了血液循环不畅，从而引起肿胀。有些医生建议孕妇侧睡，垫两个枕头辅助睡眠。脚部肿胀有以下可能的原因：由静脉循环问题造成，这也是造成孕妇静脉曲张最常见的原因；是肾功能障碍的征兆，因水潴留或肾水肿引起脚肿；也可能是孕期并发症——子痫前期或先兆子痫的第一个症状。情况严重，一定要及时就医。

泌尿系统疾病

怀孕期间，定期做尿检十分重要，因为这时更易出现尿路感染问题。

膀胱经常以一种令人难以接受的方式来刷存在感，尤其是在孕早期和孕晚期，孕妇的尿意会十分频繁。这是因为，在孕早期，大量分泌的激素对膀胱产生了影响；而在孕晚期，胎儿头部挤压膀胱造成尿意频繁。

为了减少上厕所的次数，尤其是为了晚上能睡个整觉，准妈妈们会刻意少喝水。这是一种自然反应。但是，孕妇每天应该喝大约1.5升水（或液体）；因为喝水才是避免尿路感染的最好方法。如果尿意过于频繁，已对你造成困扰，要及时就医。

尿失禁。孕期有时会出现尿失禁。轻症表现为难以自主憋尿；如果是重症，出现尿意时，或者咳嗽、打喷嚏、用力时，完全无法憋尿。

如果在孕期前6个月出现尿失禁现象，可以由物理治疗师、助产士或医生指导，进行盆底肌锻炼，也可以咨询产科医生。

如果孕期后3个月出现尿失禁，那只是因为胎儿挤压了膀胱，所以不需要进行会阴机能训练，可以做一些增强会阴和尿道括约肌的针对性练习。

一般较难区分以下三种液体：婴儿头部挤压膀胱从而造成的少量尿失禁，阴道分泌的白带（有时量比较大，但症状并不严重），从羊膜囊中漏出的羊水。这时你需要咨询医生，他们会进行检查，判断是否为羊膜囊漏出的羊水。

妊娠瘙痒症

有些孕妇在怀孕后半期，尤其是从第8个月开始，经常会出现腹部瘙痒，甚至是全身瘙痒的症状。一般而言，瘙痒不会并发皮疹，但是，如果瘙痒过于剧烈，孕妇忍不住挠抓，则可能引发病变。如果瘙痒严重，且因挠抓出现病变的话，强烈建议去看医生。通常，只是简单的妊娠期的皮肤问题，进行适当的治疗即可；但也有可能是肝功能异常导致的病变——皮肤瘙痒就是**妊娠期肝内胆汁淤积症**的症状之一。医生会视病情进行相应治疗。

白　带

阴道黏膜如同皮肤一样，细胞会不断地脱落，然后被新的细胞代替。妊娠期间，受卵巢和胎盘分泌大量激素的影响，细胞的脱落会变得更加严重。脱落的细胞会形成微白色的黏稠分泌物，无异味，会凝结成块，这都是正常现象，无须担忧。有些孕妇的白带或阴道分泌物会特别多。这种阴道过量分泌并不会造成危险，只是一种正常功能亢进的表现。

如果分泌物量特别大，呈淡黄色或浅绿色，且伴有局部的瘙痒或灼痛感，则不是正常的白带分泌，而是感染的症状（阴道炎或外阴阴道炎）。医生会通过采样化验来帮助确诊。如果结果显示存在真菌（白色念珠菌）和/或寄生虫（滴虫、加德纳菌），即确诊为**阴道炎**。

如果是常见的症状较轻的阴道炎，可进行局部治疗（阴道栓剂或妇科药片）。但是，在怀孕过程中，阴道炎较易复发。阴道炎或轻微炎症有时是女性用品（卫生棉条、卫生巾）中含有的物质导致的。使用棉质的卫生用品可以缓解症状。多数情况下，需要针对化验出来的寄生虫或细菌类型对阴道炎进行针对性治疗。

B族链球菌阴道感染属于另一范畴，新生儿在分娩时可能会被感染，引起并发症（脑膜炎—败血症）。由于母体感染后没有明显症状，甚至没有症状，所以很难诊断是否感染。所以在孕晚期近足月时，医生会对子宫颈阴道分泌物进行系统性检查，以确定是否感染B族链球菌。如果结果呈阳性，在分娩期间需要给产妇使用抗生素（多数是静脉用药），并密切监控宝宝的情况。

昏厥及身体不适

怀孕期间，也可能出现以下情况：症状从简单的“头有点晕”到极度不适——突然失去意识，出冷汗。

这些问题并不严重。这不是心脏问题引起的，更多的是血管的问题——怀孕会对整个血液循环系统产生一定的影响（回流至心脏的血液减少）。

这种不适常发生在从坐姿突然变为站姿时（因此孕妇应慢慢起身），或者长时间站立不动时（如在商店收银台排队结账）。

为了预防出现这种情况，早上不要空腹，不要久立不动，避免剧烈的温度变化或长时间待在过热的地方。如果经常出现头晕不适，驾车时有头晕的感觉，谨慎起见，应立即停车。

在妊娠末期，有些孕妇仰躺时会感到马上就要晕厥。这时可变换姿势，左侧躺或垫上枕头半坐着；如果情况并不严重，这种不适感很快就会消失。这种不适是由于子宫压迫到了下腔静脉，而下腔静脉是将人体下半身血液输送回心脏的主血管。你也可以在膝盖下方垫一块垫子：骨盆向后翻转，腰部平放在床面，下腔静脉就不会再受到挤压。

这种偶发的不适不会对身体造成任何影响，但如果发生得过于频繁，则需要告诉医生。

低血糖

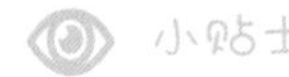

小贴士

如果你觉得不舒服，就坐下来；如果在家里，就躺下，抬高双脚，让血液流向头部。

低血糖经常发生在接近中午的时候，表现为恶心干呕、饥饿、出汗。如果早餐吃得很少，例如只喝了一杯咖啡或茶，或是早餐中的糖分属于被快速吸收的，如蔗糖、果酱、蜂蜜，就很容易引发低血糖。摄入糖类后会刺激胰岛素的分泌，最晚约两个小时，分泌的胰岛素就会引起低血糖，即血糖浓度降低。

经常低血糖的孕妇可以选择少食多餐：早餐时吃一小块面包、一个鸡蛋、低脂奶酪或少量肉类；在10点左右吃一个苹果或喝一杯含糖酸奶；在下午4点到5点间，最好也吃一点东西。

视力问题

妊娠期间视力也会有一些小的问题：视力下降，怀孕前就有的近视度数会加深。一般情况下，这些都只是暂时性的，并不严重。因为角膜湿润度的变化，戴隐形眼镜经常会出现不适，这时就要戴上框架眼镜了。对于重度近视的孕妇，在生产时应避免过度用力（会有视网膜脱落的风险）。硬膜外麻醉再加上医生在分娩时的辅助措施，可以避免这样的脱落风险。

气　喘

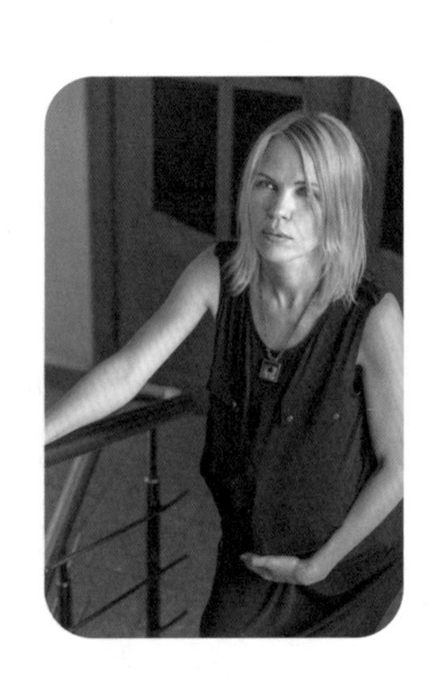

在怀孕后半期，准妈妈会出现呼吸急促的情况，甚至上一级台阶都是一场考验。造成呼吸困难的原因是变大的子宫向上压迫腹部，进而压缩了胸腔的空间：准妈妈的呼吸空间变小了，所以会呼吸困难。当胎儿下降进入骨盆后，这种症状就会消失。在妊娠的最后两个月，呼吸困难的症状会加重，孕妇应尽可能减少体力劳动。如果呼吸困难的现象比较严重，应立即咨询医生。医生会对心脏做检查，可能会开一些药物，帮助你恢复顺畅的呼吸。

如果你感到窒息

这里提供一个锻炼方法：保持仰躺，腿部弯曲，将手举过头顶并吸气。这个动作会帮助延展你的胸腔。接着把手放在身侧并呼气。重复几次这种缓慢有规律的呼吸，直到呼吸正常。

疼 痛

妊娠使整个身体发生变化，随着胎儿的不断发育和孕期进程的推进，会带来身体局部疼痛。通常，身体会适应妊娠变化，做好分娩的准备。这个过程不是悄然发生的，你会感觉到各种变化。

腹部和骨盆

在**怀孕初期**，有些孕妇会感到骨盆和下腹部有抽痛感或下坠感，就像痛经一样。如果是子宫后位（即子宫向后倒向直肠），这种感觉会更加强烈。这些疼痛感经常让孕妇们担忧，害怕会流产。实际上，这种疼痛很正常，表示子宫正在适应变化，一切都在“各就各位”。

但是，如果在怀孕初期，同一部位剧烈疼痛，有可能是流产或宫外孕的征兆，应尽快告知医生——尤其如果同时伴有流血的情况。

随后，子宫逐渐发育，韧带受到牵扯引起身体疼痛，我们称之为骨—肌肉—韧带综合征。这些疼痛发生于腹股沟，并辐射到大腿。随着腹部变大，身体重心前移，曲度增加，因此导致脊椎关节、骨盆和下肢的压力增大。

在**怀孕末期**，当骨盆准备分娩时，其关节会渐渐松弛。这种松弛也会带来疼痛。孕妇行走或用力时痛感会更加明显，这种痛感还会延伸至膀胱或直肠。如果想缓解疼痛，只能多休息，或者请医生开一些止痛药。

胸廓也可能会有痛感，有时在后背，顺着脊椎；有时在两肋之间，如同神经痛一般；有时则在肝部。

准妈妈们也可能感受到这些疼痛：

- 胃痛：胎儿逐渐发育挤压到了胃部；
- 胆囊受到挤压，导致右侧肋骨下疼痛。

医生开的止痛药可以缓解所有这些疼痛。

“腰痛”呢？

很多孕妇都会抱怨“腰痛”，实际上，这是脊椎痛，是由脊柱过度弯曲造成的（尤其到了孕晚期，孕妇的脊柱弯曲度会很大）。同样的原因还会导致**坐骨神经痛**。晚上，或在孕妇劳累的时候，或者长时间站立之后，疼痛会更加剧烈；所以由于职业的不同，这种疼痛对从事某些职业的孕妇会更加常见。这类疼痛并不严重，可以通过第8章中推荐的练习方法来缓解，也可以通过产前水上活动——特别是仰泳——及抚摸胎教来缓解。你也可以咨询理疗师或整骨师。但是也请咨询一下医生，因为这些疼痛也可能是宫缩（在这种情况下，腹部会变硬）。

整骨疗法

这是不用任何器械、徒手对全身的软组织和骨关节进行调整的治疗方法。整骨师可以对怀孕引起的功能性紊乱做出有效治疗，包括腰痛、坐骨神经痛、颈痛、耻骨联合腱炎症等。产后，整骨可以减轻骨盆疼痛，尤其是尾骨疼痛。生产时，胎儿头部经过时可能会引起尾骨末端移位。

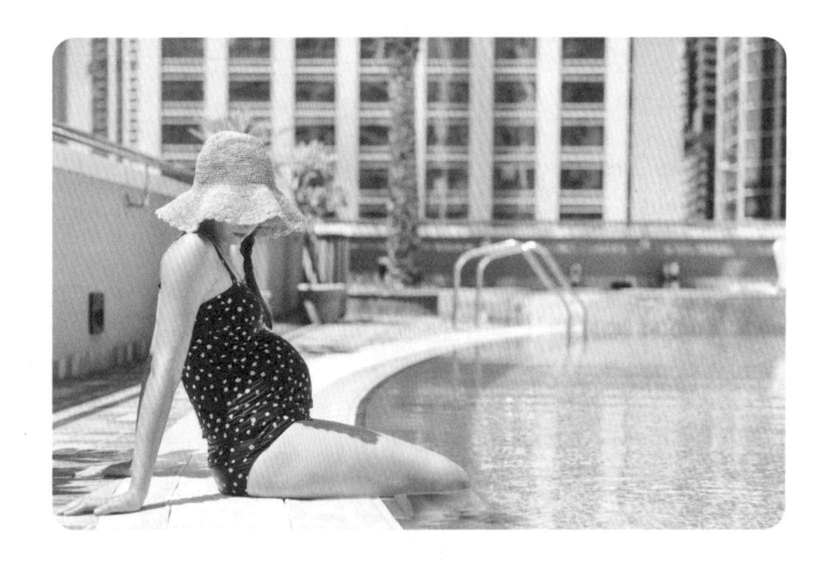

腿痛

腿痛会经常发生。如果你患了静脉曲张的话，疼痛会更加强烈。有时会觉得像坐骨神经痛，即大腿和小腿后面疼痛。这种疼痛往往很顽固，很难缓解。可以通过补充维生素B和镁来缓解疼痛。

- 从第5个月开始，小腿和大腿会出现抽筋的现象，但是几乎只出现在晚上。有时候抽筋过于剧烈，会将准妈妈惊醒。怎么办呢？起身按摩腿部。如果你身边有人，让他抬起你的腿、举高。尽力将腿伸直，将脚绷紧，抬着你腿的人向反方向用力，让脚和小腿垂直。抽筋缓解之后走几步路，进一步放松。

抽筋通常是缺乏钙、镁及维生素B引起的。参见第2章，了解含有维生素B的食物。医生也会给你开含有镁的制剂。

- 孕妇有时会感到难以言状的不适感，引起想摆腿的冲动。这是“不宁腿综合征”。它会导致失眠，治疗办法与治疗抽筋相同。

手臂痛

有些准妈妈在孕晚期时会感觉到手臂疼痛：手臂似乎很沉重，而且紧绷，或者发麻刺痛。如果睡觉时把手臂压在头下或枕头下，往往到了深夜，就会感觉疼痛。

有两种有效的缓解方式：

- 晚上，枕两个枕头垫高肩膀睡觉；
- 白天，避免拉扯肩膀的动作，如搬运重物。

怀孕后脊柱发生弯曲，压迫神经，导致了疼痛的产生。医生开具的止痛剂可以缓解强烈的疼痛。

睡眠问题

孕期内，睡眠节律也会被扰乱。初期，即便是白天，准妈妈们也会有难以抵挡的睡意。在孕晚期则相反，即使到了后半夜，也会睡不着。孕晚期失眠是由越来越强烈的胎动和各种频繁的抽筋、疼痛所导致的。

如何对抗这种在孕晚期加剧孕妇疲劳的失眠症呢？这里有几个简单有效的方法：

- 晚餐吃得清淡些；

- 避免茶、咖啡等使人兴奋的食物;
- 入睡前泡个温水澡;
- 上床前喝一杯加糖牛奶或椴花茶，或者喝一杯糖水，在糖水中加入三茶匙橙花汁;
- 可以尝试服用温和的草本镇静剂。

如果失眠依然没有改善，且以上的方法都不奏效的话，可以请医生开适量的药物帮助入睡。某些镇静剂可能会对治疗失眠有效，但千万不能在没有医生指导的情况下服用，因为有些药物并不适宜在孕期服用。

有时失眠是出于对即将到来的分娩的忧惧。这时一定要向周围人倾诉。倾诉肯定是有益的，闭口不言只会放大心里的恐惧。情绪平稳、保持镇静，这样才能在生产时保持放松。

情绪变化

许多孕妇都感受到了自己在怀孕过程中性格的变化：变得易怒、焦虑、情绪化。

即便她们都满怀欣喜地等待着孩子的来临，但还是会不时地生出忧郁的情绪。导致性格变化的原因有许多，如担心孩子出生会给家庭带来的变化、对分娩的恐惧、对宝宝健康的焦虑。这些担忧都会扰乱睡眠。在第3章，我们将谈论怀孕可能带来的心理变化和引发的情感脆弱。

要知道，有这样的恐惧是完全可以理解的，特别是对于首次怀孕的准妈妈来说。一切对你来说都是未知的，接下来的日子里要发生的一切，以及你身体上和心理上的变化，对你来说都是神秘的。把这些告诉你的丈夫，和他一起克服这些担忧。向你的闺蜜或姐妹倾诉，你会发现她们也曾经历过相同的忧虑，这样你的情绪会得到缓解。如果你的焦虑持续存在，那

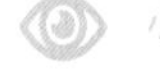
小贴士

如果你之前怀过孕

每次怀孕都是不同的，上次怀孕经历过的问题，这次不一定会再次出现。

必须求助医生。

以上即为怀孕可能引起的不适症状。这份清单很长，但并不表示你一定会出现其中的一种或几种问题。如果真的发生了，你也已经知道在什么情况下可以求助于医生以缓解症状，在什么情况下什么也不用做，只需等待时间过去。有些症状只出现在怀孕的某个阶段，这个阶段过去后，无须治疗，自然就会消失。很多症状通过改善生活方式就可以得到缓解。在本章节中，针对不同的情况，我们向你推荐了各种食物，并建议你要定期进行体育锻炼，保障充足的睡眠。

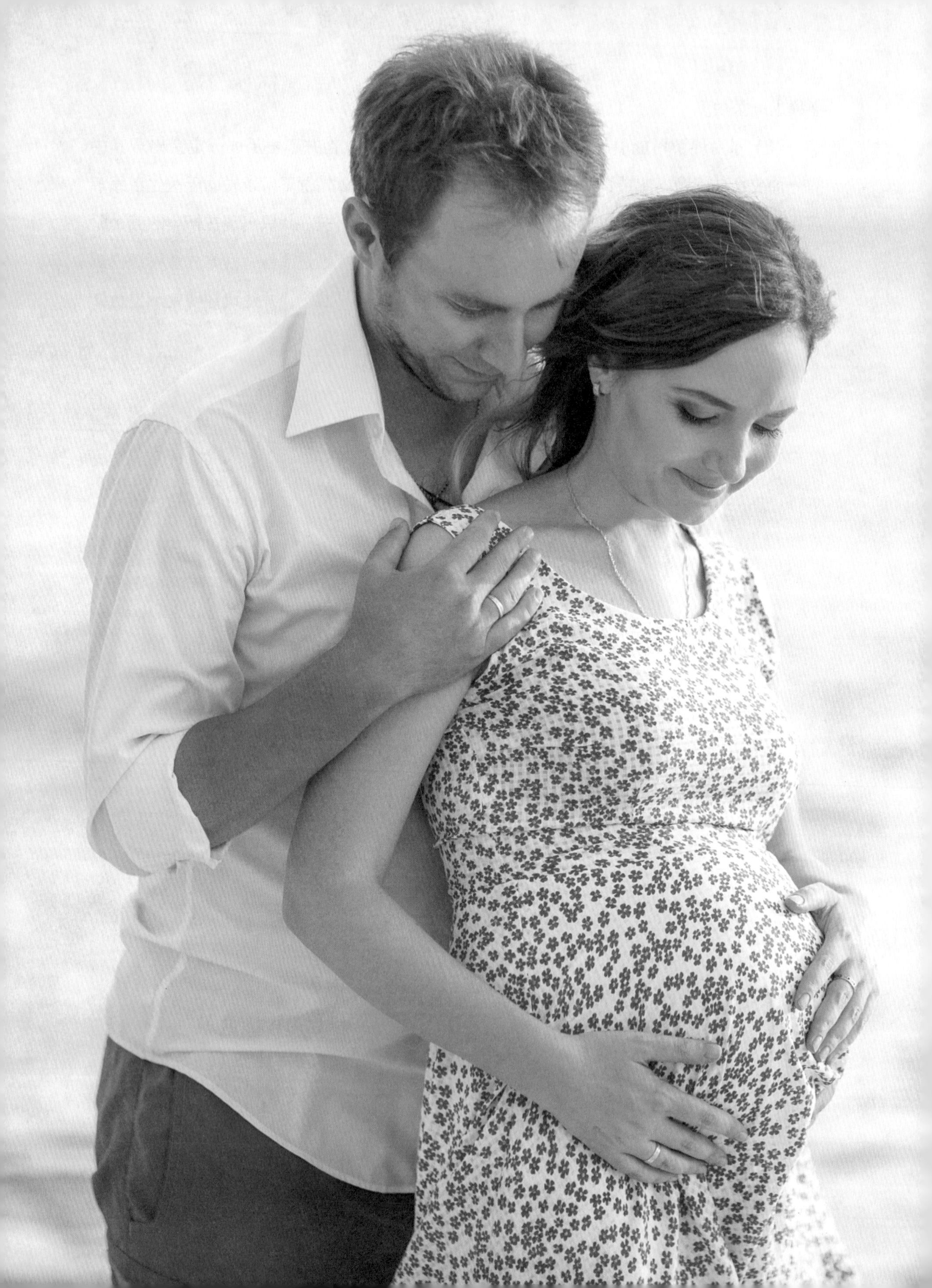

3

成为父母的心情和感受

即将降临的宝贝会引发你思考一连串关于宝宝的问题，但同时你的喜悦、忧虑，与你的父母有关的童年回忆等思想和情绪掺杂在一起，你的心情复杂极了，这有可能会给你和你的伴侣带来困惑。共同生活、成为父母，矛盾和期待的情绪交织在一起，且会产生强烈的碰撞。本章我们期望能用一些良好的建议，陪伴你走过这段独一无二的心路历程。

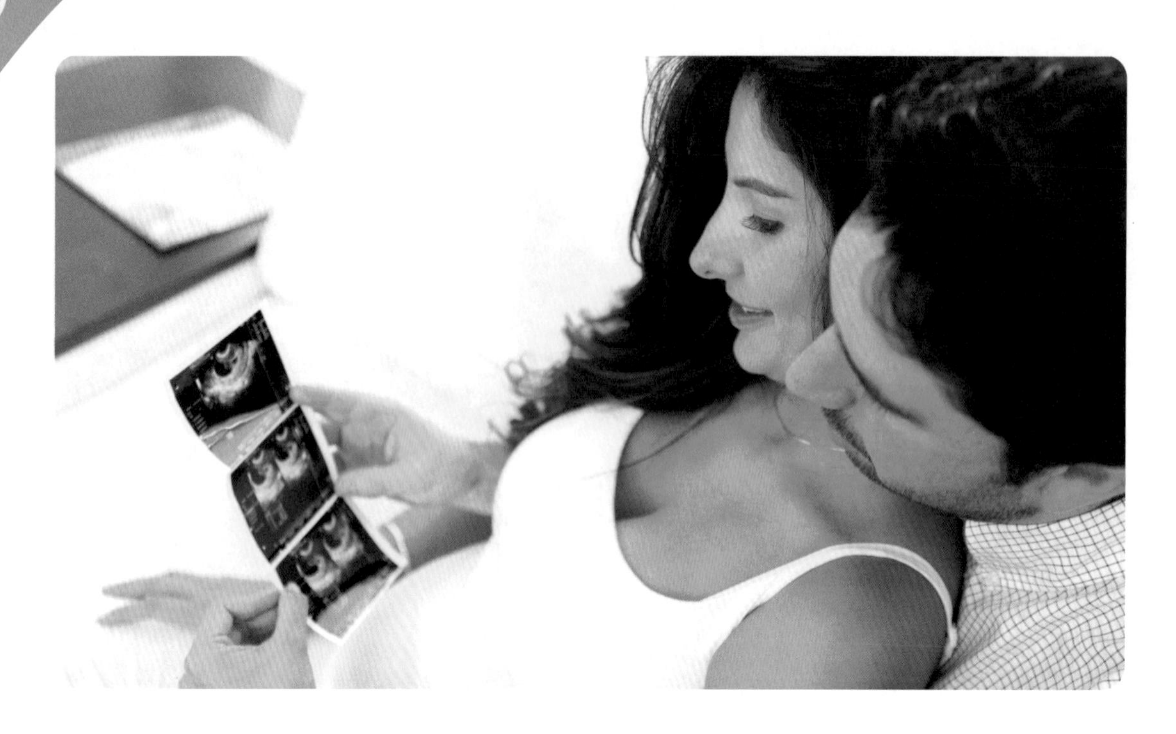

两个人的期待

虽然，宝宝在准妈妈的肚子里，但是，不论是在心理、情感还是在精神层面，孩子都是夫妇两个人共同的期待。而且，妈妈们也非常希望她们的另一半能够参与到生育大计中来，包括共同决定生孩子，孕期及后续的投入，分娩，宝宝出生后的育儿工作。现在，大多数爸爸都很愿意参与其中，很多爸爸会陪同产检，也会积极参加准爸爸准妈妈培训班。他们还会陪产，和妻子一起体会那种期待新生命降临的强烈情感。

不论是妻子，还是丈夫，在等待孩子出生的过程中，都会遇到各种问题，经历心理上的转变。不同于既有认知，怀孕并不仅仅是充满幸福的时刻；埋藏在心底的童年记忆会再次浮现，各种情绪交织有可能引发抑郁，与父母的关系也可能发生改变，夫妻间的平衡也可能会被打破。做到相互理解并非易事：可能一方的感受、意愿出现偏差，进而造成夫妻关系紧张，互相猜疑。所以，从怀孕开始，夫妻之间一定要多花时间沟通、交流，并时刻关注对方的感受。

成为母亲

有些妈妈变化很大，而有些妈妈不论是性格还是行为举止都没有明显变化。心理学并不是一门精确的科学：每个女性都有自己的为母之道，每个人的过往、生活环境、处理情绪和问题的能力，以及面对人生重大转变的心态各不相同。所以，每个人的心路历程也都是独一无二的。

一般来说，准妈妈会在接下来的几个月经历各种心理变化。这种变化与身体变化密切相关，共分为三个阶段。

最初的 3 个月：不确定性和矛盾的情感

随着验孕技术日渐成熟，这种不确定的时间越来越短。从意识到经期推迟，只需要几个小时，甚至几分钟，就可以知道是否怀孕了。然而，即使测试结果呈阳性，有些准妈妈也很难相信（“我怀孕了？这是真的吗？”），而且通常只有在做完第一次超声波检查后，她们才会真正相信自己怀孕了。夫妻俩会选择合适的时机和他们的父母、兄弟姐妹、亲友宣告这个消息，和他们分享等待宝宝降生的喜悦。当准妈妈感觉到胎动时，成为父母的感觉就变得更加真切了。

矛盾的情绪

怀孕早期，那些看似满心欢喜的准妈妈，她们的喜悦中也会掺杂不安和焦躁的情绪。这并不是对于分娩的恐惧，而是被多种情绪困扰：对未知的恐惧（尤其是第一次怀孕），对“正在发生和将要发生的事情”、对子宫内正孕育着的小生命的无知，对生下畸形儿的恐慌，对即将到来的变化的担忧，对自己能否胜任妈妈这一角色的质疑，害怕自己能力达不到，让他人失望，担心丈夫在此期间疏远自己，等等。

对怀孕的渴望和对孩子的渴望并不能完全画等号。

一个女人可能首先想证明自己可以成为一个母亲，确认自己具有生育能力，而不会先考虑孩子的问题。即使对孩子的渴望非常强烈，怀孕也可能成为一种困扰，因为怀孕并不等于一定想要孩子。这多少可以解释为何有的准妈妈对她们怀的孩子会有些许矛盾的情感。

一位准妈妈这样写道：

“最初感受到的是怀孕的快乐，然后出现了出血现象。幸运的是，超声波检查显示宝宝很健康，我的情绪稳定下来，我觉得没有什么能比得上正在经历的幸福。”

在怀孕的前3个月，另一种不安的情绪也会折磨准妈妈——妊娠终止。准妈妈们都很清楚怀孕前3个月很容易流产。正是出于这种考虑，夫妇们通常会等一段时间才向周围的人宣布怀孕的消息。

非常时期

妊娠期有点像青春期——从儿童成长为大人。成为母亲是人生中的一次重大转变，是“过去”（女儿——妻子）到“将来”（妻子——母亲）的过渡期。准妈妈的身体在发生变化，体重增加，感到恶心，容易疲乏，情绪不稳定。有些女性并不喜欢自己怀孕的样子，担心身材走形，怀孕期间她们的脸上甚至没有任何喜悦之色。面对准妈妈毫无征兆的情绪爆发，亲人们感到惊讶不已、手足无措。准妈妈们或许也意识到了自己情感上的脆弱。

对此我们要多加理解，孕育一个宝宝不仅是准妈妈个人的问题，还是家庭和社会问题，这成为准妈妈情感脆弱的根源。不要担心，这种状态是暂时的，并且会丰富你的阅历，让夫妻双方逐渐成熟，做好成为父母的准备。

“我怀孕了，本应该高兴才对，但我觉得不舒服；我也不知道自己怎么了。”

——一位准妈妈的疑问

母女之间

当一位女性怀孕时，尤其是在第一次怀孕期间，她会渐渐对自己的母亲产生**身份认同**感：各种情感体验，童年时与母亲的交流，母亲的温暖、温柔以及付出，都会在一定程度上影响她的认知。如果母亲和女儿的相处一直很融洽，孩子的出现会让这种关系更加亲密。准妈妈的个人经历、童年时与妈妈的关系，都会影响她与孩子之间建立最初的联系。

自己没有享受过这种母爱温情的女性，或者母亲已经去世了的女性，常常担心自己是否能够胜任新的角色。如果你属于这种情况，有必要积极向专业人士寻求帮助。成为父母有时会破坏家庭原本的稳定性，但这不是无法逾越的！母亲们经常会说，怀孕期间的各种疑虑都会在孩子出生后烟消云散，因为她们忙于照顾孩子，没有时间再反复质疑。

成为母亲也意味着女性要脱离自己的母亲，以承担新身份带来的责任。有些外祖母很难接受自己被冷落的事实，依然会与女儿保持亲密联系，甚至有很强的占有欲，这会造成家庭关系紧张……

如果妈妈或婆婆干涉过多，很容易引起新手爸妈的反感：妈妈给宝宝买的东西会让女儿焦虑不安，婆婆一天到晚念叨着给孙子起这个名字起那个名字……这些都会让年轻的父母觉得长辈越界了。长辈适度关注即可，不要越俎代庖。

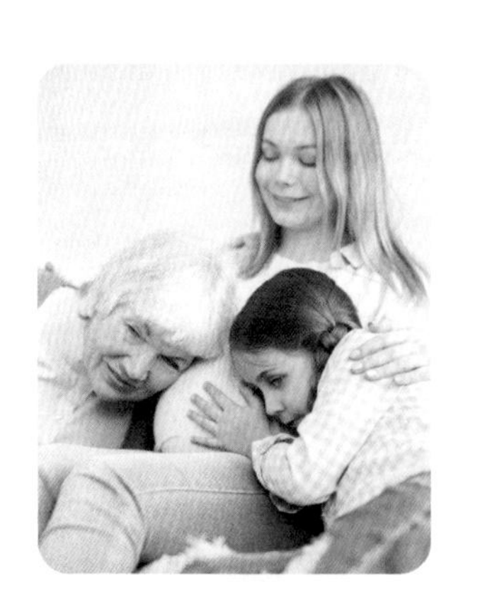

一位母亲认识到自己的女儿也要当妈妈了，可能需要一点时间才能接受这个事实。她可能会觉得自己突然变老了，意识到有一股力量将自己的女儿和女婿紧紧联系在一起，还可能会感到自己被抛弃了。正因如此，她也意识到独属于自己的母女亲情即将落幕了。如果准妈妈注意到了这些略带侵略性的行为和心态，可以在母亲面前与丈夫保持适当的距离，这也是对他的一种保护。

幸运的是，对新生命的期盼常常会**拉近母女间的距离**：含饴弄孙的快乐，以及认识到女儿也要和自己一样成为母亲，完成生命的延续，这些都会帮助准外婆们慢慢找准自己的定位。她们逐渐会认识到：如果女儿能从自己身上学到经验，获得慈爱，会心存感激，也会更有安全感。

父女之间

怀孕导致的情绪起伏，也会让准妈妈重新审视从童年到成年自己和父亲的关系：是充满信任的？抑或是不健全的？

父亲的目光——赞许或略有不满——在女儿的心理成长过程中占有重要地位；从小女孩到大姑娘，从妻子到母亲，父亲对女儿的影响都很重要。父爱的质量会对女孩的气质产生潜移默化的影响。如果拥有良好的父女关系，女孩在选择爱人时会在潜意识中将父亲作为理想模型；相反，父亲也可能成为反面典型。

认识到女儿长大了，会有一个男人来爱她、发现她的魅力，和她一起期待孩子的到来，这对一些父亲来说并不容易。因为这意味着要接受女儿会慢慢疏远自己，意味着身为她的保护者，自己的作用正在减弱，也意味着自己正在变老……

对有些父亲来说，父女之间的关系天生就单纯而又深厚；而对另一些父亲来说，随着女儿怀孕，父女关系可能会得到缓和，甚至改善——女儿在怀孕和分娩过程中经历的强烈的心理变化会消解敌意和怨恨；女儿生了孩子，父亲会满怀自豪和喜悦。许多父亲以前没有花足够的时间照顾自己的孩子，现在希望能多多照料自己女儿的孩子。至于准妈妈，她对这种新的身份感到满足，她不再只是父母的女儿，自己也成了母亲。有时候，如果能和丈夫达成共识，就会更容易理解父亲，也更能和他进行真挚的沟通。

第一次超声波检查

孕期反应到来之前，通过超声波检查，准妈妈会亲眼看到一个小生命正在自己体内孕育，这太神奇了。看着肚子里的孩子，即便只是一个“虚拟影像”，妈妈的心中也会升起一种异样的感觉。同时，这次超声波检查对于构建父母角色具有重要意义。通过检查，他们真切地感受到了小生命的存在，让怀孕这件事变得更加具体。准妈妈甚至能够感到宝宝在动，父母和孩子之间最初的联系建立起来了。

经过辅助生殖医疗后怀孕

自然怀孕的愿望落空后，许多夫妇选择求助于辅助生殖技术。与亲密的夫妻关系大相径庭，这种方式只是一纸医疗协议，是帮助他们实现愿望的必然选择。在一次次的尝试中，女人的身体似乎被工具化了，一切只为了怀上孩子。人们期待怀孕，有时只是为了证明自己的身体机能正常，让自己也让家人安心。

今天，科学技术突飞猛进，能够帮助不孕夫妇实现为人父母的愿望。在尝试的过程中，你们要坚强，不要被沮丧、委屈甚至绝望的情绪压倒；多憧憬一下怀孕的美好时光和期盼中宝宝的模样，而不是只想着像其他夫妻一样成为父母。在这个过程中，一定要多和伴侣沟通。

当你真的怀孕了，这太让人高兴了，这一刻你的心中充满了幸福和喜悦。漫长的等待，强烈的期盼，拥有一个孩子的愿望终于实现了，准爸爸和准妈妈都做好了准备来迎接宝宝的到来。但是，宝宝有时候会生病，会哭闹，爸爸妈妈要适应宝宝的睡眠习惯，还要操心宝宝的饮食。孕产和育儿专业人士（医生、助产士、保育员）会帮助你有条不紊地适应新角色。你们可能不是完美的父母，但是可以成为慈爱的父母。在接下来漫长的时光里，你会战胜各种困难，尽情享受亲子时光。

过多的超声波检查

孕期每隔三个月要做一次超声波检查，这会对父母的心理产生重要影响。但是，过多的检查，比如三维超声检查，会削弱这种期待的神秘感。保留一点幻想空间还是很有必要的，这对于建立和宝宝最初的联系很重要。

中间的3个月：怀孕的幸福感

“我看到宝宝的心脏在跳动，听到了心跳声，他只是轻轻踢了一下我的肚子，就足以让我激动不已。”

——一位读者

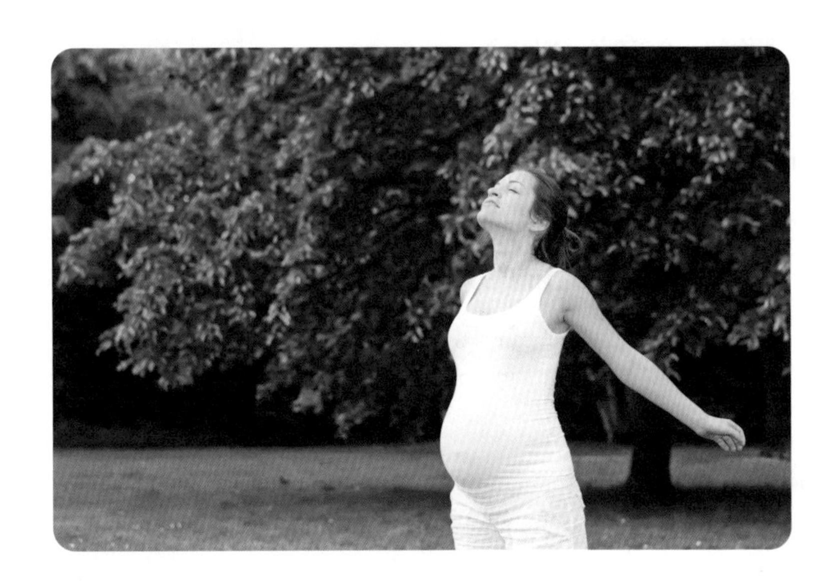

我们可以向一位男士描述准妈妈的情绪起伏，但很难向他描述当一位女性第一次感受到孩子在她体内孕育时的感受。这种感受是强烈而深刻的。

胎动开始时，妈妈和宝宝之间就开始建立起一种联结，并一直延续到宝宝出生，这种联结是独特且神秘的。

最初的胎动会让妈妈们意识到这个小生命的存在，这对她们来说十分重要。那些曾不敢表露喜悦的准妈妈会沉浸在这种喜悦中，切实感受宝宝的存在。对于那些难以接受自己怀孕的人来说，最初的胎动期至关重要。这种来自孩子的信号通常能缓解她们内心的恐惧。

“我充分体验了怀孕的全过程。孕育一个自己如此期待的孩子，和他成为一体，这是一次奇妙而独特的经历。”

——波琳

想象中的宝宝

基于文化和家庭环境的不同，每个准爸爸、准妈妈都会在心里勾勒出自己宝宝的模样，这与他们所处的社会文化传统，以及家庭生活背景息息相关。比如，他们自己小时候想象中的宝宝的模样，杂志、广告中的宝宝的形象，等等。渐渐地，他们会想象出自己心中宝宝的模样，这是属于他们自己的宝宝，独一无二。

有了第一次胎动，做过超声波检查，不论是否知道宝宝的性别，准妈妈会想象出自己宝宝的模样。这会让宝宝的存在更加具象，在出生之前就占据了妈妈的爱。妈妈会将更多的精力放在怀孕、子宫内的世界和她的宝宝身上。她会更愿意与其他孕妇或妈妈在一起，分享彼此的感受、经历和烦恼。想象自己成为母亲的样子，猜测孩子的性别，想想他会长得像谁，给他起名字，这一切会成为这段时间的主旋律。

愉悦的心情

孕期第二个3个月，始于一个良好的开端；恶心的症状消失，睡眠和食欲也都恢复了。

大约4—5个月时，孕肚开始显现，但还不会让人觉得不适。这个时候，准妈妈们通常会选购合体的衣服，让自己舒服一点。每个人的品味和个性不同，有的人想把肚子遮起来，有的人则喜欢把它显露出来。

怀孕期间，母亲整个身体的变化都是为了适应宝宝发育的需要：肚子变圆，体重增加，乳房膨胀并变得结实。许多女性担心自己在伴侣眼中不再有吸引力了，不过她们有开导自己的智慧，能说服自己这一切都是为了宝宝的健康成长，让自己愉快地接纳身体的变化。而且，事实证明，许多男人认为妻子在怀孕时变得圆润后显得更加有魅力了。他们为孕育着孩子的身体所感动。

有的孕妇知道自己怀孕后，虽然会很激动，但是并没有幸福、开心的感觉，难以接受自己怀孕的事实。她们为即将到来的责任忧心忡忡，也许她们的生活正面临巨大的困难，资金困难、住房拥挤、夫妻矛盾……也有可能什么问题都没有，就是莫名其妙地不开心。你可以找人倾诉自己的忧虑，包括家庭医生、心理学家、社会工作者等。这样你会感觉自己不那么孤独。倾诉并非易事，但这是最好的减压方式，让别人理解你的所思所想可以缓解你的不安，让你享受这个即将到来的新生命带给你的惊喜。

过度敏感

孕期是一个非常敏感的时期，会导致性情多变、易怒和情绪化。

周围的人做出的一个微妙的举动、提出的建议或问题，都可能被孕妇误解，或是引起她们的情绪波动。如果有人，甚至是亲人抚摸她们的肚子，她们都会觉得无法忍受，认为这是一种不礼貌的行为，是对亲密关系的侵犯，她们不愿意有这种亲密接触。当其他人盯着她们圆滚滚的肚子看时，准妈妈可能会感到窘迫。当然，这些目光也可能是热情的、善意的。奥德刚刚向她的同事宣布了自己怀孕的消息，第二天，当她看到自己座位前放了一把非常舒适的椅子时，她既惊讶又感动。

“看电影时，即使不悲伤，我也会流泪……简直无法控制。后来，我还和丈夫调侃这件事，因为这太荒谬了……”

——一位孕妇

孕期第二个3个月的末尾，宝宝开始对外部世界做出反应。他能够感知到周围的环境了，能分辨出爸爸妈妈的声音，以及各种其他声音，能察觉妈妈的情绪，感受到肚子上的爱抚。准妈妈此时会接收到宝宝发出的第一个生命信号，这时如果准妈妈有疑虑，可以咨询产科医生。

最后的3个月：孩子从想象变成现实

在前3个月，宝宝是一个期待，然后变成一个既定事实；在第二个3个月，宝宝变成了一个真实的存在；在第三个3个月，分娩日渐临近，宝宝完全占据了妈妈的思绪、注意力和精力。

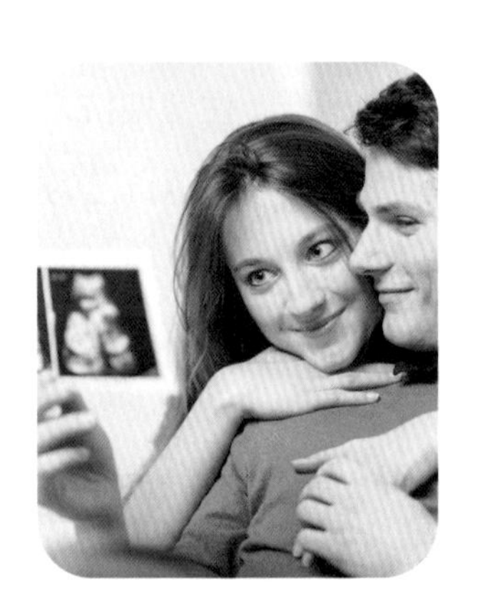

随着时间的推移，准妈妈越来越少关心日常生活中的琐事，她会注意宝宝最细微的动向，关注他的发育情况和胎位，关心宝宝什么时候安安静静，什么时候闹腾不止。准妈妈根据自己的幻想和想象、对胎动的感知以及超声波图像，已经逐渐在脑海中勾勒出宝宝的模样。现在她已经把宝宝当成了这个家庭的一分子，并为他做好了规划。随着出生的临近，宝宝的形象逐渐变得真切。爸爸和妈妈也做好准备，迎接孩子的来临。

育儿和分娩准备课程能够帮助你排解忧虑，也能帮助你的丈夫理解你的忧虑，还可以促进你们之间的沟通交流。这些课程也可以告诉你身形的改变、宝宝的发育以及分娩临近之间的关系。如果你想母乳喂养，可以做好相关准备；如果你不想母乳喂养，也可以了解奶粉喂养的方法。

医生注意到有的准妈妈对待分娩和宝宝的出生的重视程度不够，而有的准妈妈又会过于紧张，甚至焦虑过度。他们会建议这些准妈妈去见一见产科心理学家，以便更好地认识孩子的真实情况，减轻她们的担忧。

在怀孕的最后3个月，一些准妈妈发现自己很难对工作产生兴趣，注意力难以集中，记忆力也变差了。她们担心重返工作岗位时，自己不再具备原有的工作能力。请放心，这些改变与抑郁情绪、能力减退没有任何关系；这只是怀孕期间，以及分娩后的一个短暂的适应阶段。产假有助于摆脱这种“原初的母亲的忧虑”（由精神分析学家D.W.温尼科特提出）。

家里的老大

胎动越来越频繁，尤其是在准妈妈睡觉的时候，通过胎动，他每天都会吸引到更多的注意力。这会提醒我们需要完成的准备工作：要买一张小床，购置一套婴儿服，为即将到来的分娩做好准备。有时准妈妈甚至会想把自己与外界隔离开来，她爱的人，这个阶段也会被她忽略，比如老大的感受。任何一个知道自己的妈妈怀孕的孩子内心都会很矛盾，既开心又抵触，因为他希望自己仍然是父母的唯一。老大因为担心失去自己的优待地位，会产生抵触心理。一些孩子希望引起妈妈的注意，也需要妈妈的抚慰；他们拒绝自己穿衣服，拒绝自己吃饭，要求妈妈陪伴入睡，深夜的时候会大声喊妈妈。爸爸妈妈应该让老大感受到自己的爱，让他获得安全感，要让他觉得新生命的到来是一件寻常的家事。

重组家庭

可能这是你的第一个孩子，但是你的丈夫已经有一个或多个孩子了；或者相反，你已经有过怀孕、分娩经历，但这是你丈夫的第一个孩子。在重组家庭中，老大需要来自父母双方的爱，以获得安全感，不要让他觉得父母离异是他的责任。继父母可以通过表达对其亲生父母的好感来获得孩子的认可。这种做法也有助于家庭稳定。

和配偶的孩子一起生活并不容易。孕妇需要休息，夫妻俩必须合理安排时间才能保证准妈妈休息好。如果老大偶尔过来小住，准妈妈会疲于应对，爸爸或继父也会倍感压力。

对于准妈妈来说，如果能有已育的妈妈给她传授经验，她会更加安心，不过她也可能会因为这些经验而心生恐惧。

“他的前妻生孩子时应该很顺利。如果我出现状况，他会不会埋怨我？”

这种比较表明这位准妈妈需要鼓励和安慰。

梦和噩梦

准妈妈经常会做梦，有时候情节还会很激烈。梦里的剧情会很丰富，会梦到自己被包裹着，会梦到水……但是，有时候梦境还会发展成恐怖的噩梦。我们专门指出这个问题，是因为这种情况很常见，经常会让准妈妈们忧心。有些妈妈害怕这些梦是不好的征兆。对此我们可以担保，这都是很正常的事情。这种梦境是怀孕期间的重大心理变化造成的，你肯定也会注意到，当你正在经历人生的重要阶段时，梦会更频繁。在怀孕期间，准妈妈会重温自己童年的经历；埋藏在心底的久远的记忆，以一种不寻常的方式在美梦和噩梦中涌现。

最后几周

怀孕是一个渐进的过程，不是一场剧变。精力旺盛的准妈妈会去逛街，布置婴儿房；谨慎的准妈妈会在梦中排遣焦虑。但是，不论哪种情况，准妈妈的思绪、担忧都会围绕着孩子。所有的准妈妈都会尽可能地做好分娩的心理准备，即便不知道会发生什么，她也会预设一些可能会发生的事情，这有助于减轻恐惧和焦虑。不要只听亲人的经历和经验，也要问问专业人士——助产士、产科医生。“医生说我的孩子很大，那他能通过产道吗？”不要总是担心这种问题。

在怀孕的最后3个月，准妈妈们的脸上经常会情不自禁地流露出幸福感。然后，随着时间的流逝，宝宝越来越重，准妈妈睡得越来越少，行动也不那么灵活了，经常会感到疲累；此时，她只想赶紧把孩子生下来。有些准妈妈会因为孩子迟迟没有动静而焦虑不安。放宽心，这种感觉是正常的。最后几周会显得比前几周更加漫长，很难熬。此外，这种焦急也有一个好处，它会淡化一直以来对分娩的恐惧。有人可能会问，如今医学技术已经如此发达，为什么人们还是如此恐惧？这种恐惧源于未知，因为没有经验。

有些准爸爸准妈妈因为掌握了太多关于分娩的知识，比如通过某些电视节目了解的信息，反而会让他们感到焦虑。不要担心，在产室分娩的妈妈从来都不是单独作战，有一个专业的团队在照料她和她的宝宝，而且准爸爸也在一旁守候着呢。

“宝宝还没有转到头位，医生要进行剖宫产。而我本来想自然分娩的，马上要去手术室了……但我丈夫不能一起进去……”

——法图

自己选择，自己决定

很多时候，准妈妈会接收到很多别人分享的建议和经验，比如自己的妈妈，或是经验丰富、技术过硬的医生或助产士，或是已经有孩子的姐妹……

这些建议很有帮助。从各方面来看，有一个支持你的亲友团是一种相当大的安慰，但这种保护也可能成为一种负担。一些准妈妈会疲于应对这些善意。我们希望社会、家庭、朋友能够适当地保持距离，不要过多地干涉。

如果你的身体状况良好，宝宝发育正常，医生、助产士工作到位，你也就无须担心自己的健康问题，可以大胆地做出决定，因为这是你自己的事。孩子出生前，你想不想让你的丈夫陪产、你想不想母乳喂养、你想不想进行无痛分娩，这些都需要你自己了解清楚，听取别人的意见，多方探讨，但最终还是由你自己来选择。

你是这件事的主宰者，因为这关乎你的身体，优先选择权在你。当然，你会很愿意与你的丈夫一起做出决定。

成为母亲的一千零一种方法。缺乏自信和经验、想要倾诉、想听取别人的意见、害怕别人的评论和眼光，这一切都会妨碍你做出选择，还会让你产生负罪感。然而，每个人的情况各不相同，为什么要让自己受到某些同事或朋友的影响？别人的建议听听就可以了，不要影响你的判断。

做妈妈没有统一的范本，重要的是孩子能自由成长，能够与孩子愉快地相处、交流，建立高质量的亲子关系。

“我有丰富的工作经历，也很享受自己的职业生涯。两年前，我28岁时，和一个小女孩儿的爸爸一见钟情。今天，我们正期待着属于我们的幸福来临。”

——弗吉尼亚

脆弱的情感

怀孕期间常常会有各种矛盾的心理活动：快乐，悲伤，幸福，惊喜。成为母亲会让你怀疑自己是否有能力承担起新的责任，尤其是在第一次怀孕期间。怀孕会给你带来各种情绪和感想，有可能是积极的，也有可能会引发焦虑和疑惑。怀孕期间，女性都会经历不同程度的焦虑甚至抑郁。怀孕时，几乎每个人都会感到敏感和脆弱。

在妊娠的前3个月，这种脆弱表现为快速的情绪变化，孕妇会经历一段焦虑和易怒的时期，这源自对产下畸形儿或流产的恐惧。在妊娠的第二个3个月，宝宝的胎动和超声波检查会让准妈妈安心，不稳定的情绪也会有所缓和。在妊娠的第三个3个月，出于对分娩的恐惧，焦虑会再一次加深。怀孕经常会让人回忆起自己过去的经历、与父母的联系……体会到身体变化带来的陌生感，以及胎动的新鲜与神秘感。

所有这些情感体验都会使准妈妈们变得脆弱，但表现出来的状态又不尽相同。

“情绪消沉”的状态很短暂，它是对怀孕的一种适应，准妈妈很快会在心理上接纳宝宝的到来。

抑郁状态可能是由自身心理素质或社会医疗环境导致的，比如夫妻矛盾、物质条件不佳、家庭破裂、突发事件、高危妊娠等。

严重的**抑郁症**会让孕妇，甚至她的亲人都陷入消沉和巨大的情感危机中。而且，妊娠期抑郁症很可能会延续到产后，进而影响母婴关系。

不要孤立自己。许多女性担心在怀孕期间会变得焦虑，害怕这样会影响孩子的健康。她们想知道如何摆脱这种不健康的状态，如果身边的人不知道如何给予帮助，甚至给出不合时宜的建议，比如“忍一忍吧，想想你的孩子，你已经很幸福了”……就会更加危险。

就像快乐和幸福一样，烦恼、不快、悲伤也是日常生活的一部分。我们很难避开所有的压力，但是可以寻找良方释放压力，赶走不快。

“我感到如此孤独，孩子的父亲什么都没有说就离开了我。我不想出门，每天睡得很晚，也没有胃口，心情无法平静。”

——艾玛

如果你陷入困境，不要一个人忍受，可以向你的丈夫或亲人寻求帮助，让他们帮你分担。

一些妈妈告诉我们，向宝宝倾诉自己的感受后心情会变得平静。在早期产前面谈时，你可以向医生倾诉自己的困难。如果是受困于工作压力，可以寻求职业病医生的帮助。水上体操、瑜伽、精神修养等活动可以让你真正地放松下来。最后，请记住，面对怀孕和分

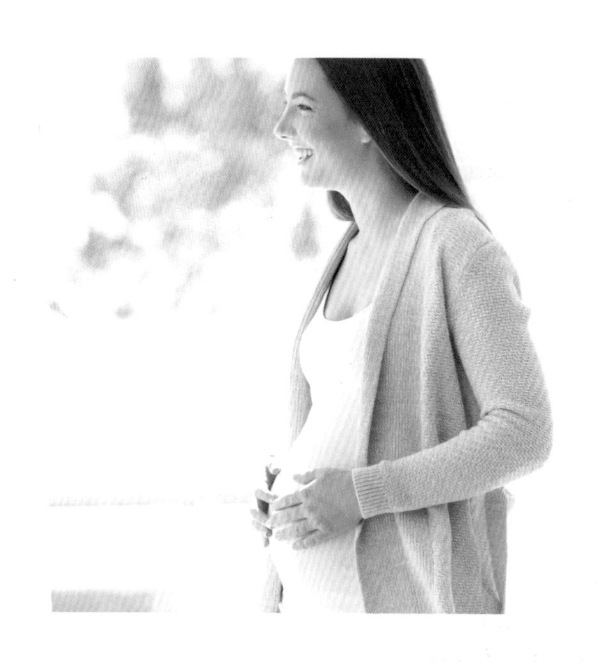

娩的恐惧心理是正常的，这会缓解你对宝宝健康的忧虑。

如果你的焦虑状态持续存在，还出现了其他问题——极度易怒、心悸、疲劳、睡眠障碍、食欲不振——应该向医生寻求帮助。在心理学家的帮助下，你可以战胜困难，缓解痛苦。克服了困难，你就会重新变得神采奕奕，也会更有精力照顾宝宝。

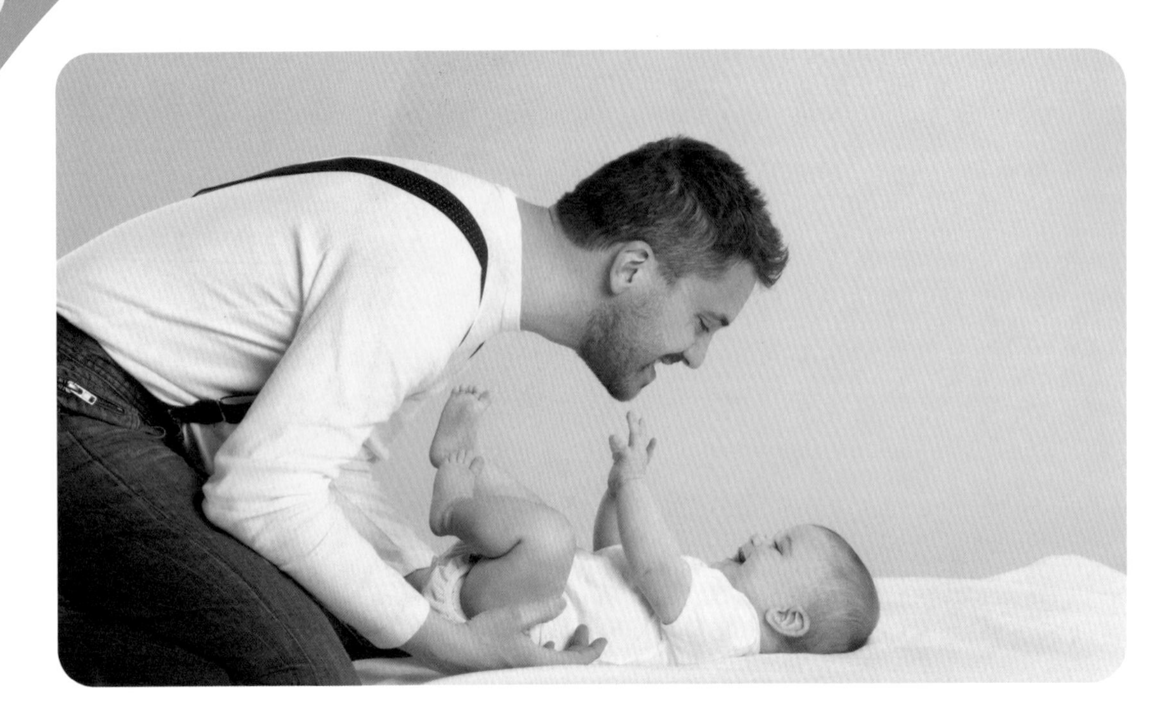

一个父亲的诞生

我们正在盼着要一个孩子……即使怀孕是预料之中的事，在听到这个消息时，准爸爸还是会惊喜不已。“一天晚上我回到家，知道了这个消息。当时我惊呆了，完全不敢相信……尽管我们期待这一刻已经很久了。”本杰明说道。

准爸爸的情绪

对男人来说，他们很少会自发表达对孩子的渴望。通常是妻子先谈起这个话题，如果他觉得准备好了，就会赞成要孩子的计划。也有可能，妻子本想推迟怀孕计划，但最终还是接受了配偶的意见，尤其是当他们年龄较大时。

一想到即将要有一个孩子，准爸爸和妻子一样，都会产生许多矛盾的感觉。

首先，即使他不会明显表露出来，他都很开心，很感动。同时，他很自豪自己能够孕育下一代——怀孕通常被认为是对其生育能力的认证——他觉得自己作为男性的价值得到了加强。

准爸爸会向自己的父亲靠拢，成为他的翻版，而他的父亲将会扮演一个新的角色——祖父。准爸爸是会靠近还是远离这个“父亲形象”？如果这个形象是充满正向价值的，准爸爸会愿意向他靠拢。但他也可能模仿其他的父系角色，比如自己的叔叔、哥哥、朋友等。

“我父亲是个刻板、独裁的人。妻子怀孕时，我立刻想到的是一个好朋友的父亲，他父亲是如此地热情和有趣。”

——保罗

从男人到父亲

男人意识到转变即将到来：他将以父亲的身份，肩负起家庭的责任，这其中伴随着深深的喜悦。

他身边的朋友可能会发出警告：“你马上就知道抚养一个孩子有多难了！”“自由结束了，再也不能随心所欲地出门了。”……这样的言论并不一定都是压力，有些人会觉得这些话让他们安心，让他们预设孩子出生时自己的情感，以及他们在照顾孩子时的付出。

当男人体会到即将要有一个孩子的骄傲，会让他对妻子心存敬佩和感激，会变得更加温柔。与此同时，他也会感觉到这个即将成为母亲的女人的变化：他觉得她正在变成另一个人，一个他要重新了解的人；他惊讶于妻子的暴躁和脆弱，他害怕被妻子的情绪裹挟，他担心此后所有的交流都只能围绕着未出世的宝宝……

父亲的责任感不是在某一天突然产生的，这需要一个过程。从想要孩子，怀孕，到孩子出生，与孩子建立情感连接，男人体会不到怀孕的感觉，但是他们在思想和心理上都在经历这个“怀孕”过程。他感觉不到孩子在他的身体里的成长，月复一月，他需要时间，逐渐建立起为人父的责任感。

“我花了一周时间才接受这个事实。我一直不停地问我妻子：‘你确定吗？’”

——格雷戈里

“我是第一个知道这个消息的。我妻子太激动了，她让我看了检查结果。”

——欧文

男人什么时候认识到自己是个父亲了？

有些男人在妻子怀孕测试呈阳性后就会有做父亲的感觉。

对有些男人来说，当他们在超声波中听到婴儿的心跳时，就觉得自己是一个父亲了。

有些男人直到第一次把孩子抱在怀里时才会有做父亲的感觉。

有些男人在孩子出生几个月后，才终于投入父亲的角色中。

适应过程

爱情的纽带发生了改变，性欲也发生了改变。男人会对当下感到沮丧，对未来感到担忧。

也有人害怕在做爱时伤害宝宝。然而，这是一种毫无根据的恐惧。有些人觉得自己与伴侣的关系更加疏远了，而且不明白这是为什么。在怀孕期间，女性的性欲可能会降低，因为她们要适应身体上的变化。夫妻双方要找时间沟通，对两人的情感关系的转变坦诚交流，这很重要。每个人都必须倾听对方的心声。

母亲和未出世的宝宝之间有一种天然的情感连接，爸爸有时候会因此而忧虑，他害怕自己被孤立。一些男性会用工作来逃避现实，他们通过工作能力得到认可，而获得满足感。通常，准妈妈们都能感觉到这一点，所以会鼓励丈夫做自己想做的事。

有些男人会对妻子的身体状况表示担忧，甚至比妻子自己还担心，他们认为妻子的关注点都放在孩子身上了。他们对于将要发生的事情，要么充满责任感要么表现出无能为力。

准爸爸会意识到家庭收支计划要做相应的调整，物质生活将会发生改变，做计划时不能只考虑两个人，而是三个人了。男人将更多的精力放在了新的家庭架构上，而女人则希望丈夫能给予自己更多支持，具有同理心。

因此，准爸爸的心情是多变且矛盾的。他知道自己要承担起新的责任，但又害怕被孤立；他觉得自己作为一个男人的价值得到了提升，但面对妻子时又觉得自己无能为力；他担心妻子的身体状况，有时却想忽略她已经怀孕的事实；在妻子面前，他感到越来越自信，越来越成熟，但同时也会对即将发生的事感到手足无措。

第一次怀孕时，一切都很陌生，需要摸索，这种感觉会更强烈。到了第二个孩子，第三个孩子时……父亲们也会尽心尽力，感到自己有义不容辞的责任，但他们能够更加从容地面对。

父亲的脆弱期

等待孩子降生的过程中，爸爸的生活会被搅得天翻地覆，经历各种崩溃，比如睡眠不足、胃口大减、体重增加。通过倾听父亲的心声，特别是在小组讨论中，我们了解到他们的感受经常被忽视，因为他们很少表达自己。大多数情况下，这些困扰都是暂时的，当夫妻双方进行了沟通，每个人都能找准自己的定位时，一切都会恢复正常。但是，如果问题严重到已经影响日常生活了，一定要寻求专业人士的帮助。

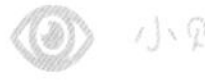

小贴士

某些妇产医院的心理学专家也会接受准爸爸的咨询。准爸爸还可以选择是否需要伴侣陪同。

男性的困境

怀孕的消息有可能会“引爆”夫妻关系，甚至导致准爸爸突然逃离。一些人事后可能会说他们没有准备好，或者他们不想被套牢，因此而恐慌。有的人则是因为有着痛苦的童年经历，也许记忆中的父亲是暴君、缺少慈爱，甚至是缺席的，他们害怕自己会重蹈父亲的覆辙。

准爸爸的孕期陪伴

得知怀孕的消息是准爸爸的第一个重要时刻。接下来就是陪同医学检查，和伴侣分享健康专家的建议，采取一些必要的预防措施，稍微改变一下日常生活。

除了超声波检查之外，对于一些父亲来说，妊娠前3个月和第二个3个月的初期似乎没什么特别。伴随着胎动的出现，第二个3个月的末期也变得更有意义。准爸爸们很乐意把手放在妻子的肚子上，与宝宝进行交流，进行抚触胎教的准爸爸们更能感受到这种特殊的亲情。

在怀孕的最后3个月，准爸爸们要进行物质方面的准备：为宝宝准备房间，承担更多家务，改变社交生活，考虑如何带妻子去妇产医院，请好陪产假……

"我错过了几次产检，我很后悔。爸爸们会问一些妈妈们容易忽略的实际问题，比如什么时候去妇产医院？我们应该叫救护车吗？有些爸爸妈妈会告诉我们他们的经历，后来我们也会向别人介绍自己的经验。"

——一位父亲

超声波检查

第一次产检对男人来说是最重要的，会给他具象的感受。"第一次超声波检查时，可以看到宝宝，他变得更真实、更具体了……我能看到宝宝的变化，也更能理解妻子的反应了。终于见到自己的宝贝了！第一眼看到我的孩子……我比想象中更快乐……我们现在知道他有多大了，坦率地说，我没有想到12周内他就长到这个程度了！他就和我们生活在一起！"

当父亲们谈起超声波检查时，他们会用到发现、满足、震惊、慰藉、快乐、惊奇这些词汇。

去参加分娩准备讲座？去咨询？

准爸爸们会以多种形式参与妻子的怀孕过程，有些人会全程陪伴自己的妻子。他们会参加分娩准备讲座，参观产科，想要知道去产房的通道，甚至进行实地考察。有的准爸爸则听从妻子的吩咐做准备："我妻子会告诉我应该怎样做分娩准备，于是我就照办了。"

但是也有人做不到，他们不愿意参与，觉得这是女人该去的地方。的确也有一些准妈妈更喜欢自己一个人去，和其他准妈妈待在一起。助产士会为准爸爸们组织一两次讲座，其他讲座都是专为孕妇准备的。

有些准爸爸会协调自己的时间，陪同妻子进行每月的产检。他们很愿意和妻子一起了解小宝宝的新消息。他们很关心孩子的发育情况：什么时候能感觉到第一次胎动？宝宝什么时候能听见声音？为什么他还没有转过身来？但是有的准爸爸在陪妻子进行阴道检查时，会感到尴尬，因为这是很私密的事情。

超声波检查、产前咨询、备产讲座、抚触，这些会帮助准爸爸更真切地感受孩子的存在，让孩子变得更真实，让爸爸提前适应自己的新角色，在孩子出生之前就体会到做爸爸的感觉。

父亲和分娩

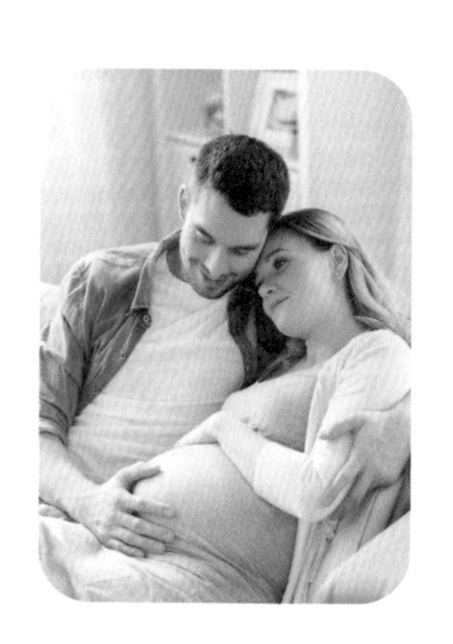

在妻子怀孕初期，有些准爸爸就在考虑是否要在产房陪产的问题，也有的人直到妊娠后期妻子出现宫缩时才会考虑这个问题。他的朋友和同事会给他讲手术室里漫长的等待、目睹妻子宫缩时的无助感、被妻子表现出的毅力“碾压”的感觉，以及宝宝出生时内心的强烈震动。但这也表明，正是因为他当时在场，才获得了如此巨大的自豪感和幸福感。如果妻子要进行剖宫产，丈夫不能陪伴在侧，只能被迫在手术室外等待，会感到非常孤独。医护人员能体谅他此时的孤独感，会尽量在第一时间告诉他消息，并把宝宝抱给他。

父亲出现在产房既不是多此一举，也不是应尽的义务。产妇经历了阵痛期，然后是痛苦的分娩过程——看见流血的场面，有些人觉得难以接受。产妇有必要帮助丈夫确认自己的想法，决定是否真想进入产房，是否真要亲手剪断脐带。一些女性会不愿让她们的丈夫出现在手术室，她们想保护自己的隐私。这种害羞的心理是可以理解的。

“晚上，我喜欢抚摸她的肚子。第一次这么做的时候，我

才觉得这个孩子是属于我们的。”

——西奥

9个月的陪伴

从怀孕开始，如果没有打疫苗，准妈妈必须小心饮食，预防动物杆菌病和弓形虫病。孕妇不能喝酒、抽烟，也不能待在烟尘环境中。因此，准爸爸们也要调整饮食习惯，对冰箱里的食材小心保存，还要保证冰箱卫生整洁。丈夫最好能了解妻子的饮食禁忌，在采购时避开这些食物，和妻子一起外出时，避开烟酒的环境。

随着怀孕时间越来越久，妻子需要更多的休息时间，于是就出现了一种新的做家务模式。

“6个月以前，我只是一个旁观者。当我发现安妮躺在床上，出现宫缩时，我瞬间进入角色，我觉得自己应该像母亲那样去照顾安妮，这样她才能专心于宝宝。我什么都做，而且做了很多事情。这就是我的新角色。”

——菲利普

丈夫有时也可以向家人、朋友寻求一点帮助，或者和妻子谈谈心，请求她的理解，告诉她家里可能不如二人世界时那么干净整洁。

还有婴儿房要准备，有东西要买、要安装。准妈妈们通常喜欢很早就准备好一切，而准爸爸们更客观一点，没那种紧迫感。要知道，你的准备工作都会被伴侣看在眼里，并将其视为你对孩子的降临是否用心的评判标准。

在妊娠的最后3个月，准妈妈很容易胸闷气短，站立时，腿和背都会不舒服。这一时期，最好避免长时间走路，不要参观博物馆或展览。此时准妈妈几乎所有的精力都放在了迎接宝宝上，这是很正常的。如果她较少关注你的动向，并不是说她对你不感兴趣了。相反，这说明她很需要你，需要你的关注。她可能是害怕现在或者在孩子出生后你就会离开她。有的孕妇觉得怀孕让自己很美，而有人则觉得自己惨不忍睹；生活节奏被打乱，关注点发生错位，这都会让她觉得自己被抛弃了。

如果你的妻子陷入了惶恐之中，可以安慰她的人只有你。当她怀疑自己的时候，你的几句话就足以让她重拾信心。

现在，你的妻子体内正蕴含着一股巨大的能量，这是一种孕育新生的无与伦比的能量。此时她需要更多的鼓励。有的女人会变得特别敏感，如果你说错了话，或者说了让她误解的话，她就会耿耿于怀。

倾听伴侣的声音，让她安心。语言是具有魔力的，它会引发你交流的欲望，同时也可以给你带来宽慰。要多向妻子说些暖心的话。如果妻子仍有恐慌感，那最好陪她去咨询一下医生。

从小两口到三口之家

现在，在妻子怀孕期间，多数准爸爸会全身心地参与其中。在盼望孩子到来的过程中，夫妻间的平衡关系被打破了，宝宝占据了父母越来越多的思绪和精力。孩子出生后会加剧这种改变。头几周，头几个月，生活将围绕着你的宝宝展开，你要适应他的节奏，适应他的需求；你可能不会有太多时间去过二人世界，要重新规划你的生活。

如果父亲积极参与怀孕的过程，并肩负起组织家庭生活的责任，这种转变将变得容易得多。陪产假有利于帮助父亲积极参与建立新的家庭平衡，也使得父亲可以充分享受与宝宝、伴侣相处的时光，但是也不要忘了宝宝的哥哥姐姐们。孕期及产后，父亲参与得越多，母亲留给自己的时间就越多，她就越能找到自己作为妻子的位置，更容易表达自己内心的需求和愿望，这也将有助于她摆脱“原初的母亲的忧虑”（D.W.温尼科特提出的理论）——这种状态会使得妈妈只关注宝宝，而忽略其他。孩子的出生其实能够有力地加强夫妻之间的内在联系，将你们的关系带入另一种维度，另一个未来。

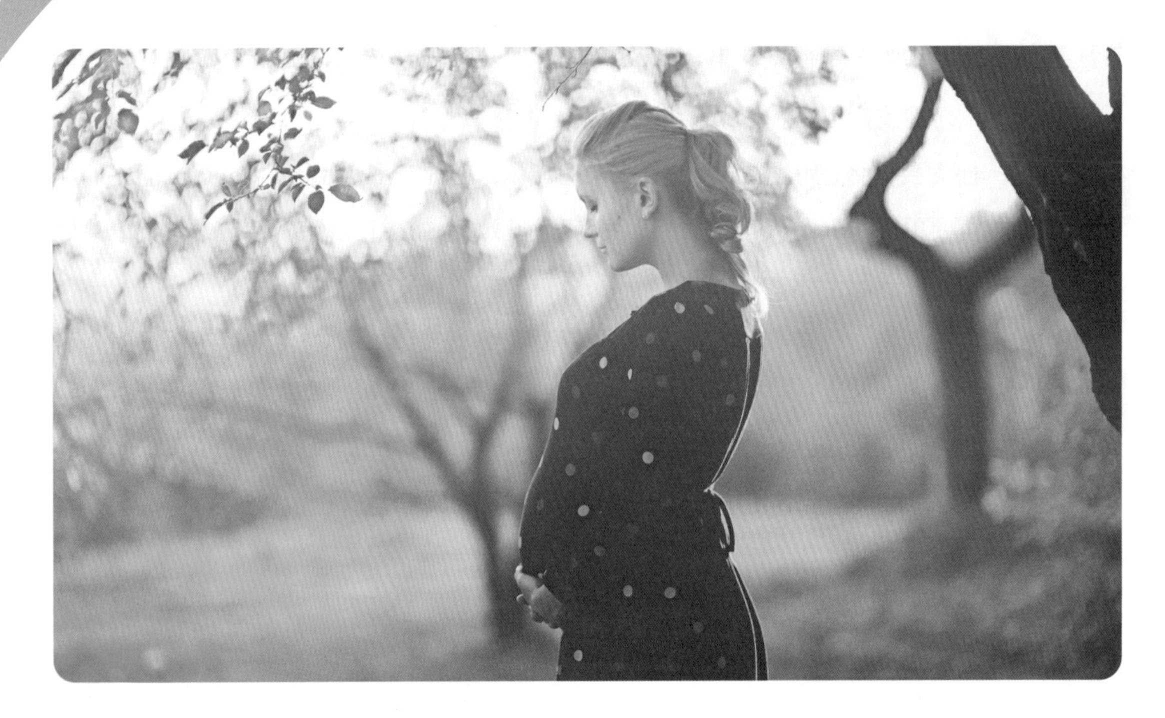

单亲妈妈

这个标题可能会让你心痛。虽然你很希望准爸爸和准妈妈双方一起备产，但是孩子的父亲却不在身边。他可能在知道你怀孕之前就离开了，或者你告诉他这个消息时，他选择了离开，因为他觉得自己无法面对接下来的生活。赛琳和一个比她大很多的男人马克一起生活，她想要一个孩子，但马克并不愿意。“我的年龄不适合要孩子了。”每次他们谈及这个问题，他都会这样说。尽管如此，赛琳还是怀孕了，但直到第四个月她才透露自己怀孕的消息，只是为了能留下这个孩子。马克觉得自己中了圈套，被欺骗了，于是离开了她。

一些女性在经过深思熟虑后选择生下孩子，并且独自抚养长大。做出这种选择，有可能是女性想在日常生活中有个陪伴，用来填补爱的缺失或极度的孤独感，或者她只是希望在还能生育的时候有个孩子。

这些选择都是自愿的，这种对孩子的渴望通常源于潜意识。弗洛伦斯37岁时决定要一个孩子，她遇到了一个可以帮她实现这个愿望的男人，但是她并不想和这个人生活在一起。宝宝出生了，看上去一切都很顺利。仅仅几个月后，弗洛伦斯就开始走极端，极其神经质，甚至到了抑郁的边缘。然后她意识到自己拒绝男人和拒绝夫妻生活的根源由来已久，这可以追溯到她几年前的一次失恋。那时她的男朋友突然离开了她，而她完全不知所措。这种被抛弃的感觉如此刻骨铭心，以至于弗洛伦斯再也无法投入与其他男人的恋爱关系中。幸亏她及时意识到了这一点，她从孩子身上看到了自己抑郁的根源，逐渐平静下来。

不同情况

无论你是主动选择独自抚养孩子，还是刚怀孕时婚姻破裂，或孩子出生后不久离婚导致自己一个人抚养孩子，单亲妈妈会很艰辛，而且周围也许有人对这些妈妈不够友善，缺乏同理心。

女性独自一人抚养孩子时，为了弥补父亲缺席的遗憾，她可能会对孩子过度保护，与孩子的关系过于亲密，从而限制孩子独立自主的能力。

对单亲母亲来说，能找到一个可以倾诉的人是很重要的，最好是一个与你的过往毫无关系的人，例如产科心理学家和医生，向他们倾诉你的困难与孤独，这样的倾诉也能成为你怀孕期间以及分娩之后的另一种形式的情感陪伴。多数情况下，家人和朋友也能给予单亲妈妈爱、理解以及物质帮助。

无论在什么情况下，怀孕都是一件非常重要、饱含情感并需要充分学习的事情，对所有的母亲来说，这都是走向成熟的一个过程。

“我们本想拥有一个共同的孩子，但我的伴侣却在我怀孕四个月时离开了。开始我感到内疚，因为很多人都告诉我们，

重要提示

请放心

“单亲妈妈”是这一节的标题，但事实上，你永远不是一个人！因为每一天，都有宝宝陪伴你！你呵护着他，他也同样在爱着你，你们很快就可以有互动。怀孕的经历使你体验到：在孩子出生之前，一个孩子和他的妈妈是如何相识并相爱的。

父亲对孩子的健康成长至关重要。但是后来我认识到，做错事的又不是我！”

——索尼娅

孩子的生父

即使父亲缺席，他对孩子来说仍旧很重要。如果母亲对这个男人的感情充满创伤和怨恨，她就有可能把自己的痛苦、沮丧和排斥投射到孩子身上。然而，重要的是，母亲应该把这种负面情绪和她的孩子分开来，在单亲家庭中营造一个利于孩子成长的环境。孩子如果一开始就背负着痛苦的过去，他的成长可能会受到影响，与母亲的关系也会受到干扰。如果给予孩子积极、温暖的情感，两人的生活则会快乐很多。其实，不管母亲对生父的印象如何，即使他在孩子的成长过程中完全缺席，他仍然应该在孩子的生活中占有一席之地。这一席之地，是通过母亲的讲述实现的。有的女人会告诉孩子“你的父亲死了”或“你没有父亲”，这对孩子来说是亲情的断裂。对于单亲妈妈来说，和孩子谈论他的父亲并不是件容易的事，但是如果母亲不主动提及，孩子将来迟早也会主动问起，不管当时情况如何，他都会责怪母亲对他隐瞒了这件事。如果可能的话，尽量和孩子父亲保持联系，因为孩子需要这种联系来建立、发展完善的人格。如果实在做不到的话，至少要保留父亲的一张照片，让孩子知道父亲的样子。照片中最好是父母同时出现，让孩子觉得自己是两个相爱的人爱的结晶。

离婚、父亲的离开，经常会引起母亲极端焦虑的情绪，这种情绪孩子是能感觉到的。单亲妈妈们，请不要封闭自己，积极寻求专业人士的帮助，参与女性讨论小组，不要试图抹去一段痛苦的经历，而要学会接纳它，并与之保持距离。如果能够主动提及自己的境遇，愿意与他人交流，那么就能从无尽的焦虑中解脱出来。记住：“释怀”可以让你和宝宝建立更加良性的亲子关系。最后，不管你的情况如何，不要仓促决定离婚、搬家，或去别处生活。当然，如果不得不分离，你也要为分手或离婚做好准备，了解自己的权利，例如父亲应该承担的经济义务，以及可以提出的援助要求。在寻求合适的解决方案的过程中，要尽可能地保护自己；尽量不要被眼前的困难压倒，好好享受这些宝贵的时刻，享受你和孩子之间的亲情。

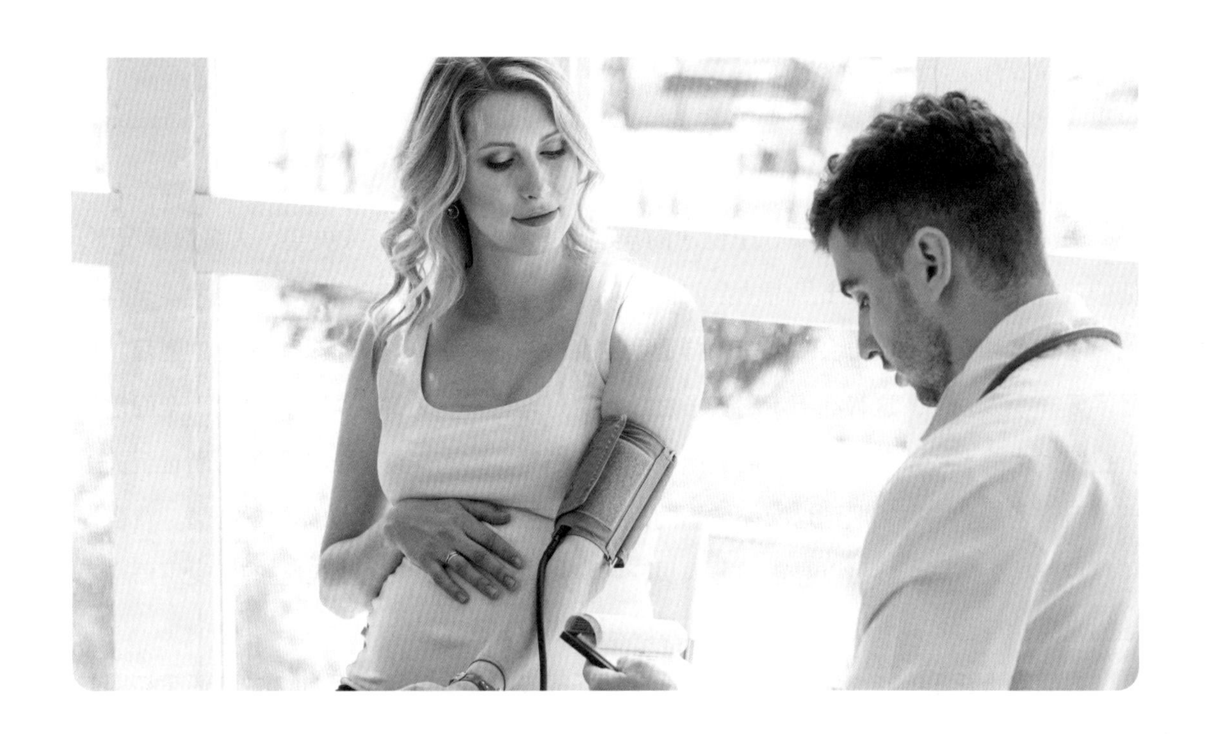

特殊情况

在失去一个宝宝后，是否要再次怀孕的问题很快就会摆在女性面前，并给她们造成困扰。有时会很快，像紧急补救一样就再次怀孕了，有时则会拖延一段时间。什么时候是再次怀孕的“好时机”，似乎没有什么一定之规。对每个妈妈而言，是对逝去的孩子的怀念，还是对即将到来的生命的期盼，都取决于自己的过往经历。

流产、医学终止妊娠、丧子后再次怀孕

如果发生过悲剧，当女性得知自己再次怀孕时，可能很难全身心地享受怀孕的过程。虽然夫妻俩听到这个消息很高兴，但同时又害怕这是一出新的悲剧。他们往往会等几个月才通知周围的人这个消息，因为初为人父、人母的心情已经被打乱了。妻子完全不想承认自己怀孕了，仿佛是为了避免悲剧重演而设置了自我保护壁垒。她很少提及自己的孩子，不愿去想他，也不愿计划有关他的未来。宝宝的胎动只是他健康的风向标，妈妈的梦境中不会再有他。如果再次怀孕的时间与前一次接近的话，可能会更加增加准妈妈的担忧。

对准妈妈来说，经历过一次医学终止妊娠后，对自己的认同感会大打折扣。

“我的自信心已今非昔比。”

——索菲

夫妻俩担心他们不能生下一个健康的孩子，担心会再次让家人失望。大多数情况下，他们只有在看到婴儿健康出生时才会如释重负。

参加各种交流会或协会，和有同样遭遇的女性交流，也许可以获得心理上的慰藉。尽量不要一个人独处，这有利于走出丧子之痛，更好地迎接新生命。同时，认真而全面地倾听已经发生的事件，有助于减轻可能出现的焦虑情绪。妇产医院医护人员的帮助也至关重要，可以帮助准妈妈认识到这次怀孕不同以往，是独一无二的，帮助你放松心情。在咨询和超声波检查期间，你可以寻求护理人员、心理学家的帮助，尽量把自己的感受用语言表达出来，让自己能够享受接下来的几个月，迎接宝宝的到来。

自愿终止妊娠绝非小事，它会在生命中留下痕迹，令女性深陷孤独之中。怀孕初期产生的生理上的影响（嗜睡、恶心……）会导致一些孕妇自愿终止妊娠。最常见的情况是，女性不谈论怀孕这件事本身，而是一直强调要流产的理由，包括社会和家庭环境因素，心理问题，抑或是物质条件较差，等等。很少有夫妇一起来要求堕胎的。通常是她们的妈妈或是闺蜜陪同前来，但她们恐惧和矛盾的心理依然存在。向专业人士倾诉可以减轻负罪感，并缓解忧虑的情绪。

“我们在怀孕 8 个月时失去了上一个孩子。现在，当我感觉不到他动了，我就慌了。”

——克莱蒙丝

“我在 22 周的时候流产了，我经常想起那个日子。”

——安娜依斯

否认怀孕

有的女性直到怀孕三个多月了，还意识不到自己已经怀孕，到了怀孕中期或是最后三个月时，才认识到自己怀孕了。甚至还有一直持续到分娩才承认自己怀孕了的现象。

一个女人怀孕后，怎么可能会感觉不到孩子在自己的身体里呢？亲属和专业人士怎么可能也察觉不到呢？一个女人怎么可能丝毫意识不到自己怀孕了，然后突然分娩，成为妈妈？这听起来似乎不可思议，然而却是客观存在的。这种现象反映了一个非常复杂的心理“结构”，它会让妈妈忽略孩子的存在：这个孩子被有意识地彻底“忽略”了，默默地在母亲体内发育。有些人称他们为小小“偷渡者”。因为一向都是妈妈告知爸爸、家人、朋友她怀孕了，所以，如果妈妈不主动提及或刻意隐瞒，周围的人也注意不到。

越来越多的医疗专业人员意识到，接待这样的爸爸妈妈时不能带有偏见，要给予他们温暖。除了探讨导致否认怀孕的原因之外，还要注意这其中关系着将来母亲与孩子的关系。而这种关系，对孩子的健康成长是至关重要的。

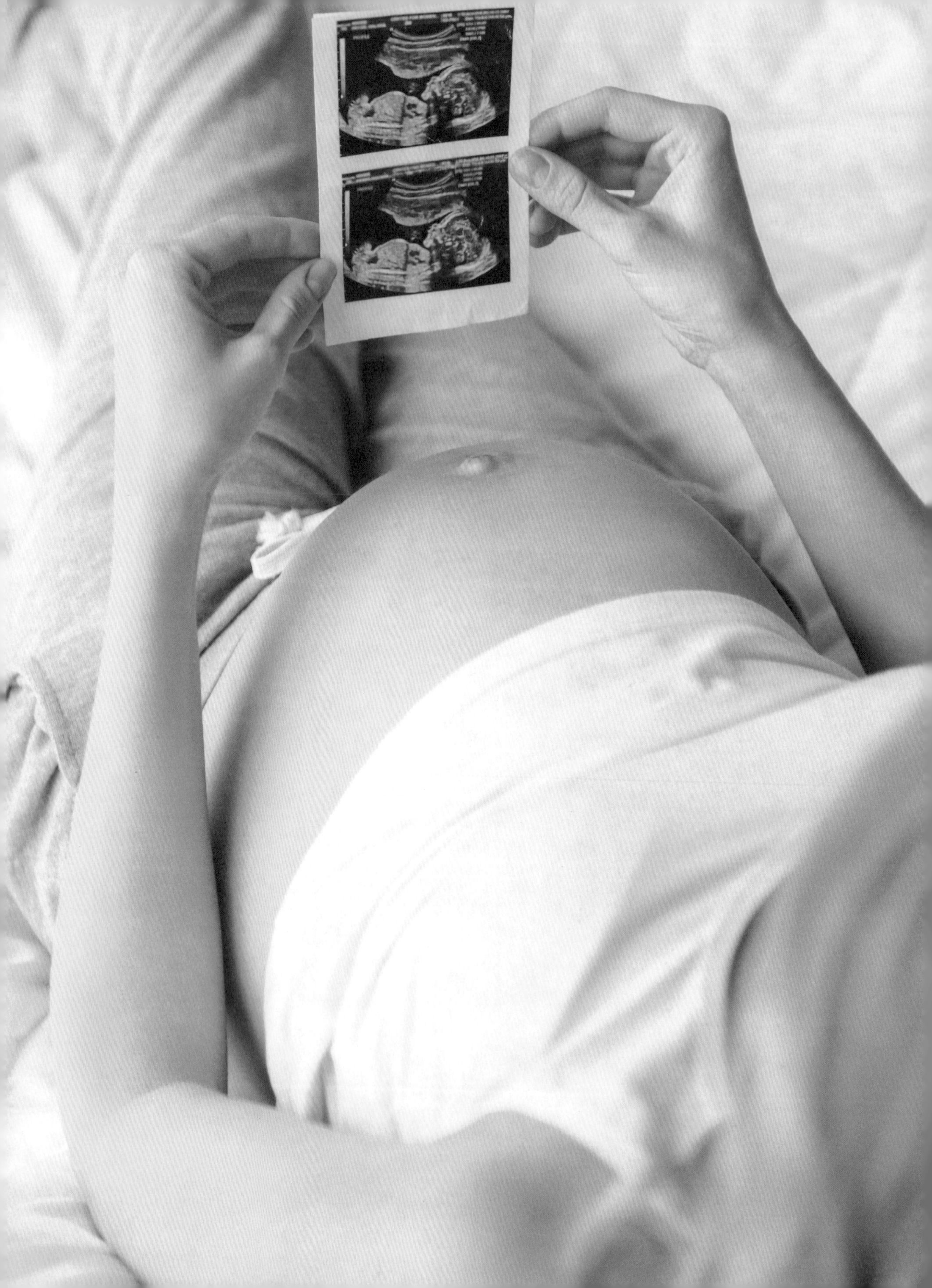

出生之前：宝贝和你

本章将讲述在生命之初两个小细胞的故事。我们会讲述胎儿每个月的变化，向你呈现母亲的身体是怎样不断调整、变化，给胎儿提供良好的发育环境的。这是一个神奇的孕育生命的过程，我们都曾经历过这个阶段，但是，我们都已经忘记了。

儿子还是女儿？孩子会长得像谁？在孩子出生前，所有的爸爸妈妈都会有这些疑问。不论是否知道宝宝的性别，他们都想在梦中见到自己的孩子，和他说说话，想象宝宝的模样——这个家里已经给宝宝留好了位置。

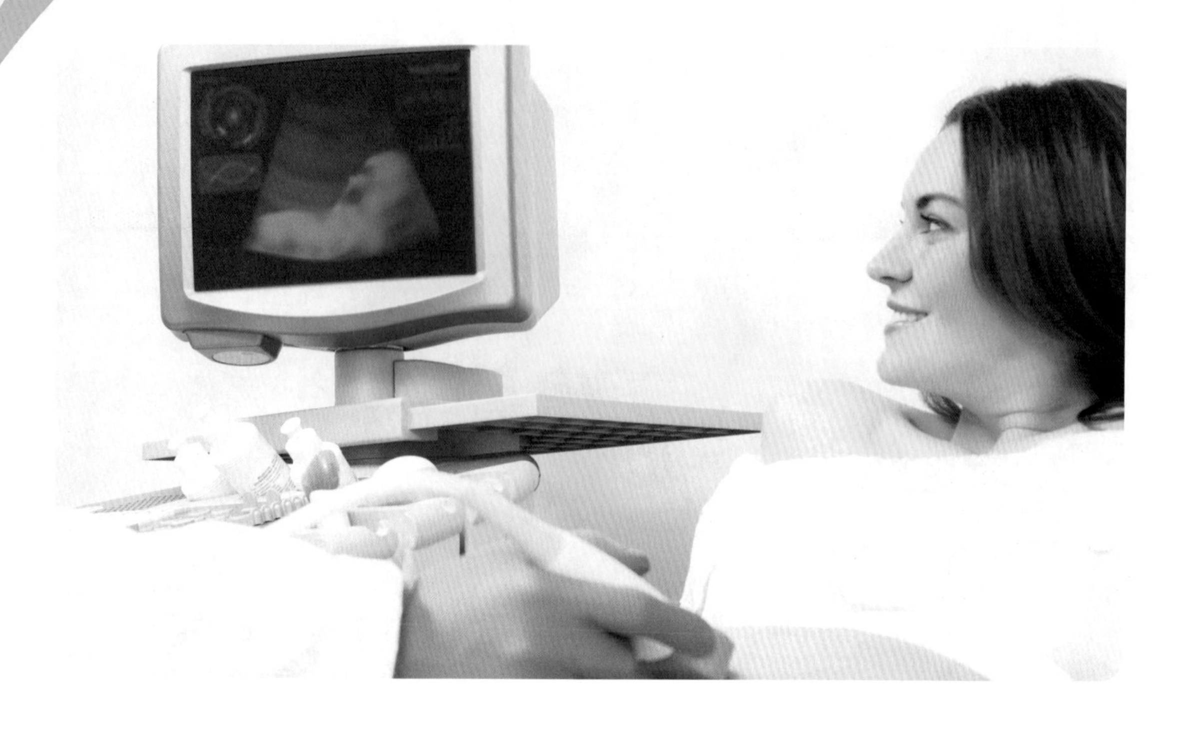

生命之初

生命的最初状态是增殖、转化的细胞，但最初肯定都开始于一段浪漫的爱情故事。每对夫妻都有自己曲折、精彩、独一无二的爱情故事，但是，两个细胞的相遇，以及之后的故事发展可能略有差异，但基本上都差不多。准爸爸、准妈妈们都很感兴趣吧，那我们就开始讲了。

想要延续生命，孕育新生，需要两个细胞，一个来自男性——精子，另一个来自女性——卵细胞。两个细胞结合生成了受精卵，人类受精卵（或称胚胎）只有百分之几毫米。

如今看来这似乎很简单，但人类却花了几百年来弄明白接下来要发生的事情：卵细胞和精子是怎样结合进而形成受精卵的，即受孕；这颗受精卵又是如何在母体内找到合适的位置驻扎下来的，即着床；最后，受精卵又是如何在怀孕的九个月里渐渐发育、汲取营养变成胚胎，然后变成胎儿，最后成为新生儿，成为你的宝贝。

要谈论生命之初，有必要深入了解一些科学及技术问题。静下心来，阅读这一节的内容，我们相信你会沉浸其中，获得启发，了解生命的起源。

卵细胞

这个故事发生在我们身上最小的单位——极小的细胞中。所有的生命体都是由细胞组成的，细胞只有千分之几毫米。在千千万万的细胞中，有一些细胞具有特殊的功能——传递生命。这些就是生殖细胞，或称为配子。雌配子就是卵细胞（图4-4），雄配子就是精子（图4-6）。

卵细胞，或卵母细胞来自女性的性腺——卵巢。卵巢位于盆腔深部（图4-1，图4-3）。卵巢有两个重要功能：第一个是分泌女性特有的激素——雌激素和孕激素，第二个是在每个月经周期（约28天）里产生并排出一颗成熟卵细胞（注：同周期可以发育多颗卵细胞，但通常只有一颗成熟并排出），即排卵。每个小女孩体内都有大量的卵细胞（约300000个），在青春期到绝经期间只会排出400—500个（每个周期一个）。

两个卵巢的尺寸大约如同大杏仁一般，在其厚厚的“表皮”之下有些小组织，就是卵泡。每个月，激素（促卵泡激素）都会促成一个卵泡成熟。大脑发出的信号通过垂体传达

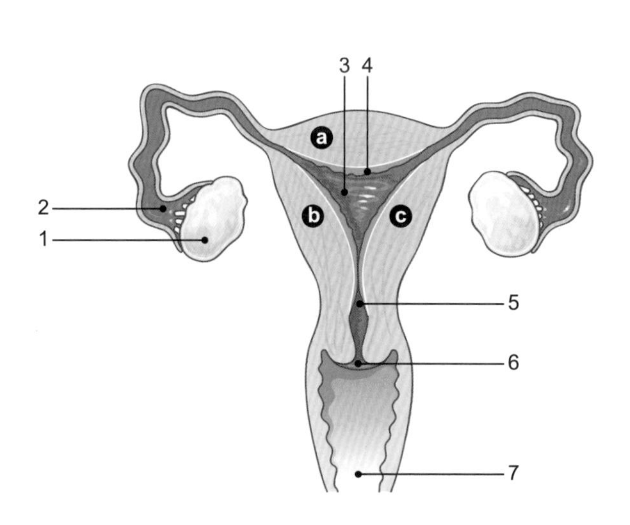

上图是子宫的构成：两个卵巢（杏仁状腺体）（1），两根输卵管（2），通向宫腔（3）。
如图所示，我们可以看到子宫是一个中空的肌肉，中心有一个腔室，子宫壁（a，b，c）可以收缩。
子宫内表面附着有子宫内膜（4），它会在每个周期结束时脱落，这就是月经。
往下，子宫颈及其颈管的内、外2个开口（5和6）位于阴道（7）深处。

图4-1 女性生殖器官

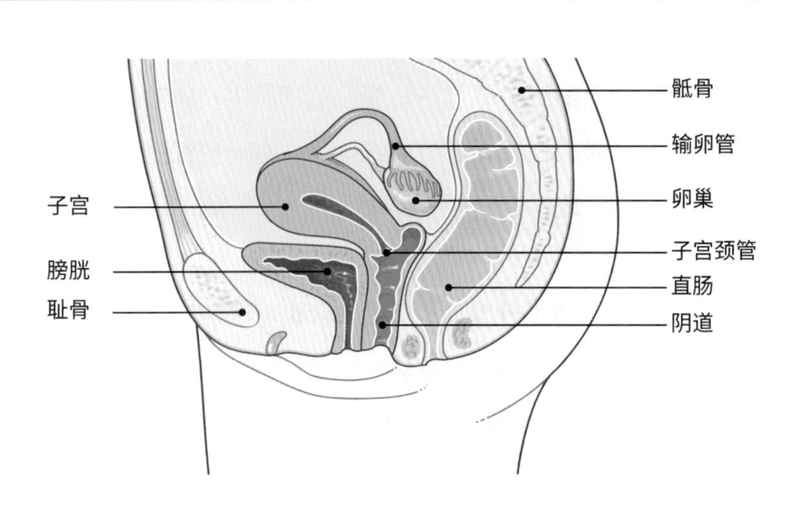

如图所示，输卵管及卵巢位于子宫后方的两侧。

图4-2 女性生殖器官侧面图

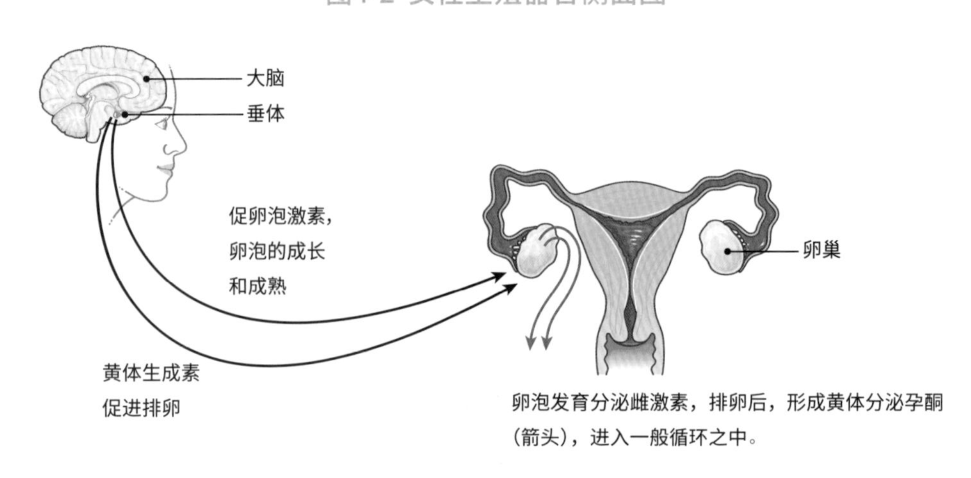

促卵泡激素刺激卵泡生长、成熟，卵泡分泌雌激素。黄体化激素促进排卵，随后黄体分泌孕酮。

图4-3 雌性激素

到卵巢，这个过程是通过控制促卵泡激素发挥作用的。垂体是位于大脑底部的一个腺体，可以调控卵巢功能的激素分泌（图4-3）。这解释了为什么排卵紊乱通常与暂时的功能障碍有关，而不是因为疾病；许多因素，如环境、压力等都会扰乱大脑—垂体—卵巢之间正常的运作。

成熟的卵泡，被称为“优势”卵泡，因为它成熟后，其他的卵泡就会停止发育并退化；含有卵细胞的卵泡会被“排出”。在其成熟的过程中伴随着**雌激素**的分泌。

在卵细胞被“排出”之前，卵泡会达到最大尺寸——25毫米。在超声波检查时可以看到它，如同一个小“囊肿”。这时在另一种激素——黄体生成素的作用下，“优势”卵泡在卵巢外侧壁面破裂，并释放其内容物，即卵泡液和其中的卵细胞。

正常情况下，女性生理周期的第13—15天之间为**排卵期**。

卵泡接下来会变成“黄体”（因为其颜色为黄色），并产生另一种**性激素**——孕酮。这种激素会导致体温升高零点几度，所以排卵前后体温会有差异。

受　孕

卵细胞被释放后，会立即被输卵管伞上的纤毛“咬住”。输卵管和卵巢相互连接，都位于子宫后方，子宫又被称为“生育之井”（图4-2）。左侧输卵管可以捕获左侧（一般卵子捕获都是同侧多见）卵巢排出的卵子，反之亦然。无论是哪侧排卵，要想自然受精，至少需要一侧的卵巢和输卵管功能正常。所以，如果只有一侧卵巢或输卵管受损，不必担心自己会丧失生育能力。

到此完成了第一步：卵细胞被捕获。接着准备第二步，**受精**（图4-4）。进入输卵管后，卵子最多有24小时的时间等待精子来完成受精。过了这个期限，卵细胞就会退化并消失在体内。

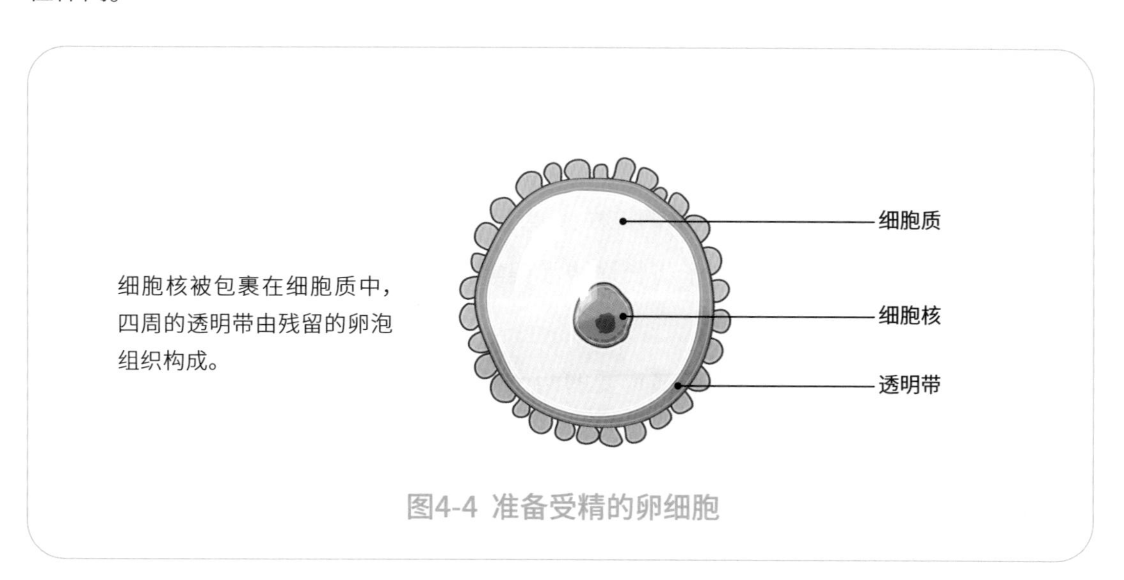

图4-4 准备受精的卵细胞

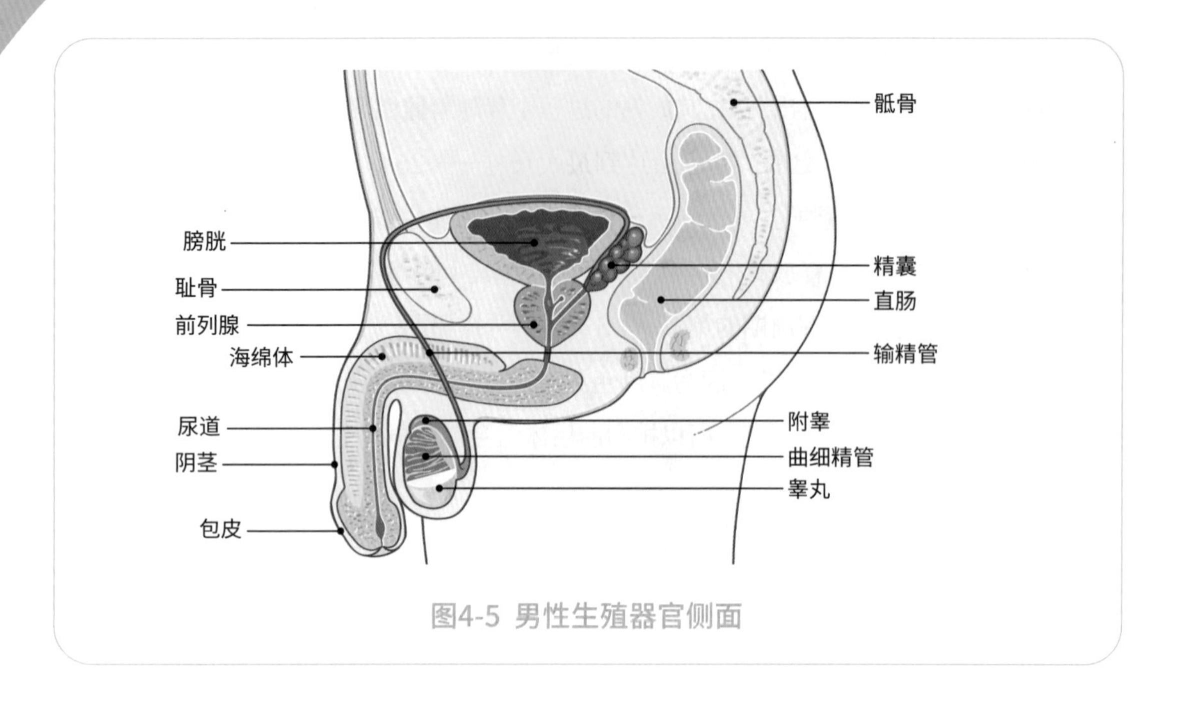

图4-5 男性生殖器官侧面

精子和卵子相遇

受精的条件是有且只有一个精子进入到卵子中。

精子来自男性性腺：睾丸（图4-5）。女性自出生，体内就有卵细胞，而男性是从青春期开始，睾丸才产生精子。男性一生中都会产生精子，但随着年华老去数量会减少。

精子是人类最小的细胞之一（图4-6）。它在曲细精管内进行发育：这些细胞要经历一系列连续的变化才能变成能够给卵子受精的精子。这一变化期将持续大约75天，与每月成熟一次的卵细胞不同，这是一个不间断的过程。

在曲细精管内成形之后，精子将长途跋涉聚集在位于前列腺两侧的精囊中。

在这段路程中，精子获得了它最重要的两个特性：游动及受精能力。前列腺及精囊会分泌精液，射精时，精子在精液中会被稀释。精液对精子至关重要，它还能帮助精子移动。

有时，精子能存活将近10天。这也是在排卵前一周发生

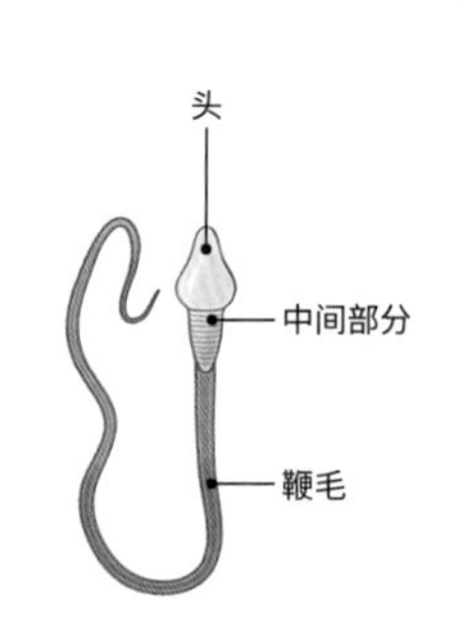

此图是一个精子的结构图，其头部含有细胞核，鞭毛能使其游动。与卵子相比，图中的精子放大的倍数比上页的卵子要高得多。

图4-6 男性精子侧面图

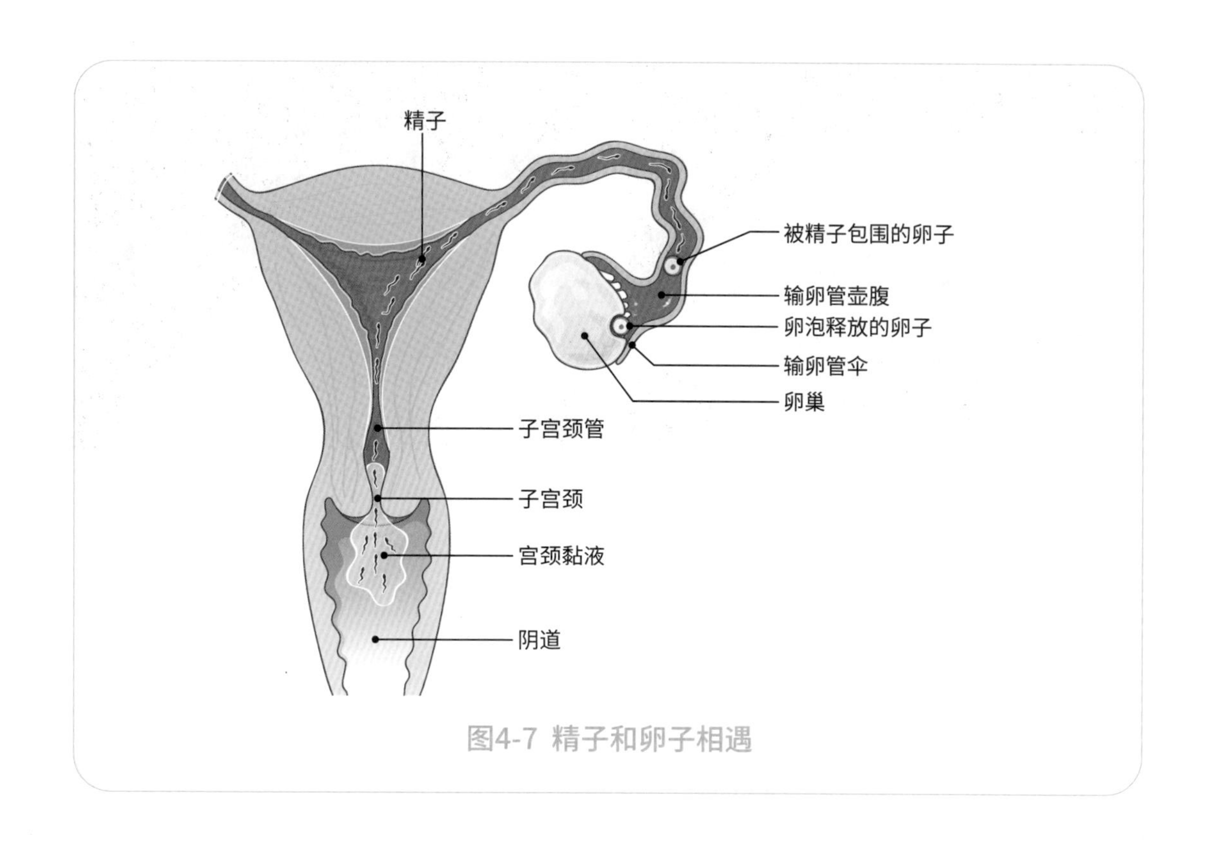

图4-7 精子和卵子相遇

性行为还能受孕的原因。

精子一旦进入阴道深处，在遇到卵子之前有一段很长的路要走——25厘米相当于其自身长度的5000倍。在通过子宫颈时，在子宫颈管分泌的黏液的帮助下，精子得以上升至子宫内，穿过子宫最后进入输卵管。正是在输卵管壶腹中（图4-7），精子和卵子这两种性质迥异，但又肩负着同样使命的细胞得以相遇。需要知道的是，在射精时产生的5000万个精子中只有几千个能聚集在卵子周围，而只有其中一个能使卵子受精。

受精卵的诞生

卵子位于输卵管中，精子犹如被爱人所吸引一般围绕着它。同时，精子开始摇动，摆动鞭毛，紧贴着卵子，但只有一个精子能够顺利进入卵细胞。这个成功的精子就是我们要关注的目标。

精子可以分泌一种物质，破坏挡在它面前的卵细胞组织，凿开包裹卵细胞的薄膜——透明带。当精子进入卵子时，鞭毛就会脱落，只剩下头部，接着继续膨胀，体积增大。

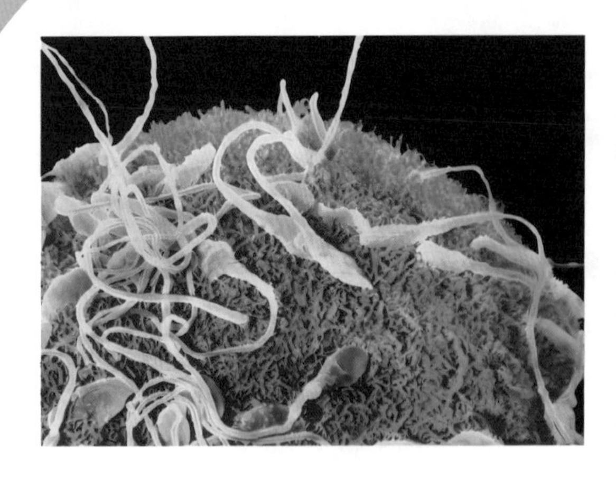

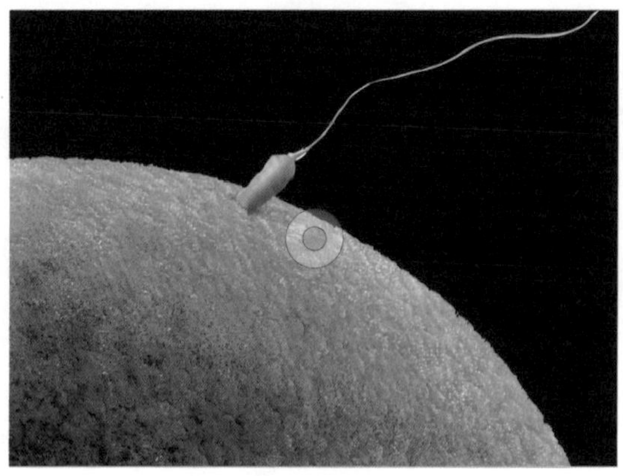

从这时起，其他还围绕在卵子四周的精子就不能再进入了。它们会在原地逐渐消亡。但有时我们也会看到有两个精子分别使两个卵子受精，这样会生出双胞胎；这种双胞胎是“异卵双胞胎”。

另一方面，卵子对精子的进入也有所反应。卵细胞收缩，同时细胞核体积扩大。两个细胞核在卵子的中心区域相遇。这一瞬间是具有决定性意义的，两个细胞核互相靠近，互相接触，二者融合——受精卵形成，人类新生命的第一个细胞就此诞生！这就是生命的起源。

受精卵的旅程

受精在输卵管内完成，受精卵被慢慢地运送到子宫。在那里，受精卵将得到保护，汲取营养。也就是说，受精卵将从相反的方向重走精子走过的路（图4-8）。

输卵管分泌的液体、黏膜上颤动的纤毛、输卵管的收缩，都可以帮助受精卵迁移，让受精卵朝着正确的方向移动。这一过程持续3到4天。

到达子宫之后，受精卵并非立刻着床，它将在子宫腔“自由活动”3天，其间会发生重要的变化。着床将在受精后的第7天进行，即最后一次月经开始后的第21或第22天。在这段时期，受精卵靠着卵子内的储备营养存活，周边液体主要是输卵管和子宫内膜的分泌物。

受精卵的这段旅程有时也会半途中断，有时，受精卵会停留在输卵管中，这就是所谓的输卵管妊娠或宫外孕。这是一种很麻烦的情况，必要时需要通过手术或药物手段进行治疗。

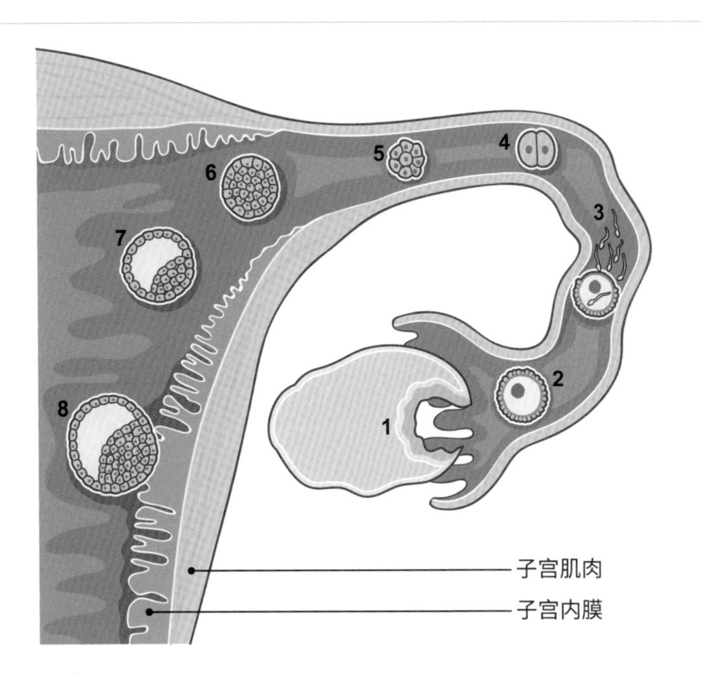

1. 破裂的卵泡。初具形状的黄体。
2. 被卵泡细胞包围的卵子。
3. 精子和卵子结合。卵泡细胞被消除。
4. 受精卵开始分裂，2个细胞阶段。
5. 8个细胞阶段。
6. 16个细胞阶段（桑葚胚）。
7. 受精卵内部形成空腔（羊膜腔）。
8. 植入子宫黏膜，或称着床。

图4-8 受精卵的旅程

细胞的增殖

受精卵在形成后的7天里，会发生巨大的变化。

由精子和卵子的结合而产生的原始细胞，在第30个小时会分裂成2个。这2个细胞将在第50个小时分裂成4个，然后在第60个小时变成8个，以此类推，细胞的个数会呈几何级数增长。

当受精卵到达子宫时，已经处于16个细胞阶段了。通过显微镜可以看到如同桑葚一般的圆团，因此它被称为**桑葚胚**。

接下来的发展对后续发育来说非常重要。细胞继续分裂，但在此之前，所有细胞都是一样的，现在它们开始分化。经过了简单的分裂期，现在开始进入组织构造期，即细胞开始发育形成人体的各个组织器官。我们来看看受精卵是如何发育成胚胎的。

在受精卵内部，分裂出的细胞，按照一定规律排列融合，中心的细胞们开始变大，成为一小团，我们称之为**内细胞团**，胚胎正是由它发育而来。在2个月之前，我们都把未来的宝宝称为胚胎（2个月之后，称为胎儿）。受精卵最外层的细胞变扁平并后退至受精卵边缘。内细胞团和外表层之间形成一个空隙，仅通过一个点连接在一起。这个空隙将会越变越大，然后形成一个充满液体的腔室。

这时，宝宝未来的样子终于定型了，不会再改变了。内细胞团将变成胚胎；外层细胞将变成包裹和保护胚胎的包膜。这个包膜是滋养层，它将变成**胎盘**，胎儿将通过胎盘获取营养。

在这个阶段，受精卵的直径约为0.25毫米，已经具备着床的能力了。让我们先看看子宫都做了哪些准备，来迎接受精卵着床。

准备着床

排卵之后，原来包裹卵细胞的卵泡变成了**黄体**。黄体的作用很重要：同排卵前一样，它会继续分泌雌激素，还同时分泌另一种雌性激素，即孕酮。这两种激素共同作用，子宫内部的组织得以继续发育。这个组织就是子宫内膜。在排卵之前，子宫内膜很薄，在周期的后半段开始大幅变厚，从原来的1毫米增厚到1厘米。子宫内膜上还会形成很多皱襞，血管也会大量增加。子宫内膜上的腺体会生成大量的糖，即糖原。糖原可以提供养分，扮演着十分重要的角色。

这层薄膜被称为蜕膜组织，已经做好接受受精卵并为其提供营养的准备了。

如果卵细胞没有受精，蜕膜组织会退化。如果卵细胞已经受精，但胚胎由于遗传物质不足而停止分裂，就不会着床，也就不会怀孕。进而黄体退化，激素量减少，子宫收缩，黏膜从子宫壁脱离，子宫壁的小血管破裂出血。这些全部通过子宫排出，进入阴道，成为月经。此时，一个28天的新周期开始了。

在月经和怀孕中间，还存在这样的关系：有月经意味着没有怀孕，或者至少意味着即使受精了，胚胎质量不足以支撑其着床并继续发育。只有极少部分的排卵可以成功受精，也就是怀孕。大多数情况是，要么卵细胞没有受精，要么胚胎没有发育，着床也因此无法进行。相反地，没有来月经则意味着怀孕了。

从排卵开始到这段期间，卵巢内都发生了什么变化呢？

卵细胞排出后，留下的瘢痕上形成了黄体，黄体在此期间快速发育，并分泌出大量的孕酮，在最初的几天里，为受精卵提供了巨大的保护。实际上，正是孕酮阻止了子宫如同月经期间那样收缩，因为这样的收缩可能会导致即将着床的受精卵被排出。孕酮还提供部分营养给受精卵。当黄体完成自己为期两个月的使命之后，这一任务将被胎盘接手，在后文中将会详细介绍。

可以得出这样的结论：卵巢中的黄体对于受精卵的存活是必不可少的。为了保持黄体活力，胚胎滋养层细胞——未来的胎盘，在怀孕初期会分泌一种激素——**人绒毛膜促性腺激素**（βHCG）。孕检结果呈阳性，正是因为尿液或血液中出现了这种激素。

受精卵着床

在受精之后的第7天，受精卵准备着床，子宫内膜也做好了迎接受精卵的准备。受精卵附着于子宫内膜上，随即紧贴其上。此时**滋养层**开始发挥作用，它会分泌一种可以破坏子宫腔壁细胞的酶，并在黏膜上形成一个巢状的结构。此时，我们可以认为受精卵“筑巢”了。受精卵进入这个空巢中，并且逐渐往黏膜内下探。受精卵上方的组织会重新连接，缺口也会重新关闭。

第9天后，受精卵已经固定下来，完全被子宫内膜所包覆。我们把这层膜称为蜕膜，因为在生产之后，它会随同胎盘一起脱落。现在，需要给受精卵提供养分。滋养层会伸出细小的纤维，这些纤维进入子宫内膜深处，如同一株植物扎根于沃土。纤维会把胚胎所需要的养料输送给它。

受精卵现在就像一个嫁接的枝条，固定在母体组织之上。就是在这里，受精卵将发育9个月的时间（图4-9）。

怀孕真正开始于着床之时，从那时起，母亲的身体就开始保护、喂养自己的孩子。

在受精卵中心，胚胎以惊人的速度生长着。只有当整套系统正常运作时，胚胎才能正常发育。这个系统包括各种附件，即包裹受精卵的羊膜、绒毛膜和滋养层（未来的胎盘）。

受精卵，一种特殊的移植物。一般情况下，任何异体移植在一段时间后都会发生排异反应。事实上，受体组织有自己的防御机制，旨在消除异体。对于母体组织来说，受精卵可能会被视作一种异物，因为它包含一半来自父亲的细胞。受精卵着床在母体组织内部，所以理应会被排斥，任何妊娠过程都不能避免。实际上，母体却没有排斥它，还会给受精

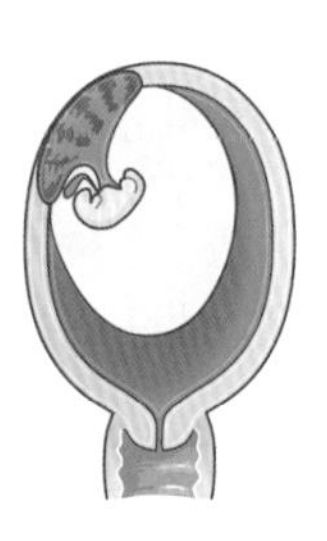

(a) 6周的胚胎

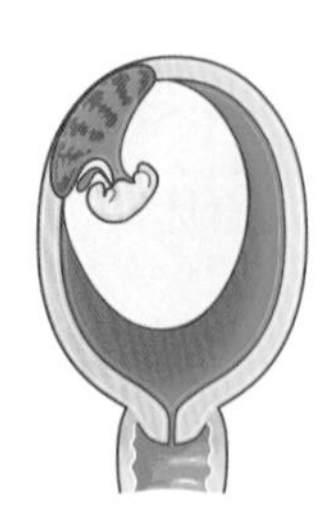

(b) 3个月的胎儿

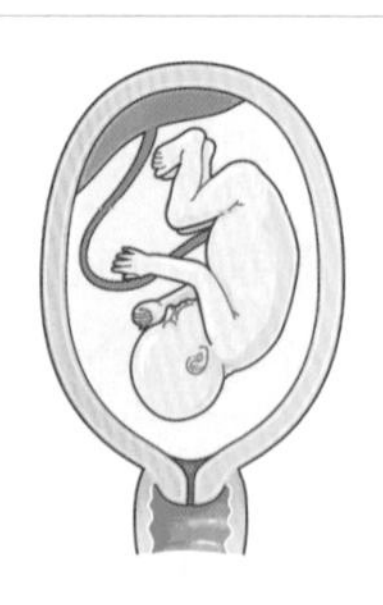

(c) 6个月的胎儿

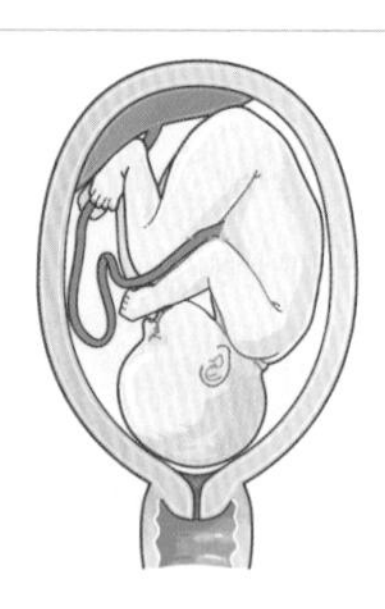

(d) 9个月的胎儿

通过这四幅分图，我们可以看到图4-8中已经着床的受精卵是如何生长发育的。为了方便表示，图中的胎儿一直处于同一位置。事实上，他会频繁地活动。但到了第9个月，在生产前夕，大部分情况下，胎儿都会调整成头朝下的姿势。

图4-9 从受精卵到胎儿

卵提供最好的保护和发育环境。因此，这是一种“矛盾的耐受”，没有对这种特殊的移植物产生任何的排斥。在某些情况下，对这种移植物的耐受机制也会失效。受精卵会立马引起母体的排异反应，我们称为**免疫性习惯流产**，其特征是某些夫妇每次怀孕时都会发生流产。反复流产困扰着许多女性，遗憾的是，目前还没有找到有效的预防手段。

正常运行的**受精卵着床**机制对其后期的发育和成长至关重要。因此，某些妊娠疾病，如子痫前期，或发育紊乱（如子宫内生长迟缓），可能源于着床异常。

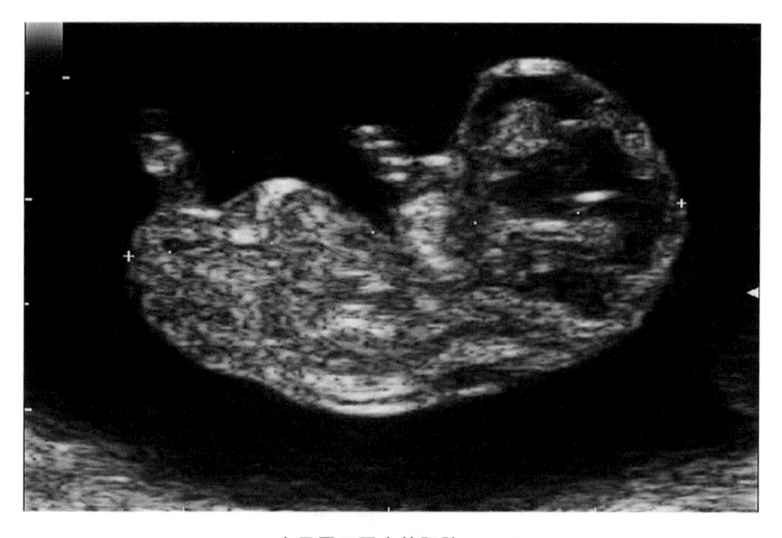

一个月零三周大的胚胎，9 SA

体外受精及其他辅助生殖手段

如果夫妻无法自然怀孕，他们可以求助于医疗手段，也就是辅助生殖技术。如今，约5%的女性借助这种医疗手段怀孕分娩。这一数字一直在上升，部分原因是想要生孩子的女性的年龄在不断升高。随着年龄增大，生育率逐步降低；夫妻俩感到时间紧迫，于是求助于医疗手段来帮助其怀孕。在现有技术中，体外受精可能是公众最熟知的手段。

体外受精

从20世纪80年代初开始，这一技术得到了极大的发展。起初是面向输卵管堵塞的女性，之后此项技术的应用范围逐渐拓宽。无论是女方的问题（子宫内膜异位、不明原因不孕、排卵异常）还是男方的问题（精子质量低或数量不足）所导致的不育，都可以借助这项技术解决。如今，体外受精的治疗案例中，男性的不育问题已超过了女性。

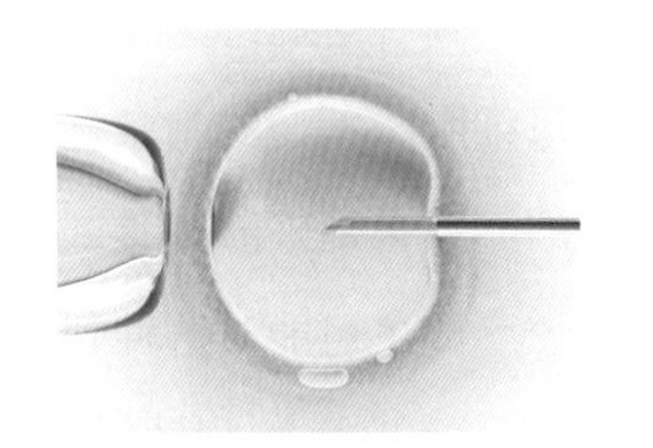

体外受精是指让精子和卵细胞在体外结合。这一治疗手段须在特许的实验室及公立或私立医院进行。

我们现在来了解这一方法的详细信息。除了冰冷的专业术语，体外受精可以说是夫妻最为紧张的时刻。在开始这段冒险之前，夫妻双方都有必要知道每个阶段的细节，还要明白他们对于孩子的渴望会帮助他们克服眼前的困难。

体检及治疗

在开始所谓的体外受精之前，医生会让夫妻双方先进行完整的体检。

女性应接受的体检包括：

- 临床检查。
- 抽血检查激素水平（尤其是“卵巢储备”以确定卵巢在受刺激时能否正常工作），并且进行疾病筛查。
- 对子宫及卵巢进行超声波检查。
- 子宫输卵管造影，即X光片，可以检查子宫和输卵管的情况，有时还会进行腹腔镜检查（由肚脐引入光学仪器，对腹部和盆腔进行检查）。

男性应接受的体检包括：

- 抽血检查激素水平，并且进行疾病筛查。
- 精液分析（实验室精子试验及精液培养）；这是为了确定理论上精液是否具有使卵细胞受精的能力，并且检查精液是否受到感染。

在体外受精之前三个月，如果你出现过健康问题，如发烧、全身乏力、服药……一定要告诉医生，因为这些可能会影响精液质量。

体检之后，医生将开始**刺激卵巢**。这是为了促使多个卵泡同时发育，以便获取多个卵母细胞。所谓的刺激就是一种激素治疗：注射促性腺激素。通过超声波检查和检测血液中的激素含量来监测雌二醇（最重要的雌激素）的变化。

卵巢可能对这种刺激产生过度反应。这是**卵巢过度刺激综合征**。最初的症状是肚子疼痛，腹部增大，有时伴有恶心、呕吐。出现这种情况应立即看医生，有时需要住院治疗几天。有时则恰恰相反，卵巢对刺激反应不佳，在这种情况下，最好停止刺激，过一段时间再重新开始。

当卵泡发育到合适大小，且雌二醇含量经评估也已满足条件时，就可以通过注射人绒毛膜促性腺激素（βHCG）**诱发排卵**。注射的时间点很重要，因为这会决定卵泡穿刺的时间。通常会在36小时之后进行穿刺，抽吸卵泡液，提取其中的卵母细胞。抽吸时，要对女性进行全身或局部麻醉，抑或是进行催眠，借助超声波引导，取卵针由阴道进入，直达卵巢吸取卵子。

在实验室中进行试管受精

完成体外受精的不同阶段需要几天的时间。卵细胞穿刺的上午，要收集精子，在实验室对其进行处理，以选取最为强壮且最有活力的精子。卵细胞和精子将在孵化器中进行接触。如果受精成功，受精的卵细胞或胚胎将在2到3天（有时5到6天）的成熟期后被移植到子宫内。

待移植的胚胎数将由医生、生物学家和夫妻俩共同讨论决定。一般来说，会移植两个胚胎，但目前的趋势是只移植一个胚胎，以避免会造成早产风险的多胎妊娠。如果在此过程中产生了几个高质量的胚胎，可以冷冻这些胚胎，将来经夫妻俩同意后再进行移植。

将胚胎放入一根轻质弹性导管内，女性平躺后，导管由阴道进入，伸入子宫。该手术无痛，不需要麻醉或住院治疗。

建议女性保持躺姿一个小时，以避免可能出现的子宫收缩，然后可以恢复正常活动。在此之后没有什么特别的预防措施。移植后约14天对血液中的人绒毛膜促性腺激素含量进行检测，以确定是否有怀孕迹象。如果有，后续将进行多次检测，跟踪激素水平变化。在移植后一个月左右将进行超声波检查以确认是否怀孕。

尽管这项技术已经应用得相当普遍了，但当一对夫妇得知他们育儿成功后，情绪还是会非常激动。

体外受精之后

体外受精后，宫外孕、自然流产和畸形的风险并不比自然妊娠多。另一方面，如果移植两个胚胎，很可能会出现双胎妊娠。

现在，唯一能限制这种多胎妊娠的办法就是只移植一个胚胎，代价显然是怀孕几率下降。所有体外受精中心的专家们都会限制多胎妊娠，多胎妊娠的首要风险就是胎儿早产。早产时间越早，围产期死亡率越高，孩子患后遗症的风险越大。多胎妊娠是充满危险的，准妈妈需要得到精心的照顾，要去高水平的产科医院分娩，这样如果宝宝早产（参见第7章），将获得最好的医疗条件。

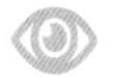
小贴士

体外受精之后成功怀孕的几率可达约40%，成功分娩的几率约为30%；两个数字间存在差异的原因是妊娠自然终止。

单精子卵胞浆显微注射（ICSI）

利用这种体外受精技术，可以将单个精子直接穿过透明带注射到卵细胞中。当精子的数量和活力不能保证常规技术手段下体外受精成功时，通常就会使用单精子卵胞浆显微注射（ICSI）。ICSI技术现在已经成为最常用的辅助生育技术，因为夫妻间最常见的不孕不育问题多与精液质量不足有关。这项技术也可应用于不明原因的不孕不育。

这项技术代表着一个巨大的进步，解决了男性不孕不育的问题。以前，如果精液严重不足，只能接受捐精，会造成夫妻双方的心理负担。

形态选择性卵胞浆内单精子注射（IMSI）

这项技术比ICSI有更多选择性，可以选择没有任何缺陷的精子。目前世界上只有少数机构掌握了该项技术。

胚胎冷冻

将优质的胚胎冷冻起来（**冷冻保存**），夫妻俩可以多次尝试辅助生育手段，而不用再经历一遍上述体外受精的全过程，即卵巢刺激、穿刺、受精等。

夫妇双方与辅助生育手段：心路历程

体外受精技术的应用已经超过30年了，已经广为大众熟知。人们可能会觉得这项技术已经非常成熟了，一旦采用一定会获得理想的结果。但是当夫妻俩求助于体外受精技术时，往往会被残酷的现实打倒：限制条件很苛刻，需要进行重复的检查，有时还很痛，日期不可挑选等。

女性会觉得自己像制造卵细胞的机器，而男人会觉得自己像制造精子的机器。此外，额外的压力是，时间很紧迫，前来咨询的夫妇平均年龄在35岁左右，他们知道超过这个年龄生育能力会迅速下降。

体外受精的过程跌宕起伏，从恐惧到希望，从失望到快乐。夫妻俩采用辅助生育手段后，就要经受各种考验，如果不能成功怀孕，内心会感到挫败、无助，甚至还会有负罪感。此外，当下，男性患有不孕不育症的概率越来越高了，女性却要忍受各种检查、注射、生物学检测或超声波检查。各项流程开始后，男性只需将精子交给实验室就好了，即使这对他来讲也并非易事，而女性会因此遭受巨大的痛苦。

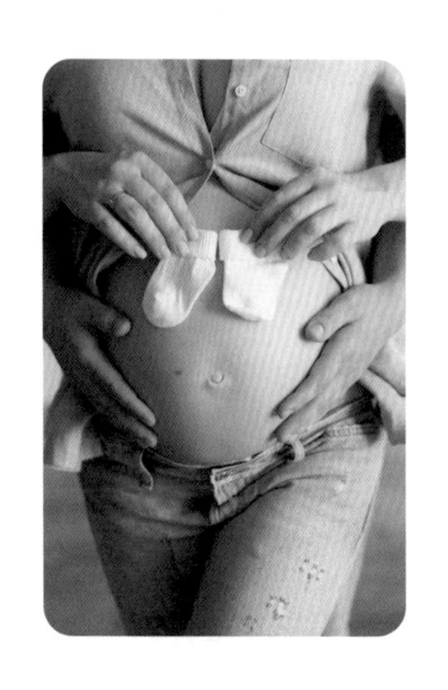

重要的是要做好心理建设。面对治疗，女人和男人并不能同时或以相似的方式感受到相同的东西。同时，面对生育难题时，每个人的应对方式也各不相同。意识到这一点有助于避免误解，使得夫妻俩保持步调一致，拉近距离，加强关系。夫妇俩一定要反复地沟通交流！在这个敏感的时刻，对话是解决问题的唯一方法，双方不能隐而不言，这会破坏夫妻间的情感平衡。精神上的相互支持能够将这一段漫长，甚至令人沮丧的旅程转变成相濡以沫的情感历险。**相关法律法规**严格规范了辅助生育手段的实施准则。在处理不孕不育病例时，过程要透明，对于成功概率、限制条件、手术风险以及其他潜在风险要如实、完整地告知患者。法律要求医生要告知关于辅助生育手段的全部信息。体外受精只能由有执照的医生和生物学家在经过批准的临床和生物中心进行。由生物医学机构对这些中心进行批准认证。

其他辅助生殖手段

夫精人工授精

该项技术旨在将精液直接放置入子宫，以增加精子和卵细胞结合的几率。这项技术可以在以下几种情况下应用：精液质量较低或射精有困难；子宫颈分泌的黏液异常，导致精子难以通过；其他一些原因不明的不育症。进行此项治疗时，通常会进行轻微的排卵刺激，以便提高成功率（同时产生的卵细胞越多，怀孕的可能性就越大）。然而，这必然导致多胎妊娠的风险，因此此项技术需要严格把控。通过激素水平测定及超声波检查来监控整个治疗过程。这项技术的行政管理手续与体外受精一样。

供精人工授精

当配偶的精液质量不足时可以考虑借助精子捐赠。接受捐献的夫妇的请求必须得到司法许可（法院或是公证处）。精液首先会被冷冻保存然后进行解冻，在女性排卵时由妇科医生在子宫颈内对其进行人工授精。这一操作并不复杂。

卵细胞捐献

相反，卵细胞捐献要复杂得多，因为女性捐献者以无偿匿名的方式进行捐献，却要经受从刺激卵巢到穿刺取卵的全过程，这其中的痛苦不言而喻。可以说是无私的精神驱使着捐献者做出这样的决定，把这样一份特殊的“礼物”送给另一位陌生女性。

争议中的卵细胞储存

在有些国家，医学上是允许冷冻存储卵细胞的，比如接受了可能导致不孕的治疗（如化疗），或是由遗传疾病等引起的卵细胞储量急速下降。

有些女性早年由于各种原因没有生育，当她意识到自己的生育能力正在下降时，会提出这种要求，即出于私人便利目的的冻卵。在很多欧洲国家，这种卵细胞冷冻保存都是允许的，而且在一些国家将其视作一种医学进步，对于40岁以上患有不育症的人来说，这是一种有效的治疗手段；有生育需求的夫妇也就不用求助于卵细胞捐赠了。另一些人则对此表示反对：这种技术的有效性并不确定，无法保证以后一定能成功生下孩子。也有人认为这是一种过度的生殖医疗普及。此外，这还会造成晚育的常态化——晚育是有一定风险的，还会打破生育的年龄限制。

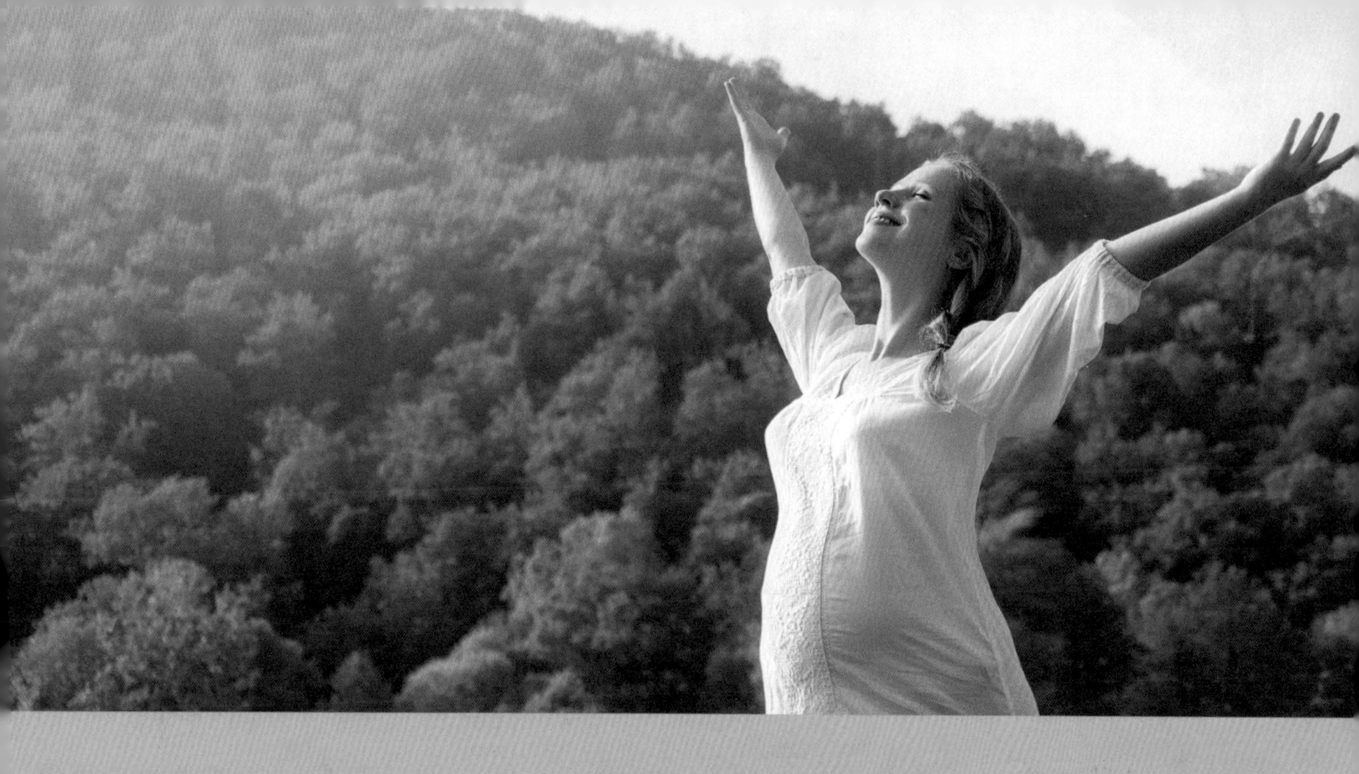

宝宝的成长月报

这里展示了宝宝在子宫内九个月惊人的成长过程。这是一段无与伦比的经历，因为在人生命中的其他阶段，都不会经历如此巨大的改变。以下内容会向你介绍宝宝发育的主要阶段，还将对你的健康状况、要进行的检查、需要办理的手续，以及应做的准备进行盘点。

月份与星期

记录宝宝在妈妈腹中的生长，会用到两种时间的计算方法：

- 以月为单位：从受孕之日开始计算，指的是怀孕月份。
- 以周为单位：从最后一次月经的第一天开始计算，指的是闭经周数。

在最后一次月经的第一天到受孕会差两周的时间。这是以上两种计算方法之间的差异。

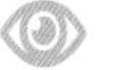

小贴士

我们会附上每个月的超声波检查照片，但是怀孕过程比较平稳的情况下，整个孕期推荐做三次超声波检查就足够了。

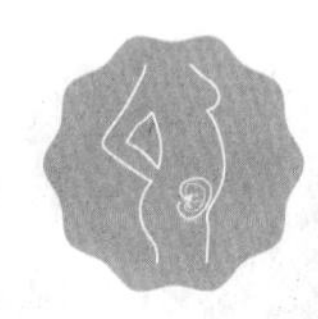

宝贝的第1个月：生命的开始

直到闭经后第6周半

受精卵开始从输卵管移动到子宫，这一过程中同时进行着分裂，随后进入“桑葚胚”阶段。然后它深入子宫内膜，在这里“筑巢”——即着床后变成胚胎。

胚胎是一个极小的盘状物（直径0.2毫米）。胚胎位于受精卵中心，形成了内细胞团。组成这个圆盘的细胞将分化成三层：外胚层、中胚层、内胚层。这三个胚层将发育成宝宝的所有组织和器官。

同时外胚层上还有一个小腔室会逐渐增大，以后会在胚胎内部形成中空的腔体，这就是羊膜腔。不久之后，胚胎就会漂浮在羊膜腔里。滋养层，即未来的胎盘，将在受精卵着床区域附近生长发育。第20天，胚胎内部出现心脏管道和心原基（未来心脏的雏形）；这个管道是两条血管融合成的，虽然这个管道还没有发育成完整的心脏的样子，但它可以通过痉挛性收缩推动血液循环。在超声波检查时，已经可以看到血液流通。胚体形成：胚盘开始卷折，如同一根管子的两头在互相往一起靠拢。其中一段会出现一个突起，这个突起将来会发育成头部，然后长出大脑。另一端会出现第二个较小的突起——尾芽，一个小小的尾巴，将来会退化成尾骨。最后，在胚胎的背部会出现最初的性细胞。

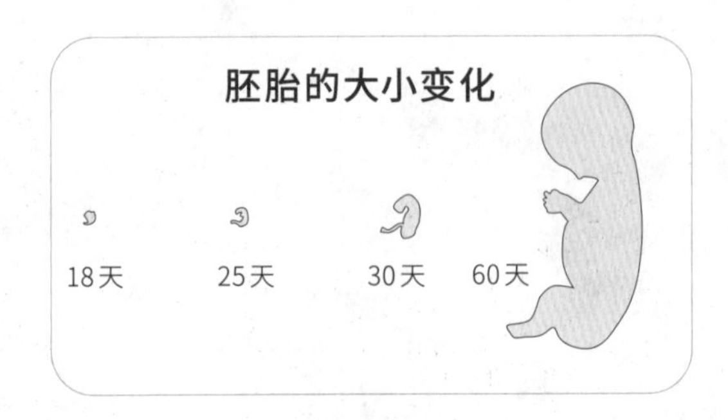

2周
排卵、受精、受精卵移动到输卵管。

3周
在子宫内着床，受精卵变成胚胎。

4周
胚胎有近140个细胞。

5周
发育出头部及尾芽。

6周
心脏跳动，器官开始成形。

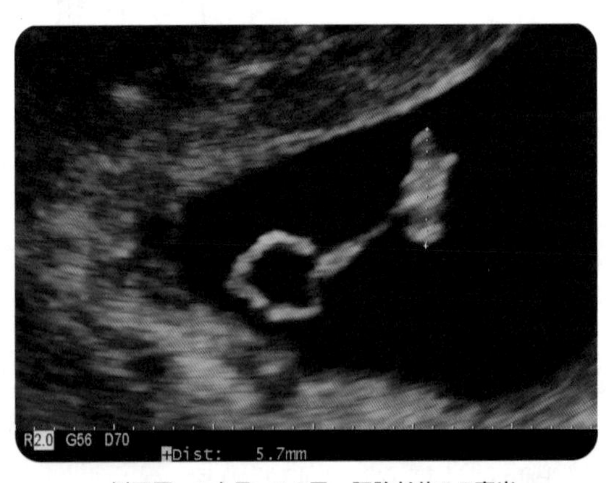

侧面图，1个月—6.5周。胚胎长约5.7毫米

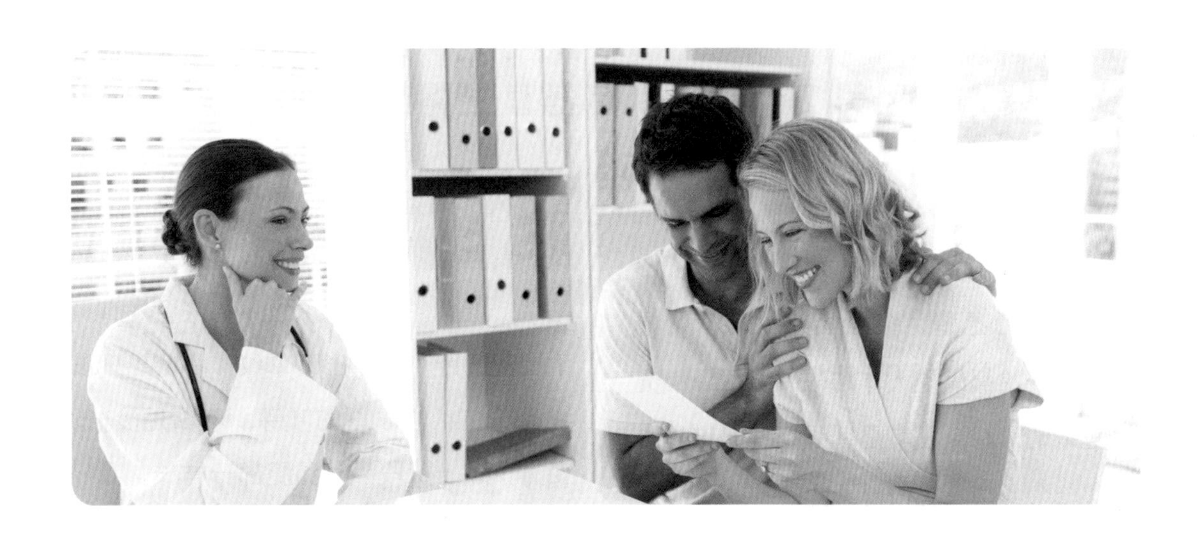

妈妈的变化

一旦受精卵着床，子宫的形状就会发生改变。子宫变得柔软而饱满，随着孕周增加，体积不断增大。此时准妈妈开始出现恶心的反应，血压会降低，经常能感受到情绪的变化。有些女性很早就能察觉到这是怀孕初期的表现。

另一些人则感受不到任何征兆。如果出现假性月经，更容易干扰判断。因此当怀孕测试结果呈阳性时，会给准妈妈一个惊喜。

你的健康

• 月经迟到几天之后，妊娠检验可以帮助你做出诊断。

• 如果你正在服药，又在做怀孕的准备，最好向医生进行咨询，调整治疗方案。不要在没有医嘱的情况下擅自更改方案。

产检及超声波检查

应该在怀孕头3个月进行第1次产前检查。检查内容包括：

• 问诊及全面体检。

• 风险因素评估。

• 妊娠信息咨询及后续跟踪信息。

• 怀孕必须要做的各项检查。

• 如果有患贫血症和糖尿病的风险，则要进行筛查。

• 与医生讨论选择哪家医院生产更为稳妥。如果妊娠过程中出现什么问题的话这一点是很重要的。

• 通常会在第12周进行第1次超声波检查。如果怀孕开始的时间不明确，医生会通过超声波检查来测定具体的时间。

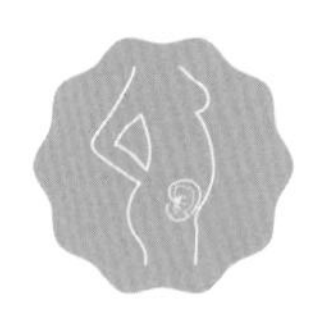

第 2 个月：所有器官显露雏形

从第6周半到第10周半

四肢在第2个月初开始发育，先长出胳膊，然后是腿。接着面部轮廓开始显现，刚开始都只是大体的轮廓：两个小突起是眼睛，两个小坑是耳朵，嘴巴和鼻子只有一个开口。这段时间里，神经系统逐渐发育。胚胎前面，三个囊泡形成了未来大脑的雏形。泌尿器官开始发育。心脏和血液循环系统也开始生长。

胚胎的头一直向前蜷曲着，和从腹部中央发育形成的心脏突起贴在一起。稍往下的位置，我们第一次看到了脐带。头部一直在变大，生长速度比身体其他部位都要快。之前眼睛分居头部的两侧，现在开始慢慢靠近；因为还没有眼睑，此时眼睛显得很大。额头隆起，鼻子扁平，嘴唇开始显现，牙床上出现了小乳牙的牙胚。

在这一个月内，胚胎的外形发生改变。头部抬起。四肢开始慢慢伸展，变长，变得清晰可认。在四肢末端会形成棒槌状，上面各有五条深纹，将来会发育成手指和脚趾。手掌出现掌纹，脚底出现脚纹。四肢状似厚厚的叶芽，不断地变长、变宽。这一阶段手臂和腿部一样长。我们现在可以推测肘弯和膝弯的位置了。

宝宝的身体内部也发生着重要变化。胃和肠初具雏形，位置也最终确定。呼吸器官体积增大，但在这个阶段呼吸系统还未开始运行。心脏确定最终形状，胚胎的血液循环系统已经完备。大脑开始长出像成年人大脑一样的脑沟和突起（脑回）。全身的肌肉都在生长发育。

在这个月末，会发生一件大事：骨骼开始发育。骨骼的生长发育会持续数年，直至青春期结束，生长才会停止。

在2个月的时间里，胚胎长成了人形，在接下来的7个月中，宝宝的任务还很艰

7周
大脑、眼睛、耳朵成形。

9周
消化器官确定位置。

8周
脚趾出现纹路，软骨变成骨头。

10周
开始构建神经系统与脊髓。

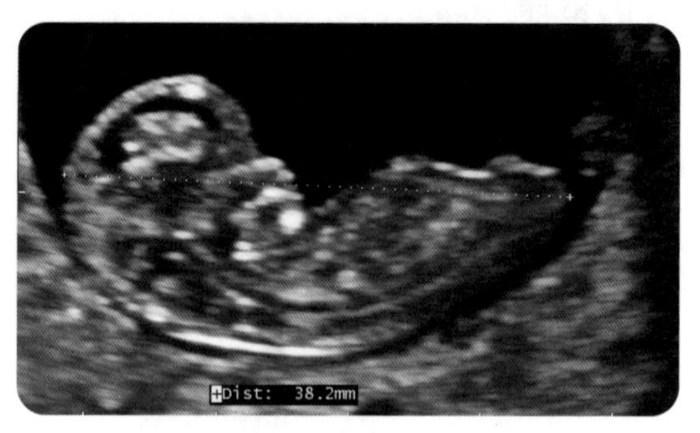

侧面图，2个月—10.5 周。胚胎长38.2毫米

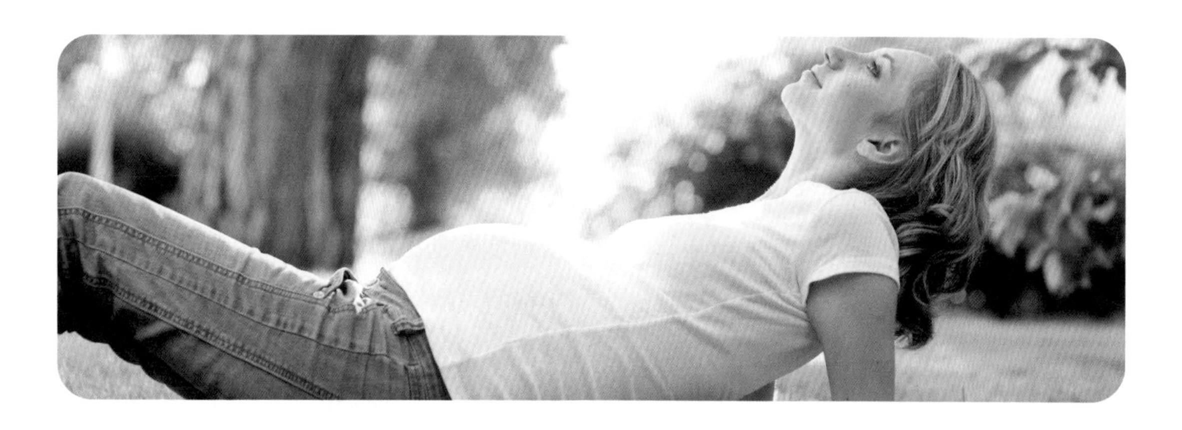

巨，要不停地打磨完善，美化这个“原稿”。因此，我们之前强调一定要尽早确定是否怀孕，这2个月的时间，即胚胎发育期是极其关键的。实际上，这段时间，胚胎对可能威胁各种器官正常发育的刺激（如烟草、酒精、感染、药物）尤其敏感，这些危险因素可能导致胎儿发育畸形。前3个月是身体各器官发育成形的时间，危险系数较高。

第2个月总结

胚胎长约30毫米，将近11克重。准妈妈可能还没意识到它的存在，但是在它小小的躯体里，所有的器官都已经初具雏形了。2个月的时间里，胚胎已经获得将来发育成人的所有条件。在超声波照片中，心脏已经清晰可见，我们可以听到它在跳动。对于这个刚刚完工的“主体工程”，在接下来的7个月的时间里，宝宝会精心雕琢、细心打磨，完成一个伟大的作品。

妈妈的变化

此时，子宫像橙子一样大，会轻微挤压膀胱，你的尿意可能会更加频繁。

怀孕的不适症状（恶心、胃部沉重感……），恰恰证明了一切进展良好。如果反应过于剧烈，可能是双胎妊娠。

你的健康

- 一旦确认怀孕，就必须马上停止抽烟饮酒。
- 按照“准妈妈”食谱进行健康饮食。
- 坚持运动，走路、游泳……但不能参加体育比赛！

准备工作

- 确认自己怀孕后，立即到产科医院咨询；接下来的几个月，如果出现问题，就可以在这里进行咨询。
- 从怀孕初开始，避免在花园和周围环境中使用杀虫剂及其他扰乱内分泌的物质，尽量不要接触化学物质——它们就存在于日常用品中（化妆品、家用产品等）。

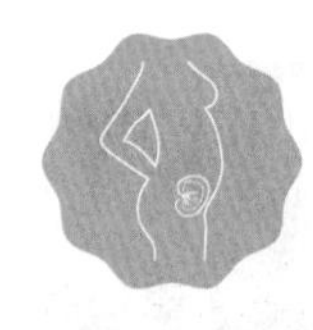

第 3 个月：生命走进现实

从第10周半到第15周

宝宝是男孩还是女孩？从受精那一刻开始，宝宝的性别就已经确定了。但是这个秘密被牢牢地封在细胞核中心，从外面什么也看不出来。在第3个月初，性器官才开始分化，发育成女性生殖器官或男性生殖器官。

受精卵现在占据了子宫腔的整个空间。羊膜与子宫壁紧密粘连，羊膜在里面，绒毛膜在外面。胎盘继续变厚，以增加与母体血液的交换面积。胎盘与胎儿同时发育，胎盘会逐渐成熟、衰老，直至宝宝出生。

宝宝的面部轮廓变得越来越清晰。第3个月时声带开始发育。在接下来的6个月中，声带会逐渐变得厚实，可以震动，这样出生后宝宝才能发出第一声啼哭。

宝宝身体的其他部分都在逐步发育，但手臂的生长速度比腿快一些。我们可以清晰地辨别出前臂、肘关节和手指，其中手指的末端在变硬，之后会长出指甲。

在身体内部，肝脏和肾脏发育得很快。肠道变长，卷曲盘绕起来。随着脊椎的发育，骨骼也开始发育。肌肉和关节变得坚实牢固。宝宝开始轻微地移动，尽管动作小到连母亲都无法察觉。此时胎儿已经可以轻微挥动手臂和腿，握紧拳头，转动头部，张开嘴巴，吞咽，甚至开始练习吃奶的动作了！

在这个月内就可以拍**第一张超声波照片**了。对于所有的父母来说，这都是一个重要的时刻。他们会惊讶，会感动。一位女性读者在信中写道“看到宝宝生活在他自己的小世界中，隐秘而安静”，虽然他们想象过孩子的样子，听过孩子的心跳，突然一下子能“看”到孩子在移动，仍感

11周

孩子面部有所改变。生殖器官已经形成。

12周

肌肉发育，孩子可以移动手臂和腿部。腹部内脏在发育。

13周

骨盆及肋部的骨头成形。

14周

可以确定性别了。

15周

骨架发育，四肢伸长。

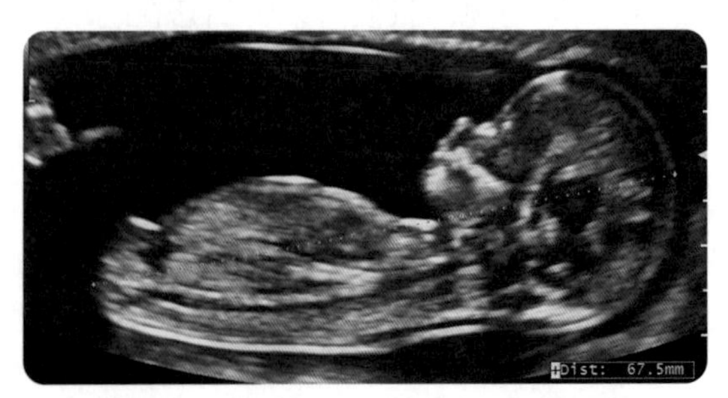

侧面图，2个半月—12周。胎儿身长：67.5毫米

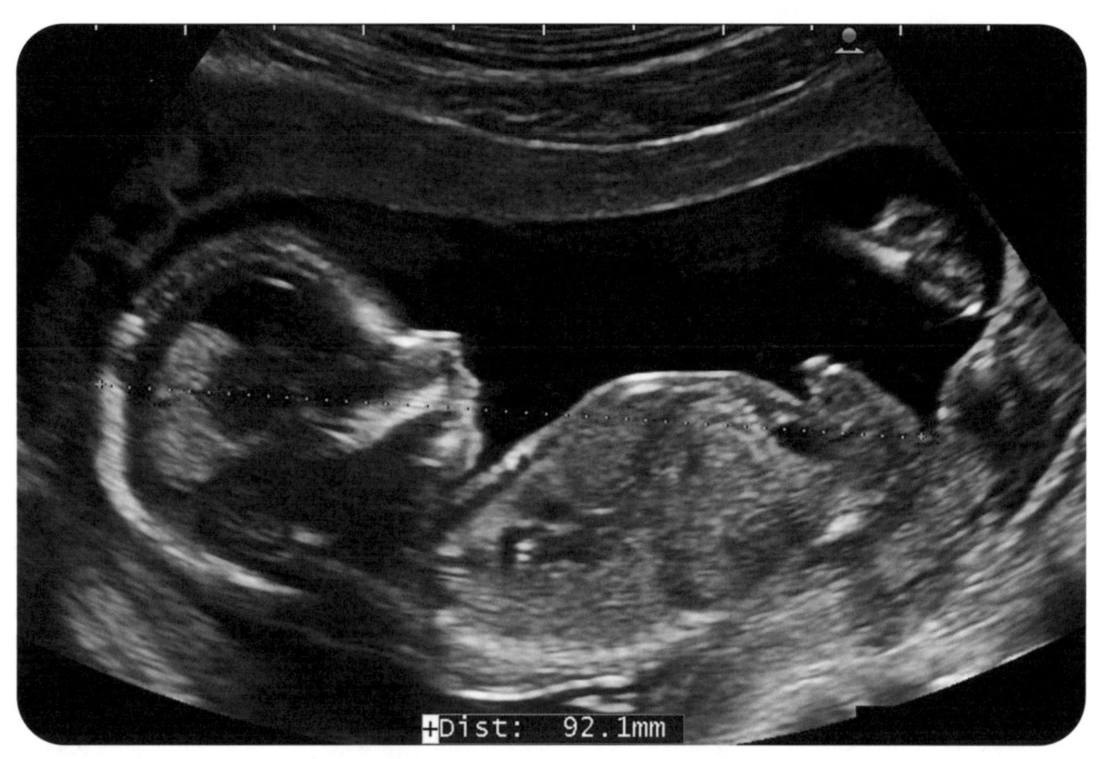

侧面图，3个月—15周。胎儿身长：92.1毫米

到惊喜不已。第一张超声波照片和颈项透明层的厚度是产前诊断的重要参考。父母们都知道这一点，所以心情会比较紧张。

在做超声波检查时，准爸爸、准妈妈往往会从医生的话中听出“弦外之音”。检查医生说话或者不说话都会被他们过度解读。“胎儿挺小”会被解读成“胎儿过于小了”。“孩子头挺大”会被解读成“孩子畸形”。如果医生蹙了一下眉，可能只是在调整机器，或是在观察某个细节，父母们就会以为这个表情和孩子的发育状况有关系。

超声波检查分两个阶段进行。第一步是医学调查：医生完全专心地观察、检测、评估孕妇和胎儿的状况；第二步，向父母们报告他观察到的情况。医生会告诉准爸爸和准妈妈不要过度焦虑。如果你仍然感到焦虑不安，一定要告诉医生。

第3个月总结

对胚胎的称呼也要改变一下了，现在应该称其为胎儿。胎儿重45克，长约100毫米。宝宝的身长是指从头顶到臀部的长度。在4周的时间里，身高会长成原来的3倍，而体重将是原来的4倍！胎儿的面部、胳膊、手、腿部及脚都清晰可辨，占据了整个屏幕。在接下来的几个月里，骨头将发生重大的变化。一切都在发生巨变，但是宝宝的外表变化并不大。

妈妈的变化

子宫变大，到第12周时，会变得比一个柚子更大一些。

消化系统的功能会发生变化，肠道会受到挤压，蠕动的速度会变慢，使你不得不改变饮食习惯。

某些不适的症状，如恶心等，通常会在本月末消失。

胸部会变得敏感，有时会感到刺痛。这一症状会持续好几周。

你的健康

- 养成定期称体重的习惯。
- 遵循均衡的膳食方式。
- 注意弓形虫血清检查是否呈阴性。

超声波检查和产前诊断

在第12周前后，及时预约做第1次超声波检查。

这时也应该抽血，检查是否有患唐氏综合征的危险。

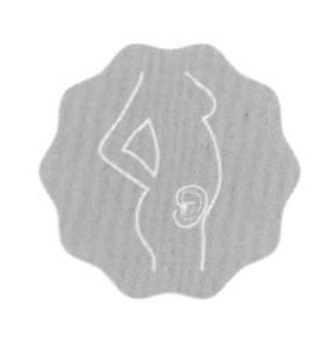

第 4 个月：胎儿已经成形

从第15周到第19周半

到第4个月几乎已经没有了流产的危险。如果你之前还没告诉家里的大宝他将会有一个弟弟或妹妹，现在无疑是一个很好的时机。简单明了地告诉他，不要说太多细节或做过多解释，当然，也要让爸爸参与这个过程。

有些父母会很犹豫，要不要过早地告诉大家，因为他们担心孩子们没有耐心，而且不懂得等待。其实小孩子可以理解小宝宝需要时间去成长。

有时候，父母们会注意到老大的脾气突然变了，他们会对妈妈耍脾气，或者不愿意和妈妈分开。要耐心地开导孩子，缓解他的紧张情绪。

这个阶段宝宝的发育速度减缓。他们的皮肤薄得可以隐约显出皮下的血管。皮肤通体覆盖着一层绒毛，称为胎毛。宝宝心跳速度很快，是成年人的两倍，并且将在出生后一段时间内持续这种心速。

肝脏开始工作。消化道的其他器官（如胆、胃）开始分泌一种绿色的物质，并聚集在肠道内，形成胎粪。它主要由胆囊排出的胆汁形成。肾脏也开始工作了，胎儿的尿液直接流入羊水中，羊水会逐步自净。宝宝的头部也开始长出头发。

第4个月总结

这时宝宝长约150毫米，重约225克。身体比例逐渐发生变化，腹部长大了很多，头部看起来与身体其他部分有点不太协调。

妈妈的变化

子宫位于耻骨及肚脐中间。你可能会发现很难让自己的双腿并拢，虽然你体重

16周

孩子的大脑已经具备主要的结构，脸部构造已经完成。

17周

孩子会将尿液排入羊水中。

18周

眼睛轮廓显现，指骨和趾骨分明。

19周

孩子会移动，但你可能感觉不到。

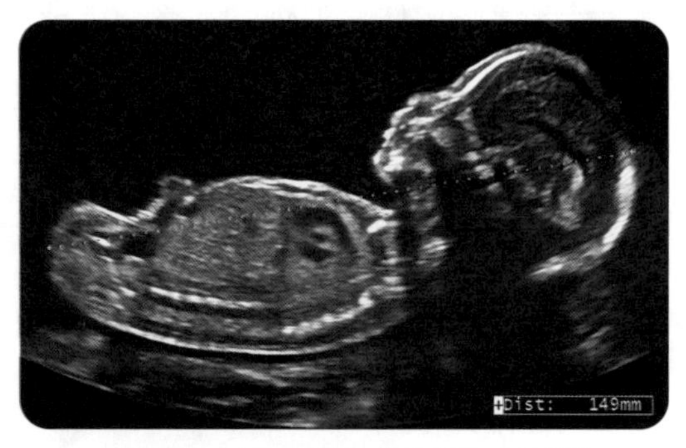

侧面图，4个月—19周。胎儿身长：149毫米

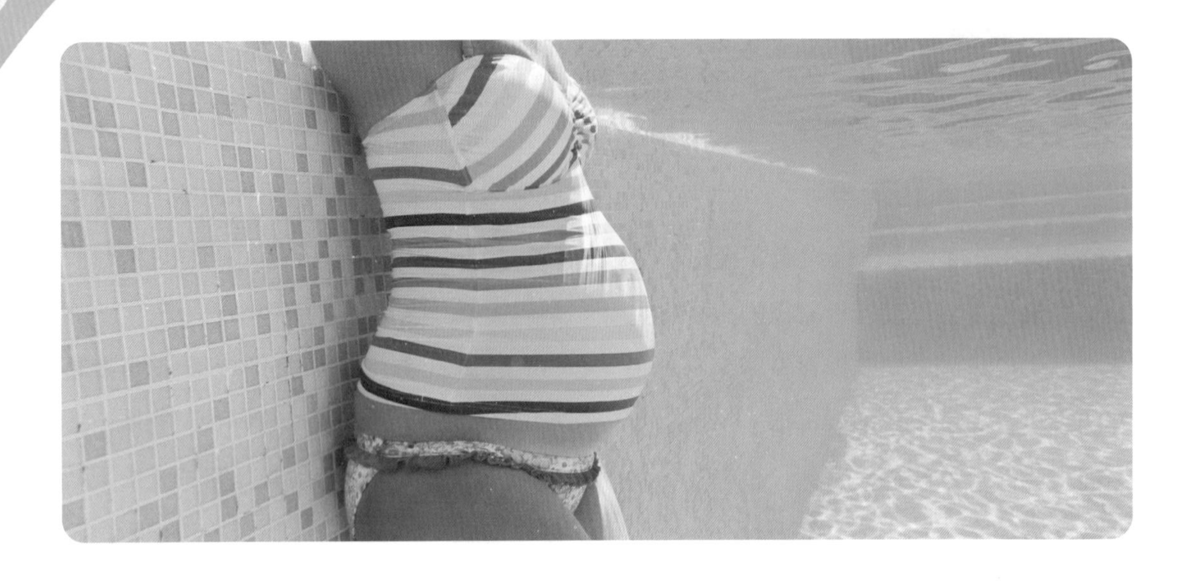

没有增加，或只增加了一点，但骨盆已经变宽了。

胸部开始做好哺乳准备，血管会扩张，血管也会变得清晰可见。

这是平静的一个月，准妈妈的身体已经适应了怀孕和激素的变化，不会受到身形变化的影响，可以轻松地活动，有时甚至会忘了自己已经怀孕……

你的健康

- 注意自己的体重。
- 继续坚持体育锻炼：走路、游泳、肌肉放松。
- 恶心、呕吐症状消失。
- 可能会有低血糖症状。

产检

- 第2次产检：

——产科及全科体检。

——弓形虫检查（阴性）。

——蛋白尿检查。

——建议进行社会心理学咨询，即“早期产前面谈”。这是关于分娩和育儿准备的第一次面谈，你可以明确提出自己的需求，找到符合要求的医疗资源。

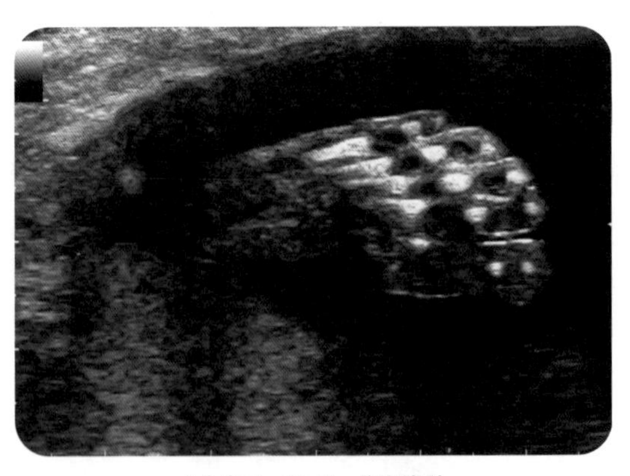

4个半月—21周，脚和脚趾

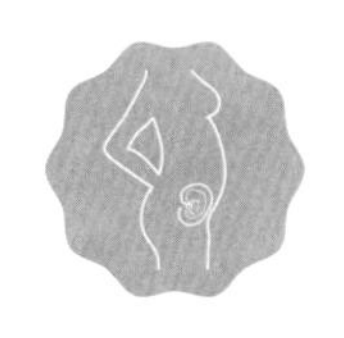

第 5 个月：能感受到胎动

从第19周半到23周半

第5个月对于父母们来说有着特殊的意义。对于母亲来说，她能感受到胎动了：妈妈一直满怀期待地、焦急地盼望着宝宝的到来，甚至时常有些担心。此前，子宫内还有空间，所以很少能察觉到胎动；现在，终于感觉到了（如果是第1个孩子，通常是在第5个月开始胎动；如果是第2个孩子，则在第4个月开始胎动）。妈妈感受到的胎动像是“吐泡泡”的感觉，她会将这种感觉与超声波检查时的画面联系起来。

对于父亲来说，把手放在妻子的肚皮上抚触，是自己与孩子的第一次身体接触。感知宝宝的胎动是爸爸了解孩子、与孩子建立依恋关系的重要一步。

开始时，宝宝似乎很害羞，只轻轻推撞一下。接着他的胆子变大了，会挥臂或踢腿，尤其是在母亲休息时，会感觉到他的动作幅度更大一些。渐渐地，动作开始变得有章法，这也证明宝宝活力满满。妈妈很快就会发现，宝宝在她晚上休息时动得更加频繁——因为子宫越放松，孩子的动作就越自如。

在第5个月时，孩子的皮肤仍然很薄。头发更浓密了。指尖的指甲已经长出来了。婴儿通过吮吸周围的羊水来练习吞咽动作。有时可以在超声波图像上看到这个动作。

宝宝的肺部还在不断发育，“呼吸动作”起初是不规律的，大约从妊娠第8个月开始变得规律。此时胎儿的呼吸动作调动的是羊水而不是空气，该如何解释呢？我们推测这可能只是对今后呼吸空气的一种适应性训练。

20周

羊水的体积平均为400立方厘米；7周时，体积为20立方厘米，正常足月分娩时可达1升。

从20到23周

宝宝的大脑正在发育，对外界噪声、声音、腹部压力很敏感。

21周

宝宝每天增重约10克。

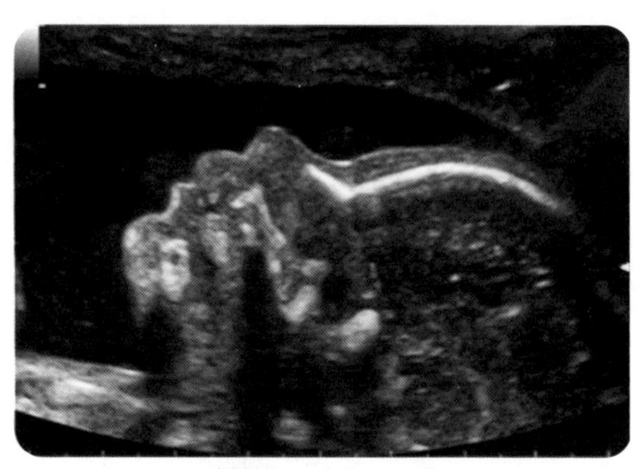

侧面图，5个月—23周

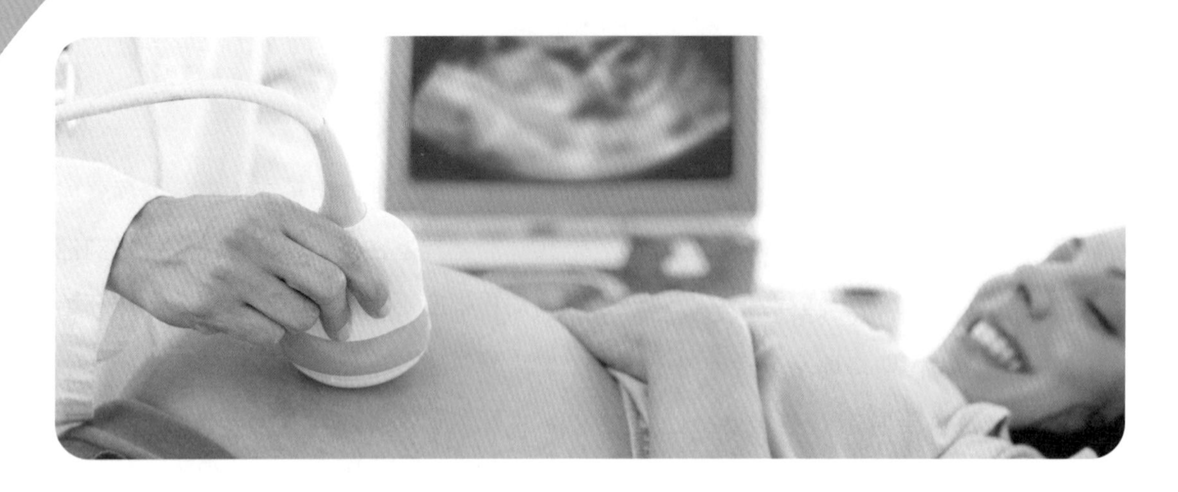

第5个月总结

现在宝宝长约25厘米，但生长最快的时期已过去了。到出生时，他的个头只会比现在大1倍，而体重将是现在的6倍，宝宝现在重约500克，一般到足月时会增重至3公斤。

妈妈的情况

现在到了怀孕中期，宝宝的存在感越来越强。子宫继续变大，尤其是宽度会增加。你的体型开始发生改变，关节开始松弛，这可能会导致关节痛。

有时还会感到一些不适，比如尿意频繁、大量的阴道分泌物等。

你的健康

在整个怀孕期间，尽量减少接触日常用品中的化学物质，比如化妆品、家用清洁用品等。

一些妇产医院会组织关于孕妇和婴儿生活环境的知识讲座。如果有条件，你最好积极参加。

产检及超声波检查

- 进行第3次产检：

——全科体检及产检。

——弓形虫检查（阴性）。

——蛋白尿。

- 通常在第22周进行第2次超声波检查。

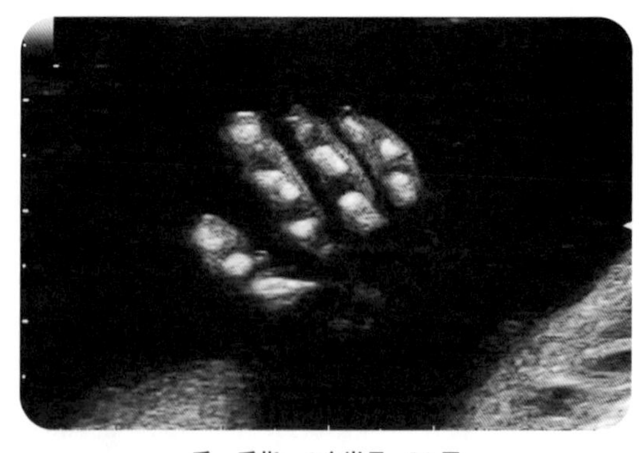

手，手指，4个半月—21周

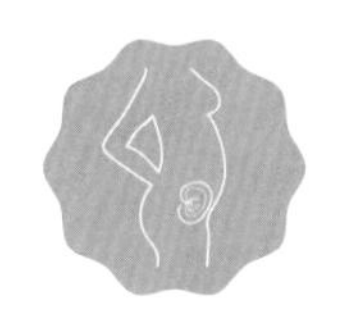

第6个月：胎动的一个月

从第23周半到第28周

第6个月是名副其实的胎动月，宝宝像是在做力量训练。一天中各个时间段的胎动情况也有变化，多数宝宝会在晚上妈妈休息时开始发力运动。准妈妈的某些姿势比较容易引发胎动，例如并拢双腿或膝盖交叉。

有些宝宝很好静，动得很少；另一些宝宝则很好动。但是出生之前胎动的频率与孩子出生后的“性格”没有任何关系。一个“好动”的胎儿并不一定是开朗活泼的孩子。宝宝们都有自己的睡眠规律，睡眠期间很少动或者根本不动。

胎动的频率随着怀孕的阶段变化而不同。在第22周至第38周之间胎动频率较高，在分娩前2—4周胎动频率会降低，部分原因是宝宝的活动空间变小了。

24—25周

下颌的乳牙已经长出。

26周

肺泡已经成形，但里面充满了羊水。

27周

宝宝醒着的一半时间里平均会进行20到60次动作（手臂、腿、上半身扭转等）。

28周

宝宝眼睛睁开，羊水每3个小时更新一次。

胎动频率也受到母亲心理状态的影响。我们曾经观察到母亲剧烈的情绪波动导致激素分泌水平突然升高，进而立刻引起了宝宝的反应。如果准妈妈大量摄取糖分，也会导致同样的结果。

研究胎动可以观察宝宝的健康状况；如果胎动次数减少，且持续时间较长，应立即咨询医生。

宝宝的大脑还在继续发育。面部轮廓更加清晰，出现了眉毛，鼻子轮廓显得更加突出，耳朵变大了些，颈部更灵活了。

宝宝每天睡16—20个小时。当宝宝进入深度睡眠时，很难把他叫醒，除非是

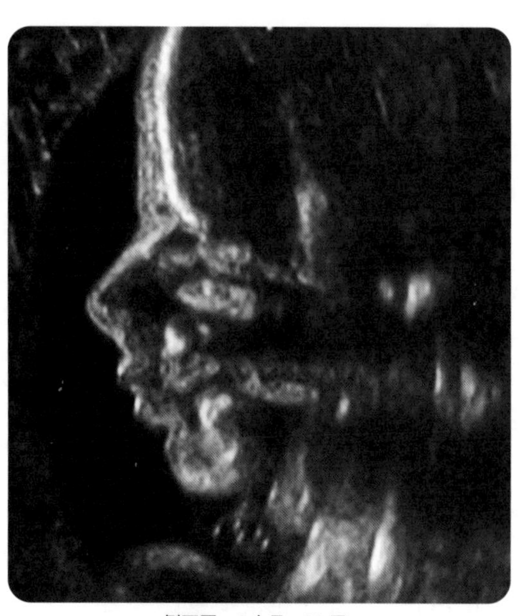

侧面图，6个月—28周

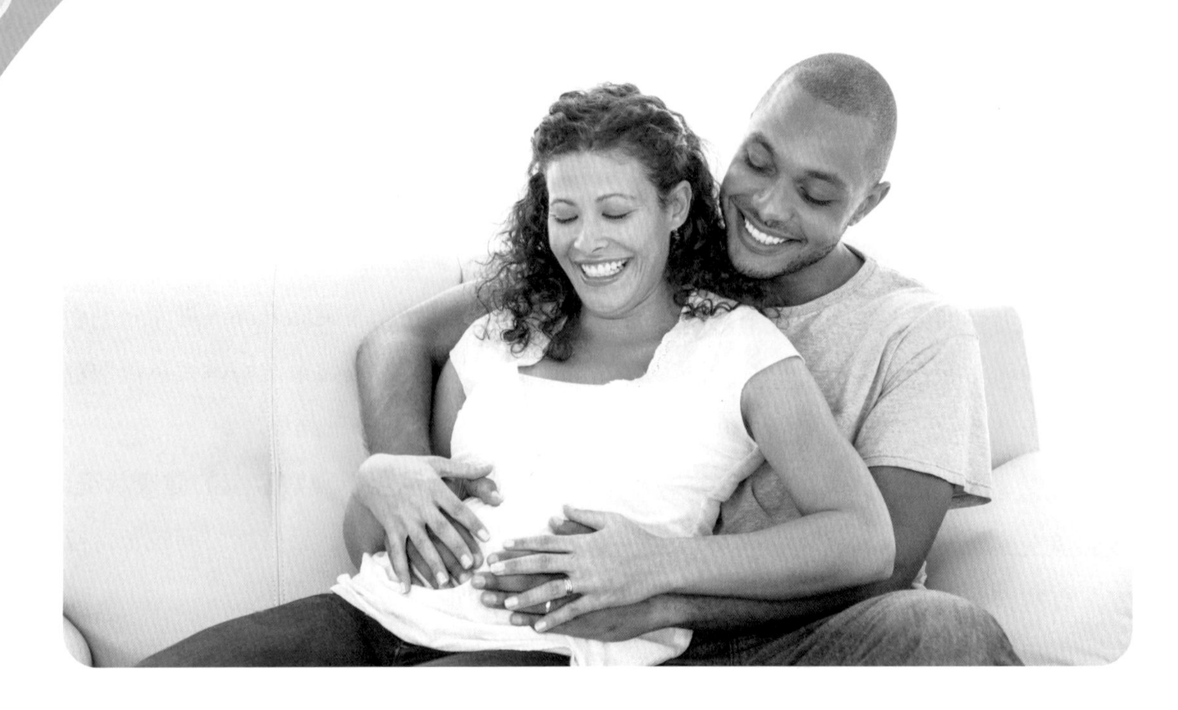

有噪音，或有人抚摸妈妈的肚子。宝宝的睡眠分成多个周期：安静和不安静睡眠期，深度安静睡眠期和深度不安静睡眠期。大部分时间里，宝宝都处于不安静的睡眠状态。渐渐地，不安静的睡眠时间减少，安静睡眠的时间增加。宝宝出生后很长一段时间内，我们会看到他们由不安静睡眠快速切换到安静睡眠，然后是深度安静睡眠和深度不安静睡眠。宝宝出生1个月后，才会形成苏醒—睡眠的规律，并逐渐稳定下来。

有时宝宝会突然动一下，横膈膜也会跟着震动，这会让妈妈以为宝宝在打嗝。大约6个月时会出现这种情况，准妈妈们不用担心，这属于正常现象。

随着胎动频率增加，也更有规律性，胎儿的存在感越来越强。你可能开始考虑不久的将来，产假结束后必须重返工作岗位时，孩子由谁来照顾的问题。可以提前准备了。

第6个月总结

孩子保持胳膊交叉放于前胸、双膝蜷曲在腹部的姿势。胎儿长约30厘米，重约1000克。胎动越来越频繁。

妈妈的变化

在这个月，子宫增大很多，会触碰到肋骨，行动时需要适应这种变化。针对准妈妈的讲座中会涉及身体锻炼，帮助你适应身体的变化。

你的健康

- 控制体重。每周增加的体重不要超过350—400克，但也不要过分在意体重。
- 保持轻松的体育锻炼，可以考虑做分娩准备锻炼。
- 可能出现轻微的不适，如消化缓慢、频繁便秘。
- 多喝水，多吃富含纤维的食物。
- 因为子宫变大，会出现呼吸急促现象。
- 可能会感到腰背疼痛。

产检

- 进行第4次产检：

——全科体检及产检。

——弓形虫检查（阴性）。

——蛋白尿。

——贫血检查。

——肝炎HBS抗原检查。

—糖尿病检查（如果有患病风险，需每小时抽血检查）。

—Rh阴性血孕妇不规则血型抗体筛查。如果你是Rh阴性血，而你的配偶是Rh阳性，你需要进行免疫血清注射（但不是强制的）。

准备工作

- 列一份购物清单，写下你想买的东西，看看有些物品是否可以向家人和朋友借。
- 如果将来需要保姆帮你一起照顾孩子，现在就要开始物色人选了。

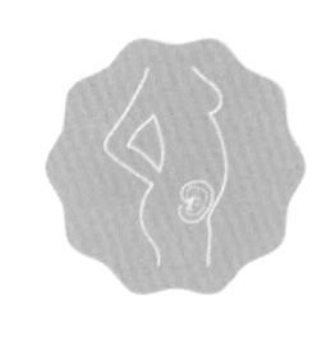

第 7 个月：官能觉醒

从第28周到第32周半

第7个月是宝宝官能觉醒的时候：在出生之前，宝宝能够听到声音，能尝到羊水的味道，还能用皮肤去感受。

听觉

大多数研究表明，宝宝在5个半月到6个月时可以对声音刺激做出反应。宝宝能够感知声音，对爸爸来说，这是宝宝出生之前与他培养感情、进行交流的新途径，跟他说说话，唱歌给他听。

出生前能听见各个频率的噪声和声音。很显然，胎儿听到的声音已经被羊水减弱和过滤了。此外，他还能听到很多通过胎盘和脐带传来的内部的声音，比如妈妈的肠鸣、心跳等。另一方面，宝宝接收到的外部的声音也是一种有益的刺激。宝宝对大多数来自外界的刺激都会做出反应。如同下面这位母亲感受到的一样：她在一个嘈杂的夜店里，过了一会儿她就出去了。“宝宝动得太厉害了……受不了这种环境的不是我，而是他。”

研究人员已经证实，胎儿能够区分开男声和女声、两个音节甚至两段不同的旋律。研究还证实，从8个月开始，宝宝听到妈妈唱过多次的儿歌，和听到一首陌生的儿歌，反应是不一样的。出生之后，新生儿会更加偏爱自己在子宫内时就听到过的声音，包括音乐、嗓音等。

怎么知道胎儿已经听到声音了呢？借助胎心监护仪（可以测量胎儿心率的电子仪器），或者把手放在准妈妈肚子上，或

29周

开始长指甲。每天约增重20克。

30周

可以感受到腹壁上的触诊和你的爱抚。

31周

能够让孩子长高的生长软骨成形。

32周

孩子的肾脏及肠道开始工作，但是肺部还没有成熟。

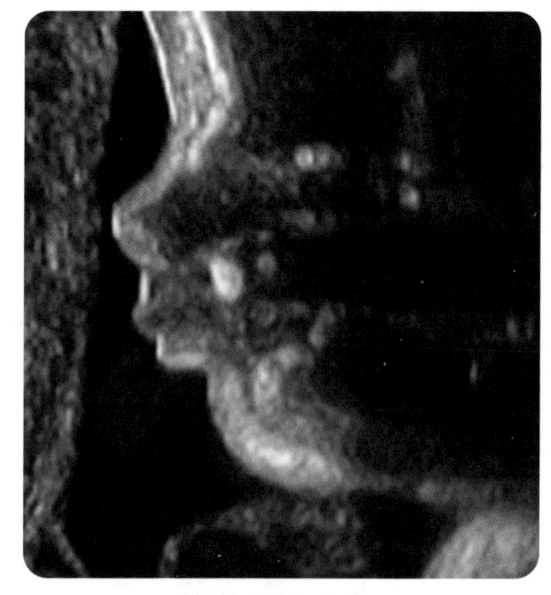

侧面图，7个月—32周

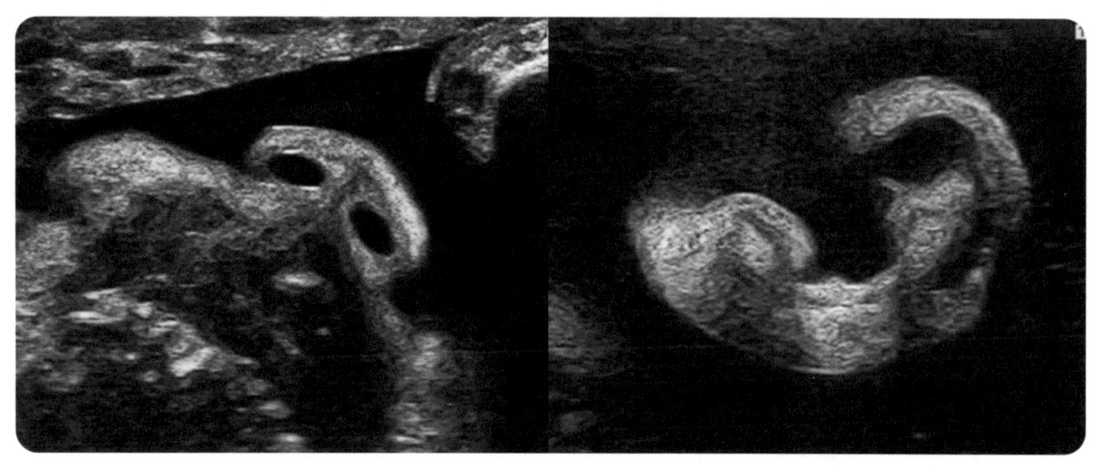

鼻孔，32 SA。　　耳朵，32 SA。

者通过超声波图像，我们可以观察到，当听到不同的声音时，宝宝的心跳会变化，他还会惊跳、摇晃、改变姿势。

视觉

过去我们很难相信胎儿有视觉。但是，通过超声波检查确定宝宝头部的位置后，用一束强光照射母亲的肚子时，宝宝会被惊动，或心跳加速。少数的一些观察是在冷光源下进行的，也就是说排除了常用光源产生的热效应。在准妈妈做羊膜镜检查时，如果用体外光线进行照射，胎儿的心跳也会加速。

味觉及嗅觉

宝宝的味觉与嗅觉紧密相连，在子宫内就开始发育。通过对早产婴儿的观察，研究人员发现，他们的味觉系统在出生前就已经在发挥作用了。

妈妈的饮食习惯使得羊水有了不同的味道。婴儿能够记住自己在子宫内生活时就已经适应的味道和气味。因此在出生时他才能分辨出母乳的味道，并喜欢上这个味道。

怀孕期间，嗅觉和味觉的刺激有利于帮助即将出生的宝宝熟悉气味和味道，并有助于孩子味觉感知能力的增长。

总之，婴儿的感官系统从第6个月开始逐渐形成，并从第8个月开始工作，出生后还会继续发育、完善。

触觉

超声波检查照片展示了婴儿出生前后触觉发展的延续性。在妈妈腹中时，宝宝已经会做出各种姿势：捏紧拇指和食指、晃动手指和脚趾、触碰脐带等。如果运气好的话，我们还可以通过超声波检查看到宝宝吮吸拇指。很多新生儿出生时，拇指会出现因吮吸而轻微发炎的症状。

通常在本月末进行第3次超声波检查。

7个月的总结

宝宝重约1700克，长约40厘米。血管及皮肤增厚，大脑继续长出褶皱。宝宝排出更多的尿液，跟羊水混合在一起。

妈妈的变化

子宫匀速增长，速度比前一个月减慢，但是宝宝占据的空间越来越大。此时对你来说，爬楼梯成了名副其实的体育锻炼，爬几级台阶就会气喘吁吁。

如果平躺，很容易感到不适，侧躺的话感觉会好得多。

你的健康

- 有意识地控制体重。
- 多休息，但如果喜欢的话可以继续游泳。
- 多喝水，以避免尿路感染。

产检及超声波检查

- 进行第5次产检：

——全科及产科体检。

——弓形虫检查（阴性）。

——蛋白尿。

- 第32周左右做第3次超声波检查。

准备工作

- 购置适合宝宝的小床或摇篮。
- 开始准备婴儿房。

手续

- 如果在建档医院以外的其他医院做检查，记得跟医生要病例。

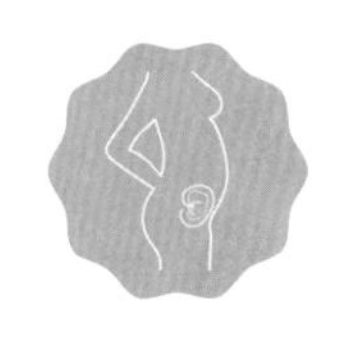

第 8 个月：宝宝在变美

从第32周半到第36周半

宝宝睡觉、闹腾，会和你互动，还会回应爸爸的声音。他越来越多地左右你的思绪，在你的人生规划和日常生活中，占据越来越重要的地位。

大约第8个月时，宝宝的肺部会发育成熟。肺部由许多细小的肺泡构成，我们呼吸的空气就是在肺泡里进行循环的。胎儿体内的肺泡周围缠绕着毛细血管网，这时肺泡已经准备好迎接新工作了。肺泡表面会出现一种脂质物质（表面张力素），避免肺部在每次吸气后完全收缩。宝宝虽然可以呼吸，但肺部功能并不完善。而且，此时妊娠期还远未结束。这也是一些早产儿呼吸系统出现问题的原因。

宝宝心脏的跳动频率升高，每分钟120到140次。心脏已经具备最终的形状和外观，但是血液循环系统还不如出生后那样完备。事实上，胎儿血液中的氧不是在肺部通过呼吸获得的，而是通过脐带得到的。此时，心脏的左右心房是互通的，出生后会关闭。

随着出生日期日渐临近，宝宝也变得越来越好看：皱纹消失，轮廓线条变得圆润，皮肤变得更厚了，皮肤上的细绒毛也慢慢褪去，皮肤表面覆上了一层胎脂。

通常来说，在第8个月时（有时会提前），宝宝会确定最终分娩时的位置。这时子宫如一个倒梨形，宝宝会尽可能地适应所处的空间。这就是为什么大多数情况下，至少占比95%的宝宝，其身体最大的

第33周

器官及四肢发育得越来越健全。

第34周

肺部基本发育成熟。

第35周

如果之前是其他的姿势的话，这周内头会转向朝下。

第36周

体重增加，已经发育成熟。

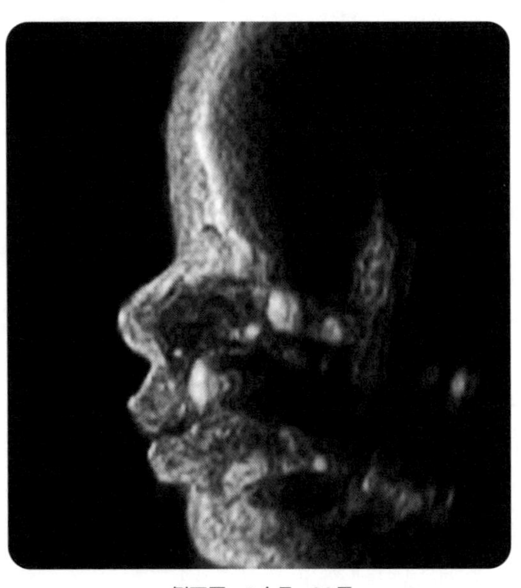

侧面图，8个月—36周

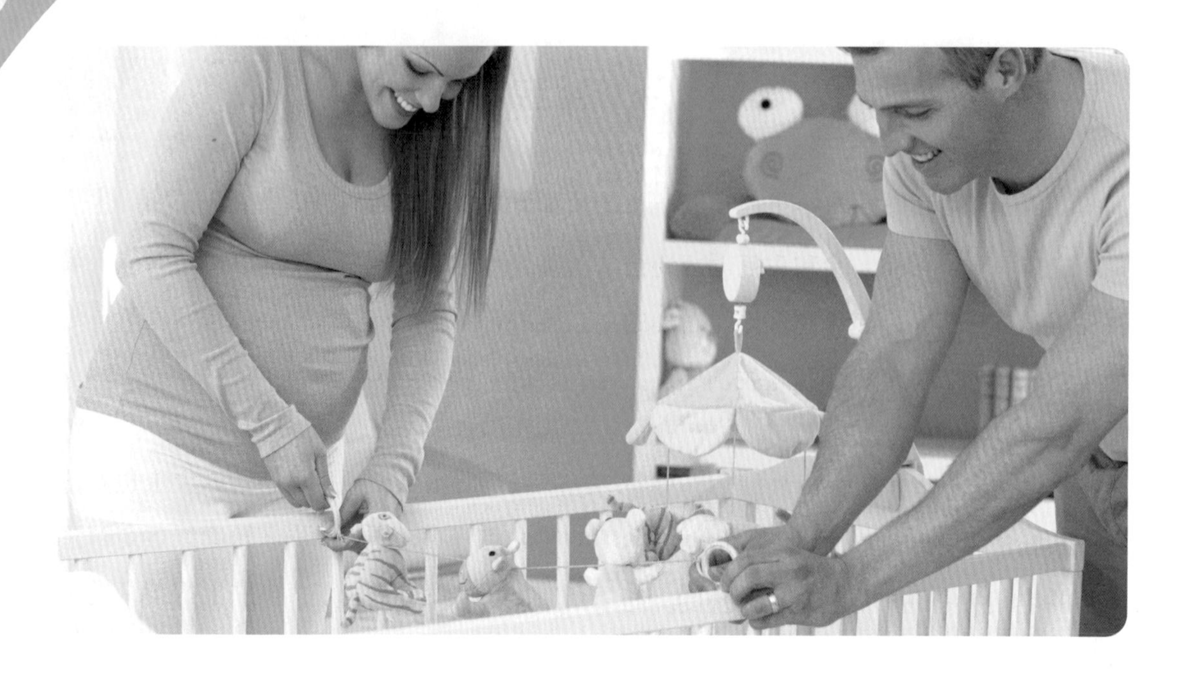

部位，即臀部，会位于子宫底部，头会朝下，多数时候背部会朝左。所以分娩时，头会先出来，即头先露。

但有些情况下，尤其是子宫不够宽时，胎儿的头部会朝向子宫底部。分娩时宝宝的臀部先出来，这就是臀先露。

在第8个月做检查时，医生就能够做出分娩预案，尤其是决定优先选择自然分娩，或者考虑进行剖宫产手术，如果是后者还要选择剖宫产日期。

第8个月总结

孩子平均重2400克，长45厘米。这是“精雕细琢”的一个月。宝宝的所有动作都会变得协调而柔和。

如果出现不足35周就早产的情况，宝宝将和妈妈一起被转到设有新生儿科病房的产科病房，或直接转移到新生儿科病房。通常超过35或36周的早产，面临的风险会小一些。大多数情况下，宝宝只是身体稍弱一点，只需住在普通产科由儿科医生进行监护就可以了。

妈妈的变化

通常处于休产假的状态，你可能已经请好了产假。

如果在此期间，你不觉得很疲惫，宝宝发育状况良好，你的健康状况又允许，你也可以继续工作一周、两周或三周（需要医生证明），这段产前假可以延期至产后再休。如果选择休假，你可以好好感受一下宝宝的存在，尽情享受孕期的最后一段时光。

你的健康

• 计算和计划你自己的产假时间。产假从预产期前6周开始。

• 利用假期好好休息，为分娩和育婴积蓄力量和能量。

产检

• 进行第6次产检，通常是在你选择分娩的医院进行：

——骨盆检查和分娩预案。

——生物检查（弓形虫病、Rh阴性）。

——更频繁地检测尿液中的白蛋白（通常每10天一次），以筛查子痫前期或先兆子痫。

——通过阴道提取物检测B型链球菌。

准备工作

• 准备生产住院期间自己和宝宝的物品。

• 完成婴儿房的布置：如果你画了画，或添置了新家具，要在孩子出生前提前几周充分通风。

此时，要开始规划从医院回到家里以后的事宜，需要考虑分娩、照顾宝宝、怎样度过刚回家的几天等问题。分娩和育儿讲座，会对你进行相关指导。

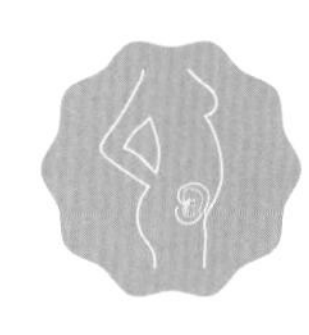

第 9 个月：期待的一天来临了

从第36周半到第41周

宝宝将利用最后几周的时间增长力量、增加体重。头部会再长大一点，肚子、大腿和手臂会变得结实。请放宽心：这些部位都很柔软，等到分娩时，不会对孩子通过骨盆造成阻碍。

这个月初，胎动仍然很频繁。但是，大多数情况下，在宝宝出生前几周，胎动就没有那么明显了，因为他的活动空间已经太小了。总之，宝宝依然在动，你也一直能感觉到胎动。

现在，宝宝身上的细绒毛几乎已经全部褪光了，但是出生后可能还会有遗留，尤其是颈部和肩部。覆盖皮肤的皮脂层（胎垢）也正在消失，如果出生时仍然存在，在出生后几小时内也会被皮肤吸收。

宝宝的颅骨尚未完全骨化。骨头之间留有纤维空隙，即囟门。囟门有两个：一个呈菱形，位置靠前，在额头上方；另一个呈三角形，位置靠后，与枕骨同高。这些空隙可以在分娩时使得孩子的头部变形以适应母亲的骨盆，还可以帮助助产士确定宝宝的位置。在第9个月，每个器官的发育都趋向成熟，神经系统也一样，因此宝宝的安静睡眠期和深度安静睡眠期更长了。

37周

胎垢及绒毛（胎毛）消失；宝宝平均每天增重35克。

38周

由于缺乏活动空间，宝宝动作幅度变小，但母亲仍然可以感觉到胎动。

39周

肺部已经发育成熟，宝宝出生后就可以正常呼吸。

40周

孕期接近尾声，分娩时刻即将到来。

41周

即将分娩。

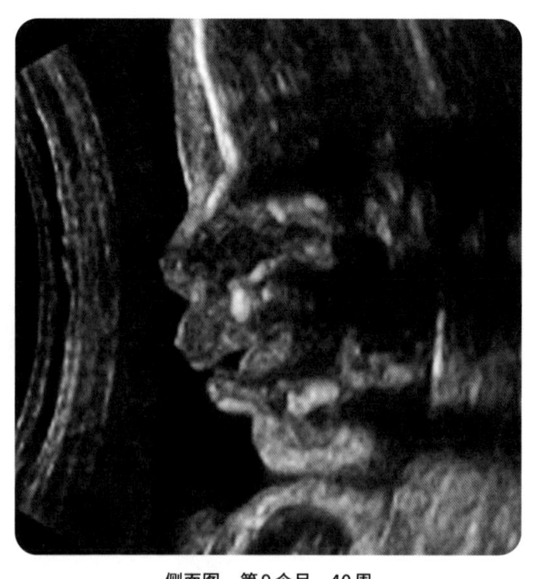

侧面图，第9个月—40周

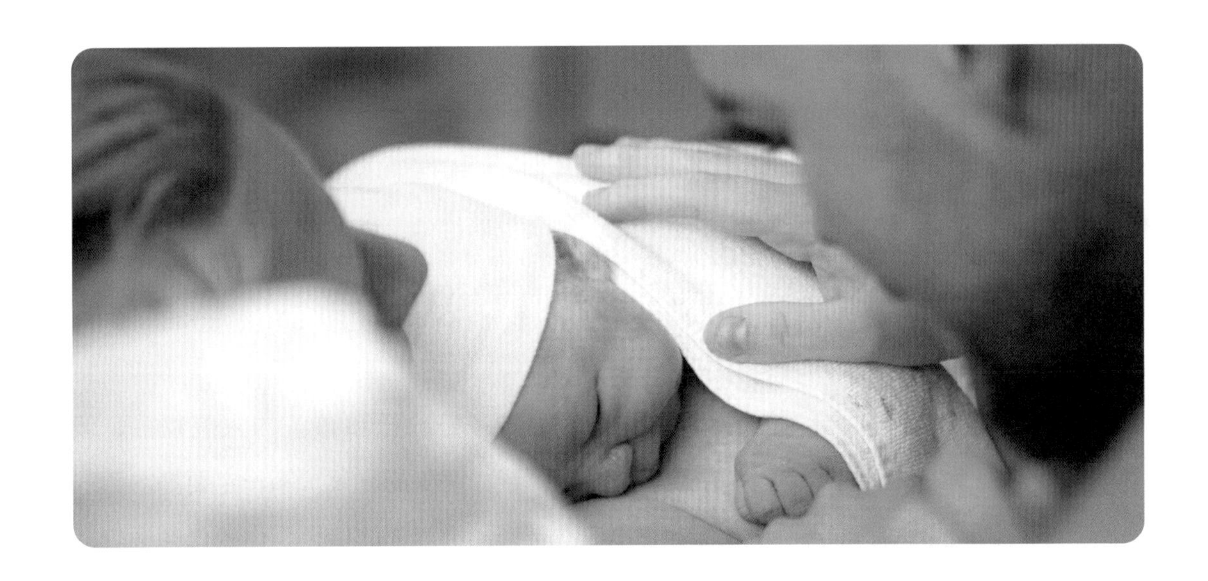

第9个月总结

宝宝准备出生了，最常见的姿势是头朝下，手臂和腿向腹部蜷曲。新生儿平均重3000克到3300克，长50厘米。现在他已经做好登陆外面世界的准备了。

妈妈的变化

与骨盆相连的骨骼关节已经开始松弛，这样可以将骨盆扩大几毫米，方便分娩。这个过程会比较难受。

此时子宫尺寸为32到33厘米，准妈妈很难找到一个舒服的姿势入睡。你的腿部变得很沉重，站立显得格外辛苦，在做家务和脑力工作时会有力不从心的感觉，这说明身体做好了迎接宝宝出生的准备。别担心，这些都是暂时的，在分娩几个月之后你就可以满血复活，重返工作岗位了。

准妈妈们的心情颇为复杂：迫不及待地想和宝宝见面，想把他抱在怀里，但又害怕分娩的过程，对于和宝宝的第一次会面有点忐忑，操心宝宝出生以后的生活安排……往往在这最后一个月，准妈妈的压力倍增，各种问题接踵而至：何时去医院、会不会侧切、要不要无痛分娩……因此，一定要及时和你的主治医生进行沟通。

在第10章，我们会介绍宝宝出生后的第一反应。在出生后几个小时内，宝宝的身体机能会发生一系列重大改变，以适应突然降临的这个世界。

你的健康

- 宫缩会更频繁，且没有规律。
- 宫颈黏液栓会消失。
- 最后一个月最重要的事就是休息。
- 如果你还没有做好准备，那就找一个护理。

• 如果预产期过去了还没有分娩，要及时咨询产科医生。

产检

• 进行第7次产检：

——产检并决定分娩方式，尤其需要关注宝宝臀位的情况。

——生产准备讲座，会为你提供有关住院和产后回家的实用指导信息。在最后一次产检时，医生也会再次叮嘱你需要注意的事项。

分娩后，如果你或你的伴侣想提前出院，可以咨询医生，听取他们的意见。

• 麻醉师会诊（在第8个月底或第9个月初）。即使你不想进行无痛分娩，也必须要见麻醉师，因为在分娩过程中医生有可能要对你进行麻醉。

准备工作

准备好自己和孩子的入院物品。但是，赶去医院的时候，不一定要把东西一次带齐，因为你的伴侣、你的母亲会有时间把落下的东西带来。

手续

准备好所需的所有文件：

- 身份证
- 户口簿
- 社保卡
- 保险单
- 血型卡
- 化验结果
- 超声波检查结果
- 怀孕期间的病历（如果你自己还有保留）

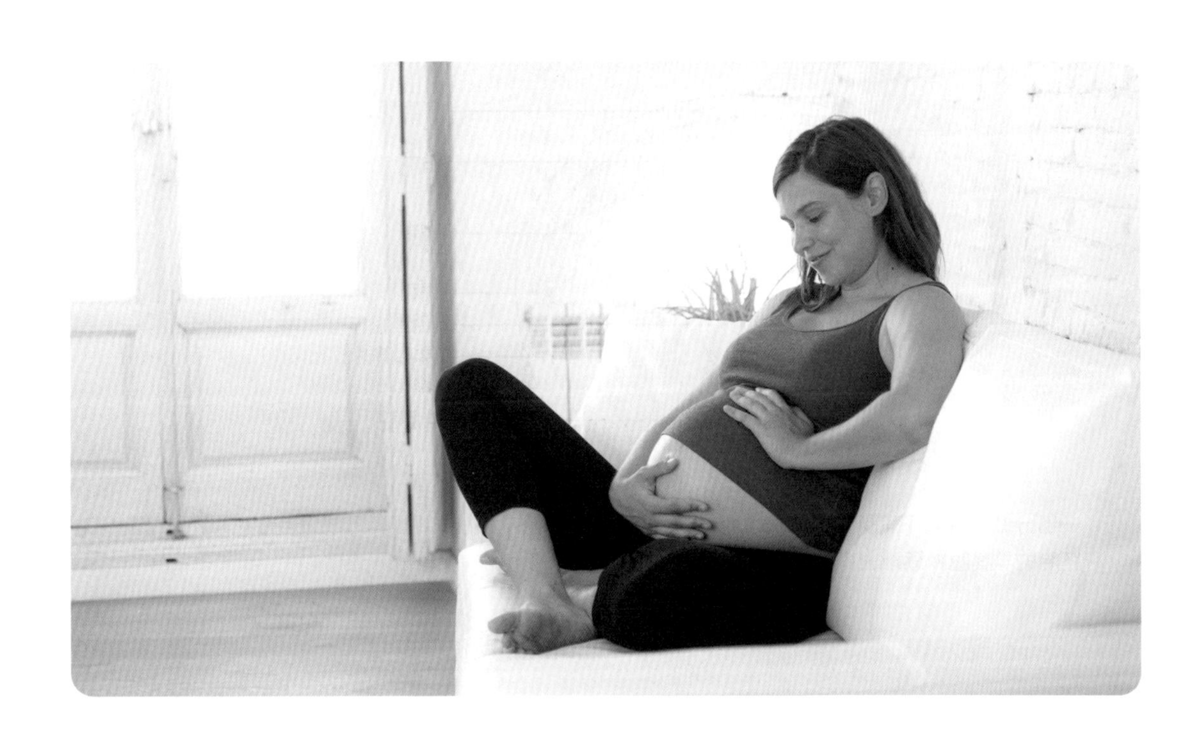

宝宝如何在你的子宫里生长？

我们用嘴巴吃饭，用鼻子和肺部来呼吸。显然，胎儿还做不到这些。宝宝出生后才能像我们一样进食和呼吸。在母亲体内时，胎儿发育所需的营养和氧气都只能从母亲那里获得。母亲和胎儿之间的交流依赖于一个相对复杂的系统——受精卵“附属器官”。这些附属器官是临时的，只在怀孕期间发挥作用，分娩后就会脱落并被排出。

这些附属器官包括胎盘、脐带和胎膜。胎盘和脐带互为补充，但各司其职。胎盘从母亲血液中汲取必需的养料和氧气，脐带则负责将其输送给胎儿。宝宝出生后，胎盘被排出，即胎盘娩出。胎膜成一个“口袋”，里面包覆着胎儿及羊水。

为了便于理解这些附属器官是什么，有必要做一下简短的回顾。在受精卵着床时，它完全嵌入子宫黏膜中。此黏膜被称为子宫蜕膜，因为宝宝出生后它将被排出。在图4-10和图4-12中，你可以看到子宫蜕膜覆盖了整个宫腔，包括了受精卵将着床的区域。

在受精卵植入的区域，滋养层（图4-10）包括两个不同的区域。一部分深入到子宫内膜中并破坏了血管，与母体的血液循环建立了联系，以便汲取胚胎发育所需的营养。

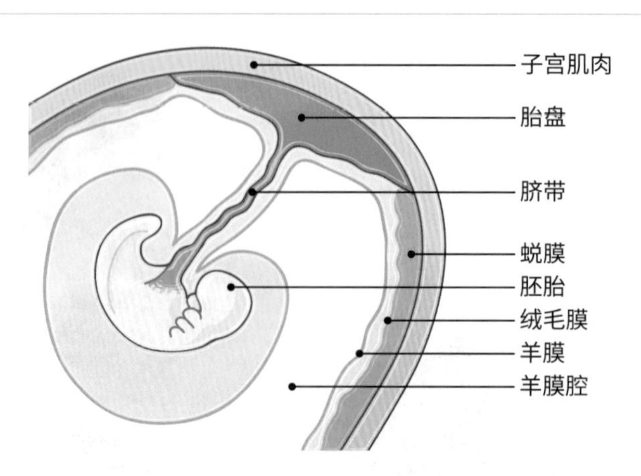

一部分滋养层向子宫壁内部深入，形成胎盘。另一部分在受精卵周围，形成绒毛膜。“漂浮”着胚胎的羊膜腔将逐渐占据整个子宫腔。

图 4-10 胚胎的附属器官

这是**胎盘**的雏形。滋养层的另一部分在受精卵周围，被称为**绒毛膜**。受精卵在发育的过程中在子宫腔中逐渐凸起，而且被两层组织包覆着：子宫蜕膜和绒毛膜。

同时，在内细胞团中出现了一个存有少量液体的腔室，即羊膜腔，以**羊膜**为界。这个腔室很快就会充满液体。它的体积会逐渐增大，慢慢占据子宫腔的空间，第10周左右时，会完全占据整个子宫腔。包裹腔室的羊膜上会形成绒毛膜和蜕膜，两者互相连接，形成胚胎的胎膜（图4-12）。

同时，胚胎的体积不断增大，也脱离了着床的区域。它逐渐远离子宫壁，并且只通过一个被羊膜包围的蒂与胎盘连接，这个蒂就是未来的**脐带**。

现在我们来一一认识这些附属器官。

胎　盘

胎盘，仪式与象征

在原始社会中，人们习惯将生产时娩出的器官收藏起来，现在很多地方依然保留着这一习俗。当脐带和羊膜被小心翼翼地保存起来，作为幸运的护身符陪伴孩子时，胎盘却被扔掉、藏起来或转为他用 。有人把胎盘埋起来，使土壤肥沃，有人把它扔到水里喂鱼（16

世纪德国有这一习俗）；在一些北欧国家，还有人用它焚烧后的灰烬来制作药物。

有时，人们把胎盘视作可以破除诅咒的物品，如将其放置在不孕不育的夫妇床底下，或是将它浸泡在不育妇女的澡盆里。但大多数情况下，人们会让胎盘远离孩子，会将其彻底丢弃、刻意将其遗忘。

胎盘，母亲与孩子的交流平台

拉丁语中，胎盘这个词有“蛋糕”的意思。在妊娠后期，胎盘确实有点儿像海绵状的大蛋糕。当受精卵着床时，其外膜，即滋养层深入到子宫内膜里，并破坏母体的血管壁，直接从母亲的血液中吸取胚胎生长发育需要的养料。很快，这种简单的基础供给系统将无法满足飞速生长的胚胎的需要。此时，母体和胚胎之间开始建立一个“小发电站”——胎盘。

滋养层，即未来的胎盘会在子宫内膜中形成很多细小纤维，这些纤维会逐渐长大、成形，形成绒毛膜（图4-11）。你可以把这个过程想象成大树的树干分成几个主要的主干，然后主干再产生分支，分支上又布满小绒毛。这些绒毛上布满了多个肉芽，其末端呈簇状，通过连续的分化，最终能形成数以千计的末端绒毛。母亲和胎儿之间的物质交换就是在这些末端绒毛上进行的。

子宫内的这些绒毛外侧浸润在母体的血液中，而在绒毛内侧的血管里，流淌的是经过脐带进入胎盘的宝宝的血液。

因此，母亲和胎儿的血液在胎盘中相遇，但实际上它们是被绒毛壁分隔开的，两人间的物质交换透过绒毛壁实现。在妊娠过程中，随着胎儿需求的增加，为了促进物质交换，绒毛壁会变得越来越薄。直到近年，人们还认为母亲的血液和胎儿血液不可能“混合”。但是现在我们知道，胎儿细胞会进入母体循环；同样，母体细胞也会进入胎儿的循环系统。此外，对胎儿细胞的研究是无创产前诊断的基础。

因此，胎盘的首要角色就是**营养制造工厂**。

正是通过绒毛边界的膜，胎儿的血液才能从母体血液中获取氧气，因此，胎盘成为胎儿真正的“肺”。水和大多数矿物盐很容易就能进入胎盘，食物进入的过程则比较复杂。糖类、脂类以及蛋白质也能轻易通过。

胎盘的另一个角色是**过滤器**，它能阻挡某些物质，同时让另一些物质通过，进入胎儿体内。许多药物也可以通过这个过滤器，这有时是一件好事，有时也会变成坏事，因为有些药物对胎儿是有害的。大多数病毒或某些寄生虫，如弓形虫，也可以穿过胎盘；酒精、烟草和所有麻醉品都能穿过胎盘，进入胎儿体内。

除了起到营养工厂、过滤器、肺的作用，胎盘还是一个非常重要的激素发源地。首先，它能分泌人绒毛膜促性腺激素，血液中含有它则意味着怀孕。13周之前，人绒毛膜促性腺激素的分泌量会快速上升，之后会逐渐下降。也许正是这种激素在一定程度上导致了怀孕初期准妈妈恶心的反应。在孕育双胞胎期间，这种反应会更加强烈。此时，胎盘分泌的激素水平更多。胎盘还会分泌其他雌激素和孕激素，这些激素是顺利妊娠的关键。

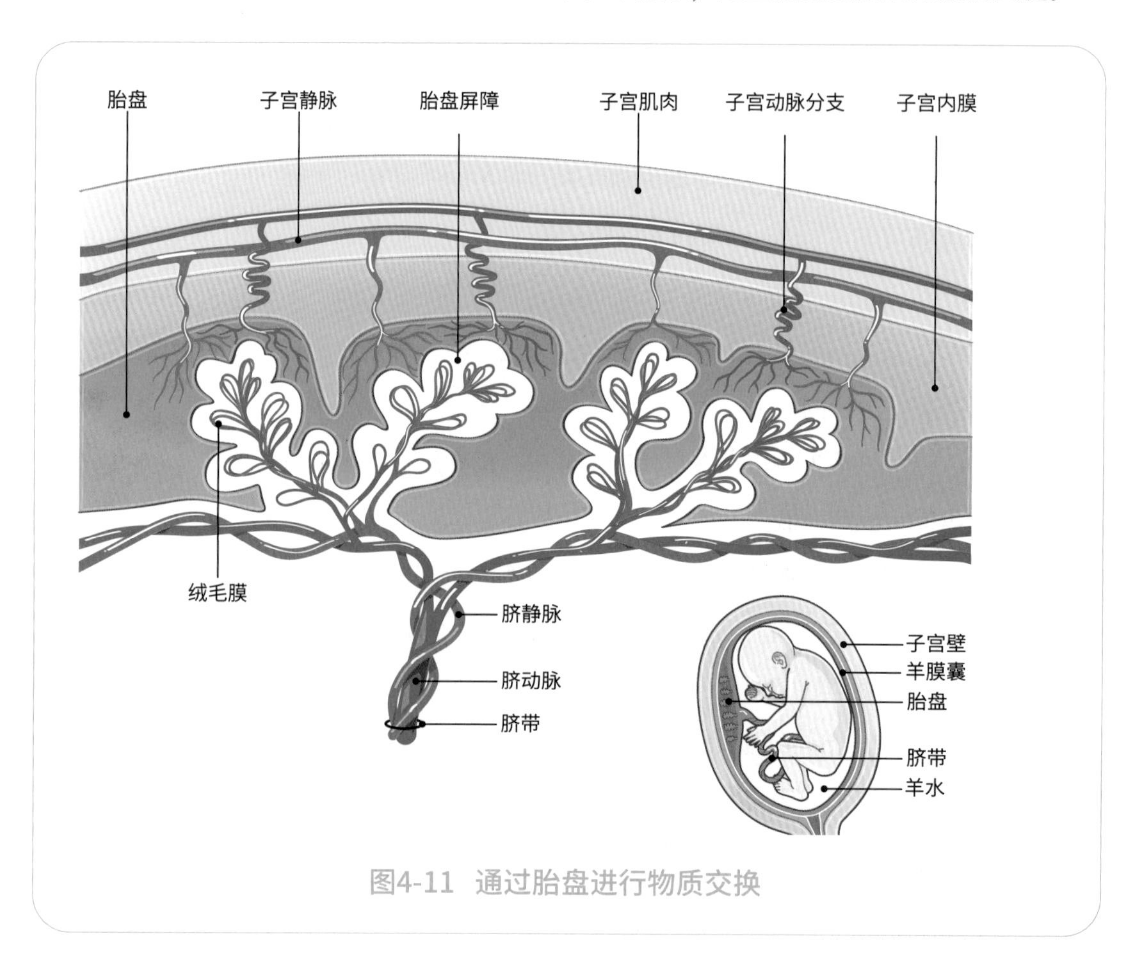

图4-11 通过胎盘进行物质交换

脐 带

胎盘通过脐带和胎儿连接在一起。脐带是一根圆润的、浅白色的光滑条状物，其长度在50到60厘米之间。有的脐带短一点，有的则会长一点，厚度在1.5到2厘米之间。

组成与作用

脐带主要是由羊膜细胞组成的，羊膜是包裹胎儿的一层外膜。脐带由羊膜构成，脐带的一端连接胎儿腹部的皮肤，另一端与胎盘外层的羊膜相连。脐带是一条名副其实的管道，内有一条脐静脉，两条脐动脉（图4-11）。脐静脉将胎盘从母体血液中摄取和转化的营养、氧气输送给胎儿；脐动脉将胎儿代谢产生的废物（二氧化碳、尿素等）带回到胎盘，胎盘再将其送入母体循环系统中排出。

脐带很结实并具有弹性（可以承受5到6公斤的拉力），而且很难被折断，正因如此，血液在运输过程中不会中断。脐带非常柔软，所以胎儿可以活动自如。

孩子出生后，剪断脐带（对母亲和孩子来说都是无痛的），最终切断了母体循环和胎儿循环之间的联系，孩子变成了完全独立的个体。由于动脉收缩，脐带内的循环自行停止。所以，即使剪断脐带后短时间内没有包扎，它也不会一直持续流血（早期会流血，尤其是脐带血）。母体与胎儿物质交换的中断不是因为剪断了脐带，而是因为脐带本身停止了工作。

留在婴儿腹部的脐带，在出生短期内会自然脱落，留下一个伴随宝宝一生的抹不掉的瘢痕——肚脐。

“他没有剪断脐带。”“她看着自己的肚脐。”如同胎盘一样，脐带和肚脐已经成为一种象征，具有引申意义，这种特殊的含义甚至超越了其在妊娠期间的作用。

干细胞和脐带血

从脐带中提取的血液被称为“脐带血”。这种血液富含干细胞，可以治疗血液疾病，例如白血病；也可以治疗遗传性疾病，例如镰状细胞性贫血；甚至可能治疗其他更罕见的疾病。这些干细胞可以再造骨髓中的血液系统和免疫系统。

脐带血的捐献是匿名和免费的，只能用来救治其他病人。进行捐赠的女性出于利他主义，希望帮助她们不认识的患有严重血液疾病的患者。目前，只有少数中心被授权收集和储存“脐带血”，家长们可以到中华人民共和国国家卫生健康委员会网站了解相关政策信息（http://www.nhc.gov.cn）。经母亲同意后，在分娩后和胎盘娩出前进行血液抽取（80至100毫升）。这个收集过程不会对分娩过程造成任何影响。

在欧洲和其他地方，可以储存脐带血以备将来使用。然而，尚未有科学证据证明这种类型的移植对孩子有益：目前还没有研究证明使用他们自己的脐带血进行移植的治疗效果。这种用于私人目的的存储既不是免费的，也不是匿名的。

羊水及胎膜

胎盘和脐带为胎儿提供营养，同时胎膜对胎儿提供保护。在羊膜腔内，胎儿如同水中的鱼一样漂浮在羊水中。

羊水的来源和成分

上文已经讲过胎膜（绒毛膜、蜕膜、羊膜）了，也介绍过它的构成以及各组成部分的位置，如图4-12所示。

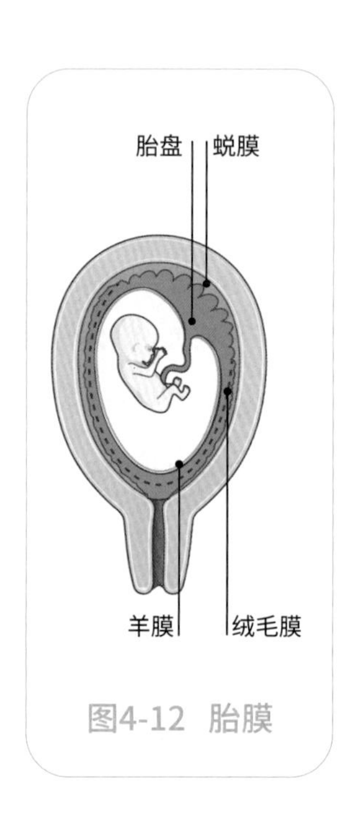

图4-12 胎膜

羊水。我们对羊水的来源知之甚少，但一般认为它有多个来源。胎儿通过皮肤（妊娠20周之前）、脐带（从第18周开始）、肺部，但主要是胎儿膀胱排出的尿液形成羊水。羊水的另一部分应该来自母体。胎膜自身也会分泌一部分，通过胎膜渗透进来。

羊水量的变化：第7周时约20毫升，第20周时约300—400毫升，足月分娩时达到1 升。当妊娠超过预产期时，羊水量则会逐渐减少。

羊水是澄清、透明、浅白色的，带有淡淡的气味。羊水中97%都是水，它包含了血液中的所有物质。其中还有胎儿皮肤和黏膜上脱落的细胞，以及绒毛和结成块的脂质物。

羊水并不像池塘里的一潭死水，它会不停地更新。妊娠末期时，更新频率高达每3小时一次。这说明，羊水不仅在不停地分泌，还在不停地被吸收。婴儿会通过皮肤吸收羊水，还会吞咽大量羊水：接近足月生产时，胎儿平均每天会吞咽450到500毫升。进入胎儿体内后，一部分羊水通过肾脏过滤，并重新形成胎儿尿液，然后被定期排出体外。另一部分则被胎儿的肠道吸收，进入他的体内循环，最后通过胎盘返回母体。

羊水有什么作用？

首先，羊水在胎儿周围形成一个缓冲区，保护胎儿免受外部伤害；其次，羊水还可以使胎儿在子宫内轻松移动，并保持温度均衡；最后，羊水每天都可以给孩子提供一定的水和矿物盐。怀孕末期，羊水方便了胎位的调整；宝宝会努力找到一个最佳位置，以便尽可能容易地分娩。分娩过程中，羊水汇集在胎儿的下方，形成一个有助于子宫颈扩张的胎膜。胎膜破裂后（自发破裂或人工破膜），羊水流出体外对产道起着润滑作用，从而促进分娩。其实，尽管羊水的机械作用很重要，我们对羊水功能的认识仍然有限。研究人员认为羊水中有些物质有利于胎儿的发育，可以杀死部分细菌，有的物质则能促进子宫收缩。

羊水过多或不足

· 羊水过多：即**羊水过多症**，病因可能来自母亲（糖尿病、母亲和胎儿血型不合）或胎儿（畸形、双胎妊娠）。羊水过多可能是急性的，可导致妊娠终止；也可能是慢性的，有引起早产的风险。

· 羊水不足：即**羊水过少症**，通常与发育异常或胎儿畸形（尤其是泌尿器官）有关。

胎儿及其生长环境

上文已经讲过了，胎儿是在一个特殊的环境中生长发育的。他在母体中受到子宫和羊水的双重保护而免受外界冲击。胎儿以惊人的速度生长，为了满足他日益增长的巨大需求，胎盘“工厂”持续地工作着，为胎儿过滤、加工和储存必需的食物。通过这条名副其实的管道——脐带，胎儿接收到营养和氧气。胎盘也是胎儿的一道保护屏障，帮助胎儿抵御外界一些病毒和细菌的攻击。

过去人们一直认为，胎儿是一个完全被动的存在，在没有积极参与的情况下被迫成长。现在我们知道，胎儿在生长过程中发挥着主动性，能自己“加工”母体提供的一些材料。胎儿体内逐渐积累某些必需物质后，就可以通过一个**非常精确的基因编辑程序**来实现自我成长。

胎儿的体重曲线

第 2 周时体重平均每天增加 5 克，第 21 周时增加 10 克，第 29 周时增加 20 克，第 37 周时增加 35 克。

胎儿生长需要的物质，首先是**酶**。酶是一种化学物质（更确切地说是蛋白质），可以引发、促成或维持人体内发生的成千上万种化学反应。没有这些化学反应，生命就无法继续。每个反应都有特定的酶参与。胎儿会自己生产自身所需的几千种酶，并按需使用。

比如，对于通过胎盘从母体获取的**糖**（葡萄糖），胎儿通过自身的酶对其进行转化吸收。葡萄糖是胎儿最重要的食物，但胎儿对糖的使用方式与成年人略有不同：首先，胎儿不需要消耗能量来维持体温恒定，因为胎儿—胎盘循环系统起到了“体温调节”的作用；其次，与成年人不同，婴儿出生前用于肌肉活动的消耗少（因为都是在水中活动，所以较少出力，消耗的能量也很少）。此外，对于大部分糖，婴儿有两种使用方式：第一，转化为生长所必需的蛋白质；第二，妊娠末期将其储存起来，这些储备将在出生后的饮食适应期间被消耗掉。

胎儿不仅可以自己合成酶，也可以自己生产激素。激素是由腺体（称为内分泌腺）分泌的。激素将指令（根据种类不同）传递给某些器官。这些器官具有对特定激素敏感的受体，并负责执行传递的指令，例如，垂体分泌控制卵巢活动的激素。

婴儿体内的许多激素在生长过程中起着重要作用。它们包括：垂体分泌的生长激素、甲状腺分泌的激素和肾上腺分泌的激素；在出生前，肾上腺分泌的激素量尤其大（此外，胎儿肾上腺激素似乎对促进分娩起着重要作用）。同样，正是胎儿胰腺产生的胰岛素，使葡萄糖转化为脂肪。甲状旁腺主要负责胎儿体内钙的代谢，这对骨骼生长十分重要。

虽然胎儿还很脆弱，会受到包括病毒或细菌的各种侵害，但此时，胎儿已经开始建立自己的防御系统——“免疫系统”。

总结一下胎儿自己的生长工作：合成酶、分泌激素，将糖转化为蛋白质，并将部分蛋白质储存起来以备出生后使用，建立自己的免疫系统。

在研究胎儿的各种新陈代谢时，存在着一些难题：在这个由母亲、孩子、胎盘组合而成的复合体中，通常很难具体说明哪个因素产生了作用。我们在这个领域仍然知之甚少，但是我们有充分的理由证明孩子不是被动地成长的。说胎儿是自主成长的，可能有点夸张，因为胎儿生长发育所需的所有营养都极度依赖母体提供；同时，一些早产儿遇到的生命危险也证明，胎儿不应太早脱离母体。其实，胎儿是在按照一个精确的计划表成长。

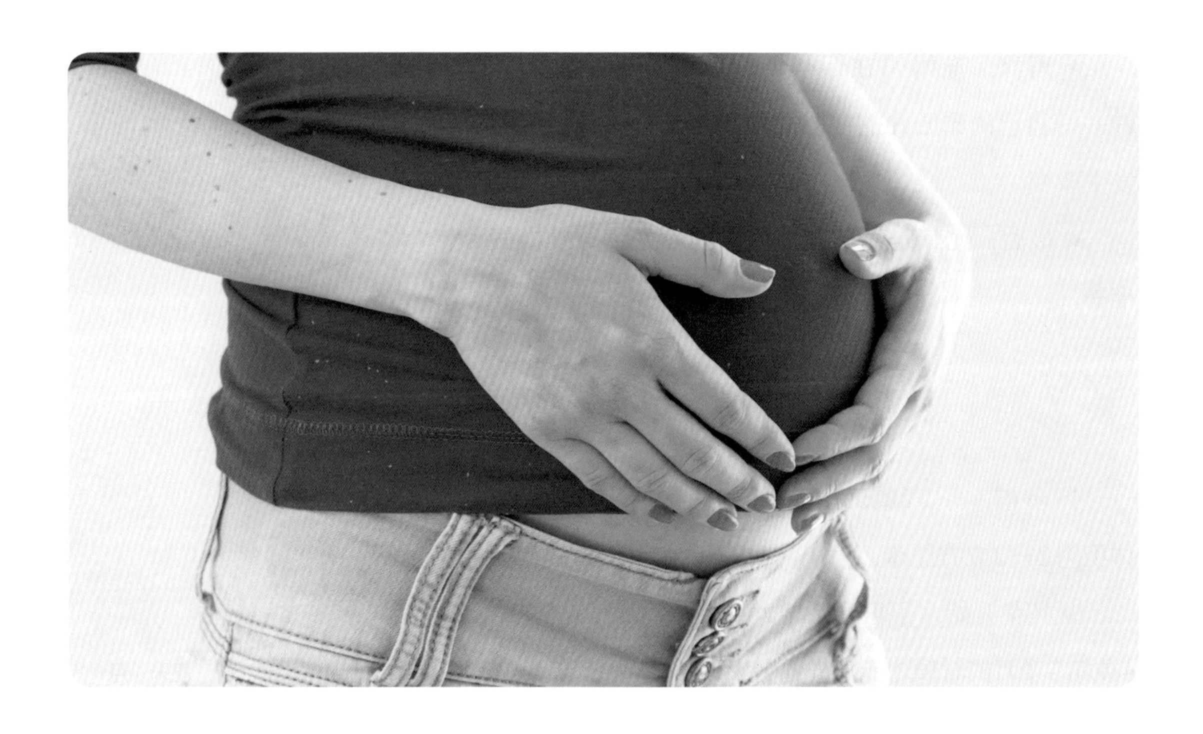

准妈妈的身体变化

通过前文，我们已经看到了受精卵如何从一个肉眼看不见的小点长成9个月后超过3公斤的婴儿。接下来你会了解到，母亲的身体在妊娠期间是如何一天天地发生变化的。

对于一位女性来说，看到自己的肚子慢慢变得紧绷、圆润，这种孕育生命的感觉动人心弦。了解自己身体里究竟发生了哪些变化也能给人以强烈的触动。母体不仅不会排斥这颗受精卵，还会保护它，给它营养，为其发育提供一切必要的物质。母体需要维持两个生命的正常运转，她的体内有两个心脏在跳动。

为了完成这些任务，母体会经历各种变化：身体结构上的、生理的或化学的、可见的和不可见的、主要的或次要的。怀孕对母亲的所有器官、所有功能、所有组织都会产生影响，更不用说对她的心理状态和情绪的影响了。

母体的适应性改变主要包括四个方面：

- 首先，胎儿长大，从而引起子宫体积增大；
- 其次，乳房也在发育，为哺乳做准备；

• 再次，准妈妈在怀孕期间要保证两个人的营养——自己的和胎儿的，因此她的大部分生理功能将发生改变；

• 最后，尤其是怀孕末期，母体会为了分娩做好准备。

子宫体积增大

怀孕前，子宫重50克，高65毫米，宽45毫米，体积为2—3立方厘米，大小与新鲜无花果差不多。

从怀孕开始，子宫开始增大（图4-13），但是在第4或第5个月的时候才能从外部看出这种变化。

- 第2个月时，子宫大小如同橙子。
- 第3个月时，可以感觉到子宫在耻骨上方。
- 第4个月时，子宫长到肚脐到耻骨的中间位置。
- 第5个半月时，子宫与肚脐同高。
- 第7个月时，高出肚脐四五厘米，在腹腔中的位置越来越高。
- 第8个月时，位于胸骨剑突和肚脐之间。

子宫体积在足月分娩时达到最大体积。但是，有时你会发现，在分娩前2到3周，子宫开始下沉。腹部压力减轻，呼吸变得更顺畅了，你会感到轻松许多。这个迹象表明孩子正在“下降”，分娩即将来临。

临盆时，子宫重1200至1500克，容积为4至5升，高32至33厘米，宽24至25厘米。显然，这些数字是平均值，具体情况因人而异，即使是同一女性，每一次怀孕子宫的变化也不尽相同。但是这些数值也可作为评估妊娠和孩子发育情况的基准。

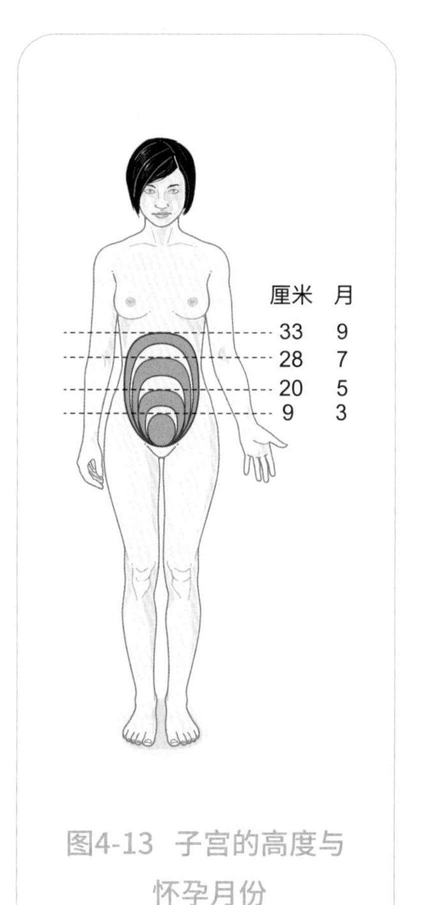

图4-13 子宫的高度与怀孕月份

胎儿发育需要空间，我们可以从外部观察到变化，而在身体内部子宫会挤压其周围的器官，如胃、肠、膀胱等。一般来说，由于腹壁肌肉具有弹性，子宫增大不会造成危害，各个器官也会进行调整，适应身体的变化。长期以来，人们一直认为许多妊娠困扰（呼吸困难、便秘、恶心和静脉曲张）是受到子宫挤压引起的。这种解释还是太草率了，因为许多问题从怀孕初期就出现了，而那时子宫大小几乎没有变化。

所以，今天人们认为这些不适在很大程度上是孕激素对某些器官的作用所引起的，但是尿频（尤其是在妊娠末期）例外，这确实与子宫压迫膀胱有关。同样，一些孕妇仰卧时出现的晕厥不适症状与腔静脉受到压迫有关，这时只需左侧卧（腔静脉在右侧），就可缓解症状。

准妈妈的姿态也随着子宫增大而改变：她的腰部凹陷，胸部上挺。她会下意识地后仰，以平衡身体前面的重量。身形因人而异，这取决于腹壁的状态，结实的肌肉会起到绷带的作用来支撑子宫，防止子宫向前下垂。如果肌肉松弛，腹壁就无法阻止子宫向前下垂。孕妇可以通过锻炼调整骨盆倾斜度，缓解子宫下垂的情况。通过锻炼还可以增强腹部肌肉的紧实度，并减轻腰背部的压力。

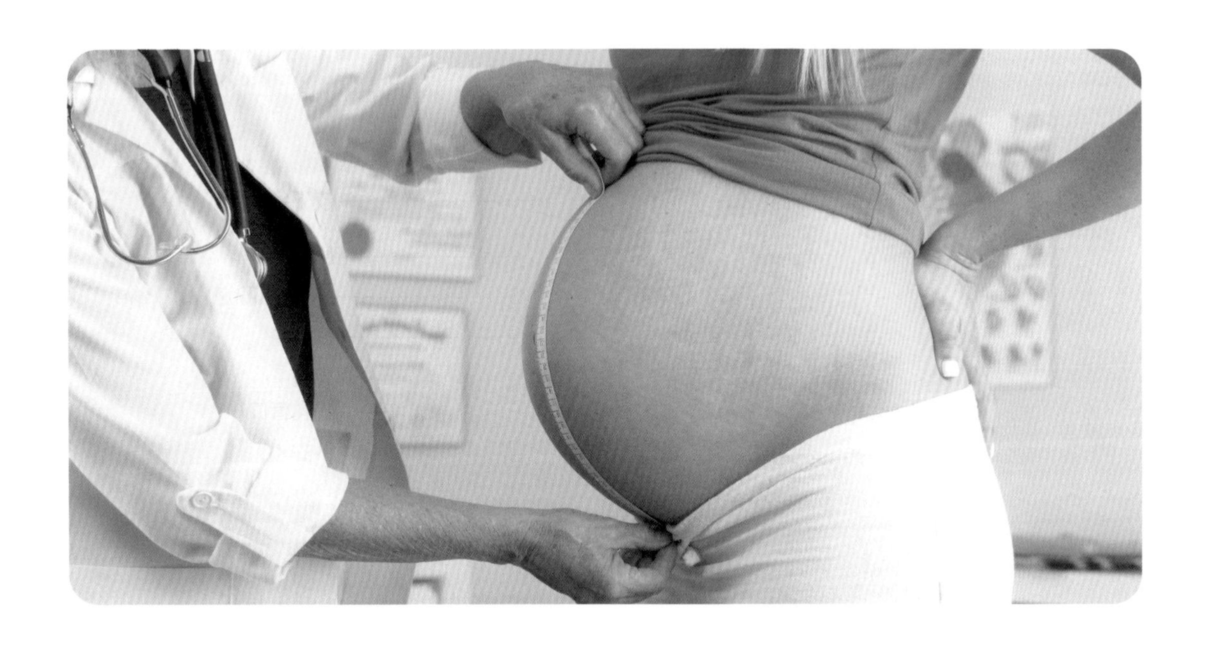

准备母乳喂养

在整个怀孕期间，乳房一直在完善功能，为分泌乳汁以哺育新生儿做准备。从妊娠第1个月开始，乳房开始膨胀，变得更大、更重。有时准妈妈会感到乳房刺痒和疼痛。几周后，乳头变得更加突出，乳头周围的深色区域——初级乳晕——会鼓胀凸起。大约第8周，乳晕上会出现一些小凸起，即蒙氏结节，这是皮脂腺肥大造成的。乳房的这些变化可以作为妊娠诊断的参考。

从第4个月开始，乳头可能会流出一种黏稠的橙黄色液体，这是乳汁的前身，即初乳。在第5个月左右，初级乳晕周围会出现棕色斑点，形成次级乳晕。在乳房内，生产乳汁的腺体即腺泡（非妊娠期乳房内几乎没有腺泡）的数量和体积都会增加，输乳管负责将乳汁输送至乳头（图4-14）。为了满足供应需求，乳房内的血管会扩张变大，因此怀孕期间乳房上的血管会非常明显。

与此同时，乳头也会增大。从第二个3个月的初期开始，乳房就已经做好了哺乳的准备。婴儿第一次吃到的是初乳，几天后，初乳就会变成乳汁。初乳和乳汁的分泌取决于一种垂体激素——泌乳素。整个妊娠期都会分泌泌乳素，但是由于胎盘的原因，泌乳素不会发挥作用。分娩后，胎盘排出，乳头接受刺激，触发了泌乳素的活性。

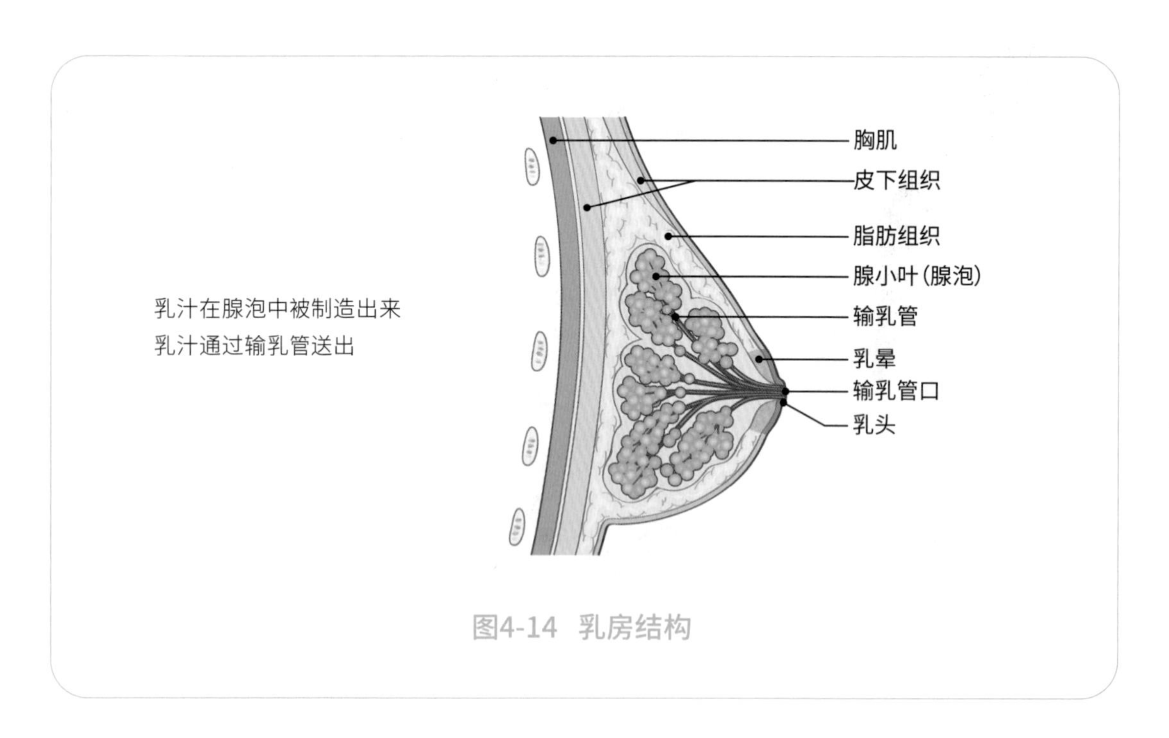

图4-14 乳房结构

机体功能的变化

子宫和乳房的增大是怀孕期间准妈妈身体最明显的变化。还有一些变化虽然不那么明显，但同样重要。这些变化与有机体的基本功能有关，包括消化功能、循环功能和呼吸功能。

准妈妈的心脏和血液循环系统受到的影响最大。母亲和胎儿之间通过胎盘进行的血液交换，增加了妈妈心脏和血液循环系统的工作负担。血液循环总量增加了40%；心跳加快（平均每分钟多跳15次）；心脏血流量增加，几乎达到了每分钟5.5升，而之前仅为每分钟4升。

孕妇不会比正常人呼吸频率更快，但是每次呼吸通过肺部的空气量会大大增加，消耗的氧气也更多（增加10%—15%）。除此之外，横膈膜被子宫向上挤压，造成移位，也是造成孕晚期孕妇呼吸急促的原因。肾脏的作用是过滤血液，将代谢过程中的无用物质和某些废物排出体外，随着孕妇血液循环量的显著增加，肾脏的工作量也大大增加了。

另一方面，妊娠激素——尤其是孕酮——能够减缓工作节奏，抑制子宫收缩。但这对消化系统、胃、肠、胆囊来说并非益事，因此也造成了一些孕妇常见问题：消化缓慢和消化不良、便秘等。膀胱和输尿管也受到同样的影响，激素会抑制输尿管将尿液输送至膀胱，这也是尿路感染频发的部分原因。

身体正在为分娩做准备

子宫是一块中空的肌肉，子宫收缩，胎儿才能慢慢通过宫颈（正常情况下是一根比饮料管还要细的细管），然后通过阴道，降生到人世间。胎儿出生时需要经过骨盆，骨盆是由坚硬的骨头、骨关节和柔软的韧带组成的。在整个怀孕期间，各个器官都在为分娩做准备。

骨盆

连接各个骨头的关节变得松弛，骨盆变宽了几毫米。这个过程发生在孕晚期，可能会给准妈妈带来比较大的痛苦。

子宫

子宫纤维会变长15到20倍，同时，也会变得更宽。这些改变使子宫更有弹性，使其更容易收缩，生产时更好地发挥其“发动机”的作用，促使子宫颈打开，推动胎儿前进。子宫中的血液循环显著增加。子宫颈在怀孕前是坚硬的，呈纤维状的，现在它变得柔软、有弹性。足月分娩被称为“瓜熟蒂落”，子宫可以轻松打开。

阴道

怀孕期间，阴道的变化非常显著。在怀孕末期，阴道会变得与未怀孕女性的阴道完全不一样。它会变长、变宽，阴道壁变得越来越有弹性和延展性，其褶皱如同手风琴一般。

与此同时，阴道分泌物和阴道酸度显著增加。分泌物是真菌繁殖的温床，而这些真菌就是导致孕妇阴道炎频发的罪魁祸首，但是这种过酸的环境也是抑制病菌的一道极好的屏障。在孕晚期时，子宫颈黏液栓塞会形成第二道屏障，胎膜则是第三道屏障。

激素的作用

激素会控制妊娠过程中的一切变化。在9个月的妊娠期中，激素的作用十分重要。卵巢激素每个月都会促进排卵，促使子宫做好受精卵着床的准备，而且还会促进受精卵的运输和着床；受精卵着床后，卵巢激素还会抑制子宫收缩，防止受精卵被排出体外。

怀孕初期，黄体会产生激素。然后，当激素的需求量越来越多时，胎盘——妊娠期真正的激素工厂，会负责分泌激素，直到妊娠结束。

怀孕期间，不仅是性内分泌腺活动增加，其他的腺体，如胰腺、甲状腺、肾上腺也更加活跃。另外，在怀孕期间还

重要提示

重要事项

在妊娠晚期，阴道会做好准备，以便胎儿的头部能顺利通过。当然，9个月之前阴道的状态肯定满足不了分娩的需要。所以准妈妈们大可放心，不要担心阴道“过于狭窄”，导致宝宝的头和身体会无法通过。

会出现新的激素——催产素和泌乳素，催产素可以促进分娩，泌乳素则对乳汁分泌起决定作用。

这9个月中绝大多数的变化都是各类激素——妊娠期重大事件的组织者——共同作用的结果。特别是，激素可以促进子宫中各个组织的发育，调动母亲体内的营养存储提供给胎儿，控制母亲与胎儿之间物质交换的节奏，这对胎儿发育至关重要。同时，激素还能促使母亲体重增加，促进其乳腺发育，等等。

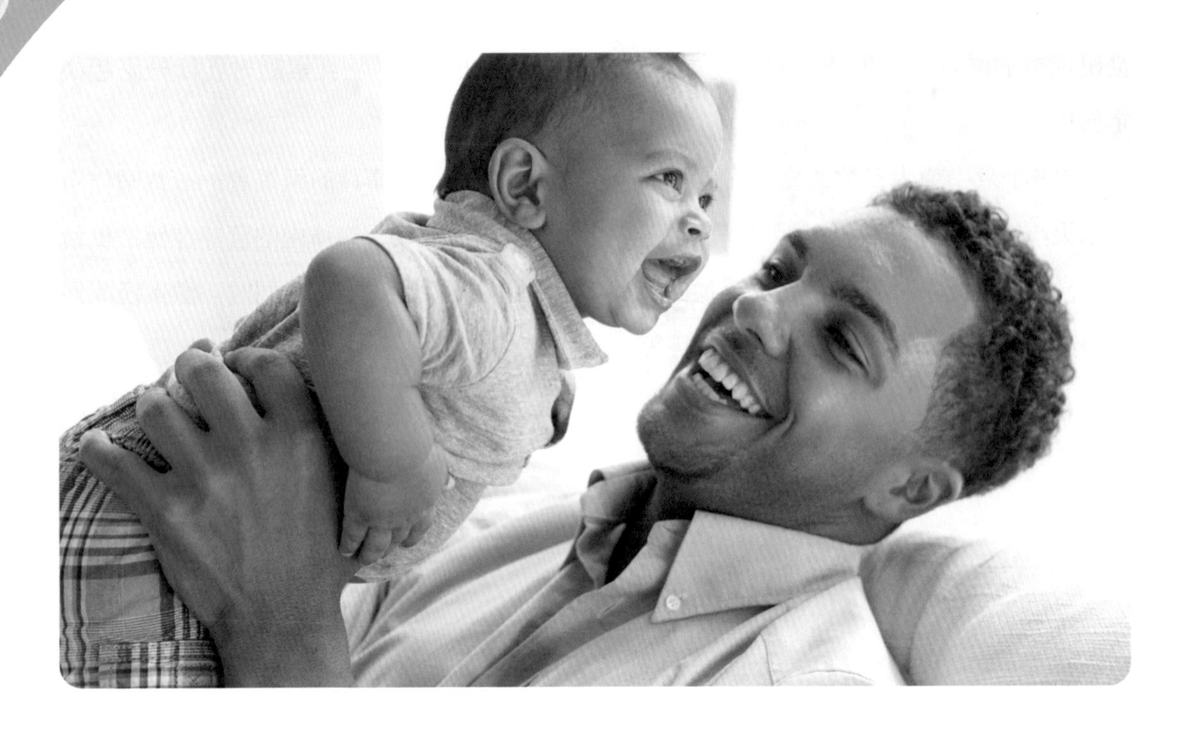

准爸爸和准妈妈会问的两个问题

男孩还是女孩？

自古以来，人们一直热衷于预知准妈妈腹中宝宝的性别。为了找到答案，希腊人和希波克拉底曾试图从孕妇面部的颜色和子宫的发育情况找到答案。几个世纪以来，人们试图通过各种方法，发现胎儿性别的蛛丝马迹，例如孩子的心率（据说男孩和女孩的心跳速度不一样），或者怀孕时孕妇的体态（有人说如果孩子“爬”得很高，就是男孩；如果“降”得很低，就是女孩）……

决定孩子性别的机制

想要了解受孕时决定孩子性别的机制和生物学规律，需要进入一个微观领域，做一些技术性的讲解，你也许会回忆起在大学或中学时学过的知识。

细胞

身体由不同的组织构成，而这些组织又是由细胞构成的。每个人体内大约有一百亿个细胞。细胞是所有生物的基本单位。每个细胞，在人体内发挥的作用不同，其形状和外观也会有很大区别。如红细胞呈圆盘形，上皮细胞是立方体形，骨细胞的形状为星形，等等。

细胞核

每个细胞内部都有一个密度较大的部分，这个部分被称为细胞核，它是细胞最重要的部分，也有人说是最高贵的部分。

染色体

细胞核是由一种叫作染色质的物质组成的，染色质因其能够吸收某些有色物质而得名。当细胞为了繁殖而开始分裂时，细胞核中的染色质会呈现出特殊的外观，分裂形成染色体。不同的物种染色体的外观和数量也不同。在人体中，每个细胞有46条染色体。它们被分成23对；在每对染色体中，一条遗传自父亲，另一条遗传自母亲。

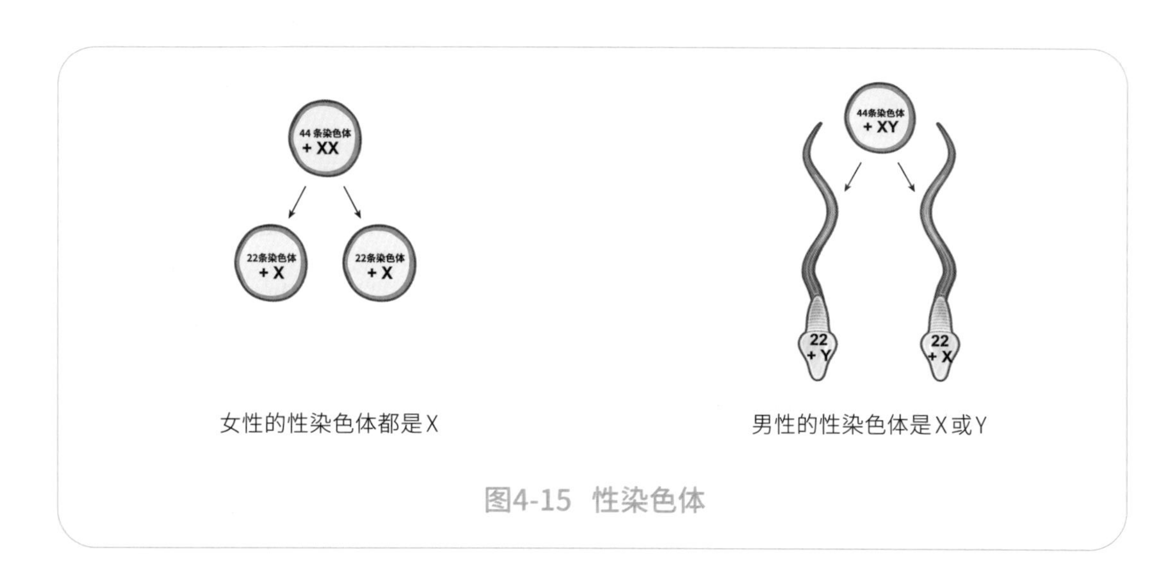

图4-15 性染色体

X和Y

在这23对染色体中，有22对染色体在两性中是相同的。但是，第23对染色体在男性和女性中是不同的，这是一对性染色体（图4-15）。

女性的性染色体由两条相同的X染色体构成。男性的两条性染色体是不同的：一条X，一条Y。因此，女性的细胞中包含22对染色体+1对XX染色体。男性的细胞中包含22对染色体+1对XY染色体。

细胞分裂

除了神经细胞之外，人体中的所有细胞都会有更替。细胞的繁殖是通过细胞分裂实现的。每一个细胞分裂成两个子细胞，子细胞包含的染色体数目与母细胞相同（即人类有46条染色体）。

性细胞，或生殖细胞，或配子

性细胞（图4-16）不遵循上述的分裂法则。女性体内分裂卵细胞，男性体内分裂精子时，细胞分裂遵循一套特殊的机制，用于受精的人体性细胞（卵细胞或精子）内只包含有一半的染色体数，即23条，而非46条。所以，当精子和卵细胞结合时，会形成一个细胞（受精卵），其中包含46条染色体，即人类的正常染色体数目。

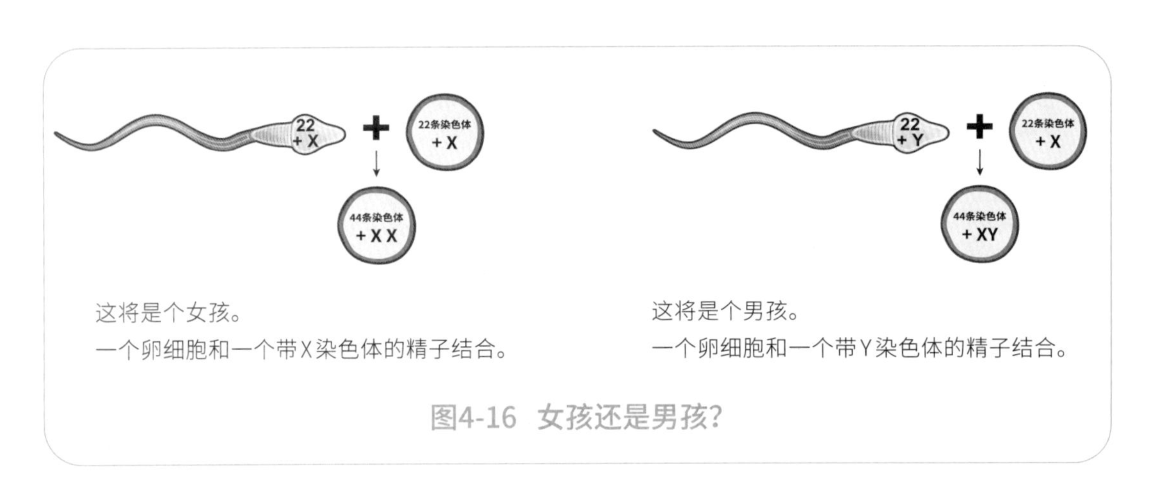

这将是个女孩。
一个卵细胞和一个带X染色体的精子结合。

这将是个男孩。
一个卵细胞和一个带Y染色体的精子结合。

图4-16 女孩还是男孩？

为什么是男孩？为什么是女孩？

一个新个体的形成纯属偶然，但是我们也可以对其进行科学的解释。

在卵巢中产生卵细胞的过程中，女性的两条性染色体是相同的（X和X），所有的卵细胞都含有22条常染色体+1条X染色体。所以说所有的卵细胞中的染色体都是相同的。

相反，在男性中，产生精子的母细胞由44条染色体+2条不同的性染色体X和Y组成。在分裂过程中，50%的精子含有22条常染色体+1条X染色体，另外50%的精子含有22条常染色体+1条Y染色体，所以说不是所有的精子都有相同的染色体。因此，在受精过程中，卵细胞和精子的结合会出现两种可能性。

女孩

卵细胞和一个带有X染色体的精子结合：染色体结合后会形成一个含有44条染色体+

X＋X（即XX）的受精卵。这是女性的染色体组合，所以这个受精卵将会发育成一个女孩。

男孩

卵细胞和一个带有Y染色体的精子结合：染色体结合后将会形成一个含有44条染色体＋X＋Y（即XY）的受精卵。这是男性的染色体组合，所以这个受精卵将会发育成一个男孩。

因此，精子决定了孩子的性别：如果精子含有X染色体则生女孩，如果精子含有Y染色体则生男孩。

能选择性别吗？

答案是否定的。但是，自主选择生男孩或女孩是人类长久以来的梦想。在一些国家，特别是在亚洲，这个梦想甚至变成了一种邪念，会使人采取一些备受谴责的举措，比如选择性流产。其目的就是只想要男孩。

就像人们热衷于预测胎儿性别一样，人们会想出许多异想天开、毫无科学依据的方法来选择胎儿性别。但是，在某些领域，如在治疗**基因疾病**时，选择胎儿性别在医学上是允许的。因为某些疾病只会遗传给某一种性别，而另一种性别则不会遗传。

目前，这一领域的医学研究和进展如何？实验室首先要解决的技术问题是区分决定男孩的Y精子和决定女孩的X精子。

通过这项技术，可以实现多种结果。首先需要收集精子，并将X精子与Y精子分开。然后，为了确保受精，可以选择两种方式：用选定的精子进行自然受精，或者进行体外受精，后一种方法稳定性更高。

事实上，最有效的技术不是选择精子，而是识别胚胎的性别，然后选择胚胎。这项技术只能在法律框架内进行，只针对特定情况，并且只能由生殖和遗传学领域的专业人士在经批准的实验室进行。这项技术被称为胚胎植入前诊断（DPI），操作流程如下：

首先进行体外受精以获得胚胎，然后从每个胚胎中取出一个细胞，通过这个细胞判断性别。如果某个胚胎不是携带遗传疾病的性别，则可以进行移植。目前，DPI技术得到了进一步发展，即可以挑选染色体组合，进而挑选胚胎性别。通过该技术，也可以检查胚胎是否携带某种遗传病基因。

胚胎植入前诊断可能会逐渐取代产前诊断。这样如果夫妻二人都有严重的残疾，或高

危险的遗传病，这些疾病会造成严重的医疗和心理后果，那么在怀孕时，就可以通过医学方法终止妊娠。

如你所见，选择胎儿的性别并不是一个简单的过程。如果这项技术之前就已成熟，男孩的出生率肯定会高于女孩，这必然导致性别失衡，最终导致人口数量下降，因为，目前仍旧是只有女性才能生儿育女……

我们的孩子像谁？

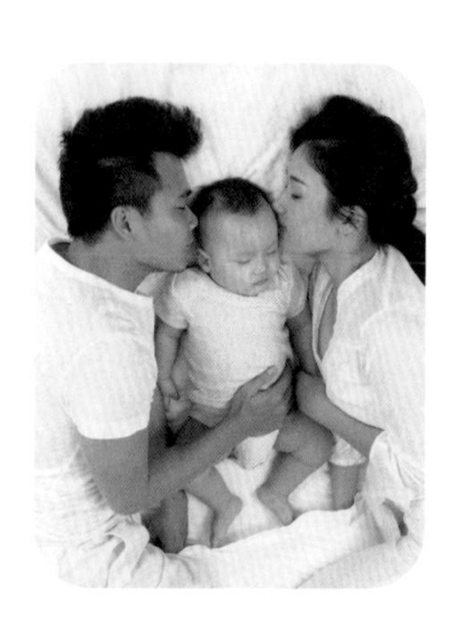

这是一个准爸爸准妈妈都会问的问题：他们想知道上一代的天资、外貌特征和智力水平是怎样遗传给下一代的。

外貌

遗传的媒介是染色体，更确切地说是基因：染色体传递性——它们携带着传递个体特征的基因。受精过程中，母染色体和父染色体的结合，以及它们之间基因的结合，决定了未来的孩子的生理和心理特征。这些特征一部分来自父亲，一部分来自母亲。

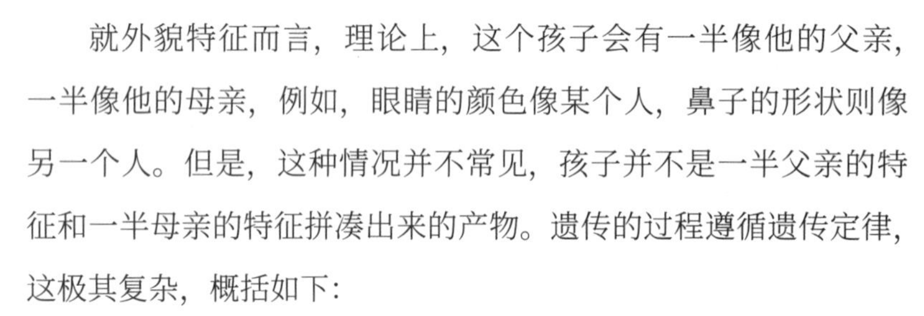

就外貌特征而言，理论上，这个孩子会有一半像他的父亲，一半像他的母亲，例如，眼睛的颜色像某个人，鼻子的形状则像另一个人。但是，这种情况并不常见，孩子并不是一半父亲的特征和一半母亲的特征拼凑出来的产物。遗传的过程遵循遗传定律，这极其复杂，概括如下：

一半遗传物质

前面讲过了，当性细胞形成时，只有23条染色体（母细胞含有46条染色体）进入精子或卵细胞。因此，在受精过程中，受精卵只获得了父亲和母亲各一半的遗传物质，而不是所有的遗传物质。

更重要的是：当23对染色体一分为二时，这种分离完全是随机的，一对染色体中的每一条都可能进入2个子细胞的其中一个。通过简单的计算，我们发现，这其中有2^{23}，即8388608种可能性。

从遗传学的角度来看，一个男性可以分裂出8338608种不同的精子，其携带的遗传信息也都不同。女人的卵细胞也是如此。

这解释了为什么尽管是同父同母，兄弟姐妹之间也只是家族性相似，而且相似性并不会太高。可以说，除了同卵双胞胎之外，**每个新的受精卵都会产生一个全新的个体**，不同于他的父母和兄弟姐妹。

在人类历史上，每个新胚胎都是独一无二的，既区别于先人，也不同于后代。

显性和隐性

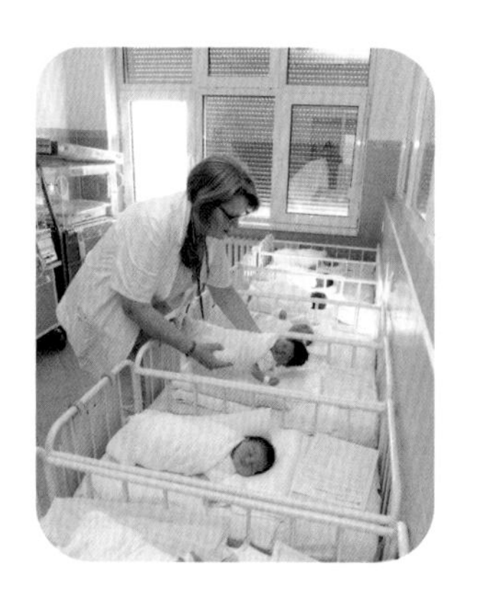

在受孕期间，对于每一个身体特征，孩子都会从父亲那里得到一个基因，从母亲那里得到一个基因。以眼睛的颜色为例，假设孩子继承了父亲的棕色基因和母亲的蓝色基因。孩子的眼睛不是一半棕色一半蓝色，而是棕色，因为棕色覆盖了蓝色。携带棕色的基因就是“显性的”，携带蓝色的基因则是“隐性的”。我们也可以认为隐性基因被“压制”了，从而蓝色基因的信息不能被传递。

这是一些**显性**特征的示例：长睫毛，宽鼻孔，大耳朵，雀斑。隐性特征：斜视，浅色头发，近视。但是，需注意：在棕色眼睛的孩子的遗传型中，仍旧保留了蓝眼睛的基因，因为棕色眼睛是显性基因，所以这一特征并未显现出来。现在想象一下这个棕色眼睛的孩子已经长大成人了，他可以把蓝眼睛的特征传给自己的后代。如果他的妻子也是蓝眼睛基因的携带者，他们的孩子也可能有蓝色的眼睛，尽管父母都是棕色的眼睛。因此，即使一个孩子继承了父母的所有遗传物质，也有可能长得谁都不像。但是，他也有可能表现出父母的所有特征。

因此，外貌特征是遗传的，一个人只能拥有祖辈世代已有的特征。但是，也有可能会出现意外情况。

环境

第一个例外是遗传之外其他因素的影响，这里举几个例子。

体重：体重是遗传的。但是很明显，一个人的体重也会受到饮食条件的影响，取决于食物充足还是匮乏。

身高：据观察，在美国的亚洲移民后裔（中国人和日本人一般都比较矮）的平均身高比他们的前辈要高。我们除了将这种现象归于生活方式，尤其是饮食习惯，还未找到其他更合理的解释。

肤色：也是由遗传决定的。不过，皮肤颜色深一点或浅一点，这取决于一个人是否经常暴露在阳光下。

然而，环境的作用是有限的：一个从未暴露在阳光下的黑人也不会拥有白皮肤，同样在阳光下暴晒的白化病人也不会变黑。但是遗传带来的内因和环境带来的外因之间经常会有互动，这被称为表观遗传学，这是一个正在蓬勃发展的研究领域。

基因突变

这是遗传法则的第二个例外。在遗传学中，突变是基因传递中的一个错误，就像是基因词汇中的一个拼写错误。因此，无论遗传与否，这些都是遗传物质的突变。

突变通常是“中性的”，因为突变的基因是隐性的，所以被掩盖了；或者尽管突变基因是显性的，它的功能也没有因突变而发生紊乱，也未出现明显的表征。许多的变异只有通过长时间的积累，经过多次和许多个体复制才可能产生明显的差异。可以说，在某种程度上，突变更多地发生在整体层面，而不是个体层面。突变也会有积极的意义，即促进物种的进化。

这种类型的突变在植物或动物中非常常见，但在人类中却比较稀少。不过，我们也曾发现一种突变的血红蛋白（血红蛋白是使血液呈红色的色素），其固氧量是正常血红蛋白的2倍；在一些男性身上也发现了负责制造糖的基因，这种基因的“工作”效率是正常基因的4倍。

此外，一些研究人员也在思考：那些天赋超常的人是否得益于多个基因突变，这样就可以解释他们异常优异的品质。不过不幸的是，基因突变也会产生**有害的后果**，例如可能会导致蛋白质功能障碍，并可能导致遗传疾病。和正常特征一样，突变基因的遗传也遵循遗传规律，同样会有隐性基因疾病、显性基因疾病，或者与性别相关的疾病（比如，只遗传给男孩）。许多突变都是偶然自发发生的，不过也有的突变是诱变剂作用的结果，如X光、放射线、宇宙射线等许多化学物质都可能是诱变剂。国际癌症研究机构（CIRC）制定了一份在生殖过程中会产生致癌、诱变和/或致毒作用的物质清单。显然，我们不可能彻底弄清楚发生在人类群体中的突变的数量。

心理或智力的相似性

不是只有外貌的特征遗传会遵守遗传定律，智力和心理特征的遗传也遵循遗传定律。

遗传的方式与外貌遗传相同，但是，遗传效果可能没有那么明显。事实上，一个人的智力以及心理层面的架构会受到多种因素的影响：如直系亲属的生活方式和行为举止、受教育程度、社会关系，等等。今天的心理学会特别强调一个人的生活环境对其心理架构的影响。因此，尽管孩子会从父母那里遗传某些心理和智力特征，但他的个性在一定程度上会因为外部环境的影响而发生重大改变。有两则包含大众智慧的俗语，虽然意思完全相反，却都反映了这一事实：“龙生龙，凤生凤”和“龙生九子，各个不同”。

所以，你的孩子有可能长得像你，也可能像爸爸；眼睛的颜色可能和祖母一样，甚至有可能发质像他的曾祖父。但无论如何，你是遗传链条中必不可少的一环。

至于孩子的性格和品味，他当然有可能遗传了你的艺术品位，比如喜欢音乐；但他也有可能讨厌音乐。

你的怀孕月历

<table>
<tr><th>妊娠月份或闭经周数</th><th>你的健康</th><th>体检及超声波检查</th></tr>
<tr><td>第1个月，
2周－6周半</td><td>• 月经推迟几天后，妊娠测试可以得出诊断结果。</td><td rowspan="3">• 第一次产检在怀孕的前 3 个月进行：
— 问诊和常规检查；
— 风险因素评估；
— 了解关于妊娠及其后的信息；
— 开出整个孕期必须要进行的化验和检查；
— 有风险因素的情况下，进行贫血筛查（NFS）；
— 立即选择产科医院，以防孕期出现问题。
• 第一次超声波检查通常在第 12 周进行。通过测量颈背透明物和血清标记物评估是否有患唐氏综合征的风险。
• 领取产妇健康手册。</td></tr>
<tr><td>第2个月，
6周半－10周半</td><td>• 一旦知道自己怀孕，戒烟、戒酒非常重要。
• 遵循准妈妈的特定饮食规则。
• 保持健身运动：散步、游泳等。</td></tr>
<tr><td>第3个月，
10周半－15周</td><td>• 养成定期称体重的习惯。
• 注意均衡饮食。
• 如果弓形虫病血清测试呈阴性，请注意。</td></tr>
<tr><td>第4个月，
15周－19周半</td><td>• 注意体重。
• 继续坚持运动：散步、游泳、肌肉放松。</td><td>• 第二次产检：
— 常规和产科检查；
— 弓形虫病；
— 蛋白尿；
— 建议进行心理社会咨询，即“早期产前面谈”。</td></tr>
<tr><td>第5个月，
19周半－23周半</td><td>• 整个孕期，尽量减少与日用化学品的接触（化妆品、清洁剂等）。</td><td>• 第三次产检：
— 常规和产科检查；
— 弓形虫病；
— 蛋白尿。
• 第二次超声波检查通常在第 22 周左右进行。</td></tr>
<tr><td>第6个月，
23周半－28周</td><td>• 避免每周体重增长超过 350 至 400 克。
• 不要忽视产前体操。</td><td>• 第四次产检：
— 常规和产科检；
— 弓形虫病；
— 蛋白尿；
— HBS 肝炎抗原筛查；
— 糖尿病筛查；
— Rh 阴性妇女不规则凝集素筛查。如果你是 Rh 阴性，而你的配偶是 Rh 阳性，你需要进行疫苗接种。</td></tr>
<tr><td>第7个月，
28周－32周半</td><td>• 定期监测体重。
+ 5 kg</td><td>• 第五次产检：
— 常规和产科检查；
— 弓形虫病；
— 蛋白尿。
• 第三次超声波检查大约在第 32 周内进行。</td></tr>
<tr><td>第8个月，
32周半－36周半</td><td>• 产假从预产期前 15 天开始（有时更早）。利用假期进行休息。</td><td>• 第六次产检通常在选择分娩的产科医院进行：
— 检查骨盆和分娩预案；
— 始终进行相同的生物学检查（弓形虫病、Rh 因子）；
— 更频繁地对尿液中的白蛋白进行检查（每 10 天一次），以筛查子痫前期或尿路感染；
— 通过阴道拭子检测链球菌 B。</td></tr>
<tr><td>第9个月，
36周半－41周</td><td>• 最后一个月最重要的事情就是休息。</td><td>• 第七次产检：
— 在产院进行检查并决定分娩的方式，特别是胎位为臀先露时；
— 咨询麻醉师。</td></tr>
</table>

以及每个月要关注的重要事项

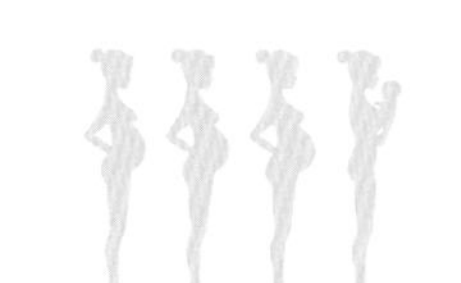

手续	你的宝宝	准备工作
• 医生或助产士宣布怀孕。 • 记得通知上司你怀孕的消息。	• 第一个月末时，胚胎长约 5 毫米。	
	• 胎儿长约 30 毫米，重 11 克。 • 在闭经后的第 8 周，胎儿所有器官的轮廓形成。心脏在超声波显示屏上清晰可见，还可以听到孩子的心跳。	• 一旦宣布怀孕，记得尽早去产科医院咨询。 • 如果你打算把孩子送进托儿所，现在就去登记，因为名额有限。 • 你的室内环境和花园禁止使用杀虫剂。
	• 婴儿大小已经可以占据整个超声波屏幕。所有器官都清晰可见。 • 长约 100 毫米，重约 45 克。	
	• 胎儿开始长出头发。 • 长约 150 毫米，重约 225 克。	
	• 胎儿指甲现在清晰可见。 • 长 25 厘米，重约 500 克。 • 在这个月里，你可以感受到胎动。	
	• 胎动越来越频繁。 • 长约 30 厘米，重约 1000 克。	• 记下你想购买的东西：列出一个清单。 • 如果你选择由保姆照看孩子，现在需要开始寻找。
• 如果你之前是在产科医院以外的医院进行产检，记得索要你的医疗档案。	• 胎儿能听见声音。 • 平均身高 40 厘米，重约 1700 克。	• 考虑准备宝宝的床或摇篮。 • 准备宝宝的房间。
• 向社保部门寄送停工证明。 • 可以将 15 天的产前假期转为产后假期。	• 孩子外形“细化”的一个月。 • 平均身高 45 厘米，体重超过 2000 克。	• 准备好你和宝宝前往医院的行李。
	• 宝宝即将出生：长大约 50 厘米，体重超过 3000 克。	

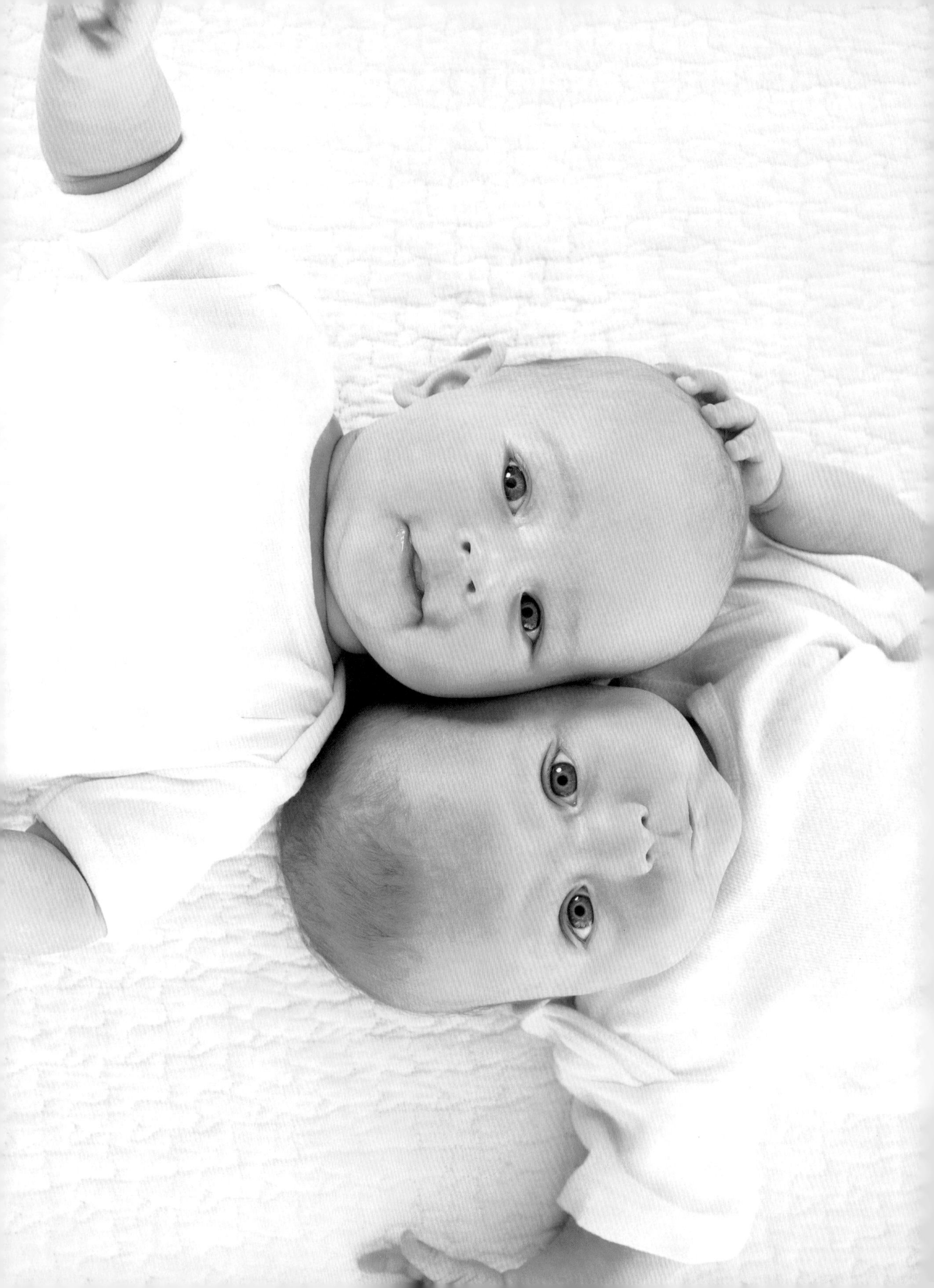

双胞胎

“大夫，我怀的是双胞胎吗？”这是准妈妈们在第一次超声波检查时常问的问题。怀双胞胎对准爸爸和准妈妈来说通常是一个很大的意外。这个消息会让他们更加紧张、惊愕、怀疑和焦虑。但是，冷静下来后，夫妻俩又会感到无比自豪。真假双胞胎是如何产生的？双胎妊娠有哪些不同的类型？有什么特别的预防措施吗？如何分娩？本章将会一一解答这些问题。

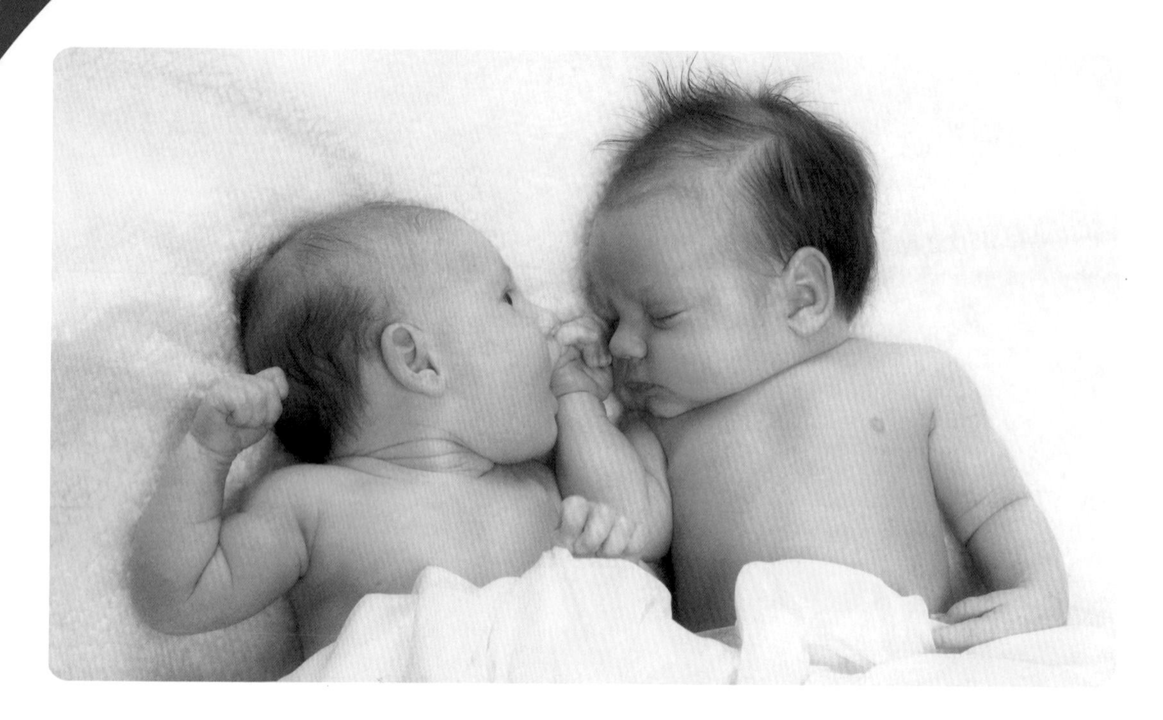

双胞胎妊娠

简单来说，双胎妊娠主要有两大类：异卵双胞胎和同卵双胞胎。通常，在11或12周做第一次超声波检查时，就可以确切知道是否怀了双胞胎，还可以通过检查胎盘来进一步确定双胎妊娠的类型。区分两种妊娠方式非常重要，这关系到之后的产检。在任何情况下，双胎妊娠都要进行严密的监测，早产的风险很高；如果是同卵双胞胎，就需要更加严密的监测，我们会在下文解释原因。

异卵双胞胎

“异卵”是一个看似复杂的术语，其实，我们可以简单地理解为两个受精卵。异卵妊娠是指两个不同的精子在同一个周期内与两个不同的卵细胞结合，从而产生了两个受精卵，即异卵双胞胎（图5-1）。

影响异卵双胞胎的各种因素

- 异卵双胞胎出现的频次受母亲年龄的影响，在37岁达到峰值，然后下降。
- 有遗传因素，双胞胎比一般人生双胞胎的几率大，此外，有些家庭每代都会生下双胞胎。
- 种族因素发挥了作用，在亚洲双胞胎很少见，在撒哈拉以南的非洲更为常见，欧洲人怀双胞胎的几率居中。
- 在极端条件下，饮食状况也会对孕育异卵双胞胎产生影响。如发生饥荒时，怀异卵双胞胎的概率可能会降低。
- 最后，近40年来，双胞胎的数量**极速增长**，数量几乎翻了一番。三分之一是由于初次怀孕的女性年龄增加（大约30岁）；另外三分之二与不孕治疗有关（诱导排卵或体外受精技术的应用），在治疗过程中，通常会刺激多个卵细胞同时成熟，两个或三个卵细胞与精子结合受精。

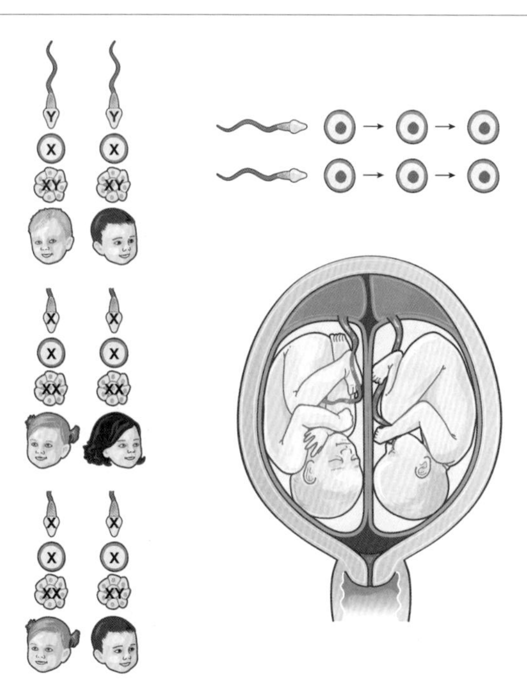

两个精子使两个卵细胞受精。异卵双胞胎可以是两个男孩或两个女孩，或者一个男孩和一个女孩，但在所有这三种情况下，他们的长相并不会比普通的兄弟姐妹更相像。

图5-1 异卵双胞胎

双胎妊娠的着床过程与单胎妊娠没有什么不同。每个受精卵都有自己的附件：膜（羊膜和绒毛膜）和胎盘是分开的。两个胎儿的血管之间没有联系，分别有自己的循环系统。因此，异卵双胞胎会同步但分开发育。

出生时，两个宝宝可能会长得比较像，但是不会比正常的兄弟姐妹更相像。他们的性别可能会不同。这是完全正常的，因为这是来自两个不同的受精卵的异卵双胞胎，他们所获取的遗传物质是不同的，和相差几岁的兄弟姐妹的情况是一样的。

同卵双胞胎

一个卵细胞和一个精子结合，形成一个受精卵。这个受精卵会分裂成两个受精卵，这两个受精卵会发育成两个基因相同的胎儿：他们有相同的染色体和相同的基因。所以，他们的性别也是相同的。这就是同卵双胞胎（图5-2）。

理论上讲，出生时，同卵双胞胎是“同一个人的两个画稿”或是一种“复制粘贴”。

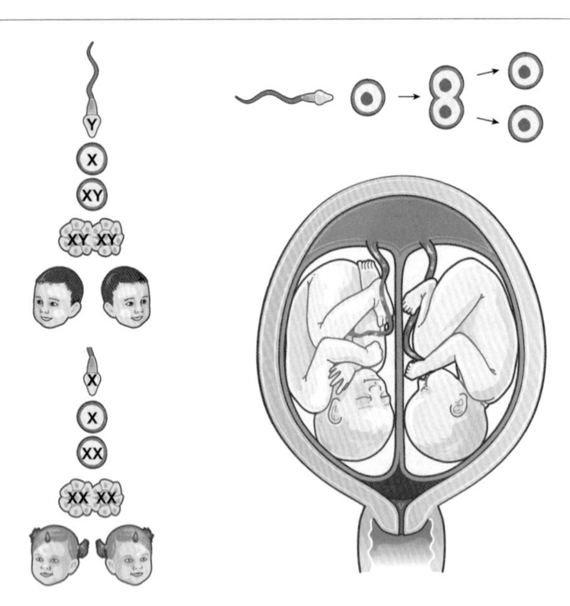

一个精子使一个卵子受精，这个受精卵被一分为二。同卵双胞胎是这样产生的。他们的性别是一样的，两个男孩或两个女孩，而且两个宝宝长得非常像。

图5-2 同卵双胞胎

事实上，并不完全如此。他们的体重通常会相差几百克，他们在子宫中的位置可能对他们的身形或头形有一定的影响，所以，还是比较容易把两个孩子区分开的。即使开始的时候，父母会有一点迟疑，但是一个月之后，父母就可以轻松地将两个孩子区分开了。但是周围的人（朋友、祖父母）可能很难分清他们。

同卵双胞胎出生的频率非常稳定：出生率在0.3%到0.5%，不因为种族、子女数量或遗传因素而发生变化。与异卵双胞胎相比，年龄因素也很重要，通常是极端年龄，非常年轻的女性和40岁以上的女性怀同卵双胞胎的概率会增加。

胎盘类型

如果你怀了双胞胎，你会经常在测试报告中看到这样一些词语：双绒毛膜、单绒毛膜、双羊膜、单羊膜等。很快，你会觉得这些概念也不难理解。

胎盘类型是指胎儿附件的组织、运行方式（胎盘、绒毛膜、羊膜）。为了更好地监测妊娠情况，了解胎盘类型（医学术语中指绒毛膜类型）是很重要的。一些妊娠过程需要更小心的监测，包括临床监测和超声波检查。临床监测首先是询问你当前的状态（医生会问“你感觉怎么样”），然后称体重，测量血压，测量子宫高度等。

- 最常见的情况（70%）是双绒毛膜双羊膜妊娠（DCDA），这是异卵双胞胎。分隔双胞胎的隔膜很厚（图中的λ符号处），由四层组成，其中两层是羊膜，两层是绒毛膜。双绒毛膜双羊膜意味着有两层绒毛膜和两层羊膜。
- 28%的情况，只有一个胎盘，隔膜很薄，由两层组成（两个羊膜）：这是单绒毛膜双羊膜妊娠（MCDA）。
- 剩余2%的情况，只有一个胎盘，并且没有隔膜。这是

λ符号

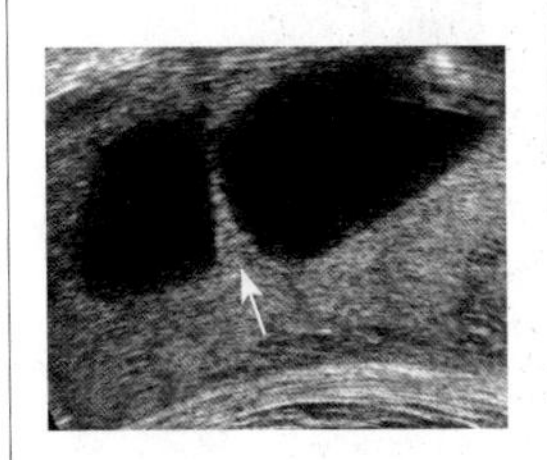

白色箭头标记的位置形状类似希腊字母λ。在第12周做超声波检查时可以观察到。

单绒毛膜单羊膜妊娠（MCMA）。

单绒毛膜妊娠（无论是双羊膜妊娠还是单羊膜妊娠）是同卵妊娠，因此，孩子的性别是一样的。

注意

双胎输血综合征是一种相对罕见的并发症。

为什么这种区分很重要?

如果是单绒毛膜，妊娠过程中必须进行特殊监测。事实上，在这种情况下，两个胎盘循环系统之间可能会发生物质交换。血管中循环失衡可能会导致双胎输血综合征，即双胞胎中的一个从另一个胎儿那里接受血液。第一个是被输血的胎儿，有大量的血液流向他的肾脏，他会产生大量的尿液，然后转化为羊水，这会导致膀胱变大和羊水过多。相反，第二个胎儿，即输出血液的胎儿，流向他的肾脏的血液会减少，这将导致持续的膀胱排空和羊水缺乏（羊水过少）。

几年前，在没有有效治疗手段的情况下，单绒毛膜妊娠通常会有两种结果：孕晚期流产，或者因羊水过多而极度早产。现在，通过一种特殊的激光疗法可以改善妊娠进程，但是只有极少数医院有这种技术。

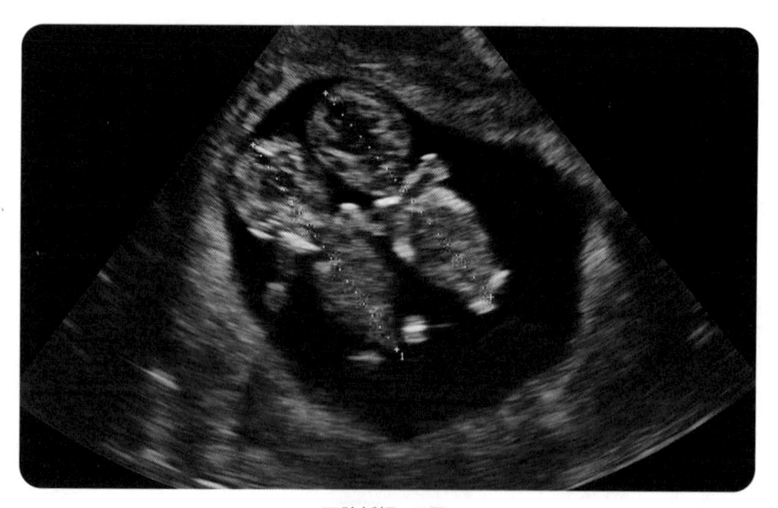

双胎妊娠，9周

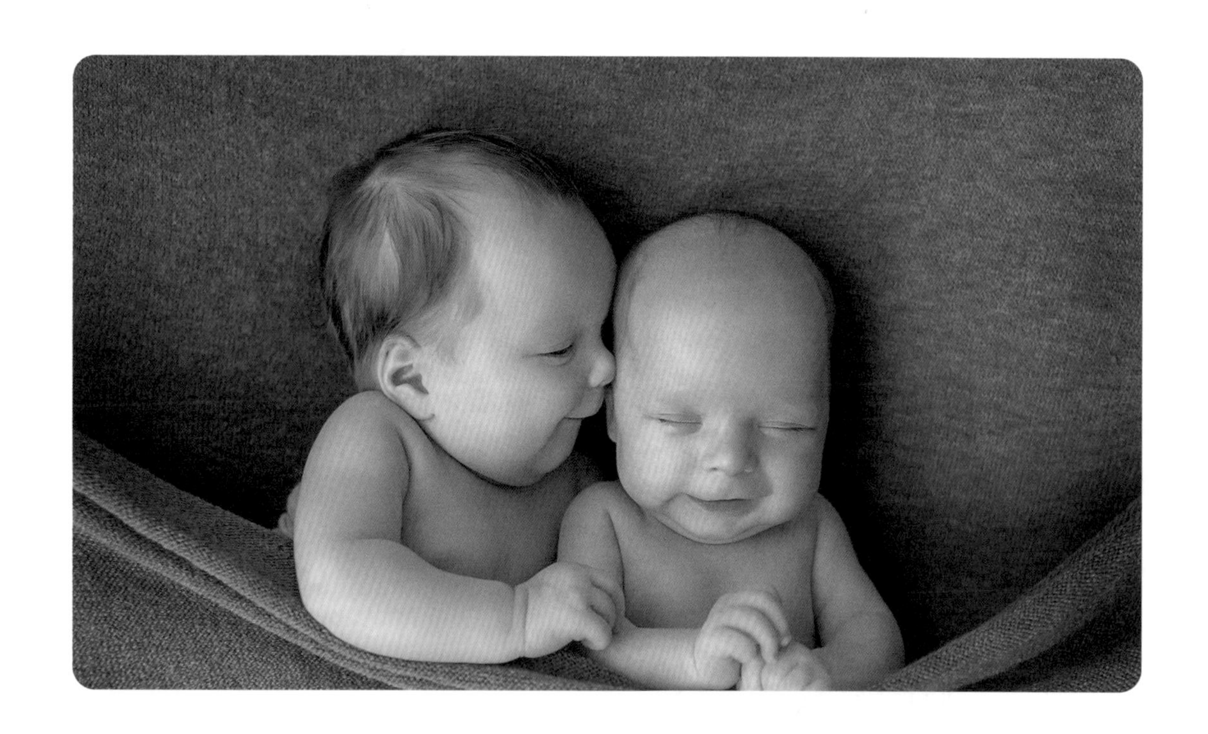

我怀了双胞胎

你刚刚通过超声波检查得知自己怀了双胞胎。不管你的境况如何，这个消息都会给你带来巨大的冲击。

- **如果此前你接受了不孕治疗**，你应该已经做好了怀双胞胎的准备。医学辅助生殖（AMP）的双胞胎占了全部双胞胎的三分之二。但是，即使已经有了心理准备，这个消息让多年的期盼有了结果，也同样会让准爸爸和准妈妈惊喜不已。

如果接受了医学辅助生殖治疗，手术（体外受精、子宫内授精或卵巢刺激）后一个月就要做超声波检查，即最迟停经后15天。

在此期间，准妈妈能感觉到自己怀孕了。人绒毛膜促性腺激素（βHCG）检测结果也会证实怀孕，但她并不知道自己怀了双胞胎。但是如果βHCG的水平太高，可能会影响超声波检查结果。此外，激素水平过高也会造成过度的妊娠反应，恶心、呕吐等。我们可以在屏幕上清楚地看到两个清晰的、相互隔离开的腔室。每个腔室内都有一个大约8—10毫米的胚胎，我们已经能够听到胚胎的心跳声。

• **“自发的”双胎妊娠**，这对准爸爸和准妈妈来说无疑是天降喜事，即使在此之前你通过各种微小的迹象已经有点心理准备了。比如身体可能会经常出现不适的症状，尤其是恶心，可能与双胞胎胎盘分泌的βHCG急剧增加有关。同时，随着子宫体积增加得越来越快，子宫压迫引起的“机械障碍”，如尿急，会提前出现，排尿的频率也会明显增加。乳房会很快变大。但是，只有在第11或12周做第一次超声波检查时才可以确认怀有双胞胎，并明确胎盘类型。然后就可以对各个胚胎进行分别观察、测量其大小。在这个阶段，胎儿的大小是一样的，但是之后可能会有差异。

双胎妊娠的几个特点

对准妈妈们来说

增重：比单胎妊娠平均多增重30%。这主要是体内的水分增加引起的；也和子宫内体积增大有关，子宫在6个月时的高度就已经接近于单胎妊娠足月时的高度。

贫血：比单胎妊娠更频繁，孕妇需要每天摄入铁和叶酸。

一些**常见的身体不适**可能比单胎妊娠更明显，但也不会太严重。因此，由于心脏血流量增加，脉搏速度会更快。

从蹲着的姿势到起身，准妈妈可能会有一种短暂的不适感，就像眼前蒙了一层面纱。血压下降（直立性低血压）是由下肢血液循环不良造成的，因此休息很重要。此外，穿压力袜可以改善低血压的症状。

母亲的感受与她的身体状况和怀孕过程密切相关。提前停止所有工作，限制或禁止旅行、出差会影响孕妇的心情，她可能觉得自己在社交生活中被冷落了。除此之外，还可能造成她对自己的健康、宝宝们的发育以及分娩过程的忧虑。有些妈

小贴士

有很多的社会资源可供你使用。你要提前通知领导自己有可能比预期的更早休产前假。

妈甚至会担心自己无法给予两个宝宝同样的爱，或者宝宝出生后无法区分他们。

医生、助产士的专业素养可以缓解准妈妈的焦虑。但是，如果准妈妈愿意，她也可以寻求心理医生的帮助，在做产检时可以跟医生、助产士进行沟通。

对于宝宝来说

在双胎妊娠中，我们还没有完全掌握双胞胎在发育过程中的特性。但是，我们知道双胞胎会比单胎早15天成熟，尤其是肺部好像专门为双胞胎提前出生做好了准备……

出生后，宝宝们会被放在同一张婴儿床里，很是舒适惬意，他们会觉得自己像在子宫里一样，这是一种在妊娠期间就建立起来的手足之情。他们已经习惯了彼此依偎在一起。他们会转向对方（一个会把手放在另一个的脸上，两个人的脸颊贴在一起……）。但是，在享受这份宁静的同时，不要忘了双胞胎的性格、需求和生活节奏也会不一样，从他们出生时起，就要尊重他们每一个人的个性。

医学监护

知道自己怀了双胞胎后，要立即选择一个妇产科医生，和你的主治医师或助产士一起对你进行孕期监护。医学监测的等级取决于你的妊娠类型，更准确地说是绒毛膜类型：

- 如果是**双绒毛膜妊娠**（最常见的情况），和其他单胎妊娠一样，你需要每月进行一次产检，接受完整的临床检查：体重、动脉血压、脉搏、子宫高度；对子宫进行触诊，以确认子宫的柔软度；检查第一个胎儿头部的位置；听两个胎儿的心音。生物学检查内容也与单胎妊娠相同。从第5个月开始，你可能会每月进行一次超声波/多普勒检查，如有必要会增加检查次数，尤其是当两个胎儿的体重相差较大时。6个月后，临床监测会更加频繁。分娩通常会在妊娠第38或39周左右，40周之前。

- 如果是**单绒毛膜妊娠**，你的医生会采取针对此类妊娠的监测方案，尤其要注意双胎输血综合征引起的并发症，以及其他风险，如两个胎儿中的一个宫内发育迟缓，或者单绒毛膜单羊膜妊娠时可能会发生的脐带缠绕。一般建议每个月进行一次会诊和两次超声波检查。孕晚期时，产检会更加频繁：从第6个月开始，每15天进行一次检查。从闭经第36周开始就有可能分娩，最晚不会超过第39周。如果是单绒毛膜单羊膜妊娠，从闭经第30周开始，就需要在II类或III类的产科医院进行检查，从闭经第36周开始就有可能分娩。

如果监控得当，双胎妊娠也可以像单胎妊娠一样发育良好，只是在孕晚期孕妇会更加辛苦。这种监测很重要，因为怀双胞胎时，**某些并发症**更为常见，包括早产、子痫前期或先兆子痫和胎儿生长迟缓等。

接下来我们会告诉你可能存在的风险，以及预防或缓解症状的方法。如果你怀上了双胞胎，不要过分担心，只需加倍注意医生给你的建议。

早产

双胎妊娠的持续时间比单胎妊娠短，平均短15天。早产时间越多，婴儿面临的风险就越大，尤其是在32周之前就出生的宝宝。医生竭尽全力避免和预防的正是此类早产。

如果你在32周前有早产的风险，会被转到三级医院产科（配备有新生儿重症监护室）。你还需要注射皮质类固醇类的药物，来加速胎儿肺部成熟，并抑制子宫收缩。如果过了34周没有早产，你可以回到平时产检的医院，或者回家。

预防早产，需要有安静的生活环境，还需要多休息。如果怀上双胞胎，产假时间往往会不够长，产科医生可能会要求你暂停工作。但是，休息并不等于从第6个月开始直到妊娠结束一直卧床，我们建议随着产期临近，你要减少白天的活动量。每个孕妇的情况各不相同，医生会根据每个人的情况给出合理的建议。

子痫前期或先兆子痫

这种疾病在双胎妊娠中的发病率是单胎妊娠的3到5倍，其诱因包括：快速和过度的体重增加、水肿、蛋白尿和动脉高血压。因此定期监测尿液、体重和动脉血压非常重要，尤其是在第6个月后。如果情况急剧恶化，除了引产没有其他治疗方法。

宫内发育迟缓

这可能是子痫前期或先兆子痫的并发症，也可能是双胎输血综合征导致的。两个胎儿的生长发育完全同步，这种情况很罕见，大多数情况是双胞胎中的一个比另一个小一点儿，即一个比另一个发育迟缓。如果两个胎儿的体重差别太大，就需要引起重视，经多普勒超声波检查反复确认后再决定是否要提前剖宫产分娩。

双胞胎的诞生

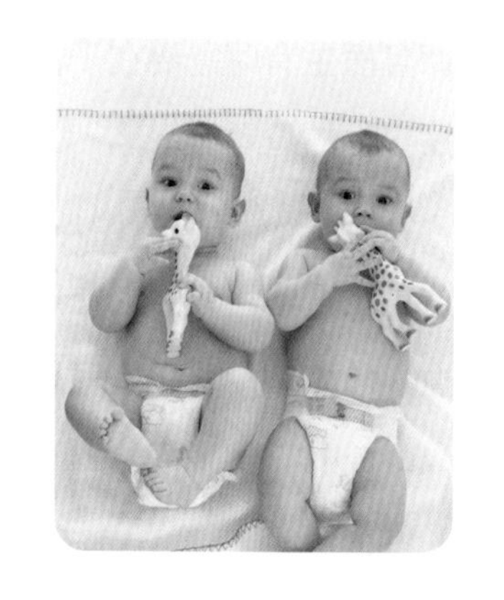

在大多数情况下，产科医生会在产科病房负责双胎孕妇的分娩。如果在32周之前过早分娩，你的医生会将你转到有新生儿重症监护病房的医院。如果在32至36周之间分娩，你可以到有新生儿科的医院分娩。

医生很少让双胎妊娠的准妈妈等到足月再分娩：根据妊娠类型，通常会在36到40周之间安排分娩，多数情况下会安排在第38—39周左右。这也证明了双胞胎妊娠通常要比单胎妊娠提前15天成熟。医生提前为你做好生产计划，便于更好地组织安排团队成员。

剖宫产的几率高达40%，而单胎妊娠则为20%。如果第一个出生的胎儿是臀位，第二个头朝下，一般都需要进行剖宫产（但并不是必须）以避免两个胎儿发生“纠缠”。但是，如果第二个胎儿也是臀位，上述风险被排除，可以考虑自然分娩。如果第一个孩子头朝下，不论第二个孩子是什么姿势，都可以考虑自然分娩。

如果选择自然分娩，可能需要较长的时间，因为子宫的过度扩张使宫缩效率较低，宫颈扩张较慢。第一个孩子的出生与单胎孩子的出生没什么不同。两个孩子的出生时间间隔会很短，你无须惊讶，你没有时间把第一个孩子抱在怀里，或者把他放在你的肚子上，因为第二个孩子马上就要出生了。这个间隔必须要短，因为如果等待时间太长，第二个孩子可能会出现并发症。

让父母们感到惊讶的另一点是产室里同时会有很多人。除了产科医生，还有一两个助产士，一个麻醉师，一两个儿科医生。另外，可能还会有一名实习生和一名见习助产士。向准妈妈强烈推荐无痛分娩，因为剖宫产和产钳的使用频率很高，而且医生有时需要在子宫内进行一些操作，例如转动胎儿，以摆正他的位置等。

因为双胎妊娠出血风险较高，胎盘可能不会自然脱落。这种情况下可以注射催产素促使胎盘剥落。胎盘娩出更快，出血风险降低。这也是对现今所有分娩手术的建议。

双胞胎出生之后

需要把新生儿放在暖箱里吗？许多妈妈会问这个问题。通常双胞胎出生后会被放进暖箱，但是只有几个小时的时间。这并不代表情况严峻，大多数情况下只是对早产儿，或者低于平均体重的婴儿做一个简单的预防措施。目的是避免着凉，以及其他并发症（低血糖、呼吸困难等）。为了避免着凉，医生会让双胞胎皮肤贴着皮肤靠在一起。如果是极度早产，则需要采取针对性措施（参见第7章）。怀双胞胎的妈妈经常会问是否可以母乳喂养两个宝宝，这是完全有可能的。刚开始的时候，可以先喂一个，然后再喂另一个。之后，如果奶水增多，妈妈就可以同时喂两个孩子。妈妈应该好好享受休产假的时光，多休息，认真体会照顾宝宝的乐趣。你还会惊喜地发现，两个宝宝很快就可以理解顺序——“轮到我了”。

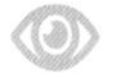
小贴士

根据《女职工劳动保护特别规定》第七条：女职工生育享受98天产假，其中产前可以休假15天；难产的，增加产假15天；生育多胞胎的，每多生育1个婴儿，增加产假15天。但产假政策，中国各省市略有不同，如北京为128天等。

在父母们操心的问题中，从医院**回家**是重中之重。你可以找朋友、姐姐或妈妈，哪怕她们只是白天过来帮几个小时忙，你也可以有时间放松、休息一下。如果双胞胎生病住院了，不能同时回家，就更需要别人帮忙照顾了。这会是一段艰难的时光，既要照顾家里的宝贝，又要去医院探望住院的宝贝。但是，这种情况一般不会持续太久。

双胞胎也有不同点。为了让每个孩子都能更茁壮地成长，形成自己的独立人格，我们建议从出生起就将两个孩子区分开，比如，取发音不同的名字，不要穿相同的衣服。但是区分的过程要温和，要循序渐进，既能帮助双胞胎形成自己的个性，同时又能维系他们之间的手足之情。

三胞胎

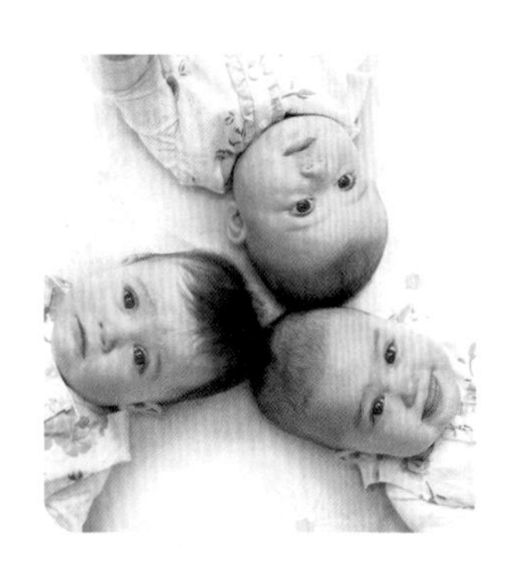

1934年，有位太太生了五个女孩，她们是历史上有记录以来第一次成活的五胞胎。这条新闻当时引起了国际社会的轰动，登上了所有报纸的头版。五胞胎自然受孕的概率是四千万分之一，三胞胎的概率是一万分之一。

20世纪70年代，双胎妊娠越来越常见，多胎妊娠也不再罕见，尤其是三胎妊娠。这得益于医学辅助生殖治疗：为了确保治疗的成功，医生会同时植入三个甚至四个胚胎。但是今天，三胞胎（或更多）又变得越来越少了。因为目前医学辅助生殖技术，尤其是体外受精技术越来越成熟，移植的胚胎数量不会超过两个。三胎妊娠可能会带来很多问题，其中最大的风险是早产。准妈妈需要采取比双胎妊娠更严密的预防措施，比如多休息，高热量和富含蛋白质的饮食，补铁、叶酸和维生素等，还要严格进行医疗监测（每月一次超声波检查）。

至于分娩，医生们更倾向于在35至36周时对孕妇进行剖宫产。非常重要的提示：孕妇一定要在有此类分娩经验的医院生产。有些医院有时也会建议三胞胎孕妇自然分娩。

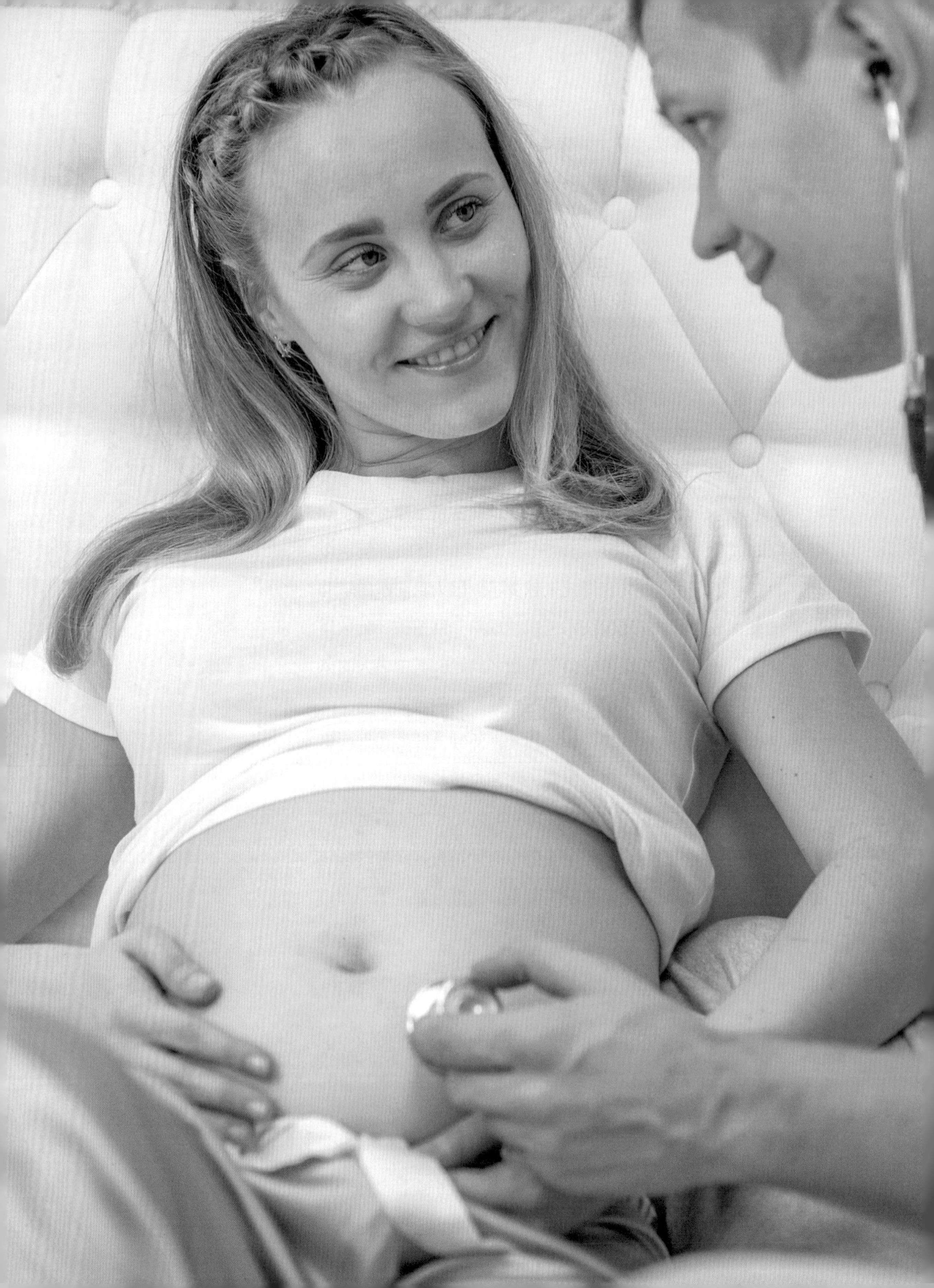

怀孕期间的监护

在女性的生命中，怀孕是一件自然而然的事。不过，为了确保母婴健康，不出现任何意外，医疗监护必不可少。这一章，我们专门讨论孕期监护问题。准妈妈们都很乐意接受孕期监护——即使需要进行一些特殊检查或采取特别的预防措施。其实，大部分人的孕期都很顺利，都能生下健康的宝宝。

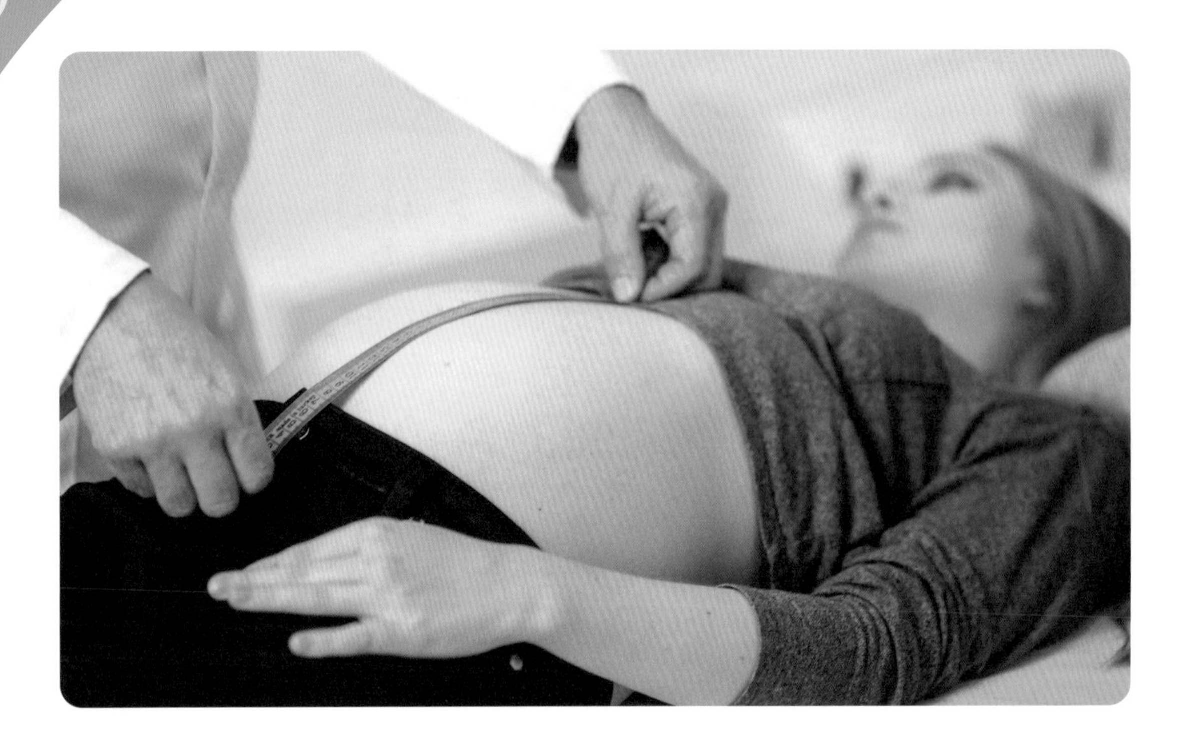

孕妇的常规监护

谁会跟踪监护你的孕期？

医生（妇科医生、产科医生、全科医生）还是助产士？所有这些专业人士都可以对你进行孕期跟踪监护。第一次产前检查可以由医生或助产士完成，他们会告诉你怀孕的消息。但重要的是需要负责分娩的医生给你做第8和第9个月的产检，完善你的病例。

在哪里进行产检？

这取决于你想在哪里分娩。通常在哪家医院建立病历档案，就在哪家医院分娩。如果怀孕期间发生意外，而你的医生又不在，你应该事先了解在紧急情况下应该去哪家医院就医。

一般来说，产检要到医生的诊室进行。你可以选择自己心仪的医院，所有的公立产科医院都可以进行产检。给你做检查的可能不是同一个医生。

如果遇到紧急情况，不论是晚上、周末，还是节假日，你都可以去预约分娩的医院，肯定会有专科医生接诊。

助产士

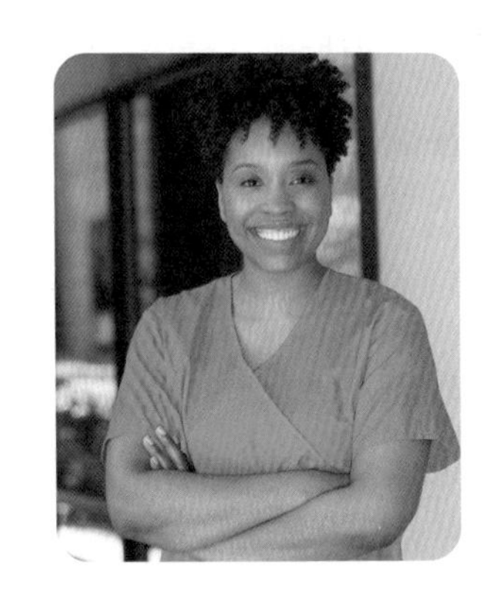

你跟助产士接触的机会很多。首先是孕期监测，包括：咨询、超声波检查、分娩准备、产前面谈。分娩时，助产士会负责在产前和产后监测你和宝宝的情况。宝宝出生后，助产士可以教你如何护理新生儿。现在，医院都提倡分娩后尽早回家，所以产后复查就显得尤为重要（产后42天回医院复查）。助产士可以协助进行会阴康复。

产前检查

准妈妈要接受产前检查。越接近预产期，产检的频率越高。如果在两次检查之间出现异常症状，你应该立即咨询医生，不要等下次产检。

第1次产检

可以由医生或助产士进行。第一次检查应该是最重要的，其目的是：

- 如第1章所讲，确认怀孕，推算预产期。
- 检查是否一切正常（有无出血、子宫发育情况）。
- 评估是否存在风险因素，修改监测方案。所以，医生会询问你一些问题，以收集信息，做出判断。

准妈妈年龄的重要性

怀孕最佳年龄段，大约在20到35岁之间。38—40岁，某些风险会增加。我们需要考虑年龄因素，但是不存在理想的怀孕年龄。通常女性越年轻，孕期就会越顺利。

病史要详细说明

一定要告诉医生你所有的既往病史，尤其是严重的疾病或仍在接受治疗的疾病。如果你在怀孕前进行咨询，医生可以为你调整治疗方案。如果有家族遗传病史，或者你的母亲在孕期服用过含二甲苯的药物，都要告诉医生。在某些情况下，根据既往病史，医生可能会在孕期做更细致的监测。如果你有流产史，一定要告诉医生，并说明流产发生在妊娠的哪个阶段。如果出现孕晚期流产或早产情况，医生会格外留心。如果你做过人工流产，甚至是多次人工流产，不要担心，你的孕期也会一帆风顺的。

如果你们夫妻俩长时间不孕，经过治疗后成功怀孕，你要相信医生和你一样重视这次妊娠，但这并不意味着孕期监测会与自然妊娠的监测有任何区别。如果你之前怀孕时曾发生意外或并发症，或者曾有早产经历，医生会对你进行特殊监护和检查。如果你之前的妊娠和分娩都很顺利，那么你大可放心，本次妊娠也会很顺利。

社会、经济和心理状况

这些因素在怀孕过程中的作用毋庸置疑。医生会询问你的工作情况（职位、上班时间和距离、交通方式等）。如果你或你们夫妻二人遇到某些特殊困难，医生还会推荐你去咨询专业人士。

生活习惯

医生会问你一些关于饮食习惯和生活方式的问题。如果你吸烟，或者你饮酒，他会明确建议你戒掉。

体检

随后将进行：

- **一般检查**：包括测量身高、体重和动脉血压；心脏听诊、乳房检查等。

- **妇科检查**：妊娠初期，通过阴道内诊可以了解子宫的大小，但是这并不是正规检查。如果你距离上一次做宫颈癌涂片检查已超过两年，则需要再做一次。

- **实验室检查**：医生会告诉你在整个孕期需要做的生物学检查。这些检查主要包括血液检查和尿液分析和尿培养（筛查尿蛋白及无症状性菌尿）。

血液测试的作用

- 检查是否有梅毒。

- 确定血型：即便你知道自己的血型，也要再检验一次。如果你是Rh阴性血，则需要检测你的血液中是否含有不规则血型抗体。

- 确认你是否感染过弓形虫及接种过风疹疫苗。

• 确认是否患有艾滋病（HIV抗体检测）。所有孕妇在中国都必须要做此项检查。在其他情况下，医生只会建议做该项检查（大多数人都会同意做）。

• 孕期还需要排查是否感染乙肝、丙肝等传染病。

• 常规进行贫血筛查。

其他信息和建议

第一次产检时，医生或助产士就会通过书面或口头的形式尽可能多地给你提供信息，告诉你定期产检对你和宝宝的重要性。

你还将知道：

• 孕期监测的各种情况，生产准备，尤其是产前面谈。

• 各种社会心理援助机构，特别是孕期相关权利（如产假）以及如何行使这些权利。

• 均衡饮食和良好生活方式的好处以及自我治疗的危险。

• 在某些情况下，还包括饮食学家、营养师、理疗师、助产士能为你提供的帮助。

• 医生会为你安排至少三次超声波检查，第一次在闭经后第12周。你需要进行血清标记物测试，以及超声波检查，以确定是否有患唐氏综合征的风险。安排检查的医生会收到检查结果，如果生物学检查（唐氏综合征标记）或超声波结果出现异常，医生会让你进行全面的检查。

• 产检结束后，医生或助产士会根据检查结果向你提问，以便收集相关信息，判断在你怀孕期间是否需要进行特殊监测。在大多数情况下都会是好结果：你身体健康，妊娠正常开始。做完这些检查，你就可以放心了，你的妊娠过程会很顺利，直至正常分娩。多数情况下，不需要进行特殊监测。但是，也有可能会需要特殊监测，后面我们会进一步探讨这个话题——“高危妊娠”。

产院的选择

第一次产检时，你可以向医生或助产士咨询这个问题；在你怀孕期间如果遇到问题，可以去你选择的医院就诊。此外，医生还会告诉你在你所处的区域范围内有哪些合适的产科医院。

• 第一次产检或第一次超声波检查之后，医院会为你出具怀孕证明。初次产检必须在第14周结束前完成。如果你要分娩的医院有专人对你进行跟踪监护，这个人会给你建立一个**围产期档案**，记录你产检过程中最重要的信息。你要把档案保存好，如果今后遇到问题，该档案可以用来做参考。

• **你是否感到有点担忧？**去产检时，准妈妈都会问医生：我是否一切都好？你希望获得肯定的答案，但是如果是否定的或模棱两可的答案，你就会接着抛出一系列问题，或者因为害羞而停止提问。在专业人士眼里，生孩子是一件稀松平常的事情，对我们个人而言却是头等大事。因为害怕异常结果，产检有时容易引起准妈妈的紧张情绪，而医生也许没有太多时间向你解释；幸运的是，现在大多数的医生和助产士都很热情、平易近人。

第2次产检（第4个月时）

包括一般检查：测量动脉血压、测量体重、测量子宫高度、寻找心音。

需要进行尿白蛋白测试和血液测试。

产前遗传咨询：如果准父母有遗传相关问题，从你怀孕开始就可以申请。如果你不知道该怎么申请，可以问一下医生或助产士。

第3次产检（第5个月时）

与第4个月的产检相同，本次产检包括一般检查和相同的尿液检查。

你要记得在第22周做超声波检查，即第5个月中的时候。

第4次产检（第6个月时）

本次产检和之前的产检内容一样，但是要特别注意宫颈

更好的护理

如果在怀孕期间碰到任何问题，你都可以咨询二级或三级妇产医院的妇产科医生，使你和你的宝宝得到更好的照顾。

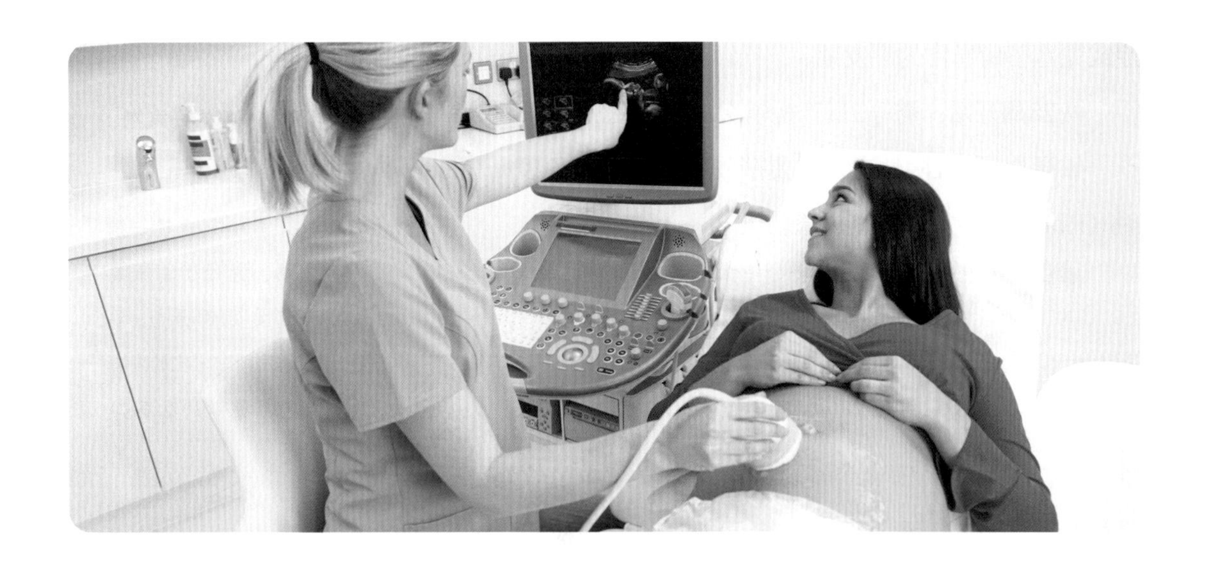

检查，确认是否存在诱发早产的风险。如有必要，可以做一次超声波检查，测量一下宫颈的长度。

医生会检查子宫发育是否正常，会测量子宫高度，并将结果与正常数值进行比较。测量子宫的高度并不是测量胎儿的大小，因为胎儿一直是蜷缩着的，无法测量其高度；更确切地说医生是在测量子宫的体积（即它所占据的位置）。检查过后可以确认子宫发育状况是否与妊娠发育进程相吻合。医生也会监测胎儿的心音。这项检测可以用普通听诊器，也可以用特殊设备（超声听诊器）来完成。你也可以听到宝宝的心跳声。

一般检查的主要目的是监测动脉血压和体重。在本次产检中，医生会提醒你预约第22周的超声波检查。如果出现异常或有任何疑问，医生会让你再做一次超声波检查。

本次产检需要做一些**生物学检查**:

- 尿白蛋白检测。
- 通常这个孕期会复查一次贫血，尤其对早孕期筛查有贫血的孕妇。
- 最后，如果你有糖尿病患病风险，则需在空腹时测量血糖含量，或者进行75克葡萄糖的耐糖量测试。

第5次产检（第7个月时）

本次产检和之前的产检内容一样，但是要特别监测动脉血压，因为这个时间段是妊高症或先兆子痫通常的高发期。

从28周开始，需每2周产检一次，主要监测血压和尿蛋白。

如果你是Rh阴性血，需要接受第一次抗D免疫球蛋白注射（RhoGAM），以规避风险。

最后，医生会提醒你预约第32周的第三次超声波检查。

月复一月的妊娠期

在本书第四章末尾，我们列出了一张表格，总结了健康要点、要做的检查、要办的手续、宝宝的发育情况、要做的准备工作等。

第6—8次产检（孕32—34—36周）

这次产检的主要目的是确认分娩方案：测量胎儿的大小；确认胎儿的胎位，即头位（这是正常情况）或臀位等；确认孕妇骨盆的状态。最后几周才会做骨盆的详细检查，因为那时骨盆的体积还会增加。这个阶段检查只是确认骨盆的特点和状态。

通常在36周产检时，医生会做一个分娩预案，重点是决定自然分娩还是进行剖宫产。但是，最终采用何种分娩方式，当天的值班医生会做出最终的决定。

在本次产检中，需检测：

- 如果你是Rh阴性血，需要检查是否有异常的不规则血型抗体。
- 频繁地进行白蛋白检测（每2周检查一次尿蛋白）。
- 最后，进行阴道检查，看看是否有链球菌感染。B族链球菌（GBS）对母体没有危害，但如果孕妇GBS阳性，则分娩时需使用抗生素以避免胎儿感染。

最后，通常分娩前麻醉师会在产房进行无痛分娩的麻醉评估，但如果你对麻醉有顾虑或有既往慢性疾病史，请提前预约麻醉评估。

第9次产检（第9个月时）

这是医生或助产士为你做的最后一次产检。生物学检查的内容和第8个月时一样。本次产检时，你肯定会有很多关于分娩的问题，例如：可以选择无痛分娩吗？必须要做外阴侧切吗？怎样避免侧切？你可能还想知道分娩期间助产士是否会在旁边。你可以问医生谁会协助你分娩，是医生，还是负责你妊娠检查的医护人员？你肯定也想知道：宝宝出生后该怎么照顾他？能把宝宝放在身边吗？是否有专业的哺乳援助组织提供帮助？

最后，医生或助产士会提醒你如果到了预产期还没有分娩的迹象，你需要来医院评估后预约催产。

超声波检查

准妈妈在孕期需要做至少三**次超声波检查**，这三次检查非常重要。

- 第一次，在闭经后的第12周前后。
- 第二次，在闭经后的第22周前后。
- 第三次，在闭经后的第32周前后。

在怀孕初期，我们看到的是胚胎，然后是胎儿，之后是宝宝，超声波检查手段的出现是对产科检查的一次革新，同时也改变了妈妈对宝宝的“观感”。在此之前，妈妈可以感觉到宝宝的存在，可以抚摸他，听到他的心跳；现在，有了超声波检查，妈妈可以真切地“看到”他了。对爸爸来说，这也是一个伟大的发明。进行系统的超声波检查（也称为筛查）的目的是：

- 在闭经后的第12周时确定怀孕的时间；测量胎儿颈部透明度，监测血清标记物，判断胎儿是否存在染色体异常，尤其是唐氏综合征。
- 尽早诊断是否怀有双胞胎。
- 监测婴儿的生长和健康状况。
- 检测可能存在的形态异常。
- 定位胎盘并检测羊水量。

什么是超声波？

超声波是一种振动频率很高的声波，超出人耳的听力范围。超声波有一个特性：超声波由声源发出后，如果遇到障碍物就会被反射回来，回到声源处，形成一个回波。所以该项技术命名为超声回波检查，即B超检查。超声波检查结果经过处理后形成图像，打印完毕后归入病例报告。这样就可以在今后的检查中翻阅做对比。

实际操作

- 超声波检查主要由超声医师进行，有时会有产科医生做一些简单检查。准妈妈要准时赴约，因为怀孕期间超声波检查的时间很重要，通常要在停经后的第12、22和32周进行。
- 在检查前，不要在肚子上涂抹任何乳液、润肤油和护肤凝胶。
- 按照超声波检查助理的提示做。
- 为了获得清晰的图像，医生会在检查部位的皮肤上涂抹耦合剂，然后将一个超声发射/接收探头放在孕妇的肚子上，并移动它。
- 如果是第一次超声波检查，医生有时会使用阴道探头，探头上会套上类似于一次性“避孕套”的东西，并涂上耦合剂。这种技术通常应用于怀孕早期的检查，以获取更精确的影像。这种检查对孕妇来说既没有疼痛，也不会有危险。
- 正常怀孕期间要进行三次超声波检查。
- 做超声波检查时，需要医生最大限度地集中精力，保持警惕。如果医生沉默了一会儿，你也不要大惊小怪。检查完毕后，医生自会告诉你检查结果。

第一次超声波检查

医生建议在闭经后的第11周到13周+6天之间进行。第一次超声波检查可以评估孩子的健康状况，并诊断是否怀有双胞胎。通过超声波检查可以测定胚胎的长度，进而确定怀孕的具体时间，预测预产期。也要测定胚胎**颈部的透明度**，即颈部的厚度。这项检查也是筛查唐氏综合征的方法之一。严格意义上，这是一种评估风险的手段。该评估将结合血清标记物检测，如果唐氏综合征的患病风险较高，则可以进行无创性产前诊断和滋养层活检或羊膜穿刺术。

- 如果无法确定妊娠的开始日期（月经不规律、记不清上一次月经的时间、上一次月经的时间和产检时阴道内诊确认的子宫大小之间有偏差），医生或助产士会让你做一次超声波检查来确认妊娠开始的日期，以便进行后续的医学检查。
- 如有出现出血或疼痛的情况，早期超声波检查可以明确是否存在流产的风险，或是否为宫外孕。

第二次超声波检查

在闭经后的第20到22周之间完成。这时，胎儿已经完全成形了。因此，医生可以逐个器官地详细观察，排查可能出现的异常情况，还可以通过测量胎儿腹部和胸部的直径，以及四肢骨骼的长度，了解宝宝的发育和成长情况。医生也会检查脐带和胎盘的情况，看看它们的位置，这是评估妊娠情况的重要指标。正是通过这次的超声波检查，医生可以准确判断出胎儿的性别。

超声波“纪念品”

一些父母希望做四维超声来获得更清晰立体的胎儿面部轮廓照片。正如美国卫生高级管理局所说，为获取这样的照片会让胎儿长时间、无意义地暴露在超声波中，所以我们强烈建议父母不要额外多做。

超声波是一种医学检查，应该由专业人员来操作。

第三次超声波检查

第三次超声波检查是在闭经后的第32周左右进行的，可以检查母亲的状态是否有利于分娩，还要检查胎儿的体位和体重，胎盘相对子宫颈内口的位置，特别是前置和低置胎盘。通过比较第二次超声波检查时的数据，本次超声波检查也能检查胎儿的身体健康状况，以及发育是否良好。

一些细节

接下来介绍一些有关超声波检查的细节。每次超声波检查都分为四个部分，妊娠的不同阶段侧重点也不同。

- 婴儿及其器官的一般检查：这是形态学检查。可以通过器官或器官的一部分进行病理排查，特别是某些染色体异常，如唐氏综合征。医生会格外关注肾脏、大脑、肠道、四肢长度和鼻骨长度。医生会关注“唐氏综合征在超声波检查中的细微表征”，如果发现异常情况，会建议孕妇进行进一步检查，如有必要，则需要进行羊膜穿刺术。

- 对婴儿某些部位进行测量，这是**生物学**检查。如头骨尺寸、股骨长度、腹部直径等，都可以反映胎儿的发育情况。

- 监测宝宝的**生命活动**，包括心脏活动、肢体活动、“呼吸”活动、吞咽情况。

- 最后，医生会观察胎儿生活的**环境**：羊水量、胎盘质量和位置等。

在某些情况下，医生可能会要求孕妇做多普勒超声检查。通过这项检查，可以分析母亲血液循环（子宫动脉）和宝宝血液循环（脐带血液循环、大脑动脉血液循环）的情况，并更精确地检查胎儿的某些活动情况，如吞咽活动。

综合三次的超声波检查，就可以形成一份胎儿**健康情况汇总**——用其他检查方法无法得出如此精确的结果。情况汇总中既能反映胎儿当时的健康状况，又能做出病理判断，如宫内发育迟缓等。

检查报告

每次超声波检查结束时，医生都会给父母一份检查报告。报告中通常包括对胎儿的描述和所检查器官的测量数值。医生会将这些数据标注在参考曲线图上，以便确认胎儿发育是否正常。

医生会将这次超声波检查中最重要的图片附在这份文件上。最后，医生还会对本次检查做出归纳总结，如果医生没有指出存在异常，这也并不能保证胎儿未来发育完全正常。跟其他技术一样，超声波技术还达不到这样的要求。

如果有异常怎么办？

这对父母来说是一种打击。医生可能会在超声波检查中发现胎儿某个器官异常，或胎儿发育整体异常。如果是发育异常，医生会要求孕妇在15天到3周后再做一次超声波检查。如果是某个器官的问题，医生会找专门研究该器官超声诊断的超声医师或高级超声医师进行“专家会诊”或“二次诊断”。

因此，这两种情况都会比较棘手。医生必须通知父母，但又不能立即消除他们的疑虑。对父母来说，他们在焦急地等待着会诊结果。到底是什么异常？有多严重？这对孩子未来的生活会产生什么影响？一旦确诊，父母会感到犹如晴天霹雳，关于宝宝的一切美好愿景一下子都被击碎了。幸运的是，上面提到的那些异常真正发生的概率很低，但是父母们仍旧会提心吊胆，急切地等待宝贝降生。等儿科医生对宝宝做完检查后，他们才会完全安心。虽然这并不容易办到，但还是建议父母们不要过于惊慌，要知道，在大多数情况下，新生儿都会安然无恙的。

超声波检查作为一种医学检查手段，其目的是排查异常情况；而对于父母们来说，他们对超声波检查有不一样的期待和视角：这是他们观察孩子，见证孩子成长发育的一种手段。这也正反映了看待超声波检查的两个视角：一个从医学角度出发，客观理性地看待检查；另一个则充满父母视角，满怀期待地热切盼望这次检查。

“我们的宝宝曾检查出右肾异常（排泄管大小不一致），医生怀疑是染色体畸形；但是，最后检查显示一切正常。长舒一口气！”

——伊莎贝拉

预警信号，这正常吗？

在对妊娠进行医学监测的过程中，准妈妈的观察和感受也非常重要。其实，她才是评估妊娠状态、发现预警症状的最佳人选。幸运的是，大多数结果都是好的。当你，或者你的丈夫把手放在你的肚子上时，肚子是软软的；你会感觉到胎动，时而强烈，时而平缓；你的胃口很好；而且睡眠也不错。所有这些迹象都表明胎儿状况良好。以下是你需要特别留心的一些细节。

宫缩

分娩主要是通过子宫收缩来完成的，子宫收缩打开了宫颈，将孩子推出。但是在怀孕期间，子宫每天都会出现宫缩，我们可以将其看作在提前练习，为分娩做准备。

宫缩是一种正常现象，存在于整个妊娠期。从第6个月开始，就可以感受到宫缩，之后宫缩程度会逐渐增强，直至分娩。有时候，胎动也会触发宫缩。你生气或焦虑的时候也会出现宫缩。当子宫收缩时，你会感到它在变硬，好像“宝宝变成了球形”。其实，这是子宫在收缩，别担心，宝宝被羊水保护得很好。

当收缩发生时，如果可以的话，建议你躺半个小时，弯曲双腿，头下垫一个垫子，以此来放松腹部肌肉。你可以把手放在肚子上，宝宝会感觉到你的存在。这些宫缩通常是无痛且短暂的，腹部会变硬30到40秒。宫缩会在白天或晚上不定时出现。可能会连续出现两三次宫缩，然后会暂停几个小时或几天。你躺下后，宫缩就会停止。下次产检时，你可以和医生描述一下宫缩的情况。

如果你觉得子宫比平时硬的时间长，或者宫缩更频繁、更强烈，躺下后宫缩也没有停止，这时你需要马上就医。医生或助产士会给你做宫颈超声波检查，确认是否有问题。因为出现这种情况意味着有早产的风险，你有可能需要住院治疗。

什么时候应该担心？什么时候应该给医生打电话，或者去医院？

以下是需要注意的症状：

- 出血。
- 尿液中含有白蛋白。
- 体重增长过快。
- 视力下降，并伴有头痛和胃部压痛。
- 排尿时或排尿结束时有灼痛感。
- 发烧。
- 阴道流液。
- 全身发痒。
- 胎动明显减少。
- 腹部变硬，子宫有规律地收缩，且越来越痛。

在第7章的末尾，我们对这些症状和并发症做了详细的介绍。此外，过了预产期，你一定要与医生讨论催产。

疲劳

任何过度的体力活动、压力、运动或走动，都会引起腹部和腰部的疼痛或沉重感，这本质上也是宫缩。因此一定要注意这些征兆，并多休息。下班回家后，或者有条件的时候躺下来休息。如果你感到异常疲劳，那就不要等到下次产检，立即去看医生。

白蛋白

对尿液进行分析，检查白蛋白的含量，是产检必不可少的一项检查。或者，你也可以按照我们的指导，自己用试纸条（药店有售）检测。有些试纸条还可以检测出是否有尿路感染。我们建议，在6个月之前每个月做一次检测；6个月之后直至分娩，要提高检测频次。如果检测到尿液中有白蛋白，有可能只是微量的，第二天可以再检测一次，如果仍然检测到白蛋白，就需要咨询医生。白蛋白的存在可能是子痫前期或先兆子痫的首发征兆，

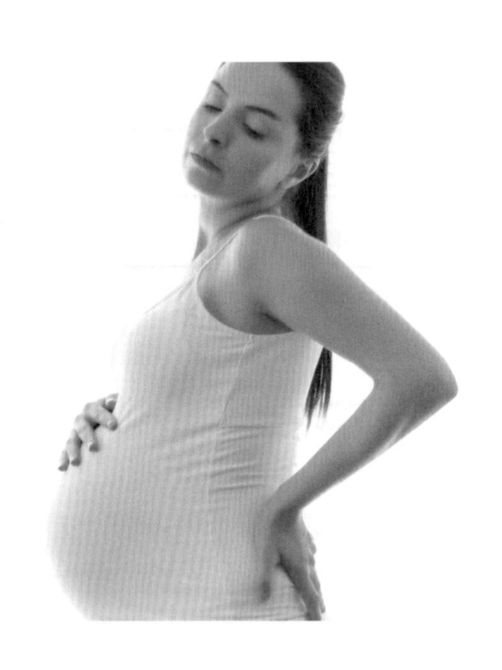

这类疾病通常会突然发病。

“怀第一个孩子，大约在第8个月时，我觉得有点乏力，我的脸开始浮肿，体重突然增加，并且一直头痛。试纸检测显示我的白蛋白为两个加号（++）。我立刻赶往妇产医院进行进一步检查，却被告知要立即进行剖宫产，因为有子痫和流产的风险。医生紧急给我做了剖宫产手术，宝宝顺利出生了，而且一直都很健康。想起来，真是后怕……”

——娜塔莎

出血

怀孕期间，如果出现出血症状，属于不正常现象，即使内裤上只有一点点血迹也属异常。有可能没什么大事，只是宫颈出现炎症，这很容易治疗；但是，也有可能是胎盘出现异常。你需要把具体情况如实告诉医生。医生会给你做检查，如果需要，可以做超声波检查。

体重

监控体重同样重要，准妈妈每周都要给自己称重。如果你注意到体重异常增加——尤其是突然增重——就有必要咨询医生或助产士。有些女性在怀孕期间体重增加很少，有些却增加很多，但增长曲线很有规律，这种情况不必担心。应该引起准妈妈警惕的是体重曲线发生突变。

“满怀期待地去做每月的体检，满脑子都是问题，一刻钟后却带着同样的问题离开了，依然没搞懂超声波照片上的内容，也不知道下次抽血检查是什么时候。真是令人沮丧。”

——卡罗琳

我们建议你在产检之前列一个问题清单，避免遗忘。不要害怕别人觉得你的问题很愚蠢，只要你觉得身体状况反常，或者有任何问题，都可以告诉医生。很多准妈妈不敢说出自己的问题。

药物、疫苗、X光

在做产检时，准妈妈们经常会问医生一些问题，这些问题涉及可能对胎儿发育构成危险的因素，如药物、疫苗、放射检查对孩子可能造成的危害等。她们害怕这些危险会造成孩子畸形。有的准妈妈甚至因为极端恐惧，而拒绝服用任何药物，即便这种药物几乎无害，而且又有医嘱。

一般而言：

- 在怀孕的第15天到第3个月结束，服药风险最大。
- 在妊娠最初的15天内，外部有害物质要么未对受精卵造成任何危害，要么会导致受精卵停止发育。
- 在妊娠的第3个月后，胎儿畸形的情况很少见。

药物

逐一排查上百种药物是不现实的，但是我们可以掌握以下几个主要原则以规避风险：

- 不要擅自服药，尤其是在妊娠早期和晚期。打开药箱，根据病症选择药物，这很容易办到，但是对准妈妈来说这很可能得不偿失。服用草药更要谨慎，因为有些草药可能看似无害，却会造成无法挽回的后果。

• 一般来说，尤其是在怀孕的头几个月，任何非医嘱的药物都不能服用。医生会根据你的具体情况给你开处方。而且，当你阅读药盒上的信息时，你经常会发现上面写着“怀孕或哺乳期间禁用”。这并不意味着服用这种药物一定会给你的孩子带来特别的风险，多数情况下这只是药厂在出现问题时规避责任的一种手段。但是这种“预防原则”，对你来说却很适用。

• 有一些上市多年的常用药物，已证明对人体无害。那么，你可以放心服用，来缓解一些轻微的症状。

• 但是，非甾体抗炎药（AINS），如布洛芬，在第6个月之前限制使用（需按医嘱服用），在第6个月之后应禁用。至于抗抑郁药，根据2017年发表在《英国医学杂志》上的一项研究，怀孕期间服用抗抑郁药会显著增加胎儿畸形的风险。

网络与医疗信息

如何在网上找到有用的信息？你可以去论坛或微博和其他的准爸爸准妈妈交流。但请留意，有的人在讲述自己的经历时可能会带有消极的情绪，今后准妈妈如遇到同类问题，容易情绪崩溃，陷入恐慌。如果你有问题或疑问，最好要找专业人士咨询，他们会帮你解决问题。

怀孕前的处方药

如果准妈妈患有慢性疾病，经常会遇到这个问题，怀孕前医生开的药到底该不该吃。怀孕之前你就可以咨询医生，医生

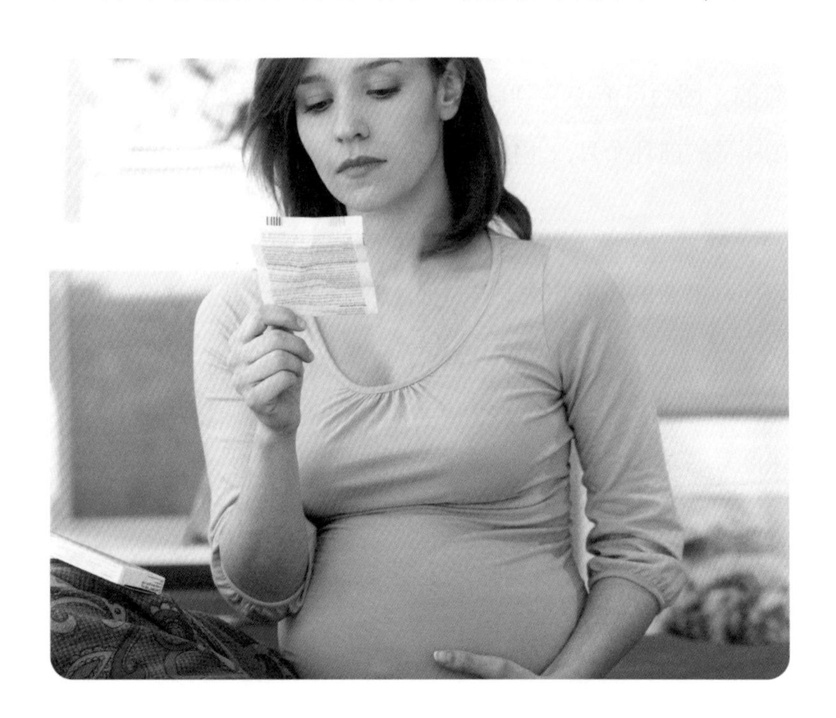

会帮你解答这个问题。以下是几种具体病症的服药原则：

- 神经或精神疾病：抗癫痫药、锂盐、抗抑郁药、抗焦虑药、安定药，必须按照医嘱服用，医生会综合衡量孕妇服用药物的利弊。
- 高血压：医生知道哪些药物的风险较高，但是也有多种无风险的抗高血压药物可供选择。
- 糖尿病是一种典型的慢性病，尤其是在妊娠前3个月，如果处理不当，就会有对胎儿致畸的风险。怀孕之前，你应咨询医生，以便找到控制血糖平衡的最佳治疗方案（可以选择进行胰岛素皮下注射）。
- 甲状腺疾病：必须继续服用药物，并且每月都要调整药物剂量，以控制甲状腺激素水平。
- 避孕药，如果在怀孕开始时误服，不会带来任何风险。

除了治疗皮肤病的含异维a酸的药物，以及治疗癫痫和某些神经疾病的含丙戊酸的药物，很少有药物会导致胎儿畸形，进而导致妊娠终止。

有的读者问我们，如果丈夫服用药物会不会对胎儿产生影响。怀孕之后，丈夫服用药物不会对胎儿产生任何风险。如果是在此之前服用的药物，大多数情况下也不会造成危害。

在网上买药？

如果要在网上购买非处方药。建议检查网上的药店是否有相关部门的授权，在未经授权的网站上购买药物是有风险的，因为可能会买到假药，或药物中含有未经批准的成分。而且，如上文所讲，尤其是在怀孕的前几个月，不能服用任何非医嘱的药物。

接种疫苗

我们对准妈妈在怀孕期间接种疫苗的风险知之甚少，而且似乎每个人接种疫苗的反应都不一样。

以下是孕妇可以接种或禁止接种的疫苗清单。

医生会给你建议，他会综合考虑对孕妇来说疫苗接种的利与弊。

百日咳疫苗

百日咳是一种具有高度传染性的疾病，会引起呼吸道并发症，会对婴儿造成严重伤害。百日咳疫苗是孕妇禁用的疫苗。婴儿通常在出生后的第二个月左右接种百日咳疫苗。

疫苗	是否可在妊娠期间接种	备注
卡介苗	否	
霍乱	是	医生指导下可接种
百日咳	否	分娩之后可接种
白喉	是	医生指导下可接种
流行性乙型脑炎	否	
黄热病	是	不要接种，除危急情况外
流感	是	
甲型肝炎	是	医生指导下可接种
乙型肝炎	是	如果有感染风险可接种
脑膜炎	是	如果有感染风险可接种
流行性腮腺炎	否	
脊髓灰质炎	是	凭医嘱
狂犬病	是	凭医嘱
麻疹	否	
风疹	否	分娩之后可接种疫苗，建议避孕
破伤风	是	医生指导下可接种
伤寒	是	医生指导下可接种
水痘	否	

但是，他也可能在接种疫苗前被成年人或青少年感染。所以，在妈妈怀孕期间，建议爸爸、亲人和宝宝的哥哥姐姐都接种疫苗。这是保护宝宝的唯一方式。该种疫苗和白喉—破伤风—脊髓灰质炎疫苗一同注射，耐受性良好。一些妇产医院要求准妈妈周围的人也要接种该疫苗。

X光和辐射

研究表明，辐射会导致基因突变，进而引发癌变（尤其是白血病、甲状腺癌），最终可能会导致胎儿畸形。

人类在经受大量辐射后，肯定会有各种致病风险。原子弹爆炸后的观察证实了这一点。但是，X光作为一种疾病诊断手段，还是颇具争议的，在做X光检查时至少应该采取一些预防措施。

尤其是在今天，随着超声成像技术的发展，孕妇接受X射线检查的机会越来越少。但是，也可能必须要做X射线检查，例如，在交通事故之后进行身体损伤检查，或者进行胸部X光检查，或者在泌尿道中寻找结石等。如果一定要做X光检查，放射科医师会对孕妇采取特殊的预防措施（孕妇佩戴铅围裙），以避免对婴儿造成辐射。

常见的情况是，在妇女怀孕之初，在她还不知道自己怀孕的情况下，做了腹部放射检查，或者进行了静脉尿路造影。已被证明这种情况不会对胎儿产生影响。这种类型的射线造成的辐射与高山上的辐射并无太大差别，不影响胎儿。

最后，在某些极其特殊的情况下，孕妇可能需要进行磁共振成像检查，以进一步确认常规超声波检查中检测到的某些异常。这种检查风险较小，因为它没有辐射。在做医学成像时，我们必须权衡预期的风险和收益。

职业辐射暴露。针对某些特殊职业，如某些工业领域的从业者、医生或医学成像领域的工作人员，国家已经出台相关的法规。怀孕后你应主动告知自己的雇主，如果可能的话，可以调整岗位。另外，你也应该及时告诉医生自己的职业性质。

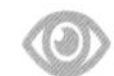
小贴士

在医学影像服务中，当育龄妇女出于医疗目的要接受辐射时，医生和放射科医生必须首先查明该妇女是否怀孕。如果你有怀孕的可能，在X光检查前一定要告诉你的医生或检查的操作人员。

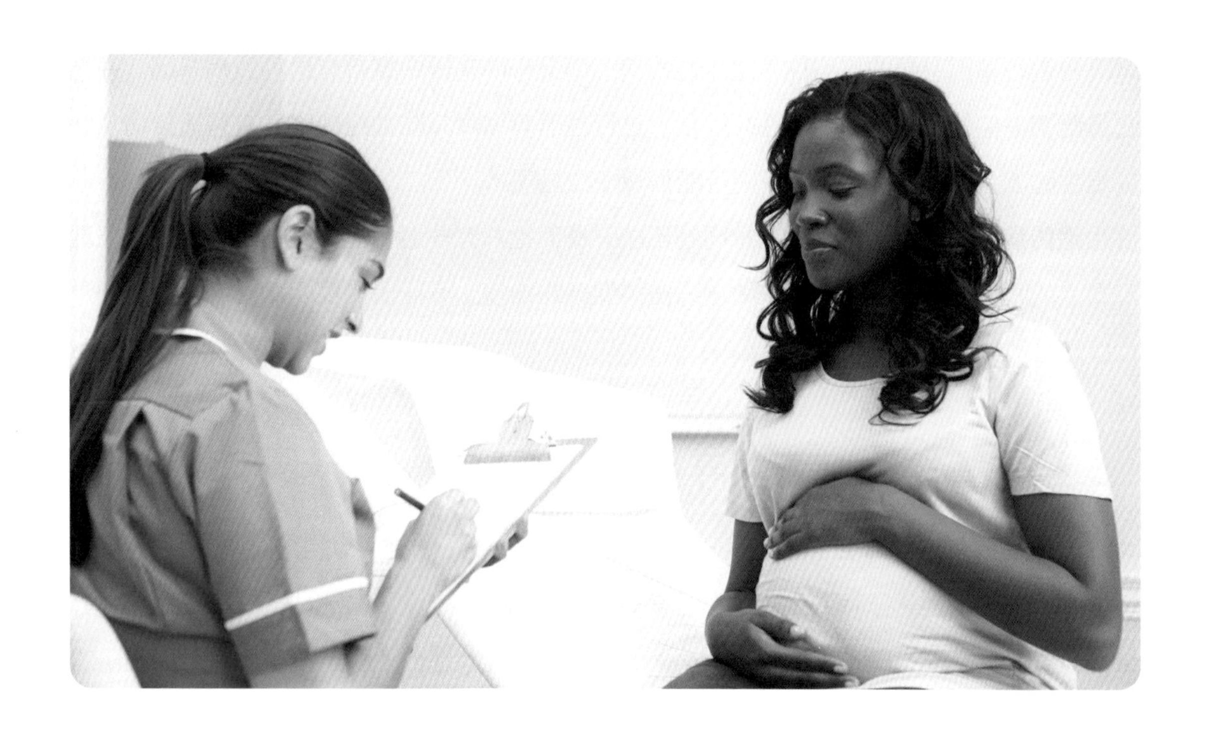

我们的孩子会正常吗?

我们的孩子会正常吗？在你的所有问题中，这无疑是对你最重要的一个。我们可以告诉你：发育异常的宝宝的比例不超过3%。我们也可以告诉你，这是自然选择的结果。在妊娠前3个月的流产中，有一半与胚胎染色体异常有关。也就是说大多数发育不良的受精卵很快就会被淘汰掉。也许这个数据对于你而言并无意义，你想知道可能导致胎儿残疾或畸形的原因，想知道准爸爸和准妈妈们应该为孩子做些什么预防措施？我们会尽量解除你的疑惑。之所以说“尽量”，是因为在这方面还有许多观点至今没有定论。我们只能回答一些常见的问题。

遗传性和先天性有什么区别?

胎儿受妊娠环境影响而得的疾病、出生时就有的疾病，抑或是子宫内生活期间得的病，都属于先天性疾病（或畸形）。比如，如果母亲在怀孕期间患过麻疹或巨细胞病毒感染，孩子出生时就可能出现各种畸形症状。

由遗传基因引起的疾病称为遗传性疾病，即父母的基因中携带有这种致病基因，并把它传给了他们的孩子。例如囊性纤维化、进行性肌萎缩或某些神经缺陷。有些遗传病从婴儿出生时就会显现出来，而有些则可能很晚才会显现。

遗传病仍然无法治愈吗？这一问题不能一概而论。有些遗传性疾病并不会让患者表现出严重的畸形，不会影响正常生活，只是需要药物维持。有些遗传性疾病患者则可以通过治疗康复。

我们在寻找什么异常现象？

为什么有些孩子天生“与众不同”，为什么他们会有身体或智力上的缺陷？在大多数情况下，医生仍然无法找到出现这种异常现象的根源。我们可以试着找出以下几个原因：染色体异常、基因突变、怀孕或分娩期间的化学干扰等。在前两种情况下，孩子受到了遗传因素的影响；在后一种情况下，孩子受到了不利环境的影响。

遗传性

在这种情况下，受精卵会受到染色体异常或基因突变的影响。

染色体携带的异常

染色体异常或染色体畸变可表现为染色体数量或结构的变化。

- **染色体数量异常**。例如，受精卵可能会多一条染色体；唐氏综合征就是这种情况，发病率会随着妇女年龄的增长而增长，主要可以通过产前诊断确诊。
- **染色体结构异常**。染色体相对比较脆弱，尤其是在成形的过程中（卵子或精子成熟的过程），染色体很容易折断，有可能分裂成一个或多个片段。

可能会发生多种情况，这些片段会当场重新粘在一起，或重新粘在另一条染色体上，甚至在每次分裂时逐渐“消失”，这取决于染色体的完整程度。如果破坏得比较严重，可能会导致孕早期流产（胚胎异常或受精卵透明），或者导致胎儿严重畸形，我们在超声波检查中可以检查出来。

- **染色体组群**是染色体的身份证。我们可以采集几个细胞（通常是采集几滴血液），借助先进的技术手段，可以在显微镜下看到染色体，并对其进行拍照。我们可以给染色体进行分类（按对划分，或者根据大小降序排列），然后进行编号。在这张身份证上，可能会出现一些染色体畸变，这些畸变可能遗传给下一代。

基因突变

相对于染色体异常，基因突变更容易定位，因为基因突变只涉及一个基因，即一个染色体片段。和其他正常基因一样，异常基因的遗传也遵循遗传定律。异常基因对后代造成的风险可大可小，这取决于缺陷基因是**显性的还是隐性的**，以及它是位于常染色体（非性染色体）上还是位于性染色体上。具体细节就不一一赘述了，我们只需知道：如果是隐性基因，携带者可能不会生病。但是携带者可能会将其传递给自己的后代，我们称其为基因的“传导者”或“健康携带者”。

其他影响

怀孕期间，受精卵可能会受到感染，受到化学或物理侵害。本章，我们已经介绍过可能干扰受精卵正常发育、引发畸形的各种因素，第7章中也会介绍这方面的内容。

疾病

主要是指一些母体病毒性传染病——如麻疹、巨细胞病毒，或寄生虫病，如弓形虫病。几乎会涉及所有的感染性疾病，但是对于某些传染病，没有证据表明会造成不良后果。受精卵被感染的时期不同，**造成的后果**也不同：妊娠前3个月是受精卵的成形期，其风险是畸形（严重程度取决于被感染的器官）；再往后可能会在出生时显示出一些病症（先天性疾病），但是不会有畸形的风险；一般来说，胚胎会在闭经后第22周左右成形。

环境

环境的危害主要来自化学物质。在妊娠初期，医生用药都会很谨慎。医生的用药原则是“在妊娠初期，避免一切未经论证的治疗措施”。环境危害还包括**恶劣的生态环境或核辐射环境**。

在妊娠期，即便准妈妈只服用了微量的化学物质，也有可能对胎儿的发育产生长远的影响。在所有的化学物质中，有几种需要我们特别注意，因为这些物质会干扰内分泌，即干扰胎儿在子宫内的发育。邻苯二甲酸酯和双酚a都是塑料制品中的成分，即使是很低剂量的摄入，也会对新生儿的生殖系统和乳腺发育产生影响。所以，上述物质以及某些杀虫剂会增加男孩生殖器畸形的风险，也会增加成年女性患乳腺癌的风险，或者男性患睾丸癌的风险。这些因素也是导致发达国家男性生育率下降的原因。

缺氧（缺氧症）

在分娩过程中，婴儿可能会出现缺氧的症状。导致缺氧的原因包括：脐带脱垂，子宫收缩过紧、过快，胎盘后血肿或脐带受压等。医生可以通过监测胎儿的心率变化来排查这些因素。但是，近年来，人们普遍认为，分娩过程中受到的损伤，并不是导致新生儿脑部缺陷的主要原因，因为只有大约10%的脑部缺陷与分娩条件有关。

生下一个有异常的孩子的概率

不管医疗技术水平如何，父母们仍然担心自己会生下一个不正常的孩子。超声波检查很大程度上可以消除这些疑虑。通过产前诊断，也可以避免一些出生后才会发现的严重畸形。妊娠过了前3个月后，95%的妊娠过程都会很顺利，直至生下健康的宝宝。

怀孕前已知的风险

在妊娠期间，有些情况会导致特殊风险。因此，孕妇需要做一系列补充检查。例如：

- **是否患有遗传性疾病**。无论是你的家族还是你丈夫的家族，如果有遗传病史，会增加胎儿发育异常的风险。遗传咨询可以评估这种风险。

- **以往孕产史**。如果你在上一次怀孕期间出现过问题，本次怀孕的风险会增加，包括：生过有异常的孩子；医学终止妊娠（出于医疗的必要性原因）；胎儿畸形导致的孕晚期流产；等等。

- **父母的年龄**。母亲的年龄影响卵细胞的质量，母亲怀孕时年龄越大，染色体畸变的风险就越大（流产的风险也越大）。尤其是唐氏综合征，其发病率如下：20岁之前，概率为1/1500，38岁之前，概率为1/250，42岁之前，概率为1/64。

还有其他染色体畸变也会导致不同的畸形。这些染色体畸变也可以通过产前诊断检测出来。

开始我们认为父亲的年龄也会影响精子的质量。最近的研究表明，随着父亲年龄的增长，胎儿畸形的概率只是略有增加。但是，精子库会拒绝40岁以上男性捐赠的精子。

- **近亲结婚**。即结婚的双方有一个共同的祖先。如今，近亲结婚的现象已经很少见了。近亲结婚不是一定生出畸形儿，但是会增加后代患病的风险。如果孩子的父母都带有某个隐性致病基因，那么他们把隐性致病基因传给孩子的可能性是50%；如果孩子继承了父母双方的隐性基因，他就会遗传这种疾病。

如有上述任何一种情况，你都需要咨询遗传学专家。

妊娠期间发现异常

首先，它可能不是异常。如果唐氏综合征的血清标记物检查结果，或第一次超声波检查时颈部透明层的结果显示有异常风险，在这些情况下，孕妇将被建议进行羊膜穿刺术或滋养层活检。

在超声波检查中，医生很难对于一个小的形态异常做出精准的判断，在这种情况下，医生不能立即给出诊断结果。他会花时间对他观察到的现象进行随访，并向父母做出解释，建议他们再做一次检查，这会让父母非常不安。如果有必要的话，准妈妈可以去专门的超声波检查中心做超声波检查。

法律框架

法律对产前诊断做出了严格的规定，尤其是要在妊娠前3个月进行唐氏综合征的筛查。

产前诊断

产前诊断的目的是排查即将出生的孩子是否存在畸形的风险。近年来，产前诊断技术有了很大发展，诊断的准确性越来越高。这主要归功于血清标记物检查、颈部透明层测量技术，以及医生们所说的唐氏综合征在超声波检查中的细微表征。

常规检查

超声波检查

超声波检查是产前诊断的第一步。在第一次超声波检查时，就需要做颈部透明层检查。超声波检查医师在检查过程中应遵守相关的操作规范，以保证测量数据真实可靠。

血清标记物

几年前，血清标记物测试指检测准妈妈血液中βHCG激素的含量。这项测试是在闭经后第16周左右进行的。现在，可以更早地进行血清标记物检测，在闭经后的第11到13周进行，即第一次做超声波检查时。

风险评估

将所有检查结果（孕妇孕龄、孕期、超声波检查结果、颈部透明层、血清标记物）输入电脑软件中，可以更精确、更清晰地评估患唐氏综合征的风险。如有必要，医生还会建议孕妇进行胚胎染色体核型分析：绒毛膜活检或羊膜穿刺，或者无创产前诊断。根据检查结果，夫妻二人可以尽早决定是否要继续妊娠。

技术：无创产前诊断（NIPD）

现在可以通过检测母亲的血液来确定胎儿是否携带染色体异常，其原理是检测胎儿流入母亲血液中的游离DNA。这些技术提高了唐氏综合征筛查的可靠性和准确性——检出准确率为99.2%——并且减少了羊膜穿刺术的使用。符合以下标准的孕妇可以进行这项检测，例如，没有做过血清标记物筛查的38岁以上的孕妇（双胎妊娠不能做无创DNA检查），或者在进行血清标记物检测和超声波筛查后被判断为有“高风险”的孕妇。目前，在很多发达地区，无创DNA检查已越来越多地用于常规人群筛查，有取代血清标记和筛查的趋势。

> 小贴士
>
> 这些检查都不是强制性的。进行超声波检查和血清标记物检测前，必须要告知准妈妈这些检查的目的。如果她愿意做这些检查，必须签署书面同意书。

特殊检查

滋养层活检（或绒毛膜穿刺术）

这种方法的优点是可以在闭经后的第11至12周（比羊膜穿刺术早得多）进行，并且可以在几天内得出结果。这样，如果检测结果异常，可以提早终止妊娠。

进行局部麻醉，在超声波引导下，用一根细而硬的导管穿过子宫颈或者穿过腹壁，从绒毛膜或滋养层中取样，绒毛膜或滋养层是妊娠前3个月对胎盘的称呼。

滋养层活检与羊膜穿刺术有共同的适应症。它还可以检测某些血液、代谢或遗传疾病（例如进行性肌萎缩、囊性纤维化等）。但是，这项检查也有导致流产的风险，只是风险较小。而且，能进行绒毛膜穿刺的医生必须要经过严格的专项培训，技术要求较高。

羊膜穿刺术

通常在闭经后的第15—18周之间进行。在此之前，羊水量不足，不适合进行此项检查，导致并发症的风险略高。但是，这项检测可以延后进行，比如，做完第二次超声波检查之后再做也可以。准妈妈有权接受或拒绝这项检查。

做羊膜穿刺时，医生用一根针刺穿母体的腹壁，然后抽取少量的羊水。为了控制针头的方向，需要借助超声波引导技术。整个过程只需几分钟，也不会比抽血时更疼。收集到的羊水会被送到专门的基因实验室，从羊水中提取胎儿的细胞进行培养，然后获取染色体核型。

所以，羊膜穿刺术可以针对超声波检查中发现的畸形进行染色体异常诊断，最常见的就是唐氏综合征。

羊膜穿刺还可能会发现其他染色体异常，但这些异常不一定会导致新生儿残疾。

孕妇进行羊膜穿刺术有流产的风险，概率大约在0.5%—1%，穿刺后8—10天内流产风险最大。一般情况下，流产表现为疼痛、出血或羊水流出。如果出现这些迹象，你应该尽快咨询给你做羊膜穿刺的医生。

和滋养层活检一样，羊膜穿刺也是有法律规定的。首先孕妇要了解羊膜穿刺的目的以及可能导致的后果，然后必须签署知情同意书。

羊膜穿刺术后

取样结束后，准妈妈会经历一段难熬的时光：既要担心检查结果，又要担心流产的风险。她感觉自己受到了束缚：虽然一切正常，宝宝也有胎动，她也不敢想太多将来的事情。

抽取胎儿血液

这是一种非常罕见的技术。从停经后的第22周一直到妊娠结束，都可以抽取胎儿的血液。医生在超声波探头的引导下，用一根针在脐带处取样。熟练掌握这项技术的人才能实施操作，只有配备专业团队的医院才可以开展此项检查。通过取样，可以诊断某些血液疾病，也可以进行染色体核型的研究（比羊膜穿刺得出结果的速度更快）以确认超声波检查中发现的异常是否存在。通过胎儿血液穿刺也可以进行一些子宫内的胚胎治疗。

基因咨询

遗传学家是专门研究染色体和基因遗传疾病的专家。某些大型公立医院会提供遗传咨询服务。

基因咨询对谁有用？

- 首先，是我们上文提到的情况（有家族疾病史、曾有孩子出现异常、父母的年龄较大等）。
- 多次连续自然流产的妇女，至少三次或更多。如果多次因意外而流产，也可能会导致自然流产。
- 患有某种疾病或先天畸形的人，想知道是否有自己将异常传递给子女的风险。

遗传学家会怎么做？他们会尽可能多地收集父母的信息，可能会绘制一个家谱。通常情况下，他们会对父母进行染色体核型分析，找到可能会传给后代的异常基因。医生也会考虑这种疾病的遗传特点、基因是显性的还是隐性的、基因位于常染色体上还是性染色体上等问题。有了这些信息，医生会试着向你做出解释。我们之所以这样说，是因为基因咨询也有其局限性。

首先，对于未出生的孩子，医生只能告诉你概率，而不能给你确切答案。例如，对于一种已知的遗传疾病，医生会告诉你生下患病孩子的几率是二分之一，或四分之一。在其他情况下，你可能会生出正常的孩子，也可能是携带异常基因的孩子，抑或是患病的孩子。此外，某些情况下，孩子健康与否取决于他的性别。

所以不要指望遗传学家会给出确切答案。他们做不到，而且这也不是他们的职责，他们只会给你提供信息。

医学终止妊娠（IMG）

当未出生的宝宝被诊断患有“严重的感染病，且经诊断无法治愈”，则需要实施医学终止妊娠。每个孕妇都会担心孩子畸形。但是几周之后，就会慢慢淡忘这种想法。父母和孩子的感情在逐渐加深，他们会沉醉于规划宝宝出生后的全新生活。

产前诊断结果对父母来说可能是一个巨大的打击，是一个通往现实的噩梦。“我们被击垮了”，一位读者写道。父母们面临着艰难的选择——是终止妊娠，还是继续妊娠直至分娩，但是这会让未出世的孩子经受很多苦难。“怎么办？如果医生搞错了呢？我们有权利做出这样的决定吗？但无论做出什么决定，都必须对结果负责。”

医学终止妊娠是一个重大的抉择，医生会给父母充分的时间去考虑。他们会给父母足够的时间，并尊重他们的愤怒、委屈、焦虑、羞愧以及负罪感等情绪。准妈妈会非常伤心，她们会觉得自己无法生育一个健康的宝宝。与产科医护人员充分沟通，倾听心理医生的意见，对父母会有所帮助。

在这个非常艰难的时刻，产科医院的医生会给孕妇实施“分娩手术”。我们使用这个短语，是因为从技术层面来看，这也是一种分娩，只是情况比较特殊，且时间提前了。手术前几天，孕妇需要服用一些药物，以便配合输液激发子宫收缩。麻醉师会进行会诊评估，进行硬膜外麻醉。这种分娩手术的时间通常比足月生产时更长，可以将药物注射到婴儿体内，这样他就不会遭受痛苦。有些父母会想看看他们的孩子，有些则选择不看。医生们会尊重父母的意愿。

法律框架

法律对医学终止妊娠的实施有相关规定。

科学和道德

产前诊断是正常妊娠监测的一部分，正如我们上文所说，它不是强制性的。通过产前诊断，可以确认宝宝的健康状况，也会让父母安心。对于那些携带遗传病基因的父母，通过产前诊断，也可以拥有健康的宝宝。如果没有产前诊断，有些夫妻可能永远不会拥有自己的孩子。而且，如果检查出即将出生的孩子患有畸形（如唇腭裂或膈疝），可以根据出生前的诊断结果，提前进行干预治疗。但是，有些情况下，产前诊断也会带来一些难题。终止妊娠可能与夫妇的伦理观念或宗教信仰相冲突，科学技术的发展往往比伦理道德的进步快得多。此外，通常要到孕晚期才会面临终止妊娠的问题，这让父母们更难面对现实。对于医生来说，他们面临的是医学的局限性，无法治愈这些疾病，只能建议流产。正如让-弗朗索瓦·马泰教授所说："我们要衡量产前诊断的所有要素，遵从职业道德做出决定，同时也要尊重每个人自由选择的权利，以及他们对自己、对社会的看法。"

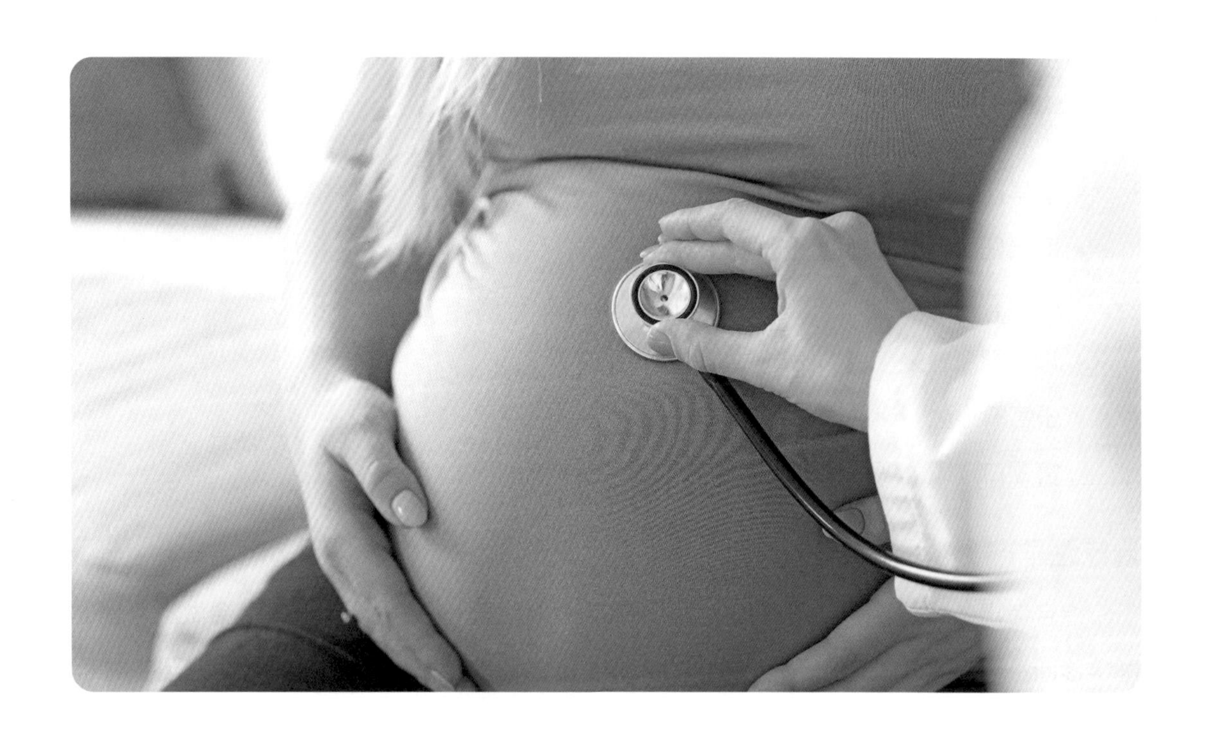

高危妊娠

高危妊娠也可以称为病理性妊娠，其实你不必为此过于担忧。医生指出你属于高危妊娠，只是说明你在妊娠和分娩期间，需要接受特殊的监测——也许因为你的医疗史或生产史（比如患病），也许因为你在妊娠期间出现了异常或风险。对你的监测等级会根据风险程度进行调整，与一般妊娠过程中的监测略有不同。可以简单地把这些风险划分为两类：第一，早产风险（37周前）；第二，胎儿或母亲健康问题引起的风险。

早产的原因

早产是最大的产科风险，医生会尽量避免孕妇早产。在导致孕妇住院和居家监测的原因中，早产风险占50%。我们会在第7章详细介绍早产，以及如果有早产风险，应采取哪些预防措施、胎儿会面临哪些风险等。这里简单列出导致早产的两种主要原因：自发性早产（占早产的70%）和治疗性早产（占早产的30%）。

自发性或自然早产的主要原因

- 胎膜早破，通常由感染引起。
- 有早产或孕晚期流产史。
- 双胎妊娠和借助辅助医疗生殖技术怀孕。
- 胎盘着床异常（前置胎盘、胎盘后血肿）。
- 母体细菌感染（包括泌尿系统或病毒感染）。
- 子宫畸形。
- 宫颈口过大，多数情况下是孕晚期流产导致的。

治疗性早产

综合考虑各种因素后，如果医生认为继续妊娠会对胎儿造成严重危害，会做出合理的医学诊断。近年来，治疗性早产在早产中所占比重越来越高。医生发现胎儿在孕育过程中面临危险时，在权衡利弊后，会倾向于让孕妇尽早分娩。

胎儿或母亲有健康问题

在某些情况下，胎儿（或母亲）可能会面临健康风险（生长、发育、健康，甚至生命危险）。如果胎儿状态欠佳，无法正常吸收营养或氧气，就属于胎儿损伤。胎儿损伤分为两类：慢性胎儿损伤（发生在妊娠期间，通常是由母体疾病，如糖尿病、子痫前期等导致的）和急性胎儿损伤（可能发生在妊娠期间，如胎盘早剥；多数情况下发生在分娩期间，如脐带受到压迫、强烈宫缩持续时间太久）。遇到这种问题，医生首先考虑的不再是“尽量让胎儿晚点出生”，而是“尽量保证胎儿健康”。

怀孕前出现的疾病

如果孕妇在怀孕前患有高血压、糖尿病、肥胖症、癫痫，以及免疫性疾病、血栓塞、肾脏或心脏疾病等，那么孕妇的妊娠是高风险的。

有异常孕产史

如果孕妇在此前的孕产过程中发生过意外事故，例如宫内发育迟缓、死胎或畸形儿，以及因难产转而实施紧急剖宫产，或因难产而大出血（常见于已生育多孩的女性），那么这次妊娠也是高风险的。

妊娠期间发现的风险

包括：先兆子痫或子痫前期、妊娠糖尿病、发育迟缓、胎盘异位、出血，以及所有可能对胎儿造成伤害的病毒或细菌感染。

导致高危妊娠的原因多种多样。同一个孕妇也可能会面临多个风险，如一个40岁的女性，在经历反复流产或长时间不孕不育之后怀上了第一个孩子，那么她既属于高龄孕妇，又经历过异常孕产史。准确评估孕妇妊娠的风险等级并非易事，且不同的医疗团队可能会做出不同的评估。而且，在正常妊娠期间孕妇也可能会突然出现并发症，这样妊娠风险等级会立刻提升。

特殊监测

高危妊娠到底意味着什么？首先是更加密切的医学监测，以及比正常妊娠情况更频繁的检查。如果你去就诊时，接诊的是一名全科医生，他会把你交给妇产科医生，或者建议你预约分娩的产科医院。全科医生会配合专科医生对你的妊娠过程进行监测，并根据孕前已知的风险情况，以及妊娠期间出现的风险，决定让你住院治疗还是回家休养。

住院治疗

大约20%的孕妇，在怀孕期间，至少需要住院一次或多次。

哪种监测？

既包括临床方面的监测，如定期测量血压、体重、尿量、体温、出血或白带情况，也包括准妈妈的心理状态，如她觉得胎动情况怎么样？身体感觉如何？如果妈妈感到情绪低落，可以求助于心理专家。参加护士组织的“茶话会”，也有助于减轻准妈妈们的焦虑情绪。根据妊娠风险的严重程度，孕妇也可能需要做全面检查。

全面检查

通过超声波测量宫颈的长度。

这项检查可以评估早产的风险，且比阴道内检更精确，可以更好地监测宫颈的状态、长度或张性。

其他检查项目还可以检测出胎儿面临的风险，如胎动次数减少了吗？随着预产期临近，胎儿的状态会逐渐恶化吗？

下面是高危妊娠发生时的检查项目：

胎儿的超声波检查。超声波检查可以监测胎儿的生长、发育、活动能力，以及羊水量；医生根据检查结果，可以建立一个评估体系（曼宁评分），以便更好地监测胎儿的状况。

多普勒检查。结合超声波检查，多普勒检查可以测量胎儿血管中的血流情况。因此，可以评估通过子宫动脉、脐带血管和胎儿大脑动脉的血量是否正常。多普勒检查可以应用于多种情况：

- 最常见的是在高危妊娠期间，出现宫内发育迟缓或出现胎儿损伤时。通过多普勒检查可以确认是否存在风险，并明确其严重程度，进而制定相应的治疗方案，如决定提前分娩。
- 比较罕见的情况是，孕妇本次妊娠过程一切正常，但该孕妇在此之前已经有过一次甚至多次异常妊娠。这种情况下，需从第22周开始，对孕妇进行多普勒检查，然后根据各项数据或临床检查结果组织复查。

生物学检查。定期的血液检查是判定胎儿损伤风险的“风向标”。医生可将各项血液检查的结果作为参考，决定是否要在情况恶化之前提前让孕妇分娩。

测量胎儿心率或胎心监护。这是最重要的一项检查，因为根据此项检查的数据，结合多普勒检查的结果，医生可以决定是否要让胎儿离开这个对他非常不利的生存环境。胎心监测可以显示胎儿的心跳是否正常，这和成人做心电图是一个道理。如果心率波动均匀，且伴有频繁的加速，则证明胎儿心率正常，健康状况良好。

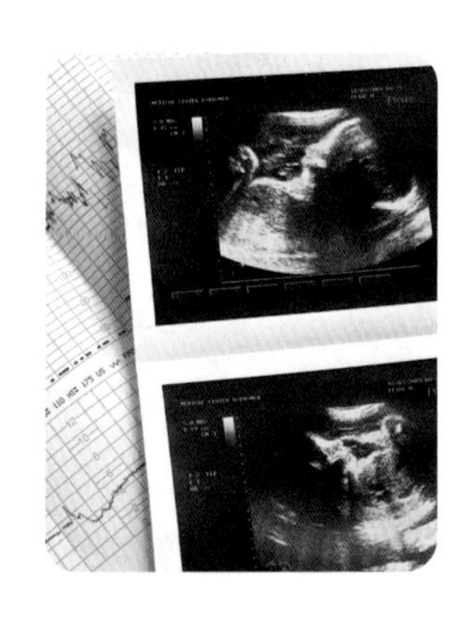

居家监测

主要针对以下情况：第一，有轻度的早产风险，且患有其他疾病，如高血压、糖尿病（妊娠糖尿病或胰岛素依赖型糖尿病）；第二，社会经济条件较差；第三，之前的孕产经历给准妈妈带来困扰，又需要频繁就医。

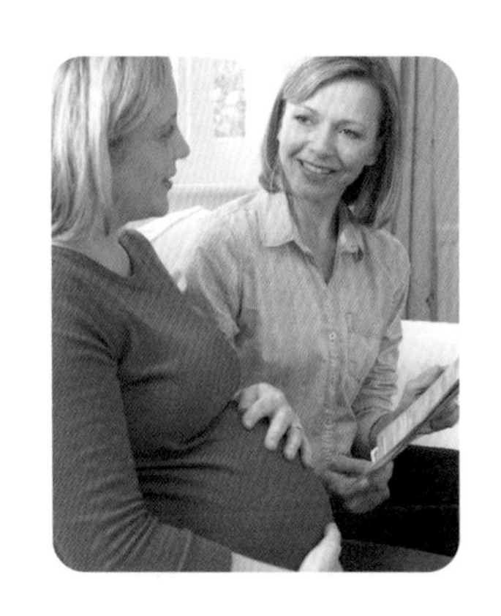

这一部分关于高危妊娠的内容，可能会引起你对自己是否也属于高危妊娠的疑问。医生会告诉你是否需要进行特殊监测或特殊检查。本章的内容不是为了引起你不必要的焦虑，而是为了告诉你在哪些情况下需要更严格的医疗监测，甚至住院治疗。

过度医疗

我们发现，目前有一种趋势，即认为所有妊娠过程都是“有风险的”，并让所有孕妇都做同样的检查。这种过度医疗受到了专业人士的质疑。对于高风险的孕妇，当然要做更多更严格的监测和更频繁的检查；但是低风险的情况下，检查就要少而精。其实低风险妊娠占比达到了90%。有些父母对这种过度医疗的现象也抱有批判态度，他们说：“这会让我们无法享受怀孕的乐趣，也会让我们怀疑自己能否顺利怀孕、分娩。”

40岁以后怀孕

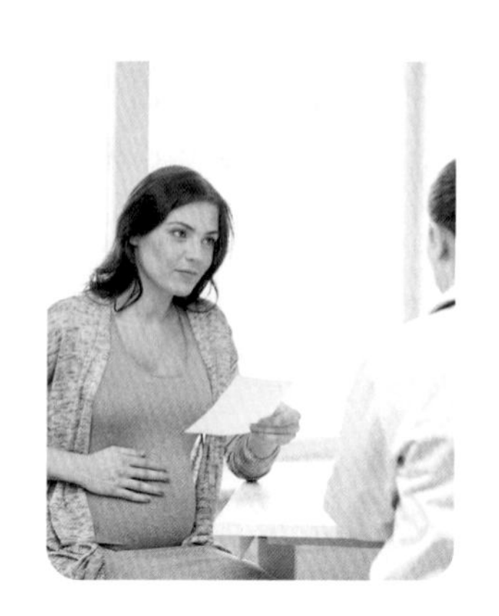

当今时代，女性40岁以后生孩子的现象变得越来越普遍。40岁以后的女性生育能力降低，于是，越来越多的人选择医疗辅助生殖技术帮助怀孕。

过去，由于缺乏有效的避孕手段，女性如果在这个年龄段怀孕，经常会面临很多风险。因为知道高龄怀孕有可能导致畸形或有致死的风险，很多高龄孕妇内心充满了恐惧，而且多数情况下，新生儿已经有哥哥姐姐了。

现在，很多女性则是自愿选择在这个年龄段生孩子。在结婚之前，她们可能已经有过多次的情感经历。她们希望先解决自己的工作和住房问题，实现经济独立。之后，她们才会想趁着为时未晚要一个孩子。

女性年龄越大，自然怀孕的几率越小，有的人可能很难接受如此残酷的现实。准妈妈们在接受医疗辅助生殖后，往往要经历漫长而痛苦的等待过程。在漫长的治疗和等待过程中，她们难免不断自问：我是不是离孩子又近了一步？我能胜任即将到来的任务吗？——我能成为一个“好妈妈”吗？请放心：怀孕的9个月是成为人母的历练过程。感受到宝宝的第一次胎动会让你和孩子建立起情感上的依恋关系。不论父母是什么年纪，都可以照顾好孩子，给孩子创造最好的成长条件。

这个年龄的准妈妈经常会感到焦虑，希望有特别的预防措施可以保证“一切顺遂”。虽然我们没有万全之策，但是可以给出一些建议：首先请保持心态平和，多休息，如有必要还需暂停工作，因为这个年纪比20岁的时候更容易疲劳。然后，请做一个全面的身体检查，尤其是心脏检查，因为这个年龄的女性怀孕的危险系数更高。有些风险不可避免，有些则可以通过加强监测来降低风险系数。

真实的风险

妊娠前3个月流产的风险更高，如果在40岁之后怀孕，流产率会超过30%。这主要是因为怀孕前3个月容易出现染色体异常或胚胎结构异常。通过早期超声波检查，尤其是第12周的超声波检查，结合血清标记物检查，准妈妈很快就可以知道自己的妊娠进展是否顺利。

染色体异常，尤其是唐氏综合征发生的几率，会随着母亲年龄的增长而增加。因此，医学终止妊娠的情况会更加常见。这会给准妈妈造成严重的心理创伤，因为这可能是她第一个孩子，也有可能是最后一个孩子。

需要考虑的因素

显然，如果女性在怀孕之前就患有某种疾病，如肥胖、高血压或糖尿病，那么年龄就显得尤为重要，因为身体机能在40岁和20岁时是不同的。

孕期高血压、宫内发育迟缓和孕期糖尿病在38岁后怀孕的女性中更为常见。不过，也有在38岁之后怀孕的女性，整个妊娠过程很顺利。健康专家认为，对于高龄孕产妇，应该尽早制定有针对性的治疗、监测方案，进行更加细致、高密度的监测。在采取了一系列积极的预防措施（产前诊断、严格的监测）后，高龄孕妇也可以顺利度过妊娠期直至分娩，享受亲子之乐。

极晚孕

45岁以后怀孕的情况很少见，不过这种情况仍然存在。45岁之后，女性很少会自然受孕，多数情况下需要借助医学辅助生殖技术受孕，甚至需要接受卵细胞捐赠。很多医生担心，这些女性并不完全清楚自己和宝宝面临的风险，以及风险的严重程度，例如高血压、糖尿病（有宫内死亡的风险），以及极度早产。

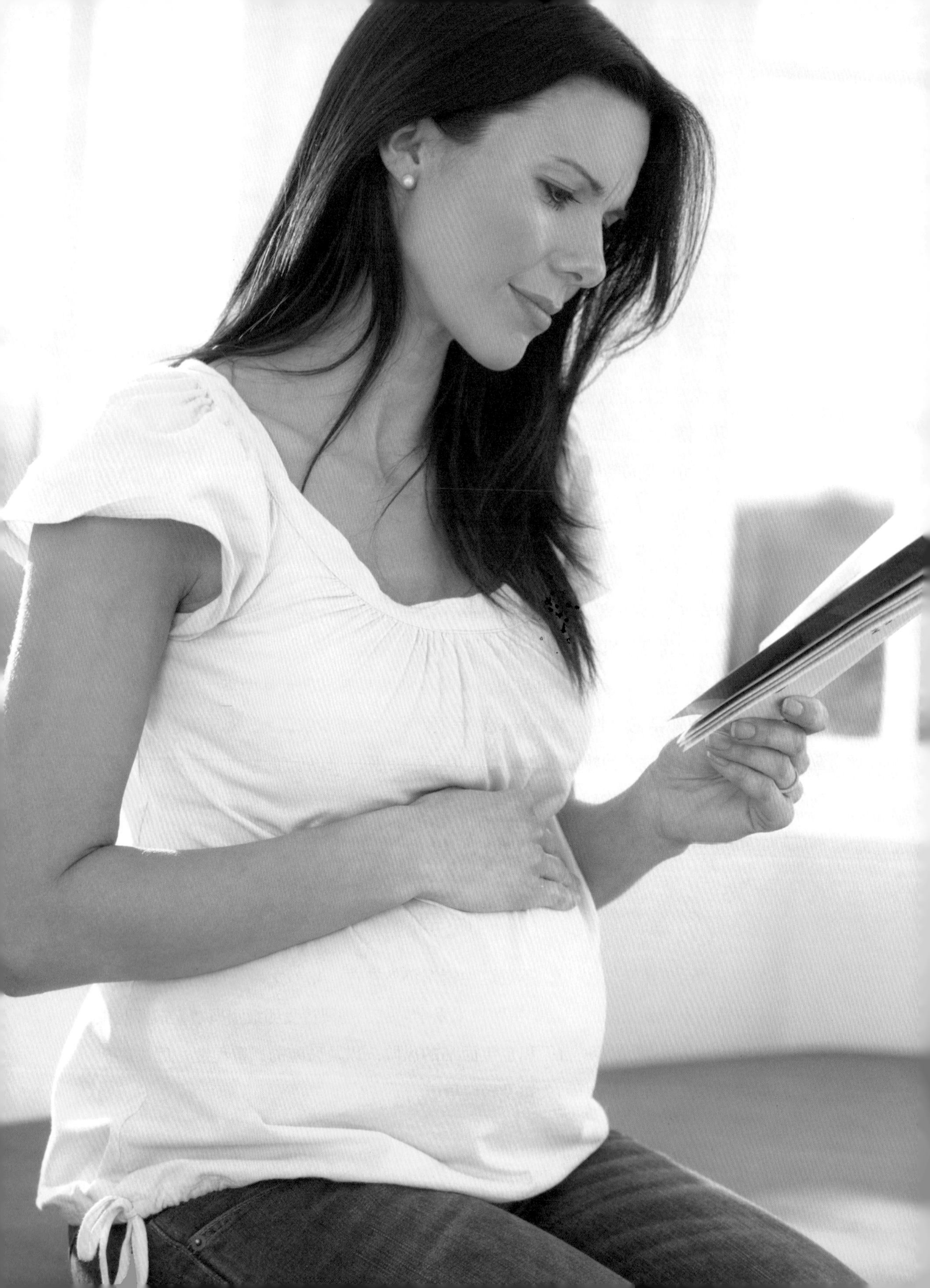

妊娠过程中的意外

你很可能无须阅读本章内容，因为 90% 以上的妊娠过程不会出现问题。不过，在少数情况下，并发症的出现会对母亲或胎儿的健康产生影响。我们向你描述这些情形，旨在提示你留意，而不是为了让你惊慌不安。另外，我们还希望为你提供全面的信息，帮助你向医生咨询，阐述自己面临的问题。

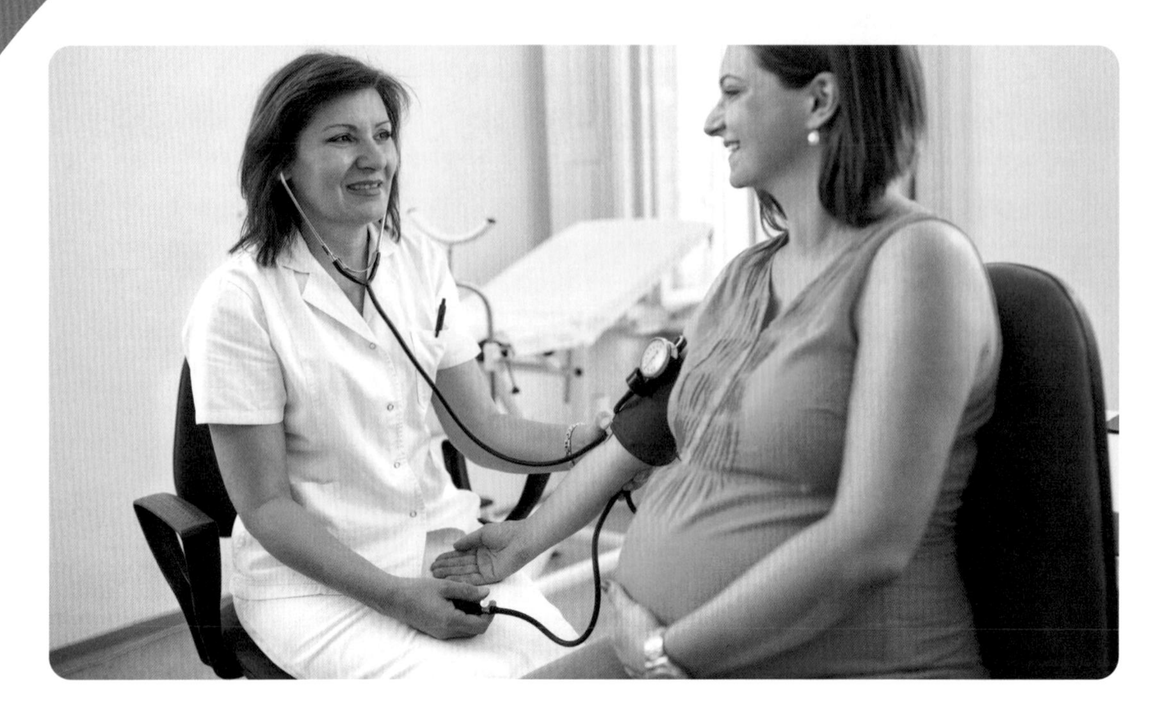

妊娠并发症

在妊娠早期、妊娠中期和妊娠末期，会出现不同的妊娠并发症 。妊娠早期的并发症主要是流产、异位妊娠和葡萄胎。

妊娠早期

流产

流产即妊娠自然终止。在医学上，我们称之为自然流产，最常见的是在妊娠头3个月。

流产有何迹象？

妊娠初期，似乎一切正常，但突然你发现阴道有出血，且有时伴有下腹痛。

在恐慌之前，你要先问问自己是否处于经期的理论日期。在怀孕的头2到3个月，孕妇在月经期还会出现少量出血的现象。这种异常现象难以解释，比较罕见，不会留下后遗症。如果不是这种情况，任何出血都应被视为一个警示信号，提示你应该立即就医。医生会立即要求对妊娠激素（称为人绒毛膜促性腺激素）进行血液检测，并进行腹部超声波检查。根据这两次检查结果，医生会确定妊娠是否进展顺利。

应该做什么？

流产通常不可预测。该如何预防？除去等待观察事态进展以外，没有什么能做的。至于会不会发生流产，也无法预防。这种等待可能会持续几天，在此期间必须做超声波检查。如果无法做出准确的诊断，在失血的情况下，最好止血，定期就医，由医生判断应该采取何种相应的措施。

流产时会发生什么？

在某些情况下，一切进展顺利：出血逐渐减少，子宫颈保持关闭，胚胎继续发育，超声波检查证实怀孕过程仍在继续。发生出血现象通常是因为胎盘在子宫内生长困难，称为**部分胎盘早剥**或蜕膜血肿。一般这种分离不经处理就会消失。无论何种情况，请遵守医嘱，只有在医生判断流产风险已经消除时，才能恢复正常活动。经历过这种流产迹象之后，许多女性会害怕产下畸形胎儿，这种担心其实完全没有根据。

其他情况下，流产迹象逐渐变得更加明显：出血逐渐增加，胚胎不再发育，超声波检查确认妊娠终止，出现出血增多，伴随出现下腹“绞痛”——这是为了排出胚胎子宫收缩的缘故，可能会比较疼痛。总的来说，孕妇会感到“不太正常”，因为怀孕的“感应信号”已经消失或减弱了。

如果没有大量出血，不必立即去产科就诊，因为流产并不一定需要医疗干预。你只需要尽快与计划分娩的医院或产科护理团队取得联系，说明情况。

如果流产，医生会给你做超声波检查，看看胚胎是否被完全排出；如果未完全排出，会采取负压吸宫术将其排出。现在，已较少采用刮宫术（通过医用刮匙取出胚胎）。负压吸宫术会进行局部或全身麻醉。通常，胚胎会交给实验室进行病理检查或基因分析，确认吸出的确实是胚胎，而不是子宫内膜组织（此种情况下还需重新进行负压吸宫术）。

现在，医生也会推荐使用米索前列醇等药物，在其帮助下促进子宫收缩，排出不完善的胚胎。

如果大量出血，请平躺，随后立即去产科紧急就医。

流产之后

流产后应该休息多长时间？通常几天就可以了。如果你的血型是Rh阴性，医生会给你注射抗D免疫球蛋白。

妊娠终止之后，女性感到悲伤和不安是很正常的。流产会让女性心情低落，加剧孤独感，甚至会有被遗弃感。

流产结束了母亲和孩子之间最初的互动，以及孕妇围绕宝宝初步展开的梦想和计划。流产让父母的经历中留下了一片空白，失落的感觉可以理解。流产后，女性可能会感到自我价值感降低，感到自己不能成为母亲，还会感到内疚，并寻求各种解释来理解和安慰自己。“我太活跃，太紧张了”“我不是那么想要这个孩子”“我可能还没准备好”……流产对医生来说是很平常的事，但对那些经常因失败感而沮丧的准妈妈们来说却很难接受。

几乎可以肯定，不是因为你或你的配偶做过什么事引起的流产，所以，不要因为这个意外而责怪自己。流产无法预防，自责也无益，不过负罪感在某种程度上有助于克服痛苦——试图找到一种解释会让你更容易忍受痛苦。

家人并不一定完全理解你的心理感受，他们倾向于淡化事件的影响。这个时候，家人需要理解女性的悲伤并尊重她们，而不是急于让她们尽快忘记。她们需要时间来接受这个残酷的事实，并按照自己的节奏哀悼这个失去的孩子。

“这件事发生在家里，当时我一个人在家，没人能告诉我到底发生了什么。”

——维多利亚

为什么会流产？

流产后，为了防止这类问题再次出现，你可能会问：为什么会流产？你想知道原因和可以采取的避免措施，以防止它在下次怀孕时再次发生。

首先，也是重要的一点，请相信，流产通常是意外；其次，同一个女性在其他妊娠过程中很可能并不会流产。大多数情况下，这些早期自然流产是由**染色体异常**导致的。染色体数量、形状或分布的异常会导致出现有缺陷的胚胎，在大多数情况下，这些胚胎不具发育前景。妊娠的终止在某种程度上源于自然选择——母体通过排出受精卵来进行自我纠正。在这些有缺陷的受精卵中，有一种被称为**透明卵，其中不含有（或不再含有）胚胎，只形成了受精卵的附属部分**。除了个别情况，染色体异常导致的流产不会对后续怀孕产生任何影响。

如果引发流产的原因是经常性的，最好找到根源，否则后续怀孕还可能会流产。

我们可以把引发习惯性流产的原因分为三种：发生在子宫层面的局部发育异常、母体疾病原因、免疫原因。

- 局部子宫发育异常是最常见的原因之一。女性子宫可能先天畸形，或发育不全（幼稚子宫——如其母亲服用过己烯雌酚片，这样的女性可能会出现幼稚子宫）；子宫内膜可能有瘢痕（刮宫后）或发生感染，从而对受精卵的植入和胚胎获取营养造成影响，或者直接阻碍胚胎的正常生长发育。

整个孕期，子宫颈上部和子宫腔相通的部分是闭合的。因此，胚胎不会在重力的影响下坠落到外面。但有时会发生“子宫颈内口”不再起闭合作用的情况，会时不时张开。这种“开合”可能是先天性的，也可能是创伤所致，如难产、晚期流产等。

- 母体疾病。由母体感染引发的习惯性流产较少见。

- 免疫原因。正常情况下，免疫机制允许这种非常特殊的受精卵植入和胚胎生长发育，但有时母体免疫系统会排斥受精卵着床，从而引发流产。不幸的是，目前很难对此进行诊断，而且治疗也是有风险的。

未来安排

如上所述，自然流产可能是由多种原因造成的。第一次流产后，医生很少进行额外的检查。

如果是习惯性流产，医生会做其他更复杂的检查，如：超声波检查、子宫X光检查、宫腔镜检查等，以确定局部（子宫）是否发育异常；对精子进行试验，检查可能存在的畸形精子；感染或寄生虫病的血液检查；父母的染色体核型检查等。这种检查，无论多么全面，也不一定达到预期的结果。事实上，在25%到50%的病例检查中，没有发现病因。完成这些检查需要几周时间。根据检查结果，如果能发现流产的原因，进行内科或外科治疗也需要一段时间。在流产后的2—3个月，最好不要急于再次怀孕。

“除了担心未来（我能再次怀孕吗？），我感到身体和精神都受到了影响，身体空虚极了。脆弱到想把这本书藏起来，因为一看到它，我就会流泪。”

——德尔芬

宫外孕（EP）

受精卵在输卵管内异常生长，而不是在子宫内着床的现象，被称为宫外孕。输卵管空间有限，当受精卵没有足够生长空间后，生长发育就会停止——通常在第3个月前停止发育。但在此之前，受精卵会一点一点地破坏输卵管壁，使其产生裂缝，甚至引起破裂，造成非常严重的后果。因此，宫外孕必须尽早诊断，及早干预。宫外孕的发生率为1%至2%。

宫外孕在临床上的表现为，月经周期前突然有黑色血块排出，这会对女性产生误导。同时，小腹也伴有不同程度的疼痛，有时非常强烈或因性交而加重。更为罕见的情况是，发作时没有痛苦。

可以通过两项检查对宫外孕进行诊断：人绒毛膜促性腺激素（βHCG）以及超声波显示子宫为空、输卵管则有异常图像，然后通过腹腔镜检查确诊。在全身麻醉的情况下，医生通过患者肚脐位置的一个小切口，引入一个带有照明系统和微型镜头的导管，借助于此，在屏幕上看到患者腹腔的内部，并确认宫外孕的存在。在这种情况下，可以同时进行腹腔镜手术操作，切开发生宫外孕的输卵管，取出胚胎，或者切除受损过于严重的输卵管。在严重内出血的情况下，可采用传统的开腹法进行手术。

有些宫外孕不需要借助腹腔镜检查，仅通过超声检查就可以确诊。如果确诊，可以使用药物进行保守治疗，如以甲氨蝶呤为基础的药物治疗。外科医生在病人同意的前提下可以采用此种治疗方法。注射一次该药品足以破坏输卵管中的胚胎。在接下来的几周要对患者进行严格的监测，特别是通过对βHCG的重复检测，以控制其有规律地下降，直至数值不具妊娠确诊参考意义。

尽早确诊非常重要。如果你在怀孕初期发生出血并伴有疼痛，要立即就医；如果你曾经发生过宫外孕（因为复发频率高），或者戴了宫内节育环（易诱发宫外孕）就更应该及早就医。

跟流产一样，发生宫外孕后，女性可能会感到沮丧。宫外孕后，女性也能正常妊娠。然而，宫外孕确实有复发的倾向。如果曾经发生过宫外孕，一旦错过经期，你要立即就医。如果确定怀孕，即使出现最轻微的异常症状，也应该立即就医。

葡萄胎

葡萄胎是由染色体畸变导致的，受精卵中没有胚胎，是不正常的妊娠现象。在我国的气候条件下葡萄胎非常少见，而在其他一些地区比较常见（在东南亚，葡萄胎出现的概率为1%）。葡萄胎的临床表现为妊娠开始时就发生出血，子宫比正常尺寸大，最重要的是妊娠激素（βHCG）异常增高。这种妊娠不可能正常发育，一旦确诊，就要立即进行子宫内容物抽吸和刮宫术。监测非常必要，因为某些葡萄胎可以发展成恶性肿瘤，称为绒毛膜癌。监测基本通过重复进行人绒毛膜促性腺激素定量测试实现。如果葡萄胎发展为恶性肿瘤，孕妇就要接受化疗。

流产、宫外孕、葡萄胎，这三种并发症都会导致妊娠终止。我们下面要讨论的妊娠晚期并发症，如果能及时诊断、处理得当，妊娠将会继续，并且取得令人满意的进展。

人工流产

人工流产手术会增加孕期发生流产或出现其他问题的风险吗？请放心，自堕胎合法化以来，医疗技术（通过抽吸或药物治疗）已经非常成熟，无须担心对未来产生不利作用。

孕期并发症

子痫前期

子痫前期又称先兆子痫，是一种严重的妊娠并发症，是胎盘形成时发生异常引起的。因此，从怀孕开始，孕妇就有可能患上这种并发症。只是症状出现较晚，通常是在第7个月之后出现症状，有时甚至到妊娠的最后几周，甚至最后几天才出现症状。子痫前期的典型症状是尿液中出现蛋白质，血压升高，水肿等。有时这种症状很明显，孕妇自己也可以觉察到。

尿液中出现蛋白质

这种现象不正常，表明孕妇患上了尿路感染，或者开始发生子痫前期。因此，孕期对孕妇的尿液进行持续监测很有必要。孕妇也可以使用彩色指数检测试纸（或尿液试纸）自己进行检测，操作非常容易。当尿液中有白蛋白时，试纸会变色。当彩色指数标记加号（+）时，你要及时告知医生。你可能还会注意到尿液颜色越深，浓度越高，蛋白质含量越少。

水肿

脚踝肿胀，手指变得“短粗”，无法取下戒指，脸也会肿胀——这些水肿现象不一定就是子痫前期的反应。如果妊娠期一切正常，孕妇也会发生水肿——例如天气非常炎热的时候。但是如果突然出现水肿，并且症状迅速加重，或者伴随着体重突然增加和增重幅度过大，就应该立刻就医。

血压异常升高

子痫前期的患者血压会大幅度升高，通常表现为持续性头痛、耳边嗡嗡作响、全身感到不适。如果血压达到或超过140/90mmHg，即被认为异常，其中低压数值更具判断价值。

子痫前期的病因

子痫前期的病因难以确定。不过已知下列几种因素容易引发子痫前期：双胎妊娠、孕妇曾患子痫前期、孕妇患有高血压或糖尿病等。

子痫前期的风险

胎儿。胎儿的生长速度可能会减慢（有缺氧的危险），胎盘可能会松动（胎盘后血肿），胎儿甚至可能出现宫内死亡。早期诊治子痫前期非常必要，这样可以让胎儿在胎盘无法满足其基本生命需求之前出生。

母亲。肾脏会受到影响，并出现肾功能障碍，血压变得难以控制；凝血因子发生改变，导致分娩时会有出血的风险。此外，难以控制的高血压会导致大脑抽搐，即可能有发生子痫的危险。子痫前期是非常严重的妊娠并发症。现在，通过孕晚期对孕妇进行定期和更密切的医学监测，这种并发症已经很罕见了，但并未绝迹。

如果罹患子痫前期，会发生什么？

除了尽快娩出胎儿，没有治疗子痫前期的真正方法。如果孕妇出现这些异常（蛋白尿、水肿、高血压），需要住几天

> **重要提示**
>
> 定期监测尿液非常必要，尤其是在孕期最后两个月。这是自行轻松检测突发子痫前期的最佳方法。

院，进行身体评估，以明确这种疾病对母亲和胎儿可能产生的影响。该评估包括各种血液检查、多普勒超声和定期监测胎儿的心率。

- 如果胎儿即将足月，可以立即开始对孕妇进行催产，或进行剖宫产。
- 如果胎儿还远未足月，孕妇必须一直住在医院，通过侧卧休息改善肾功能，并服用降压药物稳定血压，直到胎儿娩出，不危及其生命为止。虽然胎儿会早产，但出生后婴儿就没有生命危险了。

担忧和罪恶感

罹患子痫前期这样的严重并发症时，妈妈们会感到非常痛苦：既担心孩子和自己的健康，又多多少少会产生罪恶感和失败感。同时，如果情况危急、孤立无助，准妈妈会感到更加紧张不安。父亲同样会很焦虑，会不知所措。请一定要咨询医生或助产士。他们会为你提供帮助。

胎儿宫内发育迟缓（IUGR）与营养不良

孕期，胎儿可能会发育不良，或出现营养不足现象。不过，有些胎儿体重低于平均水平也是正常的。持续的检查记录显示：即使胎儿的体重低于平均值，他们仍然能正常地生长发育。有些婴儿的体重（身高）低于平均水平，只是因为遗传问题——有的家庭孩子们出生时个头都较小。

但是，真正的发育迟缓是要引起高度关注的。导致胎儿发育迟缓的因素很多，包括：

- 母亲的原因：母亲患有高血压或子痫前期；有严重的长期营养不良，过度劳累，或有慢性中毒（吸烟、酒精中毒）现象。
- 受精卵或胎儿的原因：脐带畸形，胎儿畸形。

母亲的心理因素不稳定或缺乏社会支持导致婴儿发育迟缓的病例较为罕见。在这种情况下，人们应该理解并尊重母亲的脆弱，这很重要，这样才能获得心理医疗团队的帮助。

但是依然有约30%的病例，无法找到病因。因为，胎儿的生长速度是不一样的，所以，有些宫内发育迟缓是暂时的。现在，孕早期通过超声波检查，就可以实时监测胎儿的发育情况。胎儿发育迟缓症状可能会变得越来越严重，因此需要严密

监测，监测手段包括临床检查、超声波检查、多普勒、胎心监测等。

如果孩子足月出生，只是体重比平均体重轻，通常不会出现其他特殊问题，算是好的状况；胎儿宫内死亡有时不可避免。

治疗方案首先要针对已知病因提出措施（例如，对子痫前期的治疗）。孕妇要最大限度地卧床休息，最好采取左侧卧位（有时需要住院），因为这样可以增加子宫内胎盘的血流量。许多医生会让患者每天服用少剂量的阿司匹林。如果胎儿在子宫内的症状很严重，医生通常会施行剖宫产取出胎儿，终止妊娠。

胎盘前置

通常情况下，受精卵会在子宫底部或两侧着床。当受精卵在子宫下部，在靠近宫颈处着床，甚至完全覆盖住宫颈（胎盘覆盖宫颈口）时，被称为胎盘前置。这是一种异常现象，会对母亲和胎儿造成严重后果。

通常，胎盘前置不会影响胎儿的发育，但是会发生胎盘部分分离的现象，导致不同程度的出血；而且，这种出血现象会重复出现，且出血量也会越来越多——尤其是在妊娠末期宫缩的影响下。如果在妊娠晚期发现出血，请立即去产科就诊。超声波检查能确认胎盘植入的准确位置。

胎盘前置是一种严重的妊娠并发症。分娩前，孕妇需要住院治疗，尽量多休息。如果胎盘完全覆盖宫颈，或者出血量大，孕妇需要接受剖宫产。

胎盘早剥

胎盘早剥，即胎盘在分娩前从子宫壁剥离。这种胎盘过早剥离的原因目前尚不清楚。有人认为这是由胎盘血管形成的缺陷导致的。在子痫前期、胎盘前置的病例中，早剥现象似乎更为常见。

胎盘早剥通常发生在妊娠期的最后3个月。如果一名女性在前一次怀孕期间出现过胎盘早剥，本次妊娠期间要对她进行特别监测（重复超声和多普勒检查）。

胎盘早剥的症状很明显，孕妇会出现子宫收缩，伴随疼痛症状等，此时孕妇必须住院。必要时，医生会对孕妇实施剖宫产手术。如果胎盘早剥症状不明显，且对胎儿影响不大，通常医生会采取保守治疗。

早　产

怀孕37周之前出生的孩子被称为“早产儿”。近年来婴儿早产率有所增加，这可能与不孕不育治疗和人类辅助生殖技术的发展有关。如果医生认为胎儿应摆脱对他不利的子宫环境，会对孕妇施行剖宫产，让胎儿提前娩出，这被称为治疗性早产或人工早产，与自然早产相区别；自然早产与医疗手段无关，即使各项监测都很严密，随着时间的推移，早产依然无法避免。

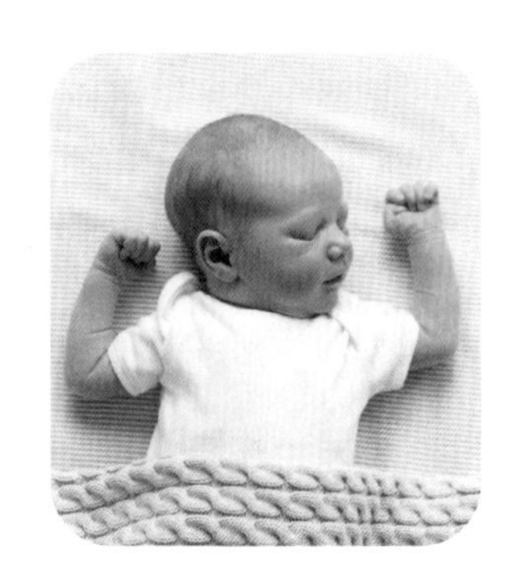

为什么早产？

早产的原因是多方面的，想确切归结为一种特定的原因并不太现实。有些早产与孩子有关，有些与母亲有关，有些则是几种原因相互作用导致的结果。

医学原因

- **羊膜破裂**是早产最常见的原因，通常与宫颈或阴道感染导致的羊膜脆弱有关。

- **有早产或晚期流产史者**需要非常密切的监测，避免复发。

- **双胎妊娠**，尤其是当孕妇通过人类辅助生殖技术受孕，且为第一次妊娠时，早产的概率很高。据统计，约三分之一的早产儿来自多胎妊娠。

- **异常胎盘植入或胎盘前置**也是造成早产的一种原因。妊娠末期无论何种原因引起出血，都与胎盘问题有关。

- **妊娠晚期感染**，尤其是宫颈阴道感染（导致羊膜早破）和泌尿感染也可导致早产，这些感染通常不易察觉。因此，孕妇一旦感觉不适，医生会让她做一次尿培养筛查细菌感染（ECBU）。

- **子宫畸形**和**宫颈畸形**也可能引起早产。在这种情况下，子宫会过早收缩，或者宫颈不再起到闭合的作用。

- **与怀孕有关的妇科疾病**，特别是子痫前期、有并发症的糖尿病。如果孕妇患有以上疾病，医生可能会决定早日娩出胎儿。但这个决定很难做出，因为需要在早产和胎儿在子宫内可能面临的种种风险之间权衡利弊。目前可以借助多种医学手段（超声波、多普勒、记录孩子的心率等），更精确地评估婴儿的健康状况，帮助医生做出最终抉择。

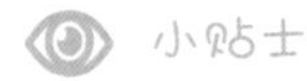

你是否也深受某一种早产原因的困扰？不要担心，只要进行严格的医疗监测，你的孕期会很顺利的，直至足月。

- **另一种原因越来越广为人知——吸烟**。吸烟会将早产风险扩大两到三倍。这一原因与不稳定的社会经济条件有关，在这种条件下戒烟更加困难。
- **意外创伤**（例如交通事故）或紧急外科手术（阑尾炎等）也会导致早产，这一类原因较为罕见。

社会经济因素

如果准妈妈经常很劳累，也会增加早产的风险（不会导致过早的早产）。如果孕妇工作条件不佳，如长期从事繁重的体力劳动和辛苦的家务劳动，社会经济水平低下，早产的风险会提高。此类孕妇必须严格遵守分娩前6周的法定休息制度。如果从事的工作比较繁重，医生可能会建议休息更长的时间。如果准妈妈工作时间过长或每天通勤过于劳顿，产科团队会密切关注她的情况，帮助她尽可能安全度过孕期。

服用己烯雌酚后怀孕

服用己烯雌酚（一种激素）后，一些女性会面临一系列问题：生育问题、流产风险、宫外孕、早产或分娩时难产等。因此，有必要对她们的整个孕期进行严格的医学监测。

早产的危害

对于孕妇来说，早产的危害主要表现在子宫收缩的异常疼痛上。孕妇会感到肚子“变硬”，非常不舒服。如果发生这种情况，请立即躺卧，使用镇痉栓剂，并即刻就诊。有时宫缩并不痛苦，但阴道会排出异常的黏稠分泌物，这可能表明宫颈开始发生变化，黏液栓脱落，须即刻去产科就诊。如果你觉得有羊水流出，则更须立即就诊。

到达产科后，值班医生会检查你的宫颈是否开始变短，或趋于张开状态。现在，通常借助超声波检查确认宫颈长度和宫口是否张开。宫颈超声检查可以重复进行，用以监测宫颈变化。宫颈缩短和宫口打开是分娩的两种迹象。

出现这种情况，医生将给出如下医嘱：

- 如果风险较大，孕妇需要住院治疗。这样能更好地进行监测，并展开更密集的治疗。许多准妈妈们在怀孕期间住院，大多数情况是因为早产的风险。
- 让孕妇分娩前完全卧床休息，或者至少休息到早产风险降低。
- 给孕妇输入子宫镇静剂，抑制子宫收缩。
- 对孕妇进行尿液和阴道拭子检查，检测可能发生的感染，如感染存在，需要进行治疗。
- 如果有在33周前分娩的风险，须在48小时内给孕妇注射皮质类固醇。这会加速孩子肺部的成熟，预防在分娩突然发生时，婴儿可能出现的呼吸系统疾病。
- 最后，如果采取了所有措施，还是发生了早产，请紧急咨询产科麻醉师，准备分娩。

保持心态平和

请记住：虽然许多母亲和医生会对早产保持一定的恐惧感，但实际上只有6%—7%的女性会早产，绝大多数女性都会足月分娩。

早产对孩子造成的风险

早产儿还没有达到与足月分娩的婴儿相同的发育水平，这一点可以从早产儿身体器官的功能上观察到，这也正是养育早产儿的困难之处。有些早产儿可以发育得很好，但也有些早产儿会因为出生过早而遭受很多痛苦。我们将早产分为三种程度：

- **妊娠足32至36周之间出生的早产儿（普通早产）**：足35周早产，通常新生儿不与外界接触即可。大多数情况下，他们只是身体更虚弱，需要留在产科病房得到产科儿科医生的护理。35周以下的早产儿，必须与母亲一起转到带有新生儿病房的产科医院，或直接转到新生儿病房。

- **28至32周之间出生的早产儿（中期早产）**：出生后，新生儿要转到新生儿重症监护室，接受特殊护理。

- **28周之前出生的早产儿（早期早产）**：新生儿出生后，必须转至新生儿重症监护室。

在早产儿中，85%是普通早产儿，10%是中期早产儿，5%是早期早产儿。

越早出生的早产儿越虚弱。

- 早产儿呼吸困难，有时需要使用呼吸机辅助呼吸。缺氧可能会对其大脑发育造成严重损伤。

- 早产儿无法调节体温，身体会变冷。新生儿应放在培养箱中，使体温能持续得到监控。

- 通常无法吮吸，胃容量极小。通常不得不通过胃管或输液的方式对其进行喂养。他们还不能很好地消化某些食物，尤其是脂肪（因此母乳喂养非常重要）。

- 易受感染。

- 缺乏维生素和铁。

根据具体的生命体征，早产婴儿将住院几天或几周（对于28周以下的早产儿，住院时间可能更长）。幸运的是，住院并不意味着与父母分开，父母可以定期看望婴儿，抚摸他，和他说话；这样，对早产婴儿和父母来说，他们之间的情感纽带并未中断。护理早产儿的医院有时可以24小时接待父母。护士会协助父母进行某些护理，如给婴儿喂食或给他按摩。有些医院还设有母婴病房：只要婴儿住院，母亲就可以留在那里。

父母总是会觉得自己对于早产儿的出生或多或少负有责任，能够与婴儿保持联系，经常去探望他，有助于父母消除这种负罪感。

如果担心早产

医生可能已经提示过，你有早产的风险。因此，你可能不得不改变自己的计划：停止工作，放弃出行，休息，甚至住院。

如果早产的迹象明显，应该立即到产科就诊。如果你在最初选择的产科病房住院期间出现早产迹象，医生可能会将你转到更适宜护理早产儿的医院。

早产可以预防吗？

产后婴儿猝死多发于中期早产和早期早产，并且中早期早产婴儿出生后也更容易留下后遗症，所以，预防早产一直是妇产科医生最关心的问题之一。

随着医学水平的进步，早产儿护理手段也在不断改善。但是，对早产最好的“治疗”，仍然是孕妇尽可能长时间地继续妊娠直至足月；对婴儿来说，最佳的培养箱是母亲的子宫。

监测

了解早产的原因有助于更好地监测妊娠，尤其是以下情形：

- 筛查宫颈阴道和泌尿系统感染。
- 避免双胎妊娠：在采用医学辅助生殖技术时，鼓励医生仅移植一个胚胎。
- 识别胎盘异常植入。

通过进行更严密的怀孕监测，以及采取更健康的生活方式，包括平静的心态、不吸烟、不剧烈运动等，也许有望逆转早产的趋势。

还有一些具体措施可以提前干预、预防早产，例如通过手术矫正子宫畸形、通过环扎矫正宫颈开口等。

宫颈环扎

其目的是治疗宫颈“扩张”。如果宫颈闭合不佳，不能充分发挥其作为子宫下部闭锁的作用，就需要进行宫颈环扎。这种扩张可能是先天性的，也可能是由宫颈扩大造成的（例如，自然流产或晚期流产等）。环扎是在妊娠2个半月到3个月之间进行的，通过一根结实的缝合线封闭宫颈开口。通常在全麻醉条件下进行，有时在硬膜外麻醉下进行。孕妇需要短期住

如果你的孩子早产

因为30%的早产原因不明，如果你已采取合理措施避免早产，那么请面对这个结果。不要有任何负罪心理！

院。尽管做了环扎，妊娠结束前，孕妇仍然需要多加小心，尽量多休息。妊娠超过第9个月，或者在分娩开始时，医生会拆除缝合线。如果母亲是Rh阴性血，医生会给她注射特异免疫球蛋白。

过期妊娠

妊娠第3个月的超声波检查可以精确地确定怀孕的开始日期（前后误差为3天），据此可以推算足月分娩的日期。15%的孕妇会发生过期妊娠的情况。过期妊娠是指妊娠周期在闭经后41足周以上、超过预产期42足周（1%—2%）。过期妊娠给医生出了很多难题。

对婴儿来说有什么风险?

胎盘是名副其实的交换工厂，为胎儿提供营养，尤其是必需的氧气，直至足月。超过一定期限之后，胎盘就会老化，功能减弱。此时，胎儿因摄入氧气及营养不足，可能会产生宫内窘迫甚至宫内死亡的风险。

发生过期妊娠怎么办?

孕妇需要到产科就诊。如果你发觉胎动不太明显（即便未发生过期妊娠，也需立即就医），更要警惕。这可能是最初迹象，表明羊水量趋于减少。妊娠期延长，胎盘老化会导致一系列后果。在产科病房，每48小时会对你进行一次检查监测，包括通过超声波检查羊水量，通过心率监测（胎监）评估婴儿的健康状况。

什么时候生产?

建议不要超过42周。如果检查结果显示婴儿不能忍受妊娠延长，要提前进行干预。一般来说，医院通知母亲准备分娩后，产科医生就会着手准备催产（人工破膜，宫颈条件探测，打催产素、前列腺素等）。

出生时，“过熟”的婴儿通常有一个让父母吃惊的外表：皮肤比足月出生的婴儿更皱，且不再有油脂层（胎脂）。通常，“过熟”的婴儿不需要特别护理。

疾病和症状

怀孕期间，孕妇突然患病肯定让人忧心忡忡。尽管这些疾病有时会导致严重的并发症，如流产、早产、胎儿畸形等，但大多数情况下，并不会引发特别严重的后果。当然，我们这里讨论的是那些可能对胎儿产生影响的疾病。无论何种疾病，即使是暂时性的，而且你也没有发现其他任何症状，例如只是发烧，你也应该及时就医。

发 烧

怀孕期间，即使短暂性发烧也不能掉以轻心。

如果发烧，你应该咨询医生。如果发烧是孤立的症状，没有任何其他与季节性病毒感染有联系的症状，如流感或肠胃炎，应特别予以重视。发烧会给胎儿带来风险，非常有必要进行全面评估，找到发烧的原因。

如果孕期超过6个月，出现发烧症状，建议你到产科医院住院，以便于医生采取必要的治疗措施，例如及时给你开一些抗生素，而无须等待额外的检查结果。这些都由你的主治医生决定。不要犹豫，立刻就诊吧。

弓形虫病

这种疾病由寄生虫弓形虫引起。这种寄生虫存在于肉类中，尤其在羊肉和猪肉中很常见。吃半熟的肉可能会感染寄生虫，所以肉食一定要煮熟才能食用，这很重要。此外，弓形虫会通过猫传播，在猫的粪便中能发现弓形虫。

弓形虫病的症状通常非常轻微，有时甚至没有症状。症状包括颈部淋巴结肿胀、轻度发热、疲劳、肌肉和关节疼痛等。这些普通症状让许多准妈妈（55%—65%）在不知情的情况下对弓形虫病产生免疫。其他未对此免疫的准妈妈在孕期则有患病和感染胎儿的风险，可能会对胎儿健康造成严重后果。

怎么知道自己是否对弓形虫病免疫？

弓形虫病血清学诊断在中国是选择性检查项目。

- 如果检查结果呈阳性（表明血液中的抗体水平），意味着你已经患过该疾病，因此已经得到免疫，没有任何风险。
- 如果检查结果呈阴性（你没有针对该疾病的抗体），意味着你没有患过该疾病，未得到免疫。你需要非常小心，预防感染，如有必要，可以定期排查。

如果未产生免疫，该采取什么预防措施？

- 饮食预防事项很重要：不要食用生肉或鲜肉，肉类要煮熟后再食用。如果你有菜园，请一定清洗干净可能被猫所携带的弓形虫污染的蔬菜和水果。如果你修整花木，记住土壤也可能被污染。所以你要戴上手套，好好洗手。
- 如果家里养猫，要非常谨慎；如果抚摸了猫，记得饭前要洗手。

如果不能对此免疫，有什么风险？

只有孕期感染弓形虫病才有风险，如果采取上述措施进行预防，基本不会患病。风险的严重程度取决于孕期感染的“时间点”。

- 妊娠前3个月，弓形虫穿透胎盘的现象非常罕见；但如果在此期间感染，后果很严重，可能导致流产、胎儿严重神经畸形，甚至胎儿死亡。
- 妊娠中期，弓形虫更容易穿透胎盘，对胎儿的损害非常严重，胎儿的整个消化系统以及肝脏和脾脏都会受到影响。
- 妊娠末期，更容易感染，并伴有胎儿神经或眼部损伤。一般来说，孩子出生时如果发现异常，但后期出现症状才可能检查出已感染弓形虫病。因此，宝宝出生一个月后，应该进行弓形虫感染的血清学诊断。

如果怀孕期间感染弓形虫病

孕妇要立即接受抗生素治疗。与此同时，医生会通过超声波反复监测，也可能会通过羊膜穿刺术来确认胎儿感染的危险程度。在确认胎儿感染的危险程度很高时，可能考虑医学终止妊娠。如果胎儿感染的危险程度不高，治疗将一直持续到分娩。

李斯特菌病

像弓形虫病一样，李斯特菌病是母亲患的一种轻微甚至不易察觉的疾病，但通常会对胎儿产生危害。每100个新生儿中有1至2名会受此病影响。李斯特菌病通过动物源性食物（肉、蛋、奶、奶酪）传播，或者通过与被感染的动物接触传播，或者因为食物以各种方式与动物分泌物或排泄物接触而被污染。如果致病菌穿透胎盘，会损伤胎儿，导致胎儿宫内死亡。大多数情况下，这种疾病会引发早产，并导致超过半数的婴儿在出生后几天内死亡。

对孕妇进行李斯特菌检测非常重要，不幸的是，筛查这种病菌非常困难，因为感染通常会被流感、尿路感染等非典型性症状所掩盖。对孕妇来说，如果出现任何不明原因的发烧，都应在血液、喉咙、尿液和阴道分泌物中检测是否存在这种致病菌。这是诊断和治疗的唯一方法。如果诊断治疗开始得早，胎儿将不会受到伤害。

最有效的**预防**措施是避免食用高风险食物，如生牛奶奶酪、软奶酪、熏鱼、生贝类、鱼糜、鱼子酱、熟肉酱、肝酱和肉酱前菜、鹅肝，以及肉冻类食品。火腿首选预包装产品，去除奶酪外皮，熟食和剩菜食用前需热透，生食蔬菜和食用香草应该仔细清洗干净，肉和鱼应该煮熟再吃。还须经常清洗冰箱，用消毒剂消毒，监控冰箱温度，使温度恒定在3—7摄氏度之间。

人类细小病毒B19

人类细小病毒B19感染（也称第五种病）通常在春季和小规模流行时发作，主要易感人群为学校师生。

感染人类细小病毒B19的症状与流感相似，包括轻微发烧、关节痛、出现大片皮疹（类似晒斑）等，而且有近三分之一的病例没有症状。胎儿受该病毒侵害的可能性为10%。该病毒会攻击胎儿的红细胞，引起胎儿贫血。在妊娠中期或晚期超声检查时，可能发现胎儿出现全身水肿。如果在孕早期感染该病毒，会导致流产（不到5%的概率）。

如果孕妇怀疑自己感染了细小病毒，可通过母体血清学（血液检测）进行诊断，然后通过超声波检查进行监测。约1/3的病例水肿可消失；如果病情恶化，给胎儿输血是有效的治疗方法。通常该病可以治愈。细小病毒B19感染不会导致新生儿出生缺陷。

风　疹

如果孕妇感染风疹病毒，会导致新生儿出现严重畸形（白内障、耳聋、心脏畸形等）。尤其是当感染发生在怀孕的前3个月时，对胎儿的影响更大。所幸，可能因为她们接种了疫苗，或者因为她们童年时感染过风疹，超过95%的孕妇已经对风疹病毒产生免疫。

如何知道自己是否获得风疹免疫了呢？可以通过血清学诊断进行筛查，检查血液中是否存在抗风疹抗体，这样准妈妈就能知道自己是否已获得免疫。

- 如果你已经对风疹病毒免疫，就可以放心了。
- 如果你的血液中没有抗风疹抗体（非常罕见），且你从事的行业感染的机会较多，如教师、儿童保育工作者、护士……或你属于易感体质，需要每15天重复进行一次血清学诊断，直到怀孕第3个月结束。

分娩后，建议未接种风疹疫苗的妇女接种疫苗，并在接种疫苗后的3个月内避免再次怀孕，同时采取有效的避孕措施。理论上看，疫苗没有风险，是一种预防措施。

其他传染疾病

准妈妈还有可能患上其他类型的传染性疾病，在家里有幼儿的情况下，她更容易被感染。这些传染性疾病是否会影响未出生的胎儿，是非常关键的问题。

水痘

孕期突发水痘比较少见，每10000名孕妇中大约只有1人患病。

妊娠期间感染了水痘的准妈妈可能面临的风险，是引发重度肺炎。孕早期，母亲将病毒传染给胎儿的风险很低（不到5%），孕中、后期为20%，分娩后为80%。如果孕妇在妊娠第8—20周内患病，胎儿受损伤的可能性最大，可能导致流产或胎儿畸形。如果孕妇在怀孕的最后一天感染，尽管非常罕见，但还是有这种可能性，且确实会带来新生儿感染水痘的风险，有时后果非常严重。假如出现疑似感染水痘的症状，尽快让准妈妈做两次血清学诊断，以检查她体内是否有抗体。如果孕妇在怀孕第20周前患水痘，应该给她做超声波检查或核磁共振成像，以检查宝宝是否被感染。

目前，还没有防止母亲把水痘病毒传染给胎儿的方法。医生用抗病毒药物对母亲进行治疗，只是为了降低水痘暴发的强度，减轻肺炎的严重程度。

流感

流感不会造成任何严重后果，建议孕妇接种流感疫苗，尤其是在流感高发的季节。

巨细胞病毒感染

这是一种由类似疱疹的病毒引起的传染病。40%至50%的孕妇不能自然免疫，其中1%至3%可能在怀孕期间被感染。不幸的是，目前医生对这种疾病束手无策。因为该病几乎没有任何症状，所以即便孕期母体感染了该病毒，诊断也很困难。系统性筛查，如筛查弓形虫病，对这种病毒是否有效，尚无定论。目前，我们倾向于为处于感染高风险中的女性，如与幼儿接触的女性、托儿所幼儿的母亲、托儿所工作人员（托儿所教师、护士和医生）、幼儿园教师等，进行这种筛查。巨细胞病毒一般通过幼儿的唾液、眼泪、尿液和粪便传播。

孕妇确诊后，通过羊膜穿刺术、胎儿血液取样、超声波和核磁共振成像等检查来判断胎儿是否被感染。如感染，出生后，可以在婴儿体内检测到这种病毒。

我们建议孕妇采取严格的卫生预防措施，包括：不与儿童共用餐具，不吃孩子的剩饭，不要吮吸他们的勺子或奶嘴；避免亲吻孩子的嘴，避免接触他们的眼泪和鼻涕；记得在处理完玩具、换尿布等后洗手；使用单独的毛巾等。对女性来说，目前还没有预防该病的疫苗。对孩子来说，出生后可以使用一种有效但毒性很大的药物，医生将根据具体病例决定是否使用。

麻疹

麻疹似乎不太可能导致胎儿出生缺陷。但是，如果孕妇在分娩前几天感染，婴儿出生时可能会患有先天性麻疹，能引起严重的肺部并发症。此外，未接种该疫苗的孕妇，在发生疑似接触后72小时内，应接种丙种球蛋白。

猩红热

如果母亲得到及时、有效的治疗，孩子不会受到严重影响。

带状疱疹

怀孕期间，孕妇患带状疱疹的病例比较罕见。总的来说，这对母亲和孩子都不会产生影响。

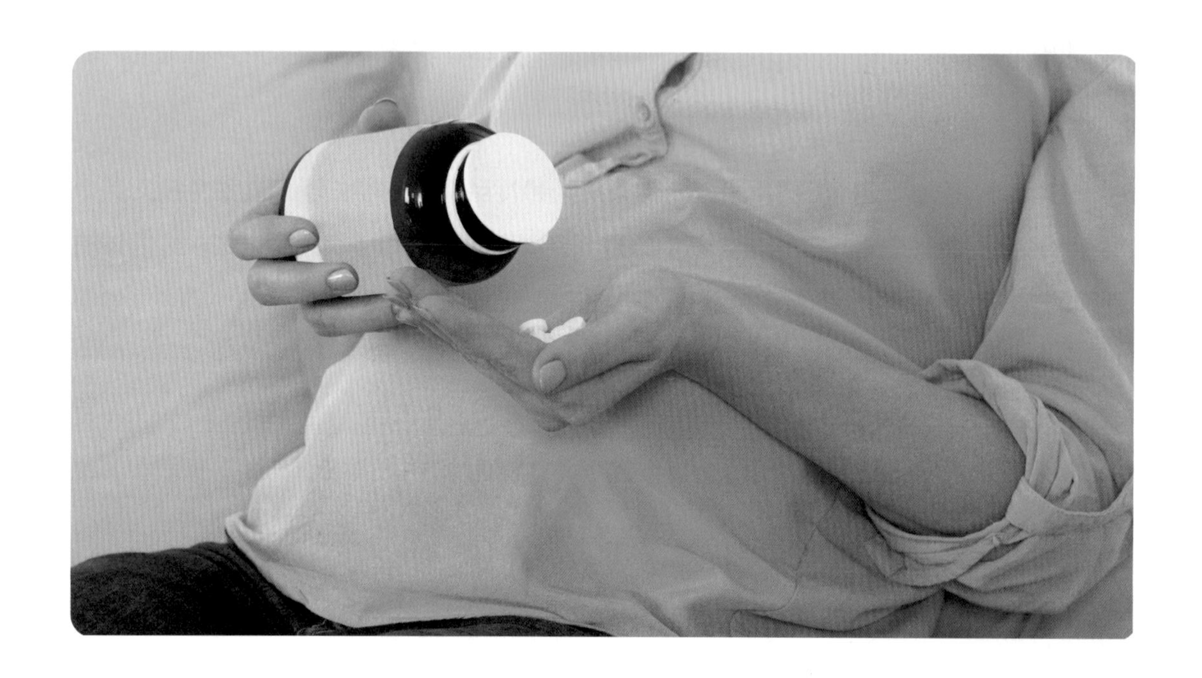

尿路感染

尿路感染会引发尿频，除此之外，准妈妈不仅会感到尿急，还会感到膀胱疼痛和排尿时的灼痛感。有时疼痛处高于膀胱，在腹部或肾脏周围。有些女性甚至会认为这是子宫收缩引发的疼痛。尿路感染会引发膀胱炎，会伴有尿液非正常混浊，有时还带有血迹。患者应该咨询医生，并要求对尿液进行细胞及细菌学检查。检查结果会显示是否受到细菌感染，细菌通常包括大肠杆菌或肠球菌。你也可以用测试条自己测试是否发生尿路感染。

这类感染很容易治愈，但往往容易复发。因此，发生泌尿系统感染后，需要对尿液进行更仔细的监测，如果不治疗或治疗不充分，这些感染很可能会累及肾脏（引发肾盂肾炎），甚至可能影响妊娠的进展并引发早产。

妊娠胆汁淤积症

妊娠会引起孕妇肝脏功能障碍，最常见于妊娠晚期。这种疾病的首要症状是妊娠瘙痒。如果病情较重，瘙痒程度将逐渐加重，导致抓伤以及睡眠障碍。此时对孕妇进行验血，会显示肝功能异常。根据症状轻重（瘙痒、睡眠障碍和血液生化异常）进行复查。如果对胎儿造成严重的危害，医生将建议引产。

病毒性肝炎

这种疾病表现为全身皮肤发黄且伴有剧烈瘙痒，但症状也可能较为轻微，甚至完全被忽视。病毒性肝炎有几种类型：甲型肝炎主要通过摄入携带病毒的食物（尤其是甲壳类和贝类）感染，乙型肝炎主要通过血液传播传染。

如果孕妇在孕期后半程感染肝炎，会产生严重后果，可能会导致早产。宝宝也会患上肝炎，因为病毒可以通过胎盘传播，或出生时通过母亲接触传染。医学研究证实，母源性肝炎，尤其是乙型肝炎，即使治愈很久后，对宝宝来说也存有很大危害。在10%的病例中，即使肝炎已经治愈，血液中仍然能检测到致病病毒。1%的孕妇会感染这种疾病，宝宝在出生时存在被感染的风险。但是，如果孩子出生后，立即注射抗肝炎丙种球蛋白和接种疫苗，就能避免被传染。因此在第24—28周之间，需确认母体是否存在乙肝抗原（称为HBS和HBE抗原）。如果结果呈阳性，孩子出生后要注射免疫球蛋白并接种乙肝疫苗。

还有一些其他种类的肝炎。通过血液传播的丙型肝炎，主要在注射毒品的吸毒者之间传播。对于孕妇来说，除非丙肝病毒与艾滋病毒相结合，否则传染给宝宝的概率极低。

外　伤

孕妇如遭受意外伤害，造成的后果因受伤的程度以及胎龄的大小而不同。在最初的4个月里，子宫仍然在骨盆中，受到很好的保护。一般认为此时受伤很容易导致流产，其实不然，只是特例。此后子宫在发育过程中变得越来越脆弱，会发生胎盘早剥、早产等现

象。常见的普通跌倒，80%发生在第32周之后，是由于子宫的发育导致身体重心的变化，从而导致跌倒。但是最严重的外伤几乎都是由交通事故引起的，因此坐车时一定要系安全带。

发生跌倒或交通事故后，应立即去产科就诊。如果Rh阴性血，医师会建议你注射抗D免疫球蛋白，以防外伤导致Rh阳性胎儿血进入母体引发免疫反应。

外科手术

怀孕期间能做手术吗？答案是可以，而且麻醉并不会对孩子造成危害。不过，怀孕期间，除非非常必要的情况，例如急性阑尾炎，否则尽量不要做外科手术。

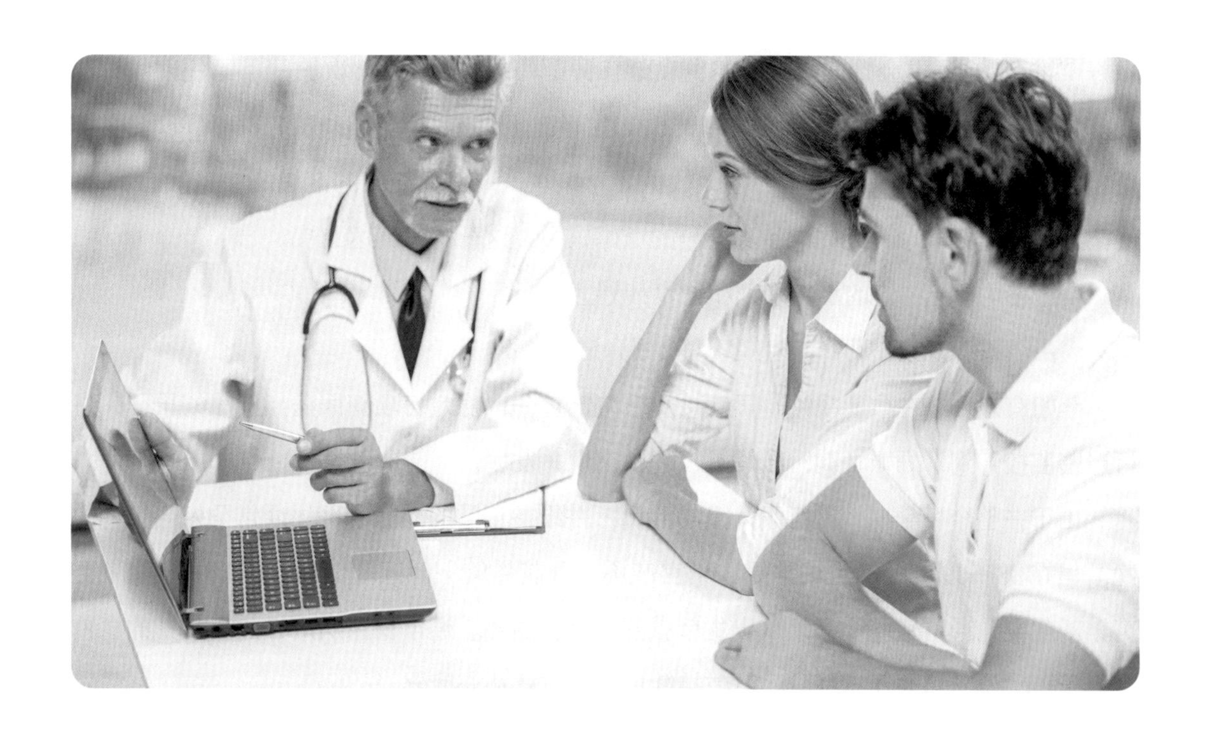

妊娠前患病

为了说明女性在妊娠前已出现的疾病，在妊娠期可能面临的问题，我们来看以下几种常见的疾病，最后谈谈经常会遇到的外科手术问题。

糖尿病

糖尿病是一种代谢疾病，由胰岛素分泌不足引起，临床表现为尿液中含糖，血糖水平（血糖）高于正常值。这对孕妇和胎儿都是非常危险的。糖尿病有两种类型：1型，仍需要胰岛素治疗，称为“胰岛素依赖型”，这种情况在孕妇中较为罕见；2型糖尿病更为常见，可以通过饮食控制，也可以通过口服药物进行控制。但是，除了胰岛素可以孕期使用，口服降糖药孕期禁服。孕期糖尿病的并发症很常见，包括：流产、胎儿畸形、巨大儿（因为胎儿从母亲那里吸收了太多的糖），甚至在妊娠最后几周可能出现胎儿死亡。因此，严格的医学监测至关重要，并应一直持续到妊娠结束——通常会提前分娩。

- 如果在怀孕前就知道患有糖尿病，不要担心，请预先咨询糖尿病专家，一起为怀孕做好“准备”。医生会给你提供严格的食谱，分配每天至少注射3次的胰岛素注射量，以及非常频繁的血糖自我监测测试（每天6次）。胎儿畸形是在胚胎形成的最初几周发生的，可能由母亲糖尿病指标不稳定引起。数据显示：在“准备”充分的准妈妈中，只有1.2%会出现胎儿先天畸形；而在准备不充分的准妈妈中，这一概率高达11%。

- 严格执行已指定的治疗计划和饮食计划。
- 由糖尿病专家和助产士定期（每2周）进行监测。
- 如有必要，在孕前或怀孕早期接受住院治疗，以稳定各项糖尿病指标。如果孕期进行严密监控，到了妊娠晚期，准妈妈很少会出现并发症。

由于在整个怀孕期间进行了认真的监测，并维持正常的血糖水平，通常孕妇会足月分娩，但在38—39周分娩也很常见。剖宫产不是强制性的，但频率仍然比非糖尿病患者更高。新生婴儿通常较胖，必须从出生起就开始进行监测。通常糖尿病产妇的新生儿的血糖会低于正常值，需要通过静脉注射或持续进食的方式补充糖分。

妊娠期糖尿病。与刚才谈到的糖尿病不同，妊娠期糖尿病是一种暂时性的胰岛素分泌障碍，妊娠期出现，分娩后消失。有以下情况的孕妇更容易患妊娠期糖尿病：

- 超重的女性。
- 直系亲属（父母、兄弟姐妹）患有糖尿病的女性。
- 已经分娩过巨大儿或死胎的女性。
- 服用避孕药时血糖水平高的女性。
- 年龄超过35岁的女性。

建议从怀孕开始就对这些“高危”女性进行筛查，例如进行75克糖耐量检查。那些没有风险的准妈妈会在怀孕6个月左右进行这种筛查。妊娠期糖尿病确诊后，需要实行严格的饮食控制。制定严格的食谱，一般情况下能控制住血糖，并避免过高的血糖对胎儿产生不良后果：对分娩中的母亲而言，巨大儿出现肩难产（婴儿肩膀卡住）的风险很大。未控制的严重妊娠期糖尿病和孕前糖尿病一样，会增大胎死宫内的风险。妊娠期糖尿病患者通过控制饮食就能控制住血糖，如果有必要也可以注射胰岛素。不幸的是，部分患有妊娠期糖尿病的女性会在50岁左右（有时更早）进展为真正的2型糖尿病。

妊娠期糖尿病的饮食规则：碳水化合物的摄入（糖），在一天中应该分为3餐和2—3份零食，以避免血糖水平的大幅上升；同时应避免食用含糖饮料和食物。

高血压

高血压和怀孕并存并不少见（大约10%的孕妇有此情况）。高血压会导致“高危妊娠”，因此孕妇定期测量血压非常重要。

- 如果准妈妈在怀孕前就知道自己患有高血压，通常需要进行治疗和监测，将按照“高危妊娠”状态进行监测。
- 如果在妊娠期间表现出高血压，需要定期监测和治疗，避免血压突然升高引起胎儿窘迫或妈妈出现神经并发症。
- 当高血压伴有蛋白尿，有时伴有水肿时，可能是子痫前期。这种情况需要特别注意，因为这种并发症对母亲和婴儿的危害都很严重。如果确诊为子痫前期，则准妈妈需要住院治疗，并进行更全面的评估。

肥　胖

我们通过计算体重指数（体重除以身高的平方）来判断是否超重以及超重程度。正常数值在18到25之间。如果数值是25到30，则为超重。数值在30以上，称为肥胖。超重的女性，尤其是肥胖的女性，往往有出现更多并发症的倾向，包括高血压、妊娠期糖尿病、子痫前期等，需要进行定期监测。

另一方面，孕前就已患肥胖症的女性，与其他人相比孕期会增重更多。她们更需要严格节食，但每日的配给量不应少于1500千卡，以保证胎儿每日生长所需的营养。饮食限制主要针对脂类（每天不超过30克，黄油和油的总和），同时碳水化合物——糖的摄取必须适量。食物应主要包括高蛋白食物（烤肉、鸡蛋、鱼）、绿色蔬菜、脱脂奶酪、乳制品和水果。如母亲超重或肥胖，宝宝通常也会很重，可能会导致难产和剖宫产概率增加。为了妊娠顺利，想要孩子的肥胖女性应该在孕前节食减肥，并且注意，孕期体重增长不要超过7公斤。这一目

正常体重，超重，肥胖

一位身高1.60米的女性体重为55公斤。她的体重指数计算如下：

体重÷身高的平方。

$$\frac{55}{(1.60\times1.60=2.56)}=21.48$$

体重指数正常。

一位身高1.60米的女性体重为70公斤：体重指数是27.34，超重。

如果一位身高1.60米的女性体重为80公斤：体重指数为31.25，即为肥胖。

*亚洲人BMI24—28，为超重；大于28，成为肥胖。

标于一些准妈妈而言似乎难以实现，不过，胎儿通过消耗母体储备实现自我生长，有助于妈妈控制体重。

研究结果显示内分泌紊乱与肥胖有关。脂肪组织确实是名副其实的内分泌器官，因此，对由内分泌紊乱引起的变化尤其敏感。

已知母亲和父亲肥胖可能导致孩子肥胖，所以应该严肃对待母体的肥胖问题。

癫痫

患癫痫的女性怀孕会出现双重问题：第一，癫痫可能恶化；第二，某些抗癫痫药物可能导致胎儿畸形。为了让这类妊娠最大可能地朝着良性方向发展（幸运的是，90%的病例能实现），必须采取一定的预防措施：

- 妊娠前2个月，在神经科医生的帮助下，产科医生能用单一药物稳定癫痫病情，并开出叶酸处方，至少在怀孕第12—14周服用；
- 在妊娠第9个月服用维生素K；
- 定期进行超声监测，筛查胎儿畸形。

过敏

过敏症的典型症状是呼吸困难和皮疹。

哮喘

哮喘是妊娠期最常见的呼吸系统疾病。孕期，几乎所有治疗哮喘的常规药物都可以使用，包括可的松衍生类药物。不过，不建议在怀孕期间进行脱敏治疗。

过敏性鼻炎

症状常为“鼻塞”和流鼻涕。局部喷雾治疗效果良好。过敏性鼻炎最常见的原因是妊娠激素引起鼻粘膜充血。

皮肤病（荨麻疹、湿疹、瘙痒等）

抗组胺药的安全性尚无定论。抗组胺药可以局部用药，具体情况请咨询医生。医生会综合考虑孕妇的情况，权衡利弊，可能会开出某些抗组胺药。

性传染疾病

艾滋病

除了已经确诊的和处于发展期的艾滋病患者之外，还有一些人是艾滋病病毒的携带者。他们还没有显示出该病的症状，被称为艾滋病病毒呈阳性的人。抗病毒药物（三联疗法）非常有效，可以延缓艾滋病出现临床症状和确诊患病的发展过程。但是，目前还没有治愈这种疾病的方法。

对女性而言，如果仅为艾滋病病毒携带者，并未出现其他任何症状，怀孕不会使病情恶化。其他情况下，如已经确诊艾滋病，怀孕确实有导致病情恶化的风险。

大多数婴儿被病毒感染，发生在妊娠末期，尤其是在分娩的过程中。不过，随着医疗技术的进步，现在胎儿预后有了很大改善：如果母亲在怀孕和分娩期间接受治疗，艾滋病病毒母婴传播率可以从20%下降到8%。如果这种治疗与延迟破膜和分娩前实施剖宫产相结合，则这一数字可以进一步降低到1%以下。艾滋病病毒呈阳性的妇女应严禁母乳喂养，因为母乳喂养增加了艾滋病病毒传染给婴儿的风险。

疱疹

疱疹是一种病毒性传染疾病，通过性行为传播。由于疱疹病毒会终生留在患者体内，所以容易复发。

这种疾病的症状是出现小的成簇水泡，如同水痘。疱疹可以出现在脸上，尤其是嘴唇上，或者出现在生殖器（外阴、阴道和子宫颈）上。孕期，只有生殖器疱疹会对胎儿造成危害。在分娩过程中，胎儿有可能在通过生殖道时被感染，有导致患严重脑炎的风险。因此，如果分娩时产妇出现生殖器疱疹，必须进行剖宫产，这样孩子就不会受到感染。但是，虽然外阴疱疹容易发现，但宫颈疱疹却不易诊断。建议存疑者在预产期当月对子宫颈进行一次疱疹细胞检查。如果确诊，必须对孕妇进行剖宫产。

如果你或你的丈夫曾患生殖器疱疹，孕期必须进行有保护的性交（避孕套）。

婴儿出生后，因为新生儿很难保护自己免受病毒感染，无论妈妈哪里患有疱疹，都必须采取非常严格的卫生预防措施，以免感染新生儿。如果妈妈唇部患有疱疹，不建议你亲吻婴儿。

淋球菌和“衣原体”感染

淋球菌疾病（或称淋病）通常会引起外阴阴道大量出血和重度炎症。淋球菌病的风险在于：会感染胎膜，导致羊膜提早破裂；分娩时也会感染胎儿（尤其有感染结膜炎的风险）。孕妇一旦出现出血和炎症，需要立即就医。

“衣原体”感染非常常见，并且经常被忽视，所以孕期医生会进行常规筛查。“衣原体”感染对胎儿来说危害较大，一方面可能导致胎膜感染，引发早产；另一方面，分娩期间，如果胎儿直接接触子宫颈和阴道，会被感染，导致患上结膜炎和肺炎。如果出现类似症状，需要立即就医。

尖锐湿疣

也被称为“鸡冠花”病，是对位于外阴肉质赘生物的统称，通过简单使用不同类型的乳膏或软膏就可以治愈，但是疣的数量较多时，可能有必要用电灼法去除。

梅毒

梅毒这种性病仍然存在。母体患病对胎儿影响较大。父亲感染梅毒会成为母亲可能的感染源。从怀孕的第5个月开始，梅毒可以在子宫内传染给胎儿。因此，在怀孕早期，孕妇进行梅毒筛查至关重要。该项测试是强制性的，在确认孕妇妊娠时会自动进行（血液测试）。

成瘾与妊娠

酗酒

在母亲酒精中毒的情况下，婴儿出生时可能会患“胎儿酒精中毒”综合征。幸运的是，尽管不能完全排除，但这种综合征相当罕见。患该病的新生儿在出生后的几天里情绪特别烦躁，而且外貌非常特别：他的个头、重量、颅骨周长都低于正常水平。酒精会对婴儿的大脑和神经系统的发育产生不可逆转的影响。

总的来说，酒精对胎儿的危害是大的。它直接穿过胎盘，进入胚胎的血液，扰乱新陈代谢和胚胎细胞的发育，尤其是胚胎的肝脏（或者胎儿的肝脏）发育——因为胎儿的肝脏还不具有成年人肝脏能分解酒精的良好功能。因此，酒精可能导致胎儿出现先天性缺陷，从而阻断母体与胎儿的营养交换。值得注意的是，即使适量摄入，酒精也会导致胎儿早产和出生低体重。孕期，尤其是在怀孕初期（胚胎发生期），一定要杜绝饮酒。因为我们尚无从得知会干扰孩子良好发育的阈值剂量。

烟草

前文已经谈到过香烟，这里，我们觉得有必要再谈一次。因为尽管提出了建议和预防措施，尽管我们知道烟草会对婴儿造成很大的危害，仍然有太多的孕妇吸烟。

心脏病

无论患有哪种心脏病，无论病情是否严重，孕妇只要患有心脏病，都要谨慎对待，因为怀孕会给孕妇心脏带来额外的负担。在怀孕之前，你应该征求心脏病专家的意见，这非常重要，因为他可能会建议你不要怀孕。如果意外怀孕，有时医生会建议医学终止妊娠，因为在怀孕或分娩期间母亲会面临非常严重的风险。

甲状腺疾病

怀孕会使甲状腺更加活跃（甲状腺体积增大，周围的人经常会首先发现这种变化）。因此定期监测血液中的促甲状腺激素（TSH）浓度非常重要，对孕前患轻度甲状腺疾病的女性尤其必要。未经治疗的母亲甲状腺功能减退，会对孩子的精神运动发育产生不良影响。医生会根据TSH值（促甲状腺激素）的检查结果来调整治疗方案。分娩后，有必要重新调整治疗方案。

神经精神障碍

对一些女性而言，怀孕是一个情绪不稳定期，会同时引发情绪和行为的改变。因此，怀孕前心理状态就比较脆弱的女性，孕期可能会心理极度失衡，这不足为奇。如果周围的人或配偶发现她们的状态不对，应该帮助她们。如果这些妈妈们自己未行动，请不要犹豫，鼓励她们咨询医生，寻求适当的护理，接受有效的药物治疗。在这种情况下，精神科医生会做出准确的判断。注意不要在没有医生建议的情况下擅自服用抗抑郁药。

Rh因子

由Rh因子引起的并发症，对怀有Rh阳性孩子的Rh阴性妇女而言，当Rh阴性母体接触到胎儿的Rh阳性血液时，母体免疫系统会产生特异性抗体，称抗D抗体（或称凝集素）。

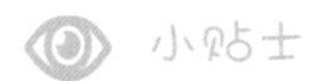

怀孕一开始，通过母亲的血液测试，很快就可以知道胎儿的Rh血型。如果胎儿和母亲一样是Rh阴性，就不必进行监测和预防接种。

*目前国内很少有地方提供这项血液测试检查，多数时候难以在孩子出生前知道其血型。

因此，当一名Rh阴性的女性与一名Rh阳性的男性结合，怀上一个孩子，这个孩子要么是Rh阴性，就像他的母亲一样（没有问题）；要么是Rh阳性，就像他的父亲一样，在这种情况下存在免疫风险。在某些情况下（出血、宫外孕、流产、前置胎盘、环扎术、穿刺滋养层、羊膜穿刺术、腹部休克、手动胎位倒转），胎儿的红细胞可能进入母体。这些外来的Rh阳性红细胞被视为异己，Rh阴性的母亲会产生针对Rh的特异性（抗D抗体）。初次怀孕的母亲产生的抗D抗体，对胎儿影响较小，但持续存在的抗体，在下一次妊娠时，抗体会通过胎盘，破坏胎儿的红细胞，导致婴儿出生时产生溶血性贫血，或不同程度的黄疸。事实上，红细胞进入母亲血液基本上发生在胎儿分娩和胎盘娩出的过程。

如果你是Rh阴性该怎么办?

- 如果父亲是Rh阴性: 没有风险，因为孩子必定为Rh阴性。
- 如果父亲为Rh阳性：从决定怀孕起以及妊娠第6、8和9个月时要定期监测抗Rh抗体或不规则凝集素（或RAI）。在实践中，因为对胎儿的血型无法确定，许多医生会监测所有

Rh阴性的女性。

疫苗接种

在母亲产生抗体之前，注射特异免疫球蛋白，可以中和进入母体循环的胎儿Rh阳性血球中的D抗原。在怀孕期间，当有胎儿的红细胞进入母体循环的风险时，会给母亲进行免疫注射。所有Rh阴性的女性在妊娠第28周时，会进行这种治疗（注射RhoGAM）。同时，分娩后72小时内，对生下Rh阳性婴儿的Rh阴性妇女，再次注射第二剂RhoGAM。

厌食与妊娠

厌食症是一种精神疾病，表现为拒绝进食。厌食症多发于青春期，可能是短暂的，也可能成为一种真正的疾病。当曾患有或正患有厌食症的女性发现自己怀孕，会表现出情绪不稳定，通常会非常惊讶，然后将厌食与对身体形象的担忧联系在一起，担心自己无法接受这一改变。怀孕第4个月进行的产前早期面谈是对现在或过往病史进行沟通的好时机。

怀孕对改善饮食紊乱有好处。准妈妈们似乎不太在意控制自己的体重和饮食，怀孕促使她们重新思考自己的外在形象问题，帮助她们接受自己的女性特质，欣然接受成为母亲的事实。虽然怀孕也许能让厌食症患者暂时平静下来，但建议你告诉医生自己曾遭受的饮食紊乱痛苦，这非常重要也非常必要。医生会决定孕期是否需要对你进行心理支持。

婴儿出生后，患有（或曾经患有）进食障碍症的母亲会发现自己很难喂养婴儿。尽管她们已经努力不考虑自己，但是会倾向于通过各种办法，让母乳喂养或奶粉喂养变得有规律，而不是让孩子体验以自己的速度进食的乐趣。事实上，即使母亲厌食的行为改变或减弱，某些特征会持续存在，成为未来亲子关系中真正困难的根源。因此，对于这些妈妈们，寻求医学专业人员的支持非常重要。

贫　血

怀孕期间，孕妇对铁的需求显著增加。胎儿生长所需的这种微量元素，一部分由食物提供，一部分从母体的储备中获取。如果母体储备不足（这种情况可能发生在妊娠晚期），缺铁将会导致孕妇贫血。贫血的症状表现为异常疲劳、气短、脸色苍白等，但贫血也可能完全无法察觉到，只有通过验血才能显示出来。孕妇贫血通常不会产生什么后果，可以通过补铁的药物进行系统治疗。但是，贫血筛查（即血细胞数）是强制性检测项目之一。

结核病

结核病曾一度被基本控制，但往往会在某些贫困地区复发。患肺外结核，例如淋巴结核或骨结核，怀孕和分娩的过程通常是正常的。在确诊的肺结核病例中，如果婴儿早产，更容易出现呼吸并发症。对患结核病的女性，通常不推荐其进行母乳喂养。新生儿将从出生第一周开始接种卡介苗。

其他疾病

狼疮

这是一种自身免疫性感染（免疫系统异常），其特征在于对B淋巴细胞的控制存在缺陷，导致产生大量抗体，阻塞小血管，特别是肾脏，也可能阻塞大脑和心血管系统。

孕期是一个特别敏感的时期，狼疮会恶化，出现并发症，尤其是早产。因此，孕前医生会告知患狼疮的女性怀孕可能产生的各种严重风险、需要进行的监测、会受到的限制，以及孕前、孕期和产后进行的治疗。

血栓形成体质

易栓症是一种血栓形成易感性的增加，这通常是遗传性的，也就是说血栓形成速度加快，阻塞静脉系统的血管，有时还会阻塞动脉血管。然而，怀孕本身就构成了一种高凝状态，即易于形成血栓。因此，应该对有家族性血栓史的女性进行医学筛查，这项筛查是非常重要的。一旦发现携带家族性易栓基因，就必须对孕妇采取有效的预防措施，包括在妊娠开始时使用极低剂量的阿司匹林，在妊娠中晚期及分娩后使用低分子肝素。

患癌症后怀孕

一般来说，只要治疗（放疗和化疗）没有完全破坏卵巢功能，女性患癌症后怀孕是可能的，但这种情况相当罕见。此外，考虑到癌症复发的风险，通常建议在治疗结束后，经过一段时间再备孕。

如果排卵受到干扰，通常在治疗结束后几个月可以恢复卵巢功能，也就是说，在女性被认为痊愈或至少症状完全缓解的时候，你的主治医生和专家会诊团队会给出是否可以怀孕的明确答复。即使怀孕，孕妇也需要进行特殊的疾病监测，但癌症病人妊娠并不会增加肿瘤复发、流产、畸形或剖宫产的风险。不过，胎儿似乎存在早产和发育迟缓的风险。需要说明的是，母亲将癌症传染给孩子的风险是存在的，但确实很低。

外科病理学

子宫畸形

2%—4%的妇女患有先天性子宫畸形，例如真双角子宫或子宫纵膈、单角子宫。这些畸形有时并不为人所知，患者本人完全觉察不到，经常是在流产或不育检查中才被发现。有些子宫畸形可以通过宫腔镜手术治疗；有些则无法治疗，如单角子宫。无论治疗与否，子宫畸形都有导致胎儿流产和早产的风险，因此需要对孕妇采取相应的措施防止这种风险。

子宫肌瘤与妊娠

纤维瘤，或称肌瘤，是在子宫肌肉中发生的良性肿瘤。通常小的子宫肌瘤对妊娠的影响并不大，常见于35岁以上或黑人女性。这些纤维瘤通常耐受性良好，只能引起轻微的子宫收缩频繁。这种疾病很少导致晚期流产、发育迟缓、早产或分娩出血。特殊情况下，如果孕期肌瘤生长迅速（如发生红色变性），可能引起明显腹痛，需住院治疗（注：妊娠期极少会手术剥离肌瘤）。

卵巢囊肿与妊娠

早孕常规超声检查提示，卵巢囊肿比我们想象中更为高发（1%—5%）。卵巢囊肿大多数为“生理性”，在妊娠头3个月内会自行消失。其他“器质性”囊肿则不会消失，但对妊娠基本没有影响，只是有时会发生急腹症（如囊肿破裂，内出血、扭转），而需要急诊手术。

失去了期待中的宝宝

很多原因导致有些宝宝最后无法存活。失去宝宝对准父母来说是一个沉重的打击。对他们来说，这种经历犹如一场灾难，实在难以接受，又觉得非常委屈。在煎熬中苦苦挣扎的准父母，应寻求支持和帮助。

如果一个宝宝宫内死亡或出生时死亡，常规的处理方案是：父母最好不要看到他。医生大多不会告诉父母孩子的性别，希望准父母尽快忘记这一悲剧，调整情绪，再怀一个孩子。这似乎是一种“沉默的阴谋”。简而言之，就是尽可能否认这个孩子曾经存在过。

但是一个新的宝宝怎么能代替失去的生命呢？这些生命毕竟来过，他们的存在曾牵动过父母的心。

“当时一切都很顺利。现在，我们却处于痛苦和悲伤之中。每次，看到一个婴儿，看到别的母亲幸福的笑脸，对我来说都非常痛苦。”

——卡米耶

哀悼

现在，我们认为父母可以“悼念”这个孩子——毕竟这个宝宝曾经牵动过他们的心弦。但是，如何理解“悼念”一词？媒体经常用到这个词，可能会衍变成一种要求或一种被遗忘的义务。悼念是一个无意识的、复杂的过程，所有失去过亲人的人都会有这种经历。这是一种很个人化的经历，在亲历过程中，可能会出现强烈的情绪、不寻常的行为（食欲不振、非常疲劳、空虚感）、身体和精神上的痛苦叠加在一起等。这些反应在整个悼念期间持续出现，然后逐渐减弱，悼念者将慢慢适应与亲人分离，而不是遗忘。

悼念自己的孩子，父母有权利知道为什么会失去宝宝。医生会为他们做详细的解释，回答他们的疑问。父母有权决定要不要见孩子，这是他们之间的第一面也是最后一面。他们也许会珍藏护士给孩子拍的照片，或者把它放在病例资料中保存。有时，产科团队会建议他们给孩子起个名字，安排一场葬礼。

“我们有看看孩子的强烈愿望。我们盯着女儿看了很长时间，她有着长长的睫毛、凸出的小鼻子，像她父亲的嘴巴。这样，我们能够敞开心扉，接受医生、助产士和家人告诉我们的一切。”

——苏菲和洛朗

医疗团队的支持

由儿童精神病学家和心理学家组成的安慰者团队，训练有素，能够以无限的耐心和细心安慰失去孩子的父母。他们会敦促父母多沟通，避免他们对彼此的不满；请父母一起谈论逝去，表达他们内心的悲伤和情绪，尽可能让他们的情绪同步。通常，丈夫感到痛苦，会选择保持沉默；他会继续自己的活动，继续工作；他的痛苦隐藏得很深，觉得自己无法安慰妻子，害怕在她面前崩溃。这种无助感有时会让妻子误会甚至愤怒，因为妻子一直在沉默和孤独中寻求庇护。她必须直面和孩子之间已经发展起来的感情的突然逝去，这是一个必须经历的痛苦时期。这一经历也会让母亲产生退行行为，反观自己过往的经历。

安慰者团队通过谈话，帮助父母走出困境，让他们的生活逐渐步入正轨。痛苦会慢慢减轻，父母不会忘记他们的孩子，但会更加平静地想起他，思考未来。

“她看上去很平静，把她抱在怀里让我放松下来。我永远不会忘记她。”

——玛琳娜

应该告诉兄弟姐妹吗？

父母可能会犹豫要不要告诉其他孩子这个消息。心理学家建议父母和年长的孩子谈谈失去小弟弟或小妹妹的事。这件事说起来会比较难，必须试着简单地描述，在谈话中，父母焦虑和痛苦的情绪应该尽力一笔带过。这种苦难的分享加强了家庭成员之间的情感关联；同时，对其他孩子的关注，在某种程度上帮助父母找回自己的职责。

亲朋好友

人们可能觉得，婴儿出生前死亡给父母带来的悲伤要比失去大一点的孩子轻。其实，父母的失落感和面临一个深爱很久的人去世时一样强烈。亲朋好友为了宽慰父母，减轻他们的痛苦，会说一些看似平庸的套话。这种方式也许显得比较笨拙，它说明亲朋好友自己其实也感到无助或不安。

虽然父母不一定会表达出来，但他们需要有人在自己身边，希望周围的人最好能安静地倾听，让他们能够谈论、交流。

出现下列症状要立即告知医生

一旦出现这些症状，应该立刻告知医生。这些症状不一定代表出现了严重并发症，但只有医生能进行准确判断。

症状	可能的并发症
出血，即使量很少（尤其是再次出现时）， 伴有或没有疼痛	早期：流产风险、宫外孕 晚期：早产风险，前置胎盘，胎盘早剥
体重增长过快（每周超过 400 克）， 脚、脚踝和手出现肿胀，尿液里有白蛋白	子痫前期（或先兆子痫） 尿路感染
出现视觉障碍（眼睛前面有斑点，视力模糊）， 伴有胃部疼痛和头痛	子痫前期（或先兆子痫） 子痫
尿频，小便时有烧灼感， 伴有肚子痛、腰疼和发烧	尿路感染
发烧，无论是否伴有其他症状 感觉到脖子上的腺体肿大 有皮疹出现	传染病 弓形虫病 李斯特菌病
腹部变硬：有反复、有规律的和 / 或痛苦的子宫收缩。 即使躺下，这些收缩也会持续	早产的风险
阴道有水流出（确认这不是不自觉的排尿， 可以通过气味识别）	胎膜破裂 早产的风险
异常疲倦，气短，有昏倒的倾向	贫血
全身瘙痒	妊娠胆汁淤积症
受了严重外伤（跌倒、发生交通事故）	早产的风险 胎盘早剥
近几个月，注意到胎动强度和活跃度明显持续下降	宝宝健康有风险

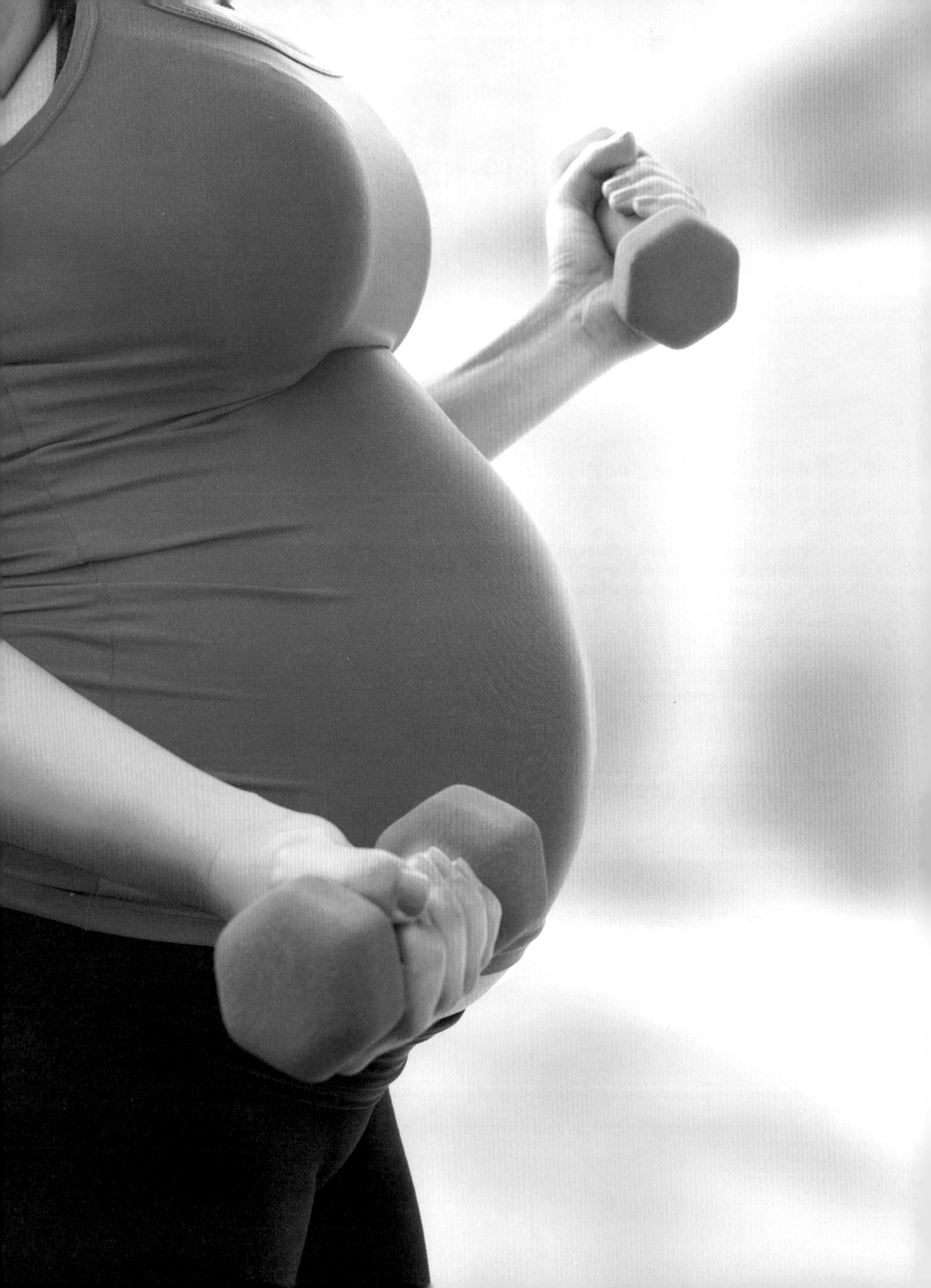

为分娩做准备

本书旨在帮你做好迎接新生儿的准备，让宝宝顺利地来到这个世界。请阅读本章中关于分娩的部分，一面熟悉即将到来的未知事物，一面因逐渐的了解和熟悉而感觉更放松。这样，备产过程便不会过于焦虑，帮助你的身心感到舒适和放松。以下几页详细介绍的呼吸和肌肉锻炼的具体方法，有助于你找到最舒适的姿势，进行放松，确保分娩时精力充沛。

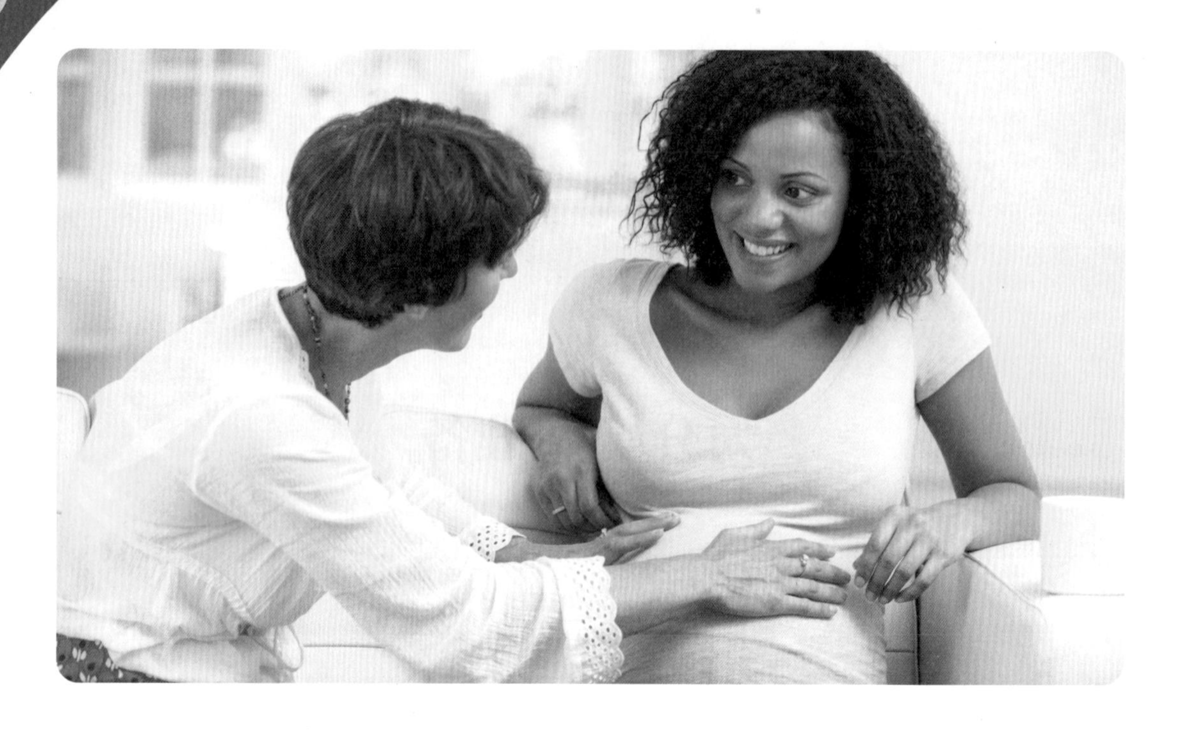

为分娩和产假做准备

备产课的目的是帮助准妈妈调整到最好的状态，准备迎接分娩，课程内容到产后为止。身体活动、呼吸和放松练习持续在整个孕期、分娩期间，以及婴儿出生后的会阴康复过程中都十分有用。备产课让女性通过学会控制自己的身体，和孩子一起感受怀孕这件独一无二的事件；并且通过让准爸爸参与备产陪伴，帮助夫妇二人了解即将降生的新生命，做好胜任新角色的准备。

备产课

在这些课程中，准妈妈会更清楚地了解怀孕、分娩和产后身体的变化，发现如何在身体和心理层面适应这些变化。她可以表达自己对分娩和婴儿到来的恐惧，准爸爸会被邀请参加课程学习，以便陪伴和帮助妻子。

课程内容涉及分娩、产科医院住院、母乳喂养、新生儿、最初的亲子关系、出院返家等，其中相当一部分是关于身体活动、呼吸和放松的方法。如果有必要，准妈妈们还可以咨询对她们有用的相关协会的信息，如母乳喂养支持、亲子中心、患有相同疾病的孕妈妈群体等，以及关于妇幼保健中心、其他可能在特定情况下可以进行干预的专业人员（医学专家、心理学家等）的信息。

这些课程与所有准妈妈都息息相关，即使计划进行剖宫产或者希望进行硬膜外麻醉，也可以在这里获得相应的知识。备产课会讨论所有的分娩形式，包括剖宫产，还会系统介绍产前锻炼的基本方法，如体育锻炼、瑜伽、游泳等。

生产计划

如果产房的助产士了解你的需求、愿望和恐惧，你的分娩过程就会更加顺利。建议准父母尽早做好“生产计划”。

建议你在孕期完成生产计划，助产士会协助你来制定这份计划。她会告诉你，你所在的医院有哪几种分娩形式。这份文件的目的是加强分娩时刻你和产房助产士的沟通：分娩时你和你的配偶关注着婴儿的出生和你宫缩的状况，而助产士则关注着分娩的整个过程。

生产计划书也会帮助你避免列出与分娩医疗条件不相符的愿望清单。但是，向助产士

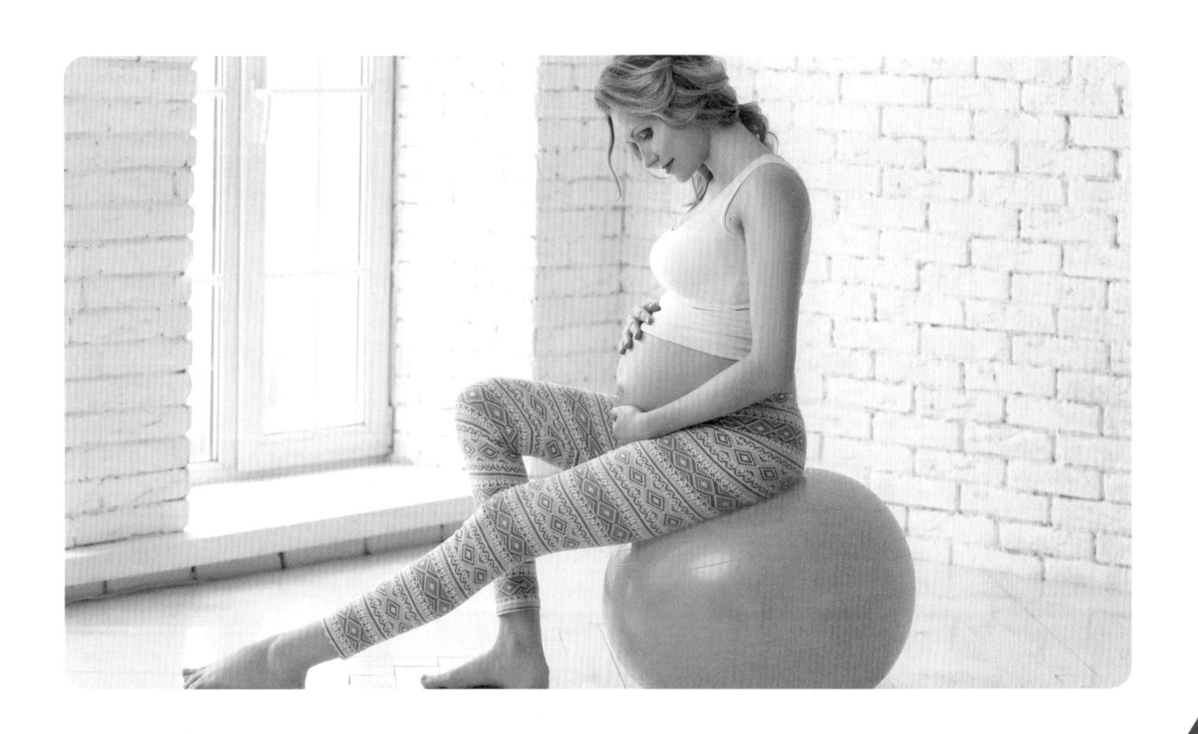

表达这些愿望非常重要。无论分娩条件如何，你的需求和感受都应该得到尊重。

这当然只是一份**计划**，如果你分娩当天情况跟预期的不一样，可以进行调整。生产计划只是明确地表明了对你来说什么比较重要，你希望以何种心态进行分娩并迎接你的宝宝。

“很欣赏在准备分娩计划时与助产士的交流。在这个过程中，我能够更清楚地意识到我真正想要什么。”

——塔莉亚

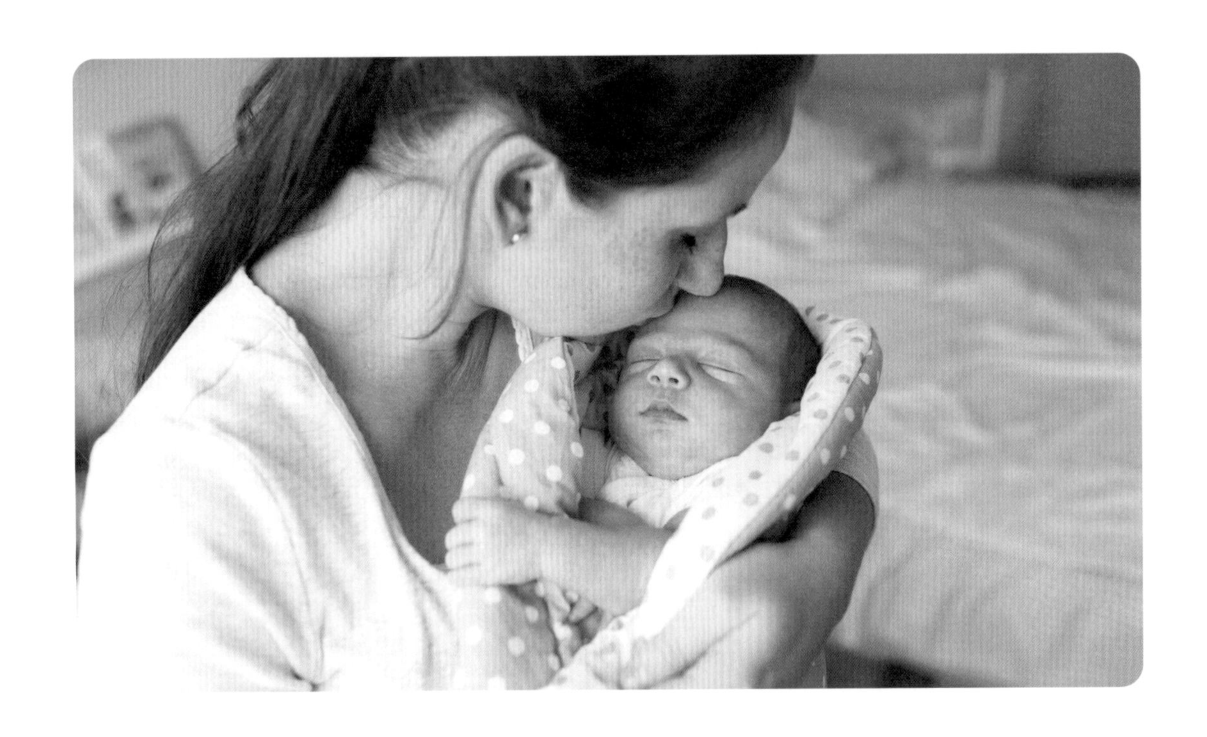

分娩总是痛苦的吗？

这是所有准妈妈们都会问的问题。生产疼痛当然存在，但疼痛程度因人而异。现在，女性们都知道，如果自己愿意，她们可以使用麻醉手段减轻痛苦，或者如果她们不要求进行硬膜外麻醉，还可以采用其他方式减轻疼痛（找到镇痛的姿势，遵循备产的建议，接受护士的建议，接受经过松弛疗法培训的助产士的建议，使用吗啡或抗痉挛药物……）。疼痛不应成为必须的痛苦。

疼痛的不同阶段

子宫收缩开始，宫颈口打开——分娩一旦开始，孕妇就能感觉到宫缩。这是生产过程发出的信号，因为，如果准妈妈没有感觉到宫缩，就不会知道分娩已经开始。通常，分娩刚开始时并不会感到疼痛。在宫颈口扩张过程中，会出现疼痛感，且这种疼痛是间歇性的，与宫缩的精确时刻相对应。宫缩间隙，疼痛减轻或消退时，妈妈可以休息一下。

然后，宫缩强度逐渐增加，间隔越来越短，直至宫颈完全扩张，这是第一产程：疼痛产生，相对较强。随后进入第二产程，产妇屏气用力的欲望强烈（我们称之为排出反射），伴随胎儿下降，屏气用力减轻了宫缩的痛苦。此时，疼痛不再是由宫颈紧张产生的，而是来自会阴和外阴的拉伸，这种疼痛会一直持续到婴儿出生，但持续时间很短，因为这一产程很短。

小贴士

分娩过程中，身体会分泌一种激素，即β—内啡肽，用于减轻疼痛。压力和疲劳会阻止这些激素发挥作用。所有令人放心、放松的行为都会促进这种激素分泌。所以，当母亲心态放松，对负责她的产科团队感到放心时，疼痛会相应减轻。

疼痛也会因人而异

每个人感知疼痛的程度并不一样，这与疲劳、恐惧、先前的经历、耐受度等有关。有些产妇能很好地耐受宫缩，处变不惊，生孩子会让她们感到不适，但不会让她们痛苦，无须进行麻醉；而有些产妇则会非常痛苦，感到疼痛超出限度，无法忍受。这种无法耐受也存在程度上的差异。助产士指出，很难得知妈妈们感到疼痛的程度。有些妈妈们在分娩过程中什么也没有表现出来，第二天抱怨说感到非常疼痛；另一些妈妈们哀号，发誓决不会再分娩，但后来又声明，事实上没有遭受太多痛苦，很乐意再生一个孩子。一些妈妈们说疼痛时希望能尖叫，但又不敢。因为确实会惊吓到旁边即将分娩的准妈妈，也会迷惑产科团队。但是尖叫不一定是巨大痛苦的表现，可能只是缓解过度紧张的一种方式。

疼痛也可能由器官结构原因引起。某些情况下，如果胎头下降遇到骨盆阻力，会引起腰痛。

出现疼痛时，不管疼痛程度非常强烈或是可以忍受，孕妇该如何接受疼痛，并且减少或消除疼痛呢？备产课和育儿课会告知准妈妈们这些内容，倾听她们的需求和担忧，并建议分娩时采用合适的姿势，以应对不寻常的情绪和体力消耗。一些妈妈不想忍受痛苦，但希望尝试体验这种经历。她们告诉自己，如果疼痛超出自己能承受的限度，再要求麻醉，这是可以实现的；另外一些妈妈则觉得如果没有进行硬膜外麻醉，就无法分娩。是否需要麻醉的问题可以提前咨询医生。

“我大声尖叫，但我觉得这种叫声和网球运动员击球时的尖叫类似，我好像是在‘释放压力’。”

——艾洛蒂

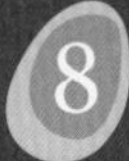

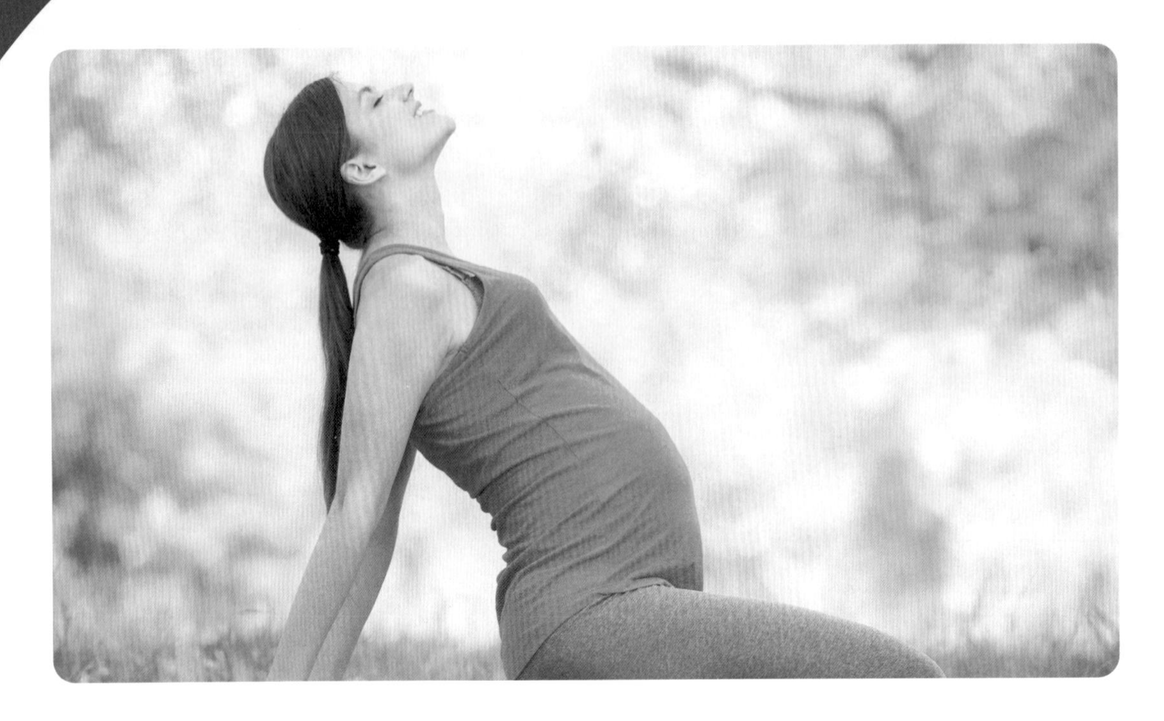

身体准备

向产妇推荐三类运动：一类是呼吸练习；另外一类是软化肌肉练习，因为肌肉会在分娩过程中起重要作用；第三种为放松类练习，让你学会放松肌肉。

这些练习不仅能帮助你进行备产，也能让你的孕期进展顺利，并快速恢复身材——因为定期的训练会让你保持肌肉的张力和弹性。这些练习也会帮你更好地感知自己的身体，学会放松，四处走动，平静地度过几个月的等待期。

请缓慢、平静地练习，交替进行呼吸练习和肌肉练习；请在通风良好的室内进行练习，如果天气可以，敞开窗户；请选择最适合你的时间进行练习，但不要在食物消化的时候练习。理想情况是每天花点时间坐下来练习约20分钟。时间紧张的母亲可以每周进行一次完整练习，并且可以在日常生活中使用这些新学到的姿势：站着、坐着、弯腰、抱着另一个孩子时……这些同样也是有效的练习。例如，乘坐公共交通工具时，你可以注意自己的呼吸和姿势是否正确。

如果你参与了备产课程，这些练习是课程中指定的练习，只是细微之处有些变化，在家中练习起来会更容易。如果你没有进行这方面的练习，也不要担心，分娩时助产士会陪在你身旁，为你提供帮助。

呼吸练习

这些练习在分娩时（子宫扩张和排出阶段）会用得上。**你可以从妊娠第4个月开始练习，直到分娩**。这些练习会让你觉得更加舒适和放松，如图所示，你可以平躺、屈腿抬起后放在一个靠垫或一把椅子上、坐在瑜伽球上或盘腿坐在地板上（图8-1、8-2、8-3、8-4）。

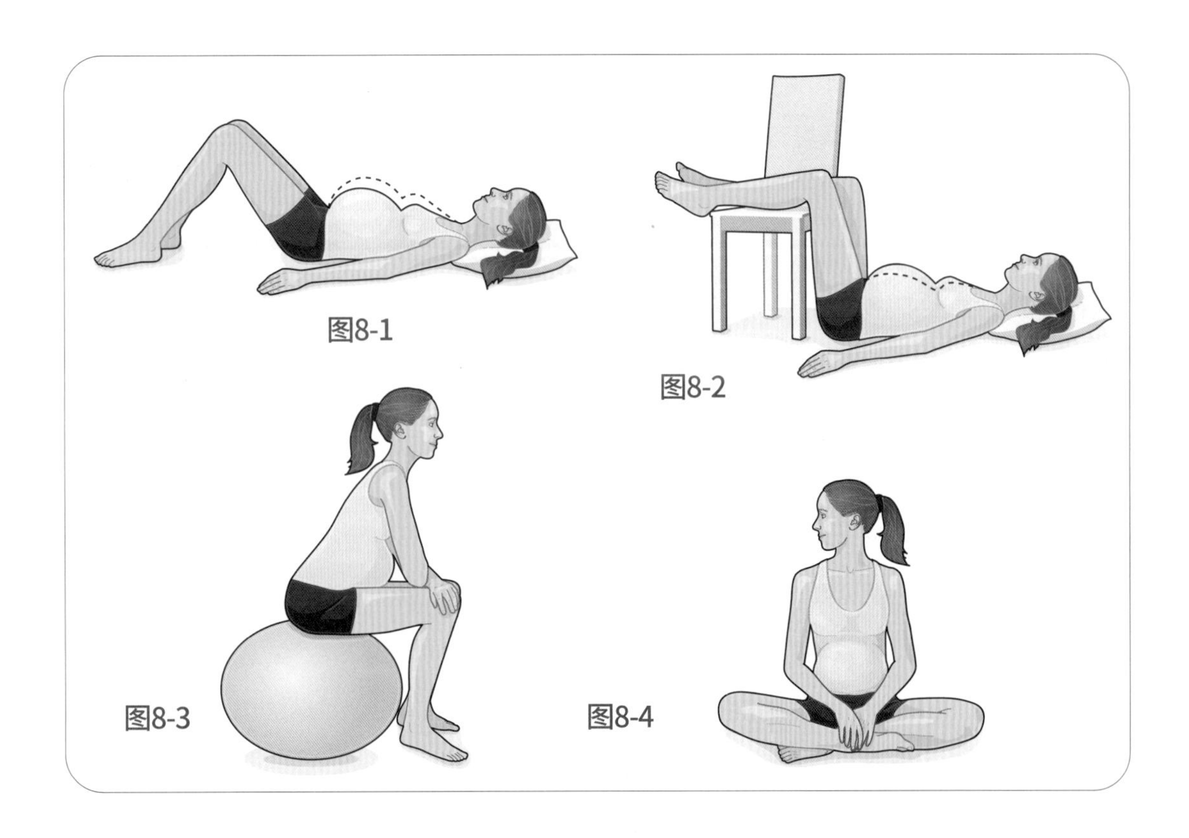
图8-1
图8-2
图8-3
图8-4

通常，在呼吸时，我们不会特别留意如何吸入和呼出空气，下面是如何觉知自己进行呼吸的方法。固定好姿势，坐姿或平躺；一只手放在胸前，另一只手放在腹部。如果采取坐姿，要非常稳定，不要紧张；如果平躺，让你的背部平躺在地板上，屈腿抬起后放在靠垫或椅子上（如果你觉得背部疼痛，把腿抬起放在椅子上能得到缓解）。当你放松时，会感到腹部和胸部同时起伏（图8-1、8-2），会感觉到这些开合动作与肋骨的开合相关，同时改变腹部的压力，想象你呼出的气体沿着脊柱下行，直至骨盆和会阴：吸气，肋骨张开时，压力增加；呼气，肋骨关闭时压力减轻。呼吸对促进会阴运动起着重要作用，这一点稍后会谈到。孕期最后两个月，如果你采取坐姿，会感觉比平躺更舒服。

深呼吸

充分呼气。然后通过鼻子深深地吸气，使肚子膨胀（图8-1）。用嘴一面吐气，一面让腹部和胸部归位。缓慢进行，连续重复练习几次。

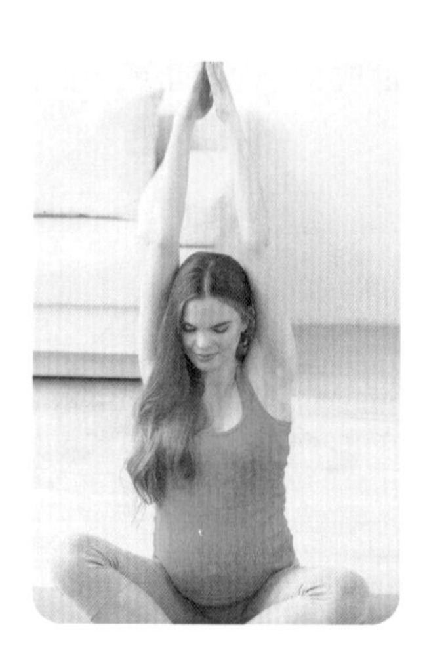

为了让这种深呼吸练习有效，一些助产士建议想象空气沿着子宫上升，沿着可能画在腹部的棕色直线上升。当你吸满气，为了不中断呼吸，开始呼气，一面呼气，一面想象气体沿着脊柱向下，向会阴和宫颈方向下行。因此，你的呼吸经由环绕子宫和胎儿的一个圆形运行。圆形的图像有助于呼气与吸气顺利交替进行。

从最初出现宫缩起，请开始进行深呼吸练习，调整呼吸节奏，使其与每次宫缩相适应。想象着环绕子宫和宝宝的圆形。当你向臀部呼气时，身体的这一部分会得到放松，为宝宝打开了空间。深呼吸可以辅助每次宫缩，影响直至宫颈，促进宫颈打开并推动婴儿下行。与此同时，你可以继续活动，在宫缩间隔四处走动，这会让你感到更加愉快，也会促进宫颈扩张和胎儿位置下降。如果感到疲劳，你可以在宫缩之间好好休息，甚至可以试着小睡一会儿。

深呼吸对腹部也是很好的练习，因为娩出婴儿时，腹部受到的压力会很大。这种呼吸练习在分娩后有助于收紧腹部，注意在呼气时轻轻收缩会阴。这还可以帮助你夜晚重新入睡，例如孕期如果夜里需要起床，或者分娩后夜里喂一次母乳或一瓶奶时。

喘息式呼吸

喘息式呼吸很少单独进行练习，只在较短时间内使用，但很有用。

吸气，然后轻轻呼气，不发出任何声音。只有胸上部起伏，腹部几乎保持不动。呼吸不是越来越急促，要点是呼气时腹部不动。最好张开嘴呼吸。

如果你感受到最强烈的宫缩，想屏气用力，但还不能屏气用力，此时可以使用这种呼吸方式。另外，在娩出胎儿头部、会阴受到拉伸的几秒钟，还有在分娩胎儿肩部阶段，娩出胎儿另一侧肩膀时，你会在几秒钟内再次使用这种喘息式呼吸。可以时不时地练习喘息式呼吸，在非常放松的状态下，集中精力专注地呼气。

屏气用力的呼吸方式

这种呼吸方式会在第二产程时用到：胎儿位置下降直到娩出。此方式有两种变化形式：

- **暂停呼吸**。这种方式即传统的“吸气，停止，屏气用力”。你自己练习时，可以采用以下方式：吸气；吸满气后，屏住呼吸，肚子膨胀，在心里数到5，然后用嘴呼出空气。渐渐地，你会数到10、20，甚至30，也就是说屏住呼吸，腹部含气半分钟。

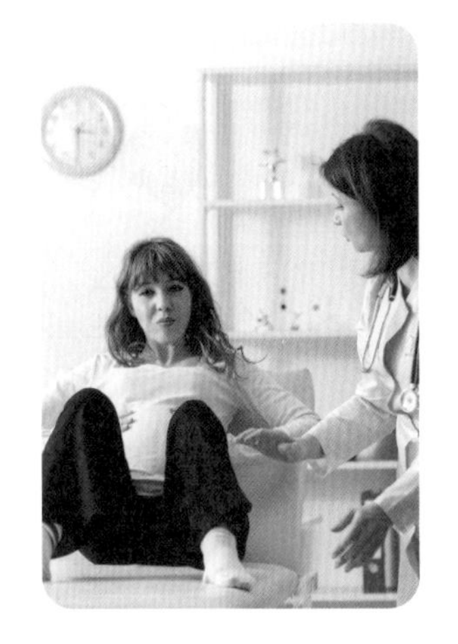

- **暂停呼气**。这是另一种方式：腹部深层吸气后，腹部含气，缓慢由嘴呼气，收紧腹部；收紧腹部至最大限度。这种呼吸方式与深呼吸的原理一样，但重点在于通过收紧腹部帮助婴儿娩出。为了练习这种呼吸方式，你可以练习吹气球。

妊娠第9个月时，要练习这两种呼吸方式。

分娩时，你可能会使用第一种呼吸方式——暂停呼吸，或第二种呼吸方式——暂停呼气，这取决于你的感受和助产士给你的提示，以决定采用何种方式才最有效。无论采用哪种呼吸方式，骨盆的良好位置将有助于分娩时屏气用力：将腿放在脚镫上，屈腿朝向胸部，背部保持平直；手可以放在膝盖下部或膝盖内侧，肘部向外抬起。

初次阅读时，你可能很难区分这些呼吸方式，以及它们在分娩过程中的效果。但是别担心，你很快就会熟悉；并且，分娩时，你身旁的助产士也会对你进行指导。

肌肉训练

妊娠第4个月到第7个月，可以进行这种练习。如果没有出现腹部不适，你可以一直练习至分娩。产后几天，你就可以重新开始这种练习。

妊娠球

有几种尺寸；直径65厘米的球，非常适合肌肉和骨盆柔韧性练习。

背部和肩部伸展

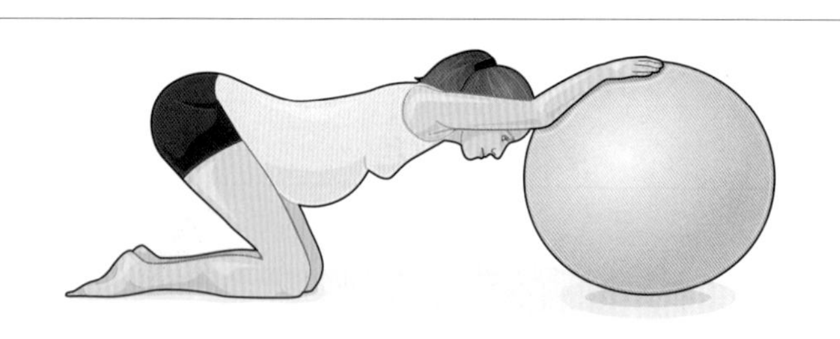

这个练习能帮你放松。跪在地上，手、胳膊和前额放在一个妊娠球上，臀部位于膝盖和脚跟之间，以免拉伤腹部。用你觉得舒适的方式深呼吸2—3次，然后休息一下。每次呼气时，收紧腹部；吸气时，放松腹部。重复3次。

图8-5

大腿伸展、骨盆关节的灵活性

在妊娠球上坐稳后，利用这一坐姿的灵活性，进行如下练习：坐在球上，两腿分开，把球滚到一条大腿下面，然后滚到另一条大腿下面。保持背部竖直，双脚平放在地板上。有些准妈妈对球的不稳定性感到恐惧，因此要慢慢适应。

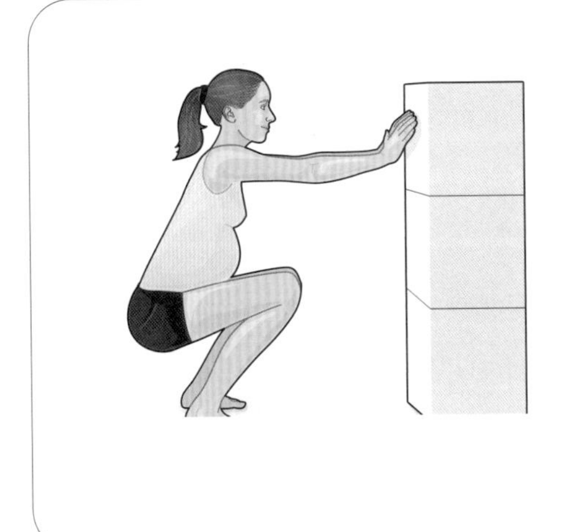

如图所示，蹲下。起初，你会发现保持双脚平放在地面上有一定难度。你会感到小腿和大腿的肌肉紧绷，有疼痛感。不要勉强：只需几天时间，练习时你就会感觉不到疼痛。请习惯这一姿势：每次向下压低身体，而不是向前倾。学会双膝分开起身和蹲下，背部挺直，尤其要避免后倾。可以用深呼吸进行辅助，呼气时挺直身体，牢牢地踩在地板上。如果你无法避免后倾，可以双膝跪地，起身时单脚踩在地板上，仍然保持单膝跪地。你可以请求伴侣帮助你，尤其是你自己难以双脚蹲下时，可以让他站立，并抓紧你的双手，你试着一面向前倾一面蹲下。

图8-6

这个练习（图8-6）教你如何用大腿进行稳定的支撑。生下宝宝后，你抱着宝宝时会需要这种稳定性，让你不会产生背痛。

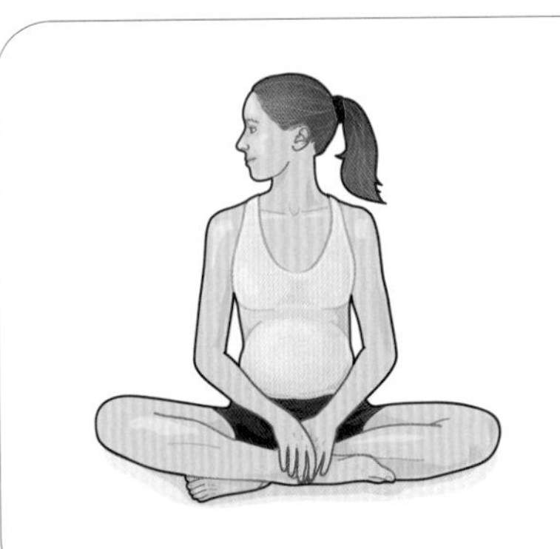

双腿盘坐，脚跟放在臀部下面，膝盖抬离地面。保持背部挺直。开始练习时，这个姿势很快会让你感到疲惫。放松时，可以向前伸直双腿。当你习惯后，可以在阅读、看电视时采取这一姿势。它有助于大腿伸展和促进骨盆关节灵活度等。如果你难以保持这一姿势，可以在臀部下面放置一个小垫子。

图8-7

会阴弹性

会阴在分娩时会承受巨大的压力。首先，你要了解会阴的确切位置；其次，需要通过练习加强其柔韧性。

了解会阴的准确位置。当你感到需要排空膀胱时，收缩肌肉可以阻止这种需要，当你想排便时也一样。这时收缩的肌肉就是会阴。这些是你需要锻炼，使其变得柔韧灵活的肌肉。为了实现这个目的，需要同时收缩关闭尿道和关闭直肠的肌肉。

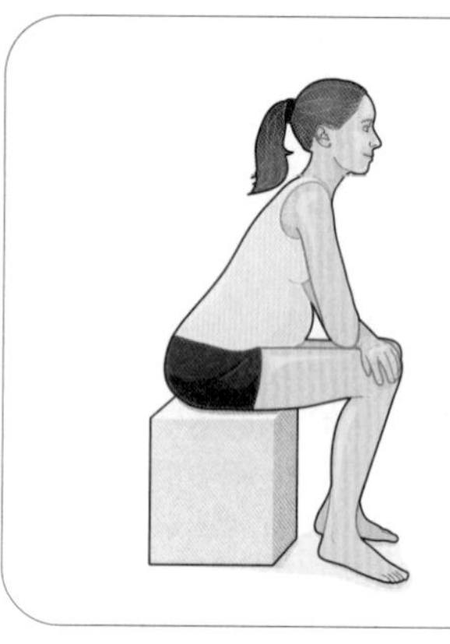

采取坐姿，身体微微前倾，膝盖分开，前臂和肘部放在大腿上。缓慢而轻柔地收缩会阴，保持收缩几秒钟，同时正常呼吸，然后放松两倍的时间。这项练习，站姿和坐姿均可进行，每次重复练习十几遍，每天练习两三次。可以一直练习至分娩，分娩后几天即可重新开始练习。孕期，会阴放松更重要；收缩是为了感受它，而不是为了练习肌肉。

图8-8

加强会阴肌肉的柔韧性。如果有轻微漏尿现象，你可以缓慢进行这个练习，不能太过突然。分娩后建议持续进行这项练习。

坐在妊娠球上，可以进行骨盆运动，比如：一面用妊娠球在地上画圆圈，一面轻微收紧会阴，你会感觉到收紧也与身体其他部分的运动相适应。如果会阴弹性大，分娩会更容易，而且可以在分娩后，减少泌尿问题（漏尿、失禁）的发生。

腹部练习

不推荐进行调动起腿部和躯干肌肉的经典腹肌运动，因为这可能会导致腹壁扩张，进而使子宫脱垂和大小便失禁。

但是，**收腹**练习可以保持腹部肌肉，有助于分娩时屏气用力，促进产后腹部恢复平坦。这些锻炼还能减轻小腹的沉重感，改善便秘，而且没有引发宫缩的风险。

方法如下：平躺或坐在球上，深呼吸，收腹，呼气时收缩会阴。每天可以练习几次。

对抗“腰痛”：骨盆的摇摆运动

随着胎儿体重的增长，为了承受这一重量，你的身体会越来越向后倾，这会对腰部产生持续的压力。这是导致孕妇背痛和腰痛的主要原因，所有孕妇都抱怨过这一点。为了减轻疼痛，你应该通过改变骨盆的方向，进行弓形弯曲的反向练习。坐在球上，会更容易感受到骨盆的摇摆，然后再采取其他姿势进行练习。

用**球**在地板上画一个圆圈，例如：你将骨盆向右倾斜，这样，右臀部压在球上，左臀部稍微抬起，然后向前移动骨盆，收紧臀部，感受骨盆后部的支撑；向左倾斜骨盆，左臀压在球上，右臀略微抬高，然后向后移动骨盆，拉伸下背部，感觉骨盆前部的支撑。每次练习时伴随深呼吸，呼气时收紧腹部。

以下是**站立**时的练习方法：

- **第一步**：如图8-9所示，放松背部，腹部在前面，左手放在腹部，右手放在臀部。吸气。
- **第二步**（图8-10）：逐步缓慢收紧腹部肌肉，向前和向下收紧臀部。呼气。

现在进行相同的骨盆摇摆练习，但是要**四脚着地**：手臂伸直垂直，两臂分开30厘米，大腿垂直，两膝分开20厘米。

- **第一步**（图8-11）：向下伸展背部，使臀部远离肩部，抬起头部，抬起臀部。练习时一面吸气，一面放松腹部。
- **第二步**（图8-12）：像一只小猫一样拱背，收紧腹部，尽可能地收紧臀部，朝着地面下移，轻轻低头放到两臂之间。练习时呼气。

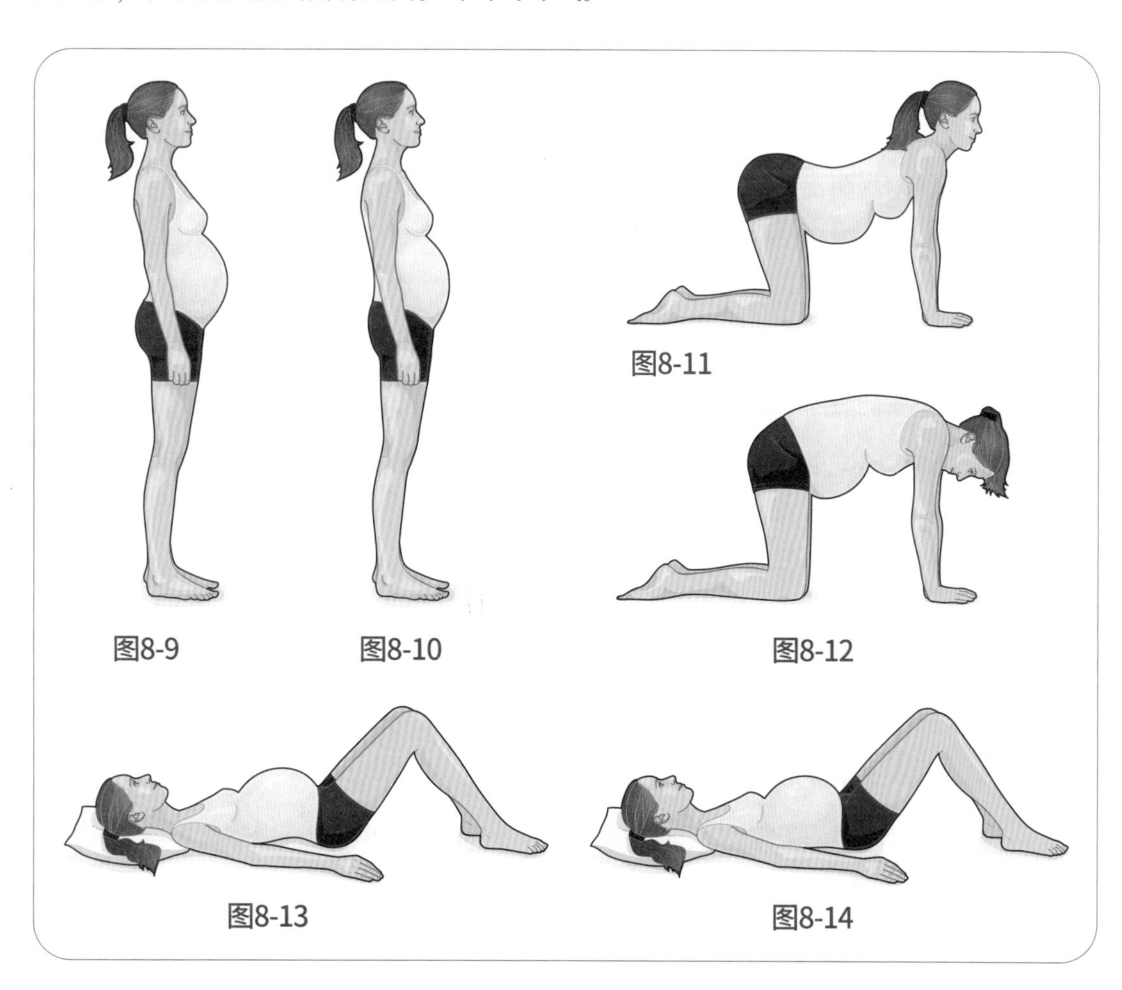

图8-9 图8-10 图8-11 图8-12 图8-13 图8-14

这一练习还可以通过交替使用两种呼吸方式来进行：拱背时吸气（会减轻腹部收紧），直背和抬起臀部时呼气（可以更好地放松骨盆）。

骨盆摇摆也可以在**平躺**的姿势下完成（图8-13和8-14）：平躺，弯曲双腿，做小幅度的骨盆往复运动，腰部贴合或抬离地面（可以通过将一只手伸到腰部下面进行控制）。重要的是追求流畅的练习，并感觉肌肉的运动，而不是力量收缩。

这种骨盆的摇摆练习可以减轻你的疲劳感，加强脊柱—骨盆关节的韧性，并避免过度拉伸腹肌。慢慢地做这个练习，站立或坐在球上重复练习6次，四肢着地或平躺练习6次。

保持美丽的胸部

最重要的是站直，肩膀后张，做到定期练习支撑乳房的肌肉。

- **第一组练习**（图8-15）：肘部抬高至肩部高度，手指分开，双手在第一个指节处合拢：尽可能用最大力量互压。停止互压，但不分开双手，垂下手肘，然后重复练习10次。
- **第二组练习**：水平举起手臂，然后尽可能远地向后甩出，再沿着身体两侧收回手臂（10次）。
- **第三组练习**：双臂侧平举，尽可能最大限度地画整圆（10次）。

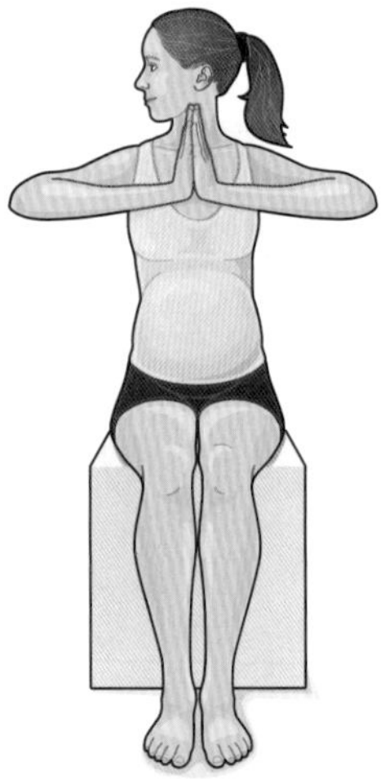

图8-15

放松练习

这些练习会让你放松下来，感到舒适，可以在怀孕期间和分娩后进行。做到彻底放松，也就是说，身体和精神上完全松弛，并不是一件容易的事情。开始时，必须在平静和安宁的良好条件下练习。然后，训练有素后，即使在不太适宜的环境中，你也可以放松。留出10—15分钟，保证在此期间不会受到打扰：关闭手机，排空膀胱，摘下眼镜。如果床垫不太软，可以平躺在床上，否则平躺在地板上，垫上垫子。如图8-16所示放置垫子（一个在头部下面，另一个在膝盖下方，第三个用来支撑脚部），这样，身体的所有部位都得到了稳固的支撑。你不需要刻意努力，就能保持住图中所示的姿势。

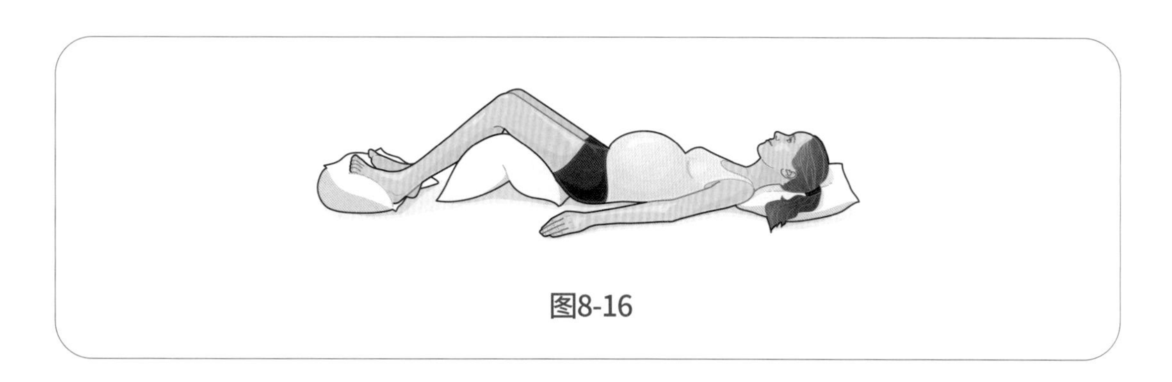

图8-16

这项练习的目的是同时放松身体的所有肌肉。要做到这一点，首先必须认识到肌肉收缩和放松的区别。为了实现这一点，可以逐一收缩、放松身体各部位的肌肉。专注于需要做的事情，慢慢做每一个动作。从右手开始：握成拳头，但不要握紧；保持张力几秒钟，再逐渐释放。接着慢慢收紧手臂，保持张力几秒钟，再轻轻地释放。左手和左手臂重复同样的练习。然后进行腿部练习。依次收缩和放松脚趾、小腿和大腿肌肉。每次保持收缩几秒钟，以区分肌肉收缩和放松。四肢，身体其余部分：收缩臀部、腹部、会阴等的肌肉。收缩时一直吸气，放松时呼气。

第一次可以专注于感知面部肌肉（闭上眼睛和嘴，收紧下巴、前额等）。后面几次练习逐渐加入其他肌肉，这取决于你感知每块肌肉放松的能力。有一个检查完全放松的测试——放松手臂，然后让别人举起它。如果成功举起，没有遇到阻力，当他松开手臂时，手臂不动了，即为彻底的放松。用一只脚或一条腿做同样的测试。想达到这个程度，你至少需要几天时间的练习。

现在试着立刻放松身体的所有肌肉：首先，深呼吸3—4次；然后，一面吸气，一面收紧所有肌肉，手臂、腿、腹部、会阴、面部，保持这样3—4秒钟；最后，呼气时完全放松。如果你彻底放松了，眼睑应该半闭着，嘴巴微张，下巴微垂。渐渐地，你会被一种巨大的舒适感包围，呼吸有规律而平静。

放松有助入眠。如果晚上进行这个练习，可以帮助你逐渐入睡。如果在肌肉练习后进行该项放松练习，请持续10到15分钟。

放松练习后不要突然起来，这样会让你感到头晕。起来时，首先伸展手臂和腿，然后再做2到3次深呼吸，随后再坐起来，然后慢慢站起来。

大约到妊娠第6个月或第7个月，胎儿变得更重了，此时，如果仰卧，你会觉得不舒服，因为会感到呼吸困难。你可以采取侧卧进行练习，这样胎儿的重量会落在床上；或者，借助一个放松垫，你就可以舒适地平躺下来。

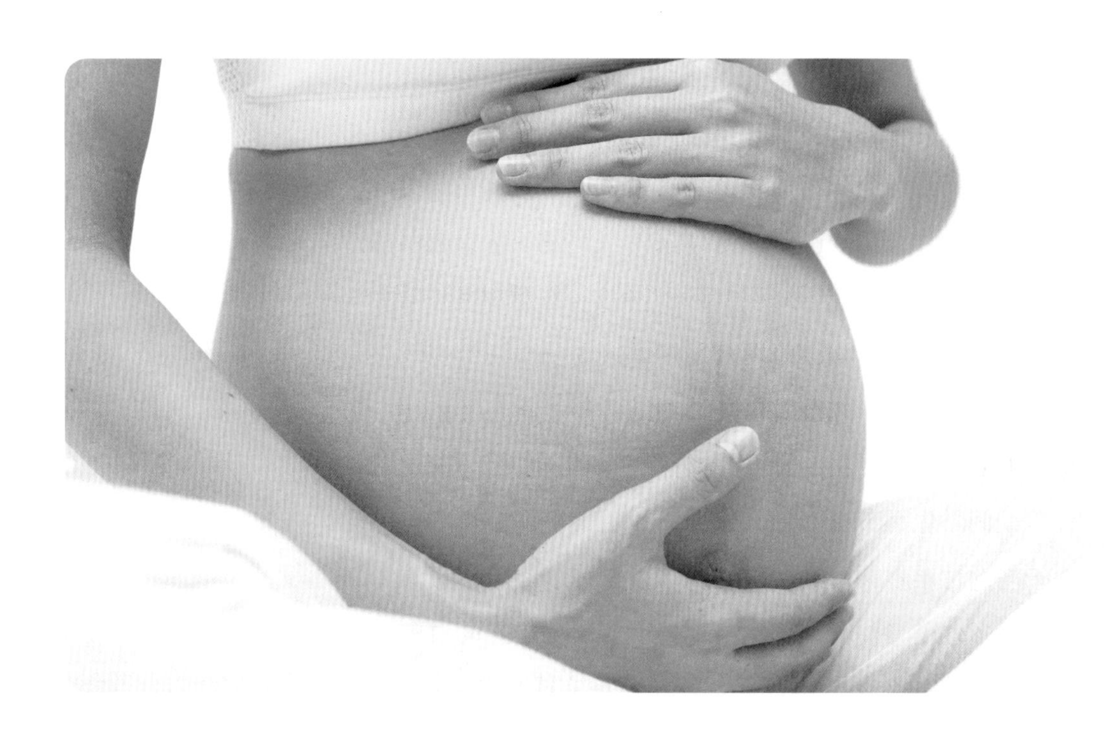

准妈妈们喜爱的其他备产活动

很多活动（瑜伽、抚触胎教、松弛疗法、肌肉压力疗法、催眠、泳池运动等）都可以视为备产活动。非孕期你也可以进行练习，以获得身心的愉悦。经常去游泳，定期练习瑜伽，是让身体适应分娩和学习放松的良好方式。

产前瑜伽

瑜伽起源于印度教的一个流派，涵盖了一系列技法。这些技法常用于实现精神和物质的统一、身体和灵魂的统一。

初学者或有经验的人，以及准爸爸都可以加入产前瑜伽课程的学习，即使你是零基础，也完全没有关系。瑜伽课程常以小组的形式进行，这有助于营造一种温暖和倾听的氛围。课程从分享开始，让每个人都有机会表达自己的感受。课程开始时有简短的放松练习，结束时练习时间会稍长。

某些练习可以训练呼吸能力。宽广而有意识的呼吸恢复了身心之间的联系，缓解了精神和身体上的紧张。学会放松和“放手”对于正确看待烦恼、克服恐惧和担忧，以及在分娩时不被宫缩压垮是非常宝贵的经历。适应性柔韧练习可以缓解身体上的紧张，有助于减轻背部、骨盆、循环系统和消化系统的疼痛……其他练习可以维持肌肉张力。体式练习有助于孕妇重新调整重心，在腹部体积增大时保持或恢复平衡。瑜伽练习帮助孕妇接受孕期的身体变化，同时重新对自己身体及身体能达到的各种可能性建立信心。这对于更加平静地迎接分娩至关重要。

怀孕期间，生活节奏变慢，如动作、走路等都会较平时缓慢，一些女性难以接受这种**缓慢**。在瑜伽练习中，动作进展很慢，旨在让你专注于动作从身体、情感和精神方面对内在自我产生的影响。缓慢可以促使高质量地完成日常动作。慢节奏可以让你有机会随时做出调整：更轻柔地伸展，用较低的强度拉拽肌肉，进行更深度的呼吸……缓慢地运动利于放松和适应新节奏。

在怀孕的最后3个月，许多女性抱怨**睡眠**“不好”或睡眠不连贯。其实，这是身体为和新生儿共同生活而做的一种准备，这种提醒会给她们提供一种全新的视角，有助于改善她们的心态。瑜伽会让你白天有休息时间，训练“积极和彻底地”放松；无论你有5分钟还是1个小时的时间，都可以重新集中注意力，呼吸，倾听内心的声音。你拥有的时间越多，放松程度会越深。

分娩时宫缩会间歇性出现。产前瑜伽会让你更愉快地经历每一个阶段：接受宫缩是胎儿通过骨盆的一种辅助方式，把间歇转变成真正的恢复活力的时期，不再恐惧或担心即将到来的宫缩。瑜伽每时每刻都可进行练习，像是随时可以发出的邀请。

通过练习瑜伽，孕妇可以照顾好自己，培养对自己和伴

瑜伽：去哪里练习？

了解各地区瑜伽协会、会所信息。可以登录“全国健身瑜伽指导委员会”官方平台，网址：www.chinayogasport.org。

侣的信心，从而平静地迎接孩子的到来。宝宝出生后，妈妈们如果想带着自己的孩子继续练习瑜伽，可以了解分娩后要做的练习。

围产期抚触胎教

许多夫妇希望在宝宝出生前、出生时和出生后，对他们进行陪伴和抚触胎教。我们特意使用“夫妇”这个词，是因为见证新生儿父母身份的诞生，父亲的参与必不可少。

什么是围产期抚触胎教？触觉学是人文科学的一部分。它的研究对象是人际接触的情感生理学，其目的是改善人与人之间的情感交流。对这门学科的认识不能是理论性的，而需要真实的情感体验。这是一种在相互信任的氛围中，进行真正的接触，通过触觉建立接触，从而实现情感上的相互接纳的过程。

围产期抚触胎教从胎儿子宫内生活开始，从夫妇发现怀孕起，陪伴孕期全程，见证作为父母这一角色的变化，以母亲、父亲和孩子的情感碰撞，以及在一起的快乐体验为核心。

下面是父母和胎儿接触的主要步骤，由受过抚触胎教的专家引导：

- 抚触训练主要分为八节课。这是一系列个人化的训练，出于保护个人隐私的需求不适合集体上课，适合夫妇二人一同上课。随着温情关系的建立，带来一系列心理—身体效应，对母亲和父亲都会产生影响。所以，要从怀孕开始，最迟从第6个月开始，开展抚触课程，非常有益。多数情况下，从第3个月开始，父母感受到婴儿对情感邀请的反应时，才会真正感到无比惊奇。在抚触胎教师的指导下，爸爸可以区分两种抚触，即能够感受到胎动的抚触，和邀请妻子、胎儿进行三人“游戏”的抚触之间的区别。妈妈可以证明，后一种抚触更轻，与日常抚触不同。这种经历仿佛是一次真正的三人“游戏”。专家建议父母们可以在家再次进行这种“游戏”。

- 在接下来的陪伴课程中，父亲将了解到有助于妻子放松，以及让她觉得舒适的姿势，以疏解和避免孕期内出现的腰痛和孕期的各种压力，让母亲在孕育胎儿时，也能找到一种舒适和平衡的状态。这些动作中渗透的情感给予母亲一种安全和幸福感，胎儿也会从中受益。

- 从第7个月开始，陪伴课程可以帮助夫妇拓展其在分娩和婴儿出生期间共同生活的能力。父亲在产前抚触胎教陪伴课程中的经历，可以帮助他克服恐惧，尤其是当他已经有过通过个人努力帮助到妻子的亲身经历。陪伴课程会让母亲提前感觉到分娩时胎儿位置的下降。通过与父亲的特殊抚触，母亲将体验到超越脆弱极限的能力，在开始宫缩时，保持对婴儿的陪伴和支持。通过这些练习，夫妇会更关注分娩体位的选择和利于婴儿位置下降的活动。

- 就分娩之时而言，母亲学会了感受主动屏气用力（娩出）和引导下的自发屏气用力（排出，引导至外界）之间的区别，后者为婴儿开拓道路，并可以保护会阴。最后，陪伴课程让父母学会如何抱初生的婴儿，不是摆弄他，而是支撑着他，轻柔地邀请他参与这一过程。

出生后，孩子降临到这个世界，安全地躺在母亲的膝上，周围充满温情、母亲身体的气味、对她声音的听觉感知、父亲的存在和眼神的交流。这样陪伴下的孩子，通常表现出对世界的接纳，自信，内心充满宁静。

产后陪伴课程的目的在于，帮助夫妇熟悉婴儿的日常活动，并且帮助妈妈进行产后康复。

松弛疗法

松弛疗法将不同的放松技巧结合在一起，由西班牙的阿吉雷·德·卡瑟创立。

课程是这样开始的：在缓慢而柔和的音乐中，松弛治疗师使用特有的暗示语引导准妈妈对身体进行觉知，逐渐放松，让她们达到“动态放松”，即“临睡眠”状态。此时的意识更加容易渗透，准妈妈会专注于自己内心的感受，学会消除外界的干扰。

然后，在这种深度放松的状态下，准妈妈就可以改变自己对感受的认知。例如在感受宫缩时，假设它好像离自己很远，然后训练正面经历宫缩、临产、宫颈扩张、屏气用力、产后时期……缓慢而放松地逐渐接受这一过程。借此，准妈妈学习熟悉生产的感受，更加自信，对孕育、分娩和照顾自己的孩子充满期待。

像瑜伽和抚触胎教一样，松弛疗法的重点不在于学习动作或技巧，而是探索一种个人的身体和心理经历。

催眠

现在，越来越多的医生建议怀孕和分娩期间，借助催眠为准妈妈提供有效帮助。催眠被定义为一种“意识分离的状态”，也称为“反常的觉醒”，与“反常的睡眠”相对，即做梦期。因此，可以将催眠设想成在觉醒期做梦，即身体在这里，思想在别处。这种分离相当于“催眠游离状态”，因此称为催眠状态。通常，大脑通过五感接收信息，并产生反应。但是有时大脑不进行任何数据分析，因为此时大脑系统在以另一种形式运转。举个例子，对于一段已知的路线，你是否也有过到达目的地后，回想不起路程的经历？因为路途中的你那时就处于“催眠状态”。人在这种特殊状态下对建议非常敏感。这样就有可能摆脱困境，让事情出现转机；病人可以通过寻找问题产生的内因，实现对困难的超越。催眠时，任何情况下，都不应提出个人不愿意接纳的建议，以避免对个人进行操纵。例如针对疼痛，我们并不能消除这种感觉，但可以提出一种“对抗的感觉”，让疼痛感更加舒适。这就是身心分离。

去哪里了解催眠？

了解更多的催眠信息可以登录“中国睡眠研究会”官网。网址：www.zgsmyjh.org。

怀孕期间，催眠在两种情况下可以派上用场。首先，是分娩时控制疼痛。孕期，准妈妈在每次宫缩时练习身心分离，产科团队也会对她们进行这方面的培训，使每次的不适感降低。其次主要针对体外受精过程。可以在患者被催眠的状态下进行卵细胞穿刺（催眠类似于轻度麻醉），使这一阶段不借助于其他医疗手段。此外，人们还发现，催眠状态极大提高了受精卵细胞植入的成功率。

肌肉压力疗法

肌肉压力疗法（由丹麦的葛尔姐·亚历山大于1938—1940年创立）长期运用于运动治疗中，近几年应用到了备产课程中。

肌肉压力疗法的特点在于帮助准妈妈关注身体的进展，意在只发生最少的压力。练习很简单，通过不同姿势进行个性化练习，如坐、站、躺等，孕妇可与丈夫或其他孕妇一起练习。肌肉压力疗法需要用到分娩球、网球、木质放松棒。

运动治疗师会引导孕妇意识到自己的身体以及身体在怀孕期间的变化，会观察、倾听她此刻的感受，让她在放松状态中寻求平衡。运动治疗师强调让身体感到愉悦的目的是让身体能对此产生记忆。

孕妇产后康复课程中也会运用到肌肉压力疗法。

备产中的泳池运动

泳池运动作为备产活动有以下几个优势：

- 准妈妈可以愉快地进行彻底放松，可以躺在泡沫垫上，或由漂浮物支撑。
- 良好的肌肉训练：由于重力作用减轻，动作完成较容易，泳池中的女性会感到自己更轻盈。
- 最后，通过憋气和有节制的呼气练习，孕妇可以在水中更顺畅地呼吸。

这种活动对许多疾病也有良好的效果，例如孕妇常抱怨的背部和骨盆疼痛、便秘、静脉曲张……分娩后，泳池运动还能让肌肉和身体得到更好的恢复。

女人喜欢在水中游戏，集体游戏，或在水中漫步。当泳池用于孕妇练习时，会适当调高水温。

为了保证运动效率，要控制泳池中准妈妈的人数。助产士会讲解关于怀孕、分娩以及分娩时锻炼和呼吸的益处。

为了回答一些读者的问题，让我们补充一点：虽然在某些产科，待产阶段孕妇是在与体温相当的水浴中等待宫颈扩张，但很少有产科医生确认分娩可以在水中进行。

高质量的备产。以上讨论了备产的方式，无论是“传统”的备产还是其他锻炼方式，参与之前请进行详细咨询。让我们再次强调：备产课不限于学习几次呼吸或进行几次体育锻炼；备产课是一项完整的身体准备，这种准备要让孕妇意识到自己身体的变化并与之相适应——了解关于怀孕、分娩、婴儿护理、接纳婴儿和初期亲子关系的信息，参与人数要少，医生或助产士要有时间，可以倾听并给出建议。

报名参加备产课之前，请了解上述选择标准。如果孕妇进行其他产前活动（泳池活动、松弛疗法……）练习，选择专业人士引导非常重要，例如向专业机构咨询，了解指导师的联系方式，或者直接咨询产科医院或其他准妈妈。

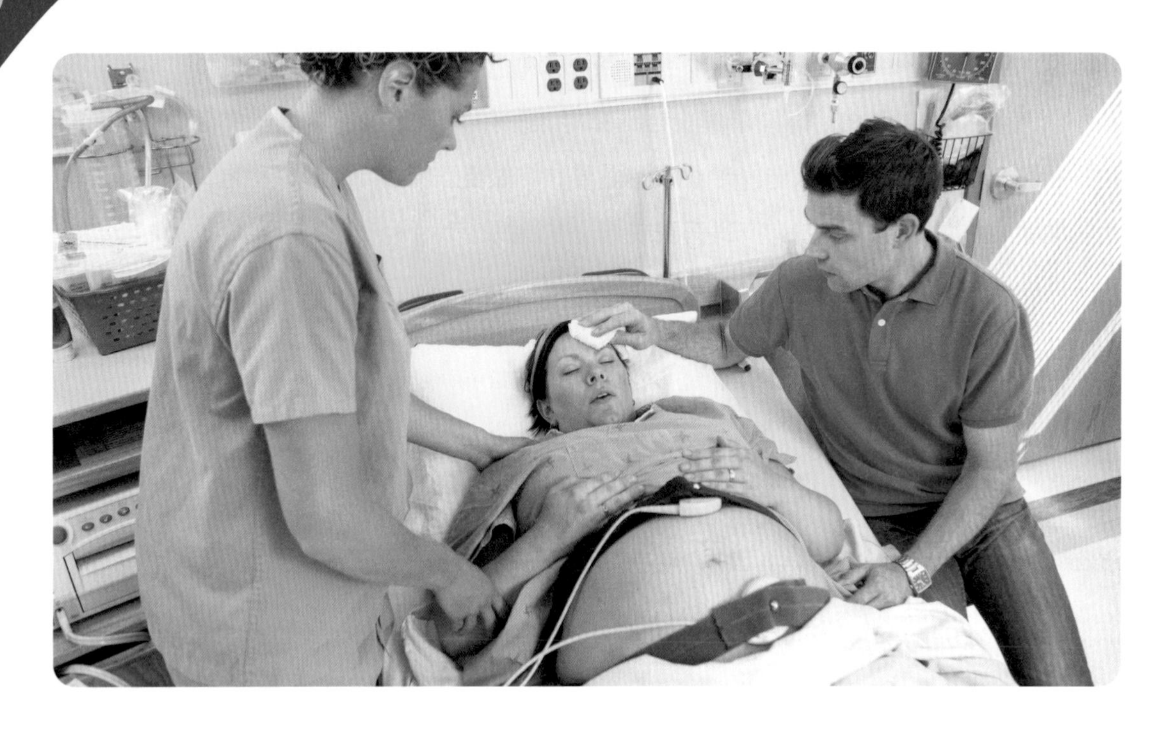

分娩时的麻醉

一些准妈妈不想面对疼痛，无论疼痛的程度是大是小。这完全合理，或许因为她们觉得忍受疼痛毫无用处，或许是因为她们焦虑不安。分娩对她们而言似乎是不可逾越的磨难，可能是因为上次分娩给她们留下了太痛苦的记忆。这些女性不打算在没有麻醉的情况下分娩。

需要说明的是，是否需要麻醉有时并不以孕妇的意志为准：当前的剖宫产率超过20%，5个准妈妈中就有1位会进行剖宫产；此外，有时孕妇突发并发症，或疼痛过于剧烈，或使用产钳等，都会无法避免地需要进行麻醉。

硬膜外麻醉

硬膜外麻醉是20世纪80年代开始出现的一种技术手段，在与疼痛的抗争中取得了非凡的进步。这种麻醉方式只麻醉身体下部，即遭受疼痛的部分，同时保持身体的活动能力。因此很快就获得了很多女性的欢迎。

所有希望进行硬膜外麻醉的女性都可以吗？

是的，当然前提是产妇没有医学禁忌症。能否实施硬膜外麻醉，很大程度上取决于产科的常规操作方式，在一些地区，实施硬膜外麻醉的孕妇比例高达90%，在其他地区则少得多。然而，是否每次分娩最好都要实施硬膜外麻醉呢？并不一定。

首先，硬膜外麻醉会加剧分娩医疗化，这一点经常遭到诟病；其次，并不是所有准妈妈都会要求实施麻醉。有些妈妈想了解分娩的痛苦到底能到什么程度，想看看自己能否战胜它，想知道自己怎样战胜它。此外，正如我们在本章开头提到的，分娩并不一定非常疼痛。最后，知道自己如果实在忍受不了，可以申请实施硬膜外麻醉这一简单事实，常常会令妈妈分娩时感到放松，根本用不上麻醉。最后，她会惊讶地发现自己能很好地忍受宫缩带来的疼痛。

硬膜外麻醉是如何进行的？

为了麻痹整个下半身，麻醉师将麻醉剂注入两节腰椎之间，药物会在脊髓的硬膜层周围（其中一层称为硬脊膜，麻醉的名称由此而来）扩散。麻醉剂作用于神经，阻断神经传导。脊髓本身浸润在脑脊液中。

这种椎管注射是无痛的——因为先进行局部麻醉——可以一次完成。椎管内会留置小导管，以便持续或追加给予麻醉剂，而无需再次注射。注射十分钟后，疼痛会消失。麻醉师可以根据孕妇的感觉调整麻醉剂量。每个孕妇的需求不同，一些母亲不想受罪，但也不想没有任何感觉。

无痛麻醉前，会留置静脉输液针，这样可以快速控制和治疗任何可能由硬膜外麻醉引起的血压变化。静脉注射还非常适合注入催产药，帮助调节和加强宫缩，因为宫缩可能因硬膜

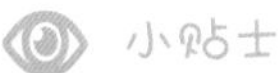

小贴士

如果硬膜外麻醉效果强烈，分娩时的用力反射会大大减少。如果一切正常，最好不要再次注射麻醉剂，等待你的感觉恢复后再用力。在备产过程中或到达产房后，你可以向医生咨询这一问题。

外麻醉而减弱。需要注意的是，使用硬膜外麻醉后，孕妇在胎儿娩出时屏气用力感不会非常强烈。

妈妈可以在分娩后几个小时起床，最初可在他人帮助搀扶下测试动作反应。

让我们再声明一点，医生有时可能无法进行硬膜外麻醉，也可能会发生麻醉部分无效的情况，例如身体的一侧麻醉，另一侧没有或效果不佳。

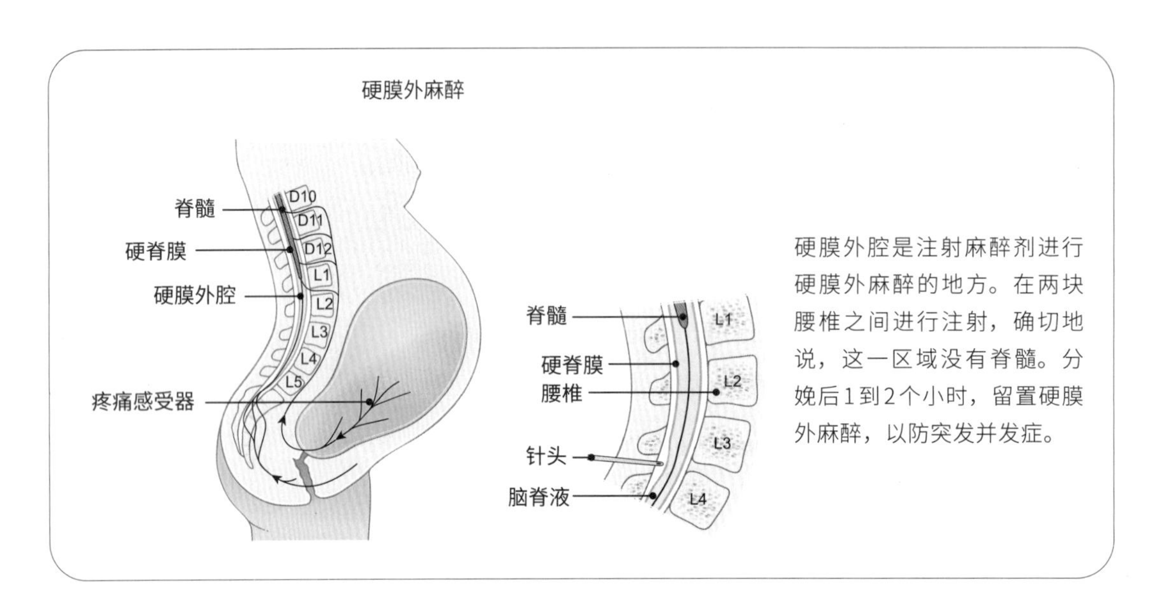

硬膜外腔是注射麻醉剂进行硬膜外麻醉的地方。在两块腰椎之间进行注射，确切地说，这一区域没有脊髓。分娩后1到2个小时，留置硬膜外麻醉，以防突发并发症。

分娩过程中，任何时候都可以进行硬膜外麻醉吗？

是的，但要满足一些条件：

- 确定分娩确实已经开始。
- 并且在分娩期间，甚至在分娩结束时，女性不应该过于激动，这样可能会妨碍生产姿势。了解分娩期间任何时候都可以实施硬膜外麻醉，对于那些既希望尝试不使用硬膜外麻醉分娩，又不知道能否顺利完成的母亲来说，是一种安慰。

有禁忌症吗？

是的，有些禁忌。有些禁忌在分娩前已经知道，包括皮肤感染、脊柱严重变形或以前做过手术、神经系统疾病、凝血障碍。某些大面积文身，或者文身位置正好在穿刺部位，也会成为禁忌症。

其他症状仅在分娩或屏气用力时出现，包括急性胎儿窘迫、大出血、子痫等。如果母亲在分娩开始时发烧，也不能实施硬膜外麻醉。

硬膜外麻醉会对母亲或孩子产生危害吗?

硬膜外麻醉已经成为产科临床最常见的操作之一。孩子不会有任何风险，因为这是一种局部麻醉剂，很少扩散到母亲的血液中。对于女性来说，我们谈论的更多的是意外事件而不是事故。孕妇可能会:

- 头晕和头痛，仅在注射针头过深时出现。
- 腰痛。
- 腿部有触电的感觉，几小时后消失。
- 注射部位可能会疼痛，但最终会消失。

硬膜外麻醉会影响分娩过程吗?

尽管麻醉降低了宫缩强度，但分娩周期会缩短，硬膜外麻醉让分娩变得更“容易”。婴儿会从中受益。女性过于焦虑会导致分娩停滞不前。我们注意到在硬膜外麻醉中，宫颈会扩张得更好，宫缩也更有规律，因此避免了分娩拖延成漫长的过程，避免了胎儿需要忍受分娩过程延长。另一方面，如果分娩过程中突然需要一些操作，如使用产钳、人工剥离胎盘、会阴切开缝合术，甚至剖宫产，则不需要额外再实施麻醉。在某些情况下，建议使用硬膜外麻醉，如双胎分娩、臀位分娩等。

是否实施硬膜外麻醉，应该在孕期决定吗?

你应该和医生或助产士讨论这个问题。但是无论做出什么决定，都要知道可能会有变化。如果你非常希望实施硬膜外麻醉，医生会考虑，并记录在案。但是如果一切顺利，你觉得不需要麻醉，除非有医学适应症，否则不会强制实施。

另一方面，如果你决定分娩时不使用硬膜外麻醉，就诊时你还是会见到麻醉师。如果突发并发症，让娩出变得困难重

产检时咨询麻醉师

妊娠最后3个月，无论是否计划实施麻醉，都需要在产检时与麻醉师见面，并进行咨询。医生将确认准妈妈对实施麻醉是否有禁忌症。在分娩前几天或几小时，会进行血液测试，特别是评估血液凝固状况。

进行这次咨询，旨在评估你的健康状况，而不是鼓励你实施硬膜外麻醉。

重，比如需要使用产钳，或者如果疼痛强度和持续时间超过你的想象，你可能会愿意实施麻醉。

其他麻醉方式

脊髓麻醉

像硬膜外麻醉一样，脊髓麻醉称为局部麻醉，只麻醉身体的下半部分。从技术上讲，脊髓麻醉比硬膜外麻醉更容易实行，而且起效更快，且无须留置导管。然而，它的作用持续时间只局限于一个小时左右，因为无法再次注射麻醉剂。因此，这种麻醉法常被用于剖宫产、使用产钳，或在宫颈扩张末期，因为胎儿即将娩出。

局部麻醉

在会阴或稍微深一点的位置注射麻醉剂（例如利多卡因）。局部麻醉在进行会阴切开或缝合术、使用产钳时使用，女性不会感到疼痛，但不能用于减轻子宫收缩的疼痛。

一氧化二氮

宫颈扩张末期，可以让孕妇吸入一氧化二氮。这种麻醉剂是气体（氧气和氮气）的混合物，通过面罩吸入。这有助于宫颈放松和改善组织氧合作用，因此疼痛感会减轻。

全身麻醉

现在已不再对产妇实施全身麻醉，除非出现硬膜外麻醉和脊髓麻醉的禁忌症，或在紧急情况下，没有时间实施硬膜外麻醉或脊髓麻醉，才会进行全身麻醉。这种麻醉法的缺点是母亲会完全入睡，既感觉不到也看不到自己的孩子出生。当你醒来时，你的新生宝宝已经躺在身边，助产士或医生会向你简述宝宝的出生经历。也许你的配偶也会说起他抱着你们的孩子时的情形。你和宝宝之间，在他出生前就建立起来的亲子关系不得不以这种方式进行衔接。

进行备产还是选择实施麻醉？

实际上这两者不是对立关系，无论什么情况下，备产不能代替麻醉，而是让妊娠和分娩的过程顺利进行。实施麻醉，无论是医学必须（剖宫产、使用产钳或胎位妨碍胎儿位置下降和宫颈打开），还是准妈妈的希望，都不妨碍进行备产。备产的过程是学会了解自己的身体正在发生改变，理解正在发生的事情和将要发生的事情，并因此而感到放心。备产可以体会身体锻炼和呼吸锻炼的乐趣，让自己在孕期和宝宝出生时处于良好状态。最后，备产期间能遇见其他准父母，和他们交流经验；也是为迎接宝宝、为自己成为父母做好准备。因此，即使计划进行剖宫产或者你选择实施硬膜外麻醉，我们仍然建议你为分娩做出备产准备，你不会为此感到遗憾的。

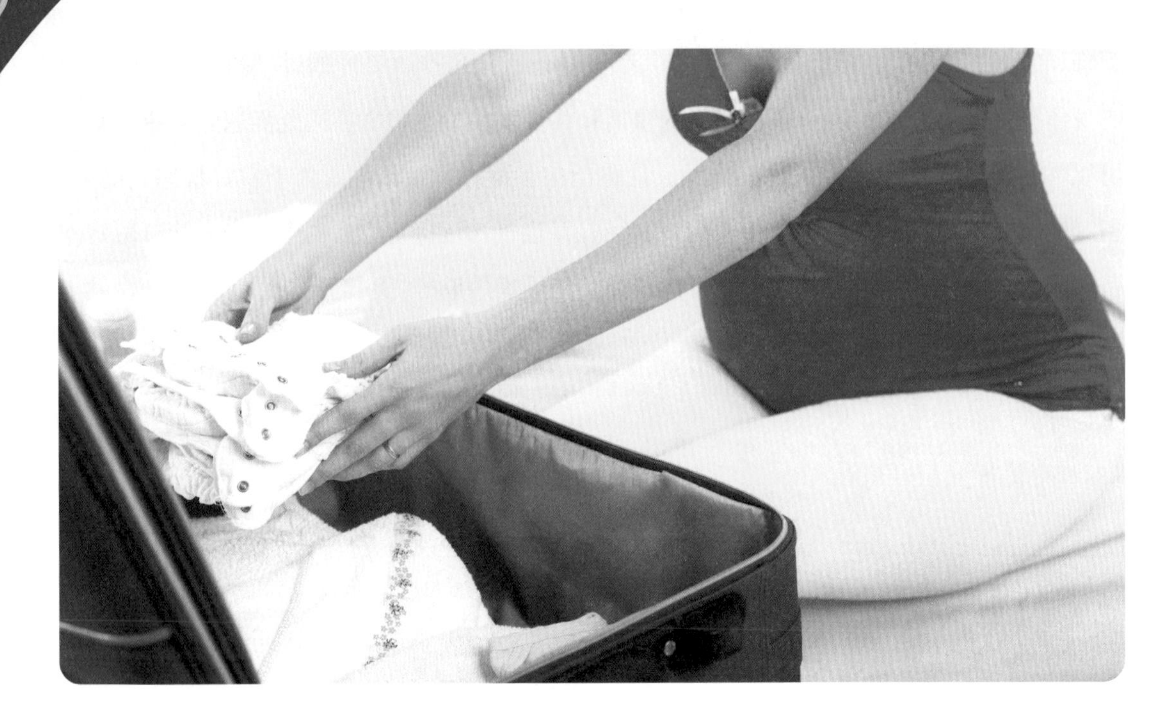

分娩时需要带什么?

产科医院会列出一份要带的衣物清单。在产科医院注册时，请提前咨询。如果没有具体清单，下面是我们建议你和婴儿要带的物品。记得在预产期前一个月准备好。

行李箱

分娩使用

- 1件睡袍、1件宽大的T恤或运动衫：到产房时你要穿上，分娩时你也会一直穿着它。如果被消毒剂弄脏了，也不要感到可惜。
- 1件马甲，1双“分娩”时穿的袜子。
- 1个保持面部清爽的喷雾器。
- 图书、音乐播放器，为分娩时间过长做准备。

住院期间

- 2件睡衣或打底裤、T恤或睡袍。如果给宝宝喂奶，选择容易解开，或宽大的款式，可以将其掀开把宝宝放在下面。
- 前开式或宽大的胸罩，易穿脱。
- 小块纱布或棉布，或者棉垫、纯棉手帕，能放在胸罩里保护乳头。
- 穿着舒适的衣物，白天不想穿睡衣或睡袍时穿。
- 一次性内裤。
- 卫生防护用品。
- 1双便鞋或平底鞋。
- 浴衣或家居服。
- 洗漱用品。
- 手帕、毛巾。
- 1个放脏衣服的袋子。

在这个经典清单中，你还可以添加：

- 1个彩色枕套（拍照更好看！）。
- 更舒适的小靠枕。
- 1条轻质披肩，将会有很多用处，如果你需要保护哺乳隐私，会非常有用。

但是**不要携带珠宝**。整理和留意你的个人物品（电脑、银行卡、支票簿……），只保留必需品。

不要忘记携带一个相机和/或一个摄像机，你的宝宝会因此获得出生最初几天的记忆，会非常有趣。

另外，行李中放一个信封，里面装上：你的产科或医疗监护手册，户口簿（出生申报必须出示），或者，以防万一，一份身份证件，你在诊所注册时的付款收据，你的血型卡，读写需要的物品。一些机构要求家人需要接种百日咳疫苗（见第6章），因此必须带上疫苗本。

最后，如果你打算写日记或记手账，记下每日孩子健康、发育和饮食信息，还要带上日记本或手账簿。

给孩子准备的物品

出生

- 1件婴儿包屁衣。
- 1件婴儿长袖内衣或1件婴儿保暖背心。
- 1件婴儿睡衣。
- 1双婴儿袜子或毛绒鞋。
- 1条吸水性强的毛巾。
- 1条小保暖被。
- 1顶婴儿帽：出生时，要给宝宝戴上几个小时。

住院期间

- 4或5件棉质婴儿包屁衣或长袖内衣。
- 4件婴儿睡衣。

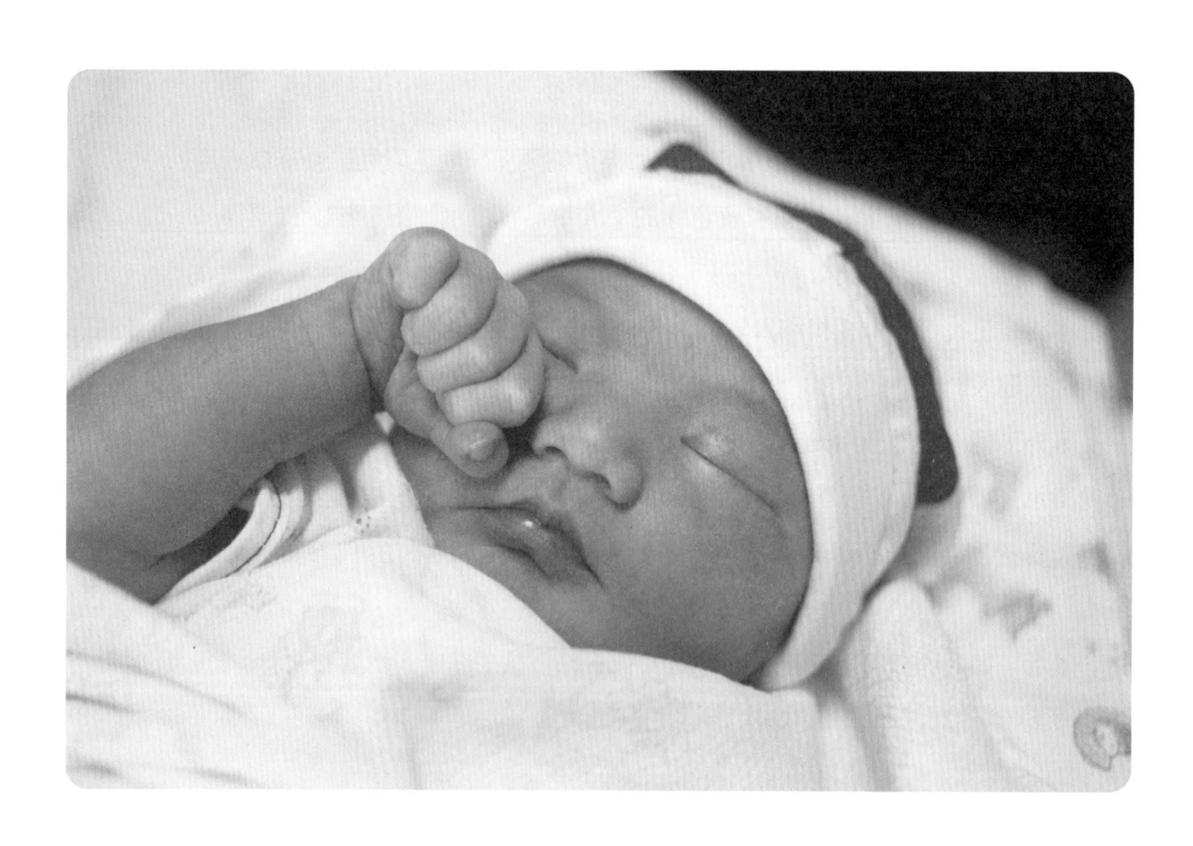

- 1件婴儿羊毛长袖内衣或1件背心。
- 2或3双婴儿袜子或毛绒鞋。
- 4到6块棉布，放在婴儿头下面，或吃完奶后放在他肩头上。
- 5个围嘴。
- 2条清洁巾。

出院时

- 1顶婴儿帽。
- 1个婴儿包被或1个小睡袋，婴儿外出时使用。婴儿包被和手提包类似，可以快速地合上，用来紧紧裹住新生儿，宝宝待在里面就像在一个小窝里一样。

尿布，通常是由产科来提供。建议你在准备婴儿物品前先咨询一下。

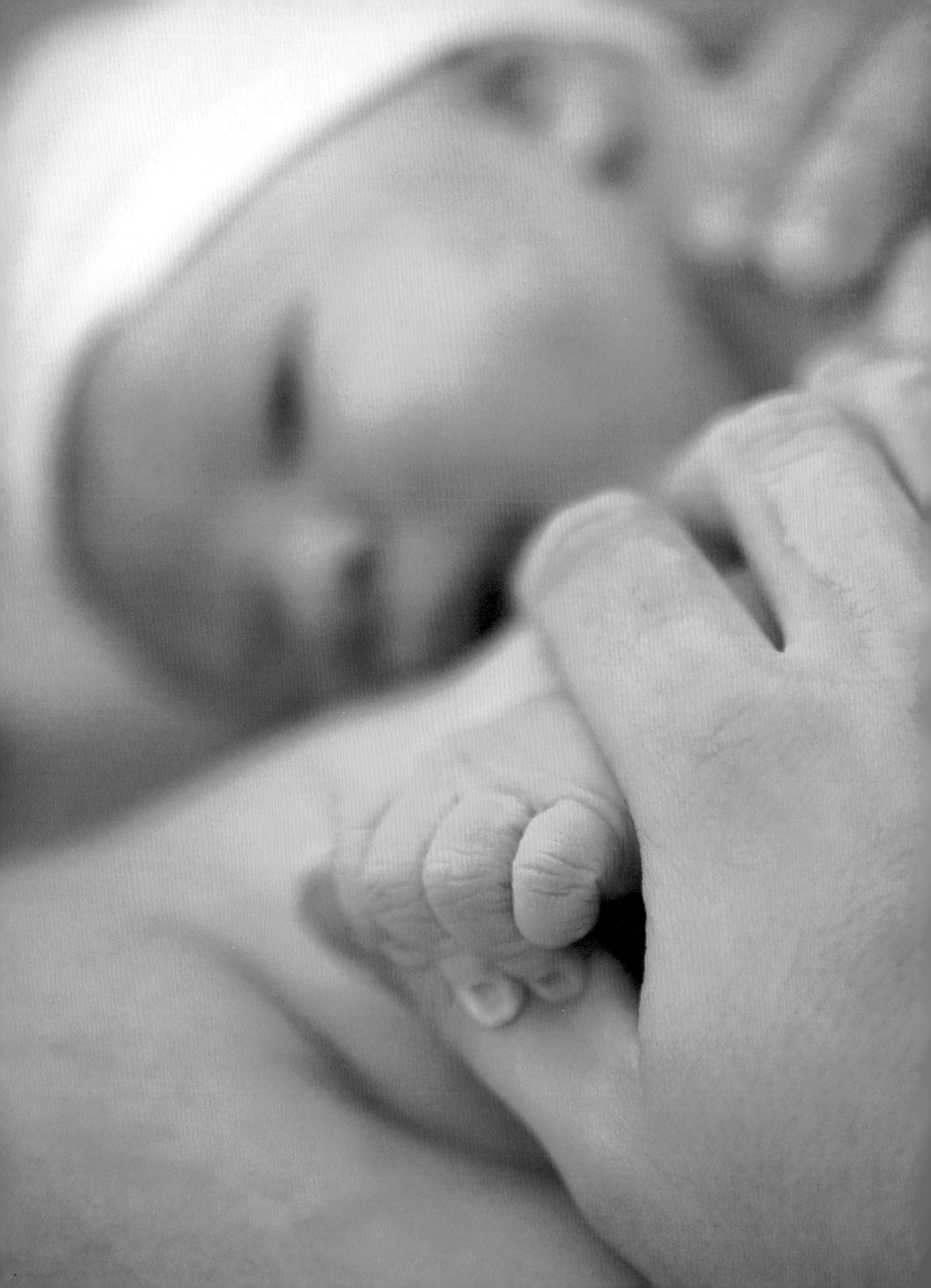

分娩与诞生

分娩临近……准妈妈感到一个阶段即将结束，无论是从身体上还是从心理上，她们都已经做好了分娩的准备。她们经常感到疲倦，有时甚至气喘吁吁。她们迫不及待地想把孩子抱在怀里。分娩的时刻终于来临了。

这一章将尽可能地回答你所有的疑问：分娩如何初露迹象？是怎样开始的？会持续多久？是否会很疼痛？什么时候该出发去产科医院？……如果你所有的问题都得到了满意的回答，就请信心满满地期待这个伟大的时刻，迎接你的宝宝吧！

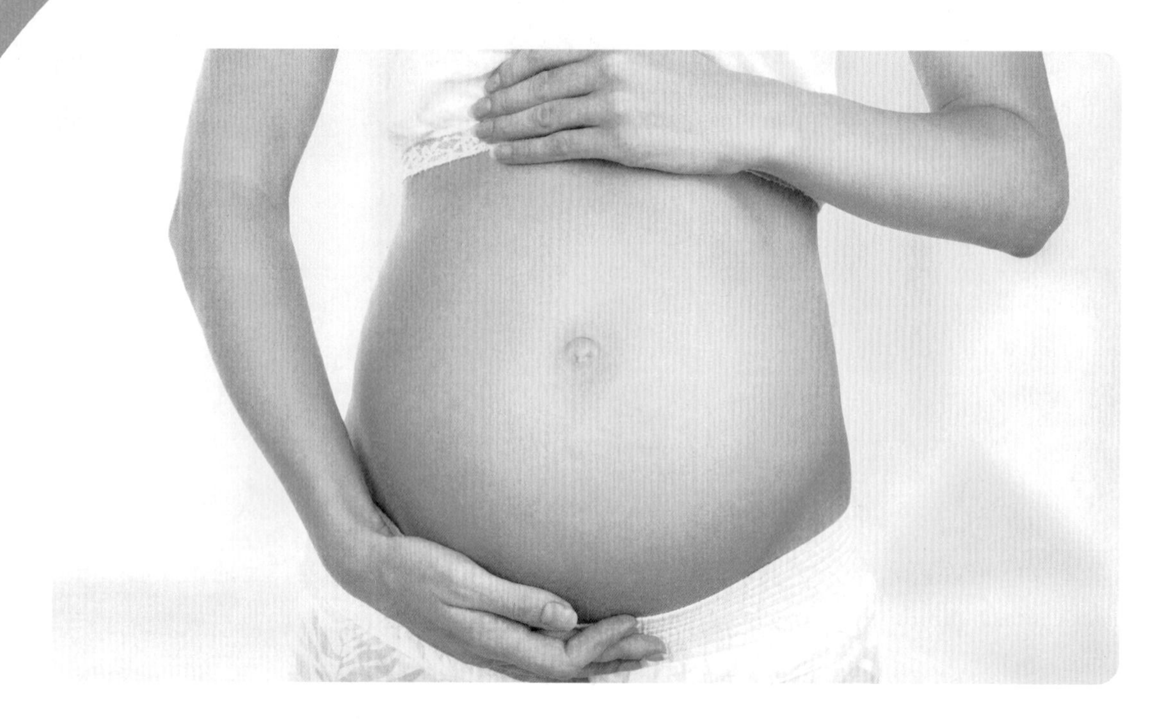

人体结构说明

本节从一些说明和图表入手，帮助你理解分娩的机制。如果你迫切想了解分娩最初的迹象和过程，可以先阅读上一章的内容。

请先看看婴儿出生前的状态图（图9-1）。

在子宫内，婴儿被两层薄膜包裹，就像在一个袋子里一样。两层膜分别是羊膜和绒毛膜，在这个袋子里，包裹着孩子的蓝色部分即为羊水。

子宫最下面是宫颈，孕期保持关闭状态。分娩时，这里是孩子离开子宫、离开母亲生殖道的出口。只有宫缩才能促使出口打开，宫缩把胎儿推向阴道，会产生两种作用：

- 打开宫颈。
- 让胎儿穿过由骨盆、会阴及外阴的柔软部分形成的通道。

分娩可被视为不同力量作用的结果：试图将胎儿向外推出的宫缩、胎儿调整适应骨盆的方式、与骨盆和肌肉相关的阻力。让我们看看分娩涉及的力量：子宫收缩，胎儿位置，要穿越的通道。

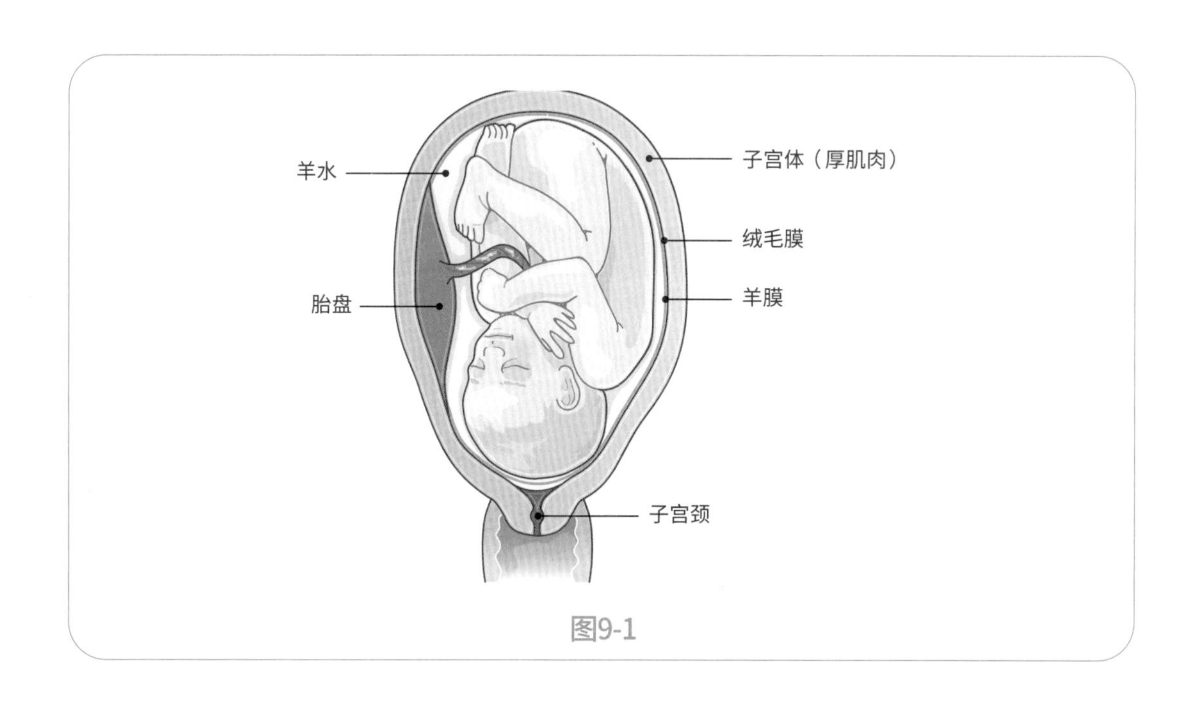

图9-1

子宫的作用

子宫是由平滑肌纤维组成的肌肉组织，和肠道或心脏的平滑肌纤维一样。这些纤维具有自主、自动收缩的能力，既不能减少也不能增加，不受主观意愿控制。但这并不意味着分娩时会处于被动状态，我们稍后会再谈到。宫缩通常在妊娠第6个月开始出现，有时更早。准妈妈能感觉到这种宫缩，并不疼痛。宫缩只有在分娩时才会真正起作用。

开始宫缩

是什么引发了某一天产生宫缩？目前，还不能准确回答这个问题，但可能有几个因素在起作用：首先，胎儿自身可能起着重要作用。临分娩前几天或数小时，他的肾上腺变得异常活跃。但我们还不知道这种影响如何产生。另一个原因是引发和维持宫缩的已知激素：由脑垂体分泌的催产素。分娩时也会通过静脉输液的方式使用这种激素来进行催生，加强和调节宫缩。妊娠结束时，母亲和胎儿的垂体都会分泌这种激素。某些因素是纯机械性的：妊娠结束时出现的子宫扩张作用于宫颈，使其逐渐张开。同时，它还作用于子宫肌肉，使其在收缩时分泌促进宫缩的活性物质——前列腺素。由子宫产生的前列腺素在妊娠晚期显著增加。神经反射对宫缩也有作用，比如胎头对宫颈的机械压迫会产生神经反射，可以诱发分娩发动。阴道接触在24小时内引发分娩是很常见的。然而，这些反射的确切性质目前尚不清楚。

总之，可以说，需要不同的因素共同作用，才能引发分娩；但是这是一种我们尚不了解的连接机制在引发、维持和加强宫缩。

宫缩的作用

子宫因此开始收缩（图9-2）。

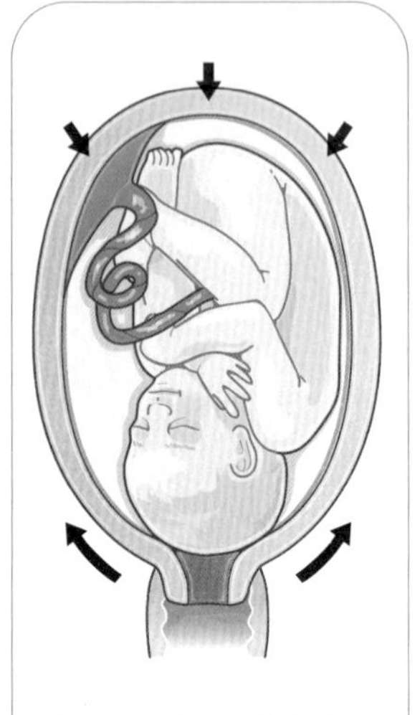

图9-2 宫缩的作用

宫缩会从上到下，也就是从宫底到宫颈产生力量。这样，宫缩的力量会作用到宫颈：事实上，每次宫缩时，子宫壁都会将宫颈往上提。这样宫颈逐渐张开。子宫颈打开确实是必要的，这样胎儿才能脱离子宫（图9-3）。诚然，孕期，宫颈经历了逐渐软化，以便更易张开，但它只能在宫缩的作用下张开。

宫颈扩张

起初，宫颈管逐渐缩短，直至完全展平，并与子宫下段融合，这被称为宫颈管消失或“宫颈容受”。但开始时，它仍处于封闭状态〔图9-3(a) 和9-3(b)〕。在第二阶段，在宫缩的作用下，宫颈才打开，称为宫颈扩张〔图9-3(c)〕。这种扩张以厘米为单位进行计算。完全扩张开的宫颈相当于一个直径10厘米的出口。宫颈变化通过阴道检查来进行评估，在扩张过程中会定期进行检查。

宫颈未完全打开之前，孩子无法离开子宫〔图9-3(d)〕，只有在宫缩的作用下宫颈才能打开。

向下推送胎儿

宫缩作用于宫颈，促使其打开，同时也作用于胎儿，逐渐将胎儿向下推送。胎儿位置逐渐下降，与宫颈打开同时进行。

在宫缩的不断作用下，部分羊水聚集在婴儿的头部和胚胎的下方之间，即前羊膜囊〔图9-3(c)〕。它的作用是将宫缩

小贴士

在初产妇中，也就是分娩第一个孩子的女性中，宫颈容受和扩张相互独立，随着时间的推移相继发生。在经产妇（已经分娩过孩子的女性）中，宫颈容受和扩张通常同时发生。

如图所示，胎儿头部、羊水（蓝色）、胎膜（黑线），都在子宫内，宫颈（下方）在阴道内开口。

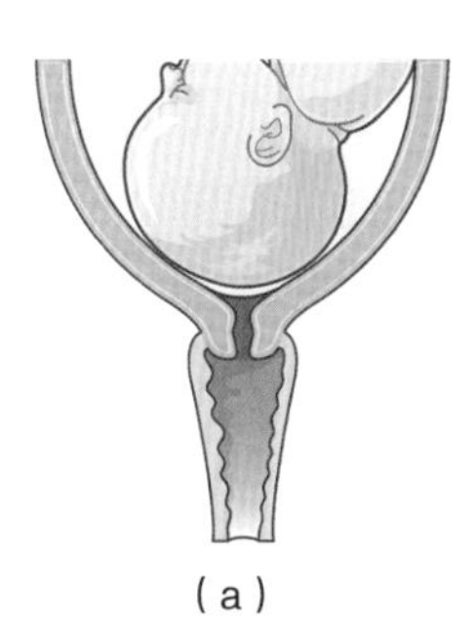

（a）

分娩开始，子宫仍处于关闭状态。

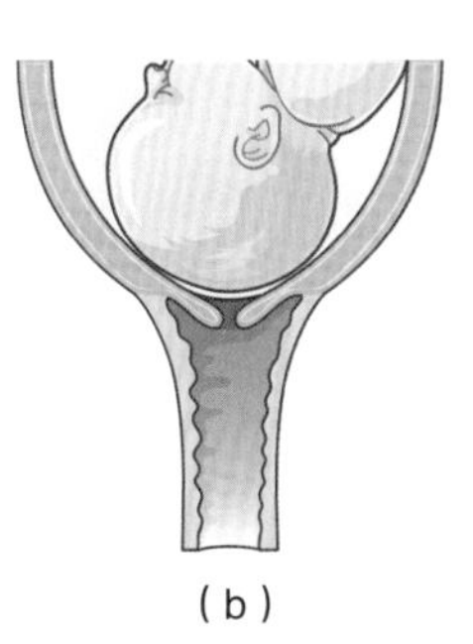

（b）

渐渐地，在宫缩的作用下，宫颈变短：称为宫颈容受，但仍处于关闭状态。

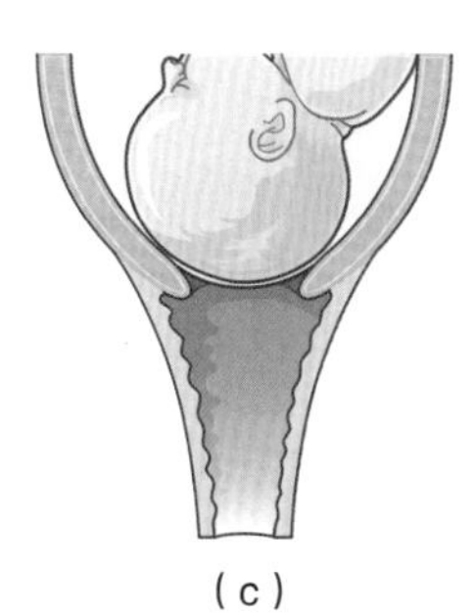

（c）

正在张开的宫颈：宫颈扩张，胎膜仍含有羊水，羊水形成了一个紧贴宫颈的囊袋，即羊膜囊。

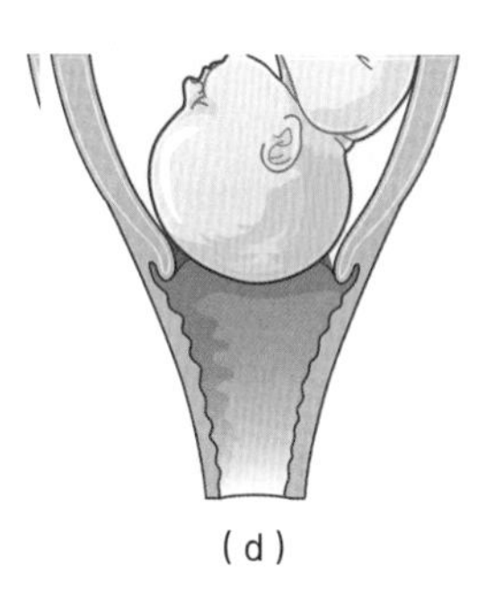

（d）

宫颈张开，羊膜囊破裂，胎头现在可以下降离开子宫，然后穿过阴道，扩张到最大程度的产道。

图9-3 宫颈容受与扩张

压力分散到宫颈周围。因此，母亲的疼痛感会减轻，胎儿的头部也能得到保护。

宫颈打开后，宫缩会推送孩子穿过母体骨盆，骨盆此时会形成产道。

要穿越的产道：母亲的骨盆

胎儿将要穿越的通道被称为产道。胎儿穿越产道时，会在途中遇到各种各样的障碍。产道首先由骨盆形成〔图9-4(b)〕，骨盆无法延展，由相互啮合和连接的四块骨头组成：后面的骶骨和后尾骨、左右侧髋骨和前面的髋骨，左右侧髋骨和前面的髋骨相连形成的耻骨。

孕期，胎儿位于耻骨上方。分娩时，胎儿必须穿过并离开骨盆。进入骨盆的开口被称为骨盆入口，胎儿由此进入骨盆。其外形与扑克牌的桃心相似。离开骨盆的开口被称为骨盆出口。这条通道也包括布满和嵌入骨盆四周的弹性肌肉和组织，即会阴或软骨盆，与坚硬且不可伸展的硬骨盆相对。

这是胎儿下降过程中必须同时跨越的两道障碍（硬骨盆和软骨盆）〔图9-4(c)〕。

注意，会阴〔图9-4(d)〕在分娩期间，尤其在娩出时，会经受巨大张力。所以，产

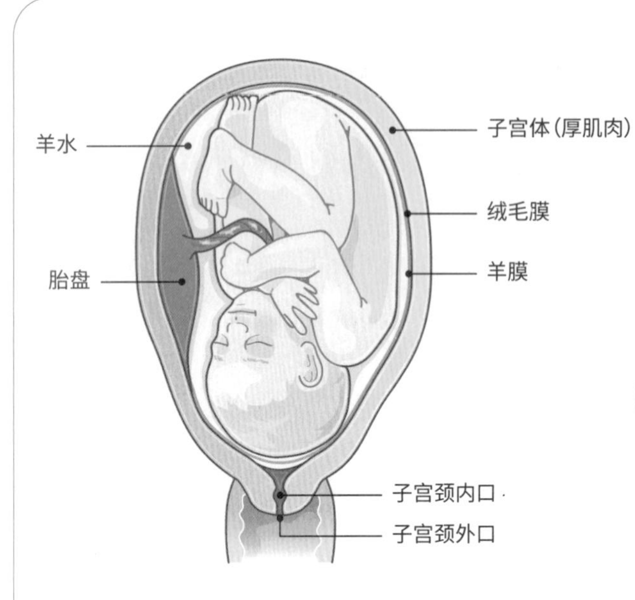

(a)出生前胎儿的状况

宫颈有两个口：一个朝向阴道（外口），一个朝向婴儿（内口）。妊娠末期，对于已生育过一个或多个孩子的女性，外口打开是正常的，内口将在分娩开始时打开。

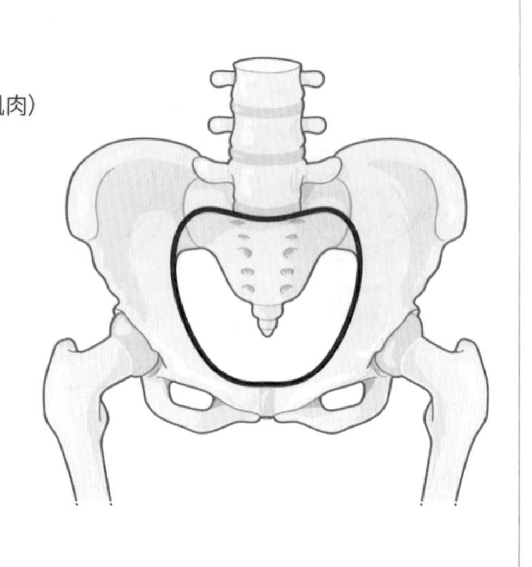

(b)女性骨盆俯视图

我们可以看到骨盆入口、腰椎、左右髋骨（大面积部分）、耻骨联合（前部）、骶骨（脊柱底部）和尾骨（骶骨顶端）。

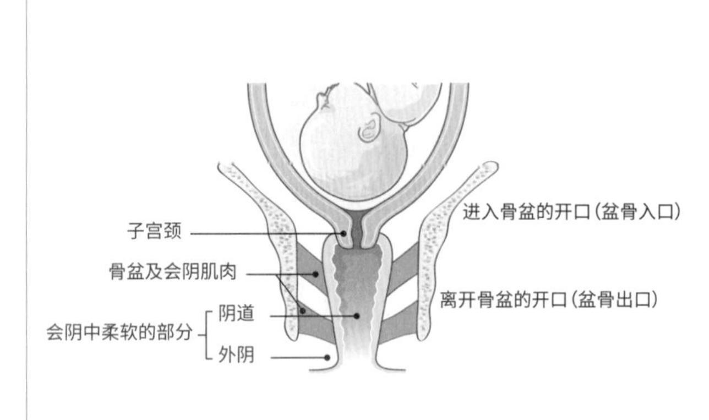

(c)需要通过的不同通道

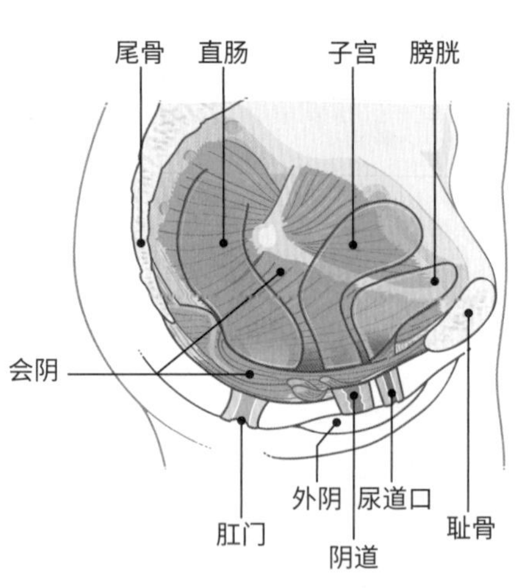

(d)会阴

图9-4 产妇盆骨

后进行会阴强化练习非常有益。这样，今后再次分娩时，胎儿会更容易通过软骨盆，也可以说，第一个胎儿已蹚平了道路。

胎儿下降到骨盆

妊娠末期，即将开始分娩时，胎儿预备开始离开子宫。你已经知道，胎儿通常处于竖直位，头朝下，臀朝上，即位于子宫底部，由起保护作用的胎膜和羊水包裹着〔图9-4(a)〕。

为了克服我们刚才看到的各种障碍，胎儿将进行一系列位置变换，以适应产道的形状和大小。头部开始穿过骨盆的上部开口，即骨盆入口，被称为进入产道〔图9-5（a）和9-5(b)〕。

骨盆入口。进入产道的同时，头部倾斜前进〔图9-5（c）和9-5(d)〕，这是因为骨盆入口提供了更多倾斜可以通过的空间，头部朝向右侧或左侧倾斜，向下弯曲，比头部直行更容易进入骨盆。因此胎儿会同时做这种双重动作：倾斜旋转和向下弯曲。理解这一机制的经典例子是让鸡蛋穿过圆环：鸡蛋可以沿着垂直轴方向穿过圆环；沿着水平轴则不能通过（图9-6）。尤其是对于第一个胎儿，以这种方式开始位置下降可能发生在妊娠末期，分娩前数天。准妈妈有时会感到疼痛。

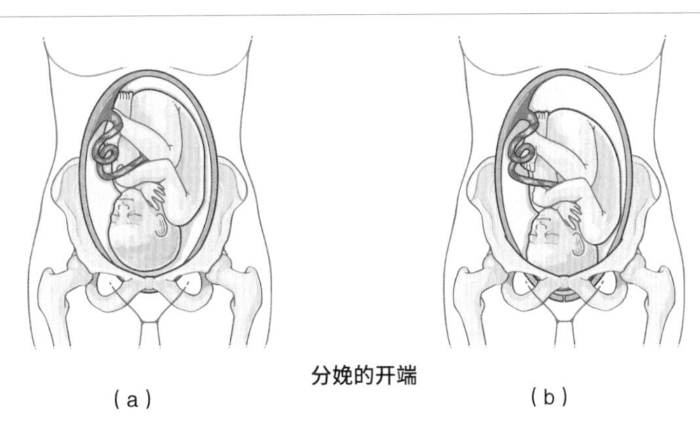

再过几个小时，这个孩子就要出生了。在(a)图中，我们可以看到孩子的位置以及他在母体中的位置。在（b）图中，虽然子宫处于关闭状态，但胎头将开始下降到骨盆。这是分娩的前奏——在第一次宫缩前几天，有时是前几个小时，母亲会感觉到小腹有重量。

图9-5 胎儿前进的路程

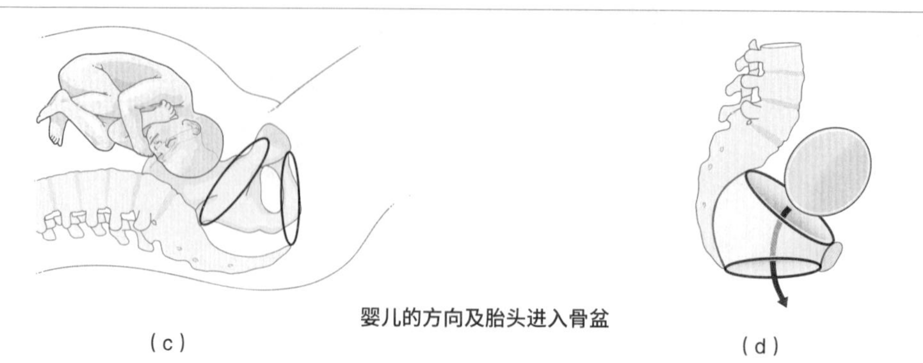

像在这些骨骼通道的图中看到的，要出生的孩子不会“直”着出来：他会改变两次方向。(c) 图是女性躺卧的状态，(d)图是直立的状态。

图9-5 胎儿前进的进程(续)

骨盆出口。一旦越过上骨盆入口，胎头会逐渐下降到骨盆里。遇到盆底肌时，在骨盆出口，会开始一种沿着前后轴进行的新式旋转，也就是说沿着前（耻骨）—后（骶骨）的方向。事实上，在骨盆的下部开口，即骨盆出口，最大开口不再是倾斜直径，这和在骨盆入口一样，而是沿着前后的方向（耻骨—骶骨）。此时，胎头仍沿着可以充分利用的最大尺寸向开口方向运动。

因此，在穿越骨盆的过程中，胎儿会几次改变头部的方向。换言之，孩子进入骨盆时是看着他的肩膀（左肩或右肩）的，离开骨盆时是看着地板。

为了离开骨盆出口，胎儿的头部一面挤压，一面拉伸会阴和外阴（其弹性足以让婴儿出生）。事实上，胎头对会阴肌肉的压力引发了屏气用力反射，即胎儿娩出期（第二产程）。这种拉伸有时与性快感相关，但更多时候引发疼痛。这种感觉有时是令人如此惊讶或疼痛，以至于母亲试图抗拒并不由自主地收紧肌肉。

与扩张期相比，这一时期的持续时间较短，最长为30分钟。母亲越少抗拒，娩出越快。

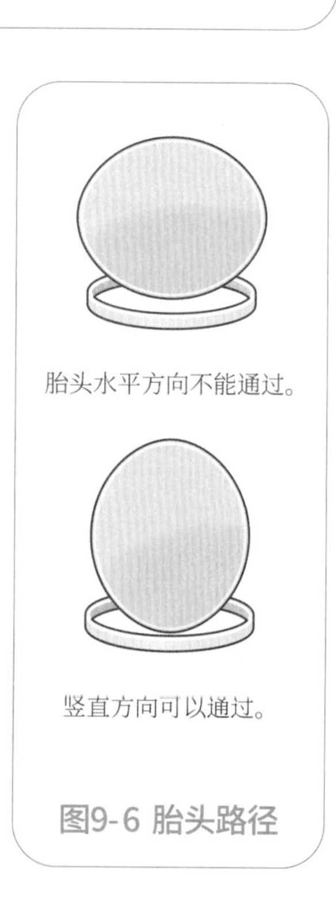

图9-6 胎头路径

辅助胎儿下降进入骨盆的因素

三种有利因素促进了胎头逐渐下降，并通过产道。

• 骨盆由关节啮合在一起。然而，妊娠末期——有时相当痛苦——这些关节会变得松弛，骨盆会变宽数毫米。

• 婴儿头骨没有完全连接在一起，直到出生后几个月才最终完成连接。因此，婴儿头骨保留了一定的延展性，能够按照必须通过的狭窄产道的尺寸重塑自己。

• 最后，软产道——阴道和会阴——具有自然弹性。

最后，要指出两点：

• 我们一直在谈论头部，似乎只有头部重要，实际情形确实如此，因为头部代表胎儿身体最大体积部分。当头部越过一处障碍，身体其余部分就能顺利通过。

• 婴儿在分娩过程中的不同动作是子宫收缩的结果，也是婴儿调整适应骨盆的结果。

总之，了解宫缩是分娩的主要驱动力这一点非常重要。宫颈因此才能逐渐扩张，胎头实现下降，二者同时发生。没有规律有效的宫缩，正常分娩就不可能实现。

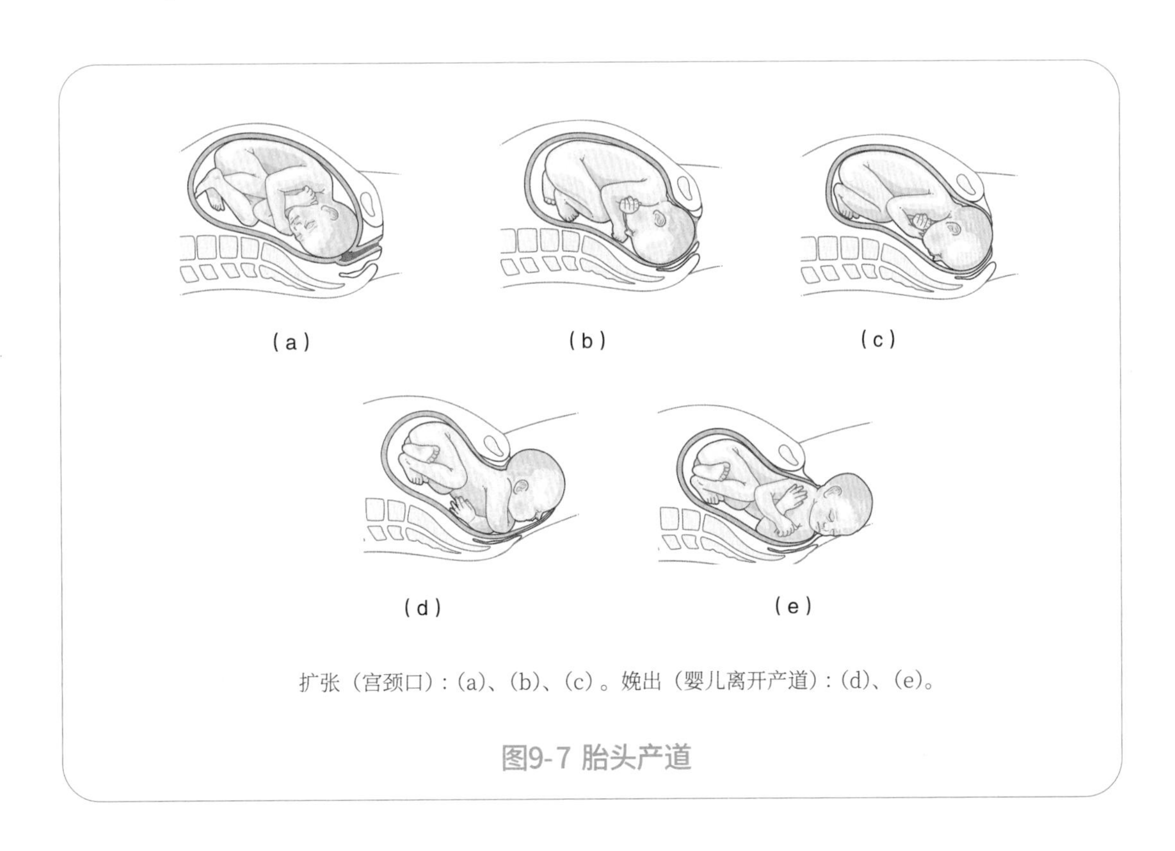

扩张（宫颈口）：(a)、(b)、(c)。娩出（婴儿离开产道）：(d)、(e)。

图9-7 胎头产道

因此，分娩包括两个连续的阶段，持续时长不等：

- 第一产程（最长），宫颈**扩张**〔图9-7(a)、9-7(b)、9-7(c)〕。
- 第二产程（短得多），**娩出**胎儿〔图9-7(d)、9-7(e)〕。

你会在分娩过程中经历到这两个阶段。孩子出生后，通过胎盘娩出（第三产程）将完成整个分娩，在此期间胎盘将剥离，并娩出。

各种“先露”

最常见的情况是，胎儿分娩时头朝下。我们称胎儿最先进入产道的身体部位为“先露部位”。通常头部完全弯曲，下巴在胸部，头骨顶部（枕骨）最先进入骨盆入口。妊娠末期，医生通过在大约7个半月—8个月时触诊腹部，对先露部位进行诊断；只有在这一时期，胎儿在子宫中的姿势才能最后确定。可以通过超声波来确认。

头先露

最为常见（95%的病例），与你将在分娩描述中读到的相一致。

面先露

这种情况下，头部完全偏转，向后弯曲。

这在自然分娩中是可能出现的，但通常较困难，尤其对于初产妇来说。这种情况下经常通过剖宫产分娩。

额先露

头部位于面部和头顶之间的中间位置。

无法进行自然分娩（进入产道时头部直径太大）。此时必须进行剖宫产。

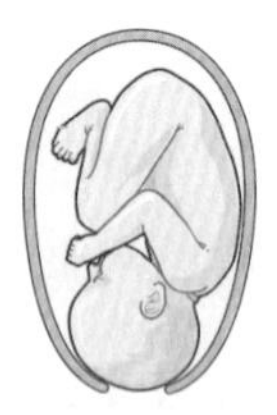
头先露

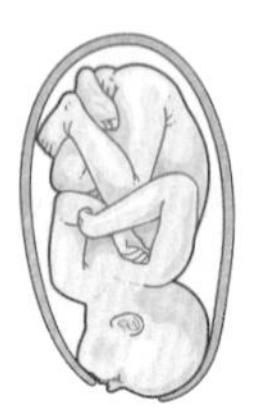
面先露

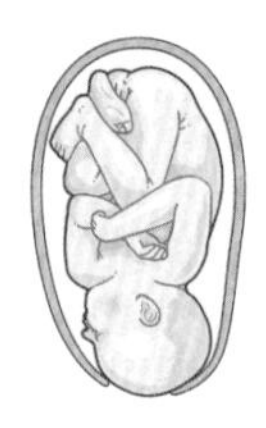
额先露

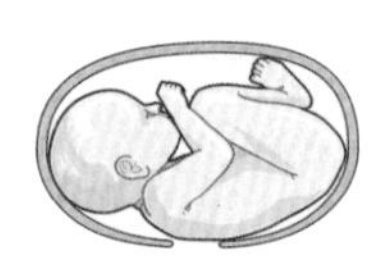
横产式

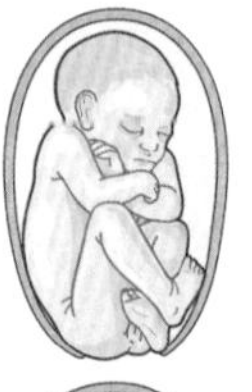

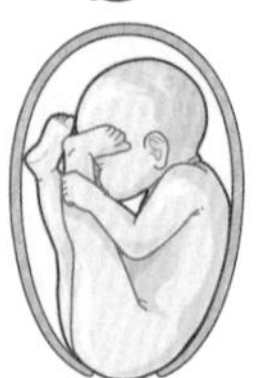
臀先露

图9-8 各种“先露”

横产式

也被称为肩先露。孩子处于水平位置，背部向上或向下。此时必须进行剖宫产。

臀先露

这种情况下，臀部在下，头部在宫底。要么是臀部（三分之二的情况），要么是脚（三分之一的情况）——参见图示——先进入产道。

如果你的孩子会臀先露（3.6%的病例），医生采取某些预防措施时不要惊讶。事实上，由于头部最后离开骨盆，可能会因其方位和体积而停滞在骨盆中，对婴儿来说这是一种危险的情况。不过，我们必须区分以下两种产妇：

- 曾产下正常体重（或更重）胎儿且胎儿骨盆正常的女性。这里的分娩和通常的分娩没什么不同。

- 头胎分娩的女性。对她们来说，在分娩前最大限度地将种种预测因素汇集在一起至关重要；尤其有必要通过超声波确定婴儿的体积，并通过放射测量法或扫描仪测量来确定骨盆的尺寸。

分娩前4到5周仍处于臀位时，医生可以通过推动母亲腹部，帮助孩子上下颠倒，引导头部转至下部，称为“外倒转术”，这在经产妇中更易实现。如果倒转失败，医生将评估自然分娩的可能性，以及安排剖宫产的必要性。

外倒转术是在产科医院进行的，需提前预约，过程大致如下：

- 对孕妇进行放松子宫的治疗。
- 医生通过超声波检查胎位，然后可能记录下孩子的心率。
- 它只持续几分钟。
- 有时会对胎儿心率进行新的记录。
- 如果你的血型是Rh阴性，父亲是Rh阳性，将会给你注射抗—D丙种球蛋白。
- 术后休息一会儿，你就可以回家了。

臀围阴道分娩情况下，由于用力时间较长，通常从子宫扩张开始就实施硬膜外麻醉。最后，臀先露的胎位可能会引发婴儿髋关节脱位，婴儿出生后将通过检查确认。如果有任何疑问，将进行髋部超声波检查。

旋转胎儿的其他方法

- 针灸和正骨疗法。
- 印度桥：母亲平躺，将一个厚垫放置于她的臀部下方；每天早晚，两腿各分开20分钟。

这两种方法的效果尚无定论。此外，不建议非专业人士进行操作。

可以规划分娩时间吗？

是的，在预产期前开始人工分娩是可能的。这个决定通常是医学决策，有时是应准妈妈的要求，或夫妻的要求。

任何人工提前分娩都意味着可能出现如下状况：

- 如果自然分娩的条件还不成熟，要通过剖宫产完成分娩。因此，宫颈必须充分软化，并已半开，为启动分娩做好准备。
- 对胎儿和母亲来说，分娩时间会更长，分娩过程会更困难。

医生的决定

某些情况下，医生可能会决定预产期前就开始分娩。这一决定取决于母亲或胎儿的健康状况。例如，遇到母体高血压控制不良、血糖平衡不佳、胎儿发育迟缓、胎膜早破等情况，即便胎儿不得不早产，也首先要考虑的是尽一切努力确保孩子在最好的条件下出生。

产科医院根据产妇和胎儿状况，要求分娩在某一时间进行时，医生有时会进行人工催产。

可以人为规划分娩吗？

一些女性认为人为规划分娩更令她们感到放心，也许她们住在远离妇产医院的地方、独自一人或伴侣经常不在身边，或者是出于职业原因，她们愿意提前规划分娩。这样的决定应该是共同决定的结果：是你分娩，但是由产科团队负责引导。医生会告知你所有必要信息（优点和缺点），并向你解释可能进行人工催产，但必须满足最起码的条件：接近足月，宫颈成熟。缺乏这些条件的情况下，有催产失败的风险，并且可能会由剖宫产代替预期的自然分娩。

因此，也可能产妇已经人为规划了分娩日期，又发出新的疑问：有必要这么做吗？在我们看来，最好顺其自然，让你的宝宝自己选择他最喜欢的时间和日期出生。大多数产妇都可以做到这一点。此外，一般来说，涉及分娩，干预越少，结果越好。

小贴士

初产很少这样建议，不推荐进行所谓的规划分娩。

有计划分娩的条件

必须满足下列条件：

- 妊娠超过39周（或8个半月）。
- 宫颈条件有利，即柔软且指检能通过。
- 催产是通过以下方式实现的：

——输入催产素，在此之前或之后，在宫颈或阴道中使用促进子宫收缩的产品（前列腺素）。

——羊水膜囊破裂有利于分娩顺利进行。

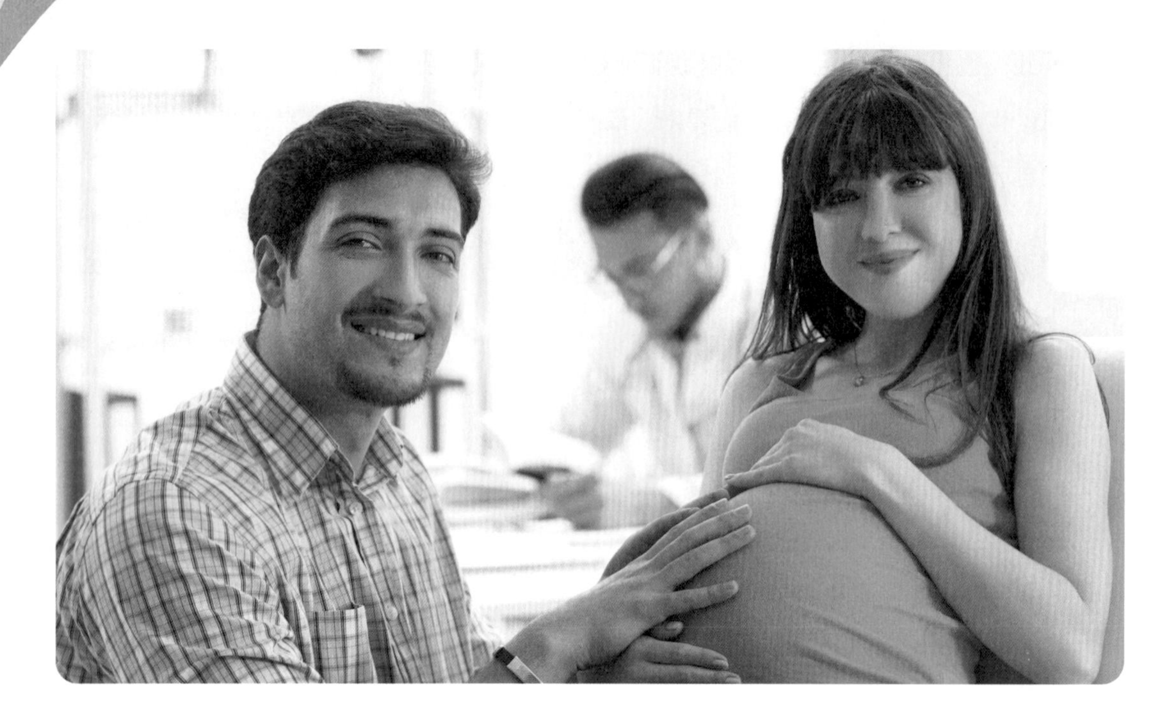

分娩过程

分娩是如何开始的？

分娩不一定总是以一种清楚、明确和一成不变的方式开始——尤其对于初次分娩的产妇来说。临近生产，你可能会不时暗自思忖：是不是该去医院了？**理论上讲，分娩开始时会排出宫颈黏液栓并出现规律宫缩，伴有或重或轻的疼痛**。

宫颈黏液栓

由黏液分泌物组成，有时伴有血丝，孕期黏液栓堵住宫颈。因此排出黏液栓时，准妈妈有必要立即去医院。这可能不是让你做出决定的第一个信号，排出黏液栓通常可能发生在分娩前24或48小时或更长时间。分娩可能很晚才开始，因为黏液栓排出（可能会注意不到）只是表明宫颈内部开口开始打开，而真正标志分娩开始的是出现规律的子宫收缩。

辨认与分娩相关的宫缩

宫缩并不意味着分娩开始

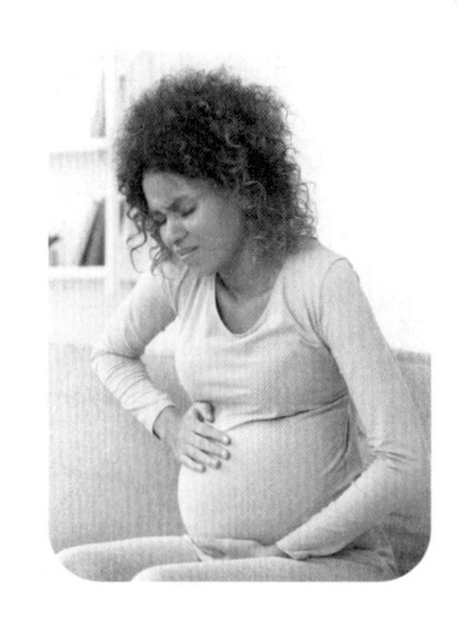

最后几个月可能都会出现宫缩，尤其是怀孕的最后几周。你可以通过把手放在腹部来感知，你会不时地感觉到腹部变硬。但是这些收缩没有精确的节奏，没有周期性，随时出现，非常短暂，通常不会很痛，并不代表分娩的开始。某些疼痛，有时是一种下坠感，有时像是骨头在膨胀，这种感觉可能表明胎头下坠或骨盆调整，但是这些疼痛不会与宫缩同时发生，也不代表分娩即将开始。

预示着分娩来临的宫缩

临产前的宫缩有某种提示性，你会逐渐注意到这些宫缩有一些特征，让你不再怀疑，包括：

- 具有规律性，以准确的频率再次出现，你也可以记录两次宫缩之间的时间间隔。
- 两组宫缩间隔越来越接近。
- 宫缩时间越来越长，超过一分钟。
- 宫缩越来越强烈，越来越疼痛。
- 宫缩期间，呼吸变得更加饱满。
- 宫缩期间，感到与现实“脱节”。
- 宫缩期间，行走困难。

你会有这样的感觉，宫缩像波浪一样起伏，涌入你的身体，从背部中间位置产生，形成两路分支，围绕臀部，在腹部汇合，像腰带一般紧紧绕住身体，并传导开来。

起初微弱的收缩、轻度的收紧只是给予你提示，最终它们会变成规律性强的收缩，间隔越来越短，持续时间越来越长，程度越来越强烈，你感觉越来越痛。当你注意到这一点时，就预示着孩子即将出生。

小贴士

疼痛轻重程度因人而异，在整个分娩过程中并非一成不变（见第8章）。尤其当你辨识出宫缩来临、增强时，从那时起，从某种程度上来说，产妇因个性不同，会在想象中减轻或放大疼痛。

怎样确定分娩确实已经开始?

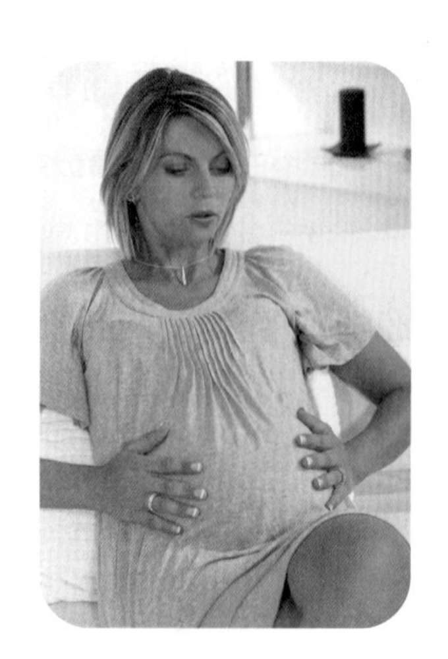

如果此时你依然无法确定，可以洗个热水澡，也可以每隔10分钟放置两个医生或助产士可能给你开好的解痉药栓剂，或口服药物（斯帕丰）。如果这是虚假的产前预兆，宫缩会逐渐消退并最后消失；如果这是真实的分娩开始，洗澡和药物都不会起作用，宫缩会一直持续下去。

如果你没有解痉药物，或者没有洗热水澡的条件，可以参考我们上面描述的宫缩特征进行判断。相反，如果宫缩不规律，频率、持续时间和强度都不增加，那么很有可能宫缩只表明了**开始假性分娩**。几个小时后，这种宫缩会消失。几天后，甚至几周后，才开始真正的分娩预警。虚假预警常见吗？大约有10%—18%的几率，一般是在胎头开始下降到骨盆的时候出现。

出发去医院之前，你可以试试排便（或使用栓剂）。你可以安静地放松会阴，无须担心在产床上排便。如果使用栓剂不起作用，在分娩过程中排出粪便或尿液，请不要感到尴尬。这是常有的事，因为胎儿压迫直肠，对产科医生或助产士而言早已司空见惯。而位于产床床头的父亲，他不会直接看到这一幕。

破水

女性常认为分娩的第一征兆是破水。其实，破水在妊娠的不同阶段都可能发生。但破水仍然是去医院就诊的信号，不管分娩是否已经开始。

破水通常发生在宫颈扩张的过程中。如果羊膜没有自己破裂，医生或助产士可能会决定在宫颈张开时进行人工破水，以加速宫颈扩张和胎儿下降。此时流出的羊水位于胎头和宫颈之间，清澈透明。即使破水，胎儿仍浸泡在羊水中，羊水会一直更新直到婴儿出生。

如果羊膜只在出生时破裂，会留在婴儿的头上。我们称为胎儿“戴着帽子”出生。从前这曾被认为是好运气的象征。

胎膜过早破裂（或过早破水）。分娩开始前，胎膜也可能已经破裂，并且没有出现宫缩。如果出现这种情况，你一定会意识到的，因为流出的羊水量较大（一足杯量，有时更多）。即使流出的羊水量看起来不大（可能是胎膜中只出现裂缝或与尿液混淆），甚至没有任何其他迹象表明分娩即将开始，你也需要去医院就诊。如果可能的话，你要以平躺或半平躺的姿势坐车前往医院。但当胎膜破裂时，有可能出现并发症。如果分娩还没有启动，医生会对你进行严密监测，决定是否应该进行催产或等到自然分娩开始。

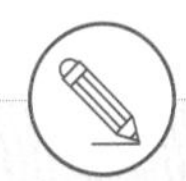

注意

如果羊水呈淡绿色或绿色，这是不正常的，建议立即去医院。

什么时候去产科医院？

是从开始宫缩，还是出现黏液栓脱落，或者破水时去医院？需要等到几乎可以确认分娩已开始再去吗？

我们先假设初产需要8到10个小时。即使经产妇分娩的时间会缩短，也有足够时间观察，直到开始分娩。此外，你还需考虑其他因素：离产科医院的距离、交通拥堵程度、天气状况等。

- 也就是说，如果羊膜破裂，即使没有宫缩，也必须迅速出发去医院。
- 黏液栓脱落基本不是分娩开始的迹象，如果已足月出现这种情况，无须就医。
- 如果你受到特别监测（如高危妊娠），必须在有任何分娩预兆时就出发去医院。

除此之外，去产科医院的“时间”没有最优解释。出现带

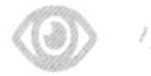

小贴士

一些准妈妈担心临产时是半夜，自己独自一人，例如，配偶经常出差的家庭。这种情况下，你要提前安排好家人、朋友、邻居随时帮忙。如果没人陪你去医院，打120电话，他们会接你去产科医院。如果你独自一人，最好不要锁门。

有疼痛的宫缩、怀疑破水都可以成为就医的充足理由。值班助产士会24小时接待准妈妈就诊。如果助产士告诉你可以回家，不要觉得“白去了”，你可以因此放松下来，因为就诊已排除了让你担心的问题。

在宫缩间隔期，你可能会感到行走困难——这恰好表明胎儿已进入产道、宫颈正在扩张——你需要立刻出发去医院。

到达产科医院

出发去产科医院的时间到了。你和宝宝的物品已准备好（关于你和宝宝的行李箱，请参考第8章中需带去产科医院的物品）。现在不是检查有没有物品遗漏的时候，你的丈夫或母亲会有时间把忘记的东西再送过来。不要让开车送你去医院的人慌慌张张，再强调一次，你的时间完全够用。

到达产房后，助产士会接待你，并陪同你至小房间做初步检查。

产科医院的助产士

助产士的作用举足轻重，从分娩开始到结束会一直陪伴你。她们接待到达产科医院的准妈妈；在宫颈扩张和分娩阶段监测母亲和婴儿的健康状况；在婴儿出生后和母亲产褥期，她也会陪你进行检查。如果助产士不直接负责接生，也会在产科医生的指导下照顾母亲和婴儿。

到达时的检查

助产士会很快记下你的档案或查阅你的分娩卡。然后会对你进行常规检查，包括：体重、血压、尿液、宫高、阴道检查和胎心监测（即记录胎儿的心率和宫缩频率）。

检查结果有三种可能：

- 宫颈还未足够软化：助产士会进行处理，帮助你停止或至少减轻宫缩。你可以回家，等待分娩开始。如果你的居住地离产科医院很远，她将根据具体情况决定你要离开或留下。
- 分娩未开始，羊膜已破裂，这时你要留在产科医院。
- 分娩开始：你会被安置在待产室中，如果宫颈扩张程度较成熟，会被安置在产房中。

助产士会告诉你扩张的进程。你会体验宫颈扩张的不同阶段，一般用厘米评估。例如，助产士会告诉你，“到3厘米”。现在你已经跳过了疑似分娩的阶段，已经被安置在待产室中，助产士会定期查看你宫颈扩张的进程，你只需做一件事——**放松**，回忆在扩张期间需要做什么——如果你参加过备产课，课上已向你做过讲解。帮你做分娩准备的助产士可能会再次提醒你需要怎么做。如果你丈夫在身边，他也会提醒你。通常在到达妇产医院时，准妈妈会受到热情接待。如果事实并非如此（例如，同时有许多人入院，工作人员忙不过来），重要的是不要生气，而是集中关注于你自己和宝宝。你要知道，分娩的时刻来到了，整个产科团队都会支持和帮助你。

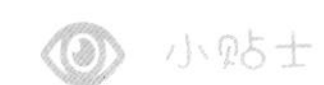

无论在一天的什么时候或一周的哪一天生产，产科团队都会严阵以待。产科和急诊部门效率都很高。

第一阶段：宫颈扩张

宫颈扩张是分娩的第一阶段。你在家和最初感到出现宫缩的时候就已经开始，现在宫颈扩张会持续进行。根据产科医院的安排，这一阶段产妇会被安排在待产室或直接安排在产房。

很难具体说明宫颈扩张阶段会持续多久，这取决于几个因素。一般来说，分娩第一个孩子时，宫颈扩张所需的时间比较长。

对母亲的监测

在这一阶段，助产士会定期对你进行监测，会采取许多临床措施。这些临床措施没有一项必须严格实行，只是为了便于监测。具体措施如下：

- 监测胎儿的心率和宫缩，无论是否打了硬膜外麻醉，助产士都会持续进行监测。
- 如果你实施了硬膜外麻醉注射，则要进行静脉输液。

• 如果宫颈扩张停滞不前，要进行人工破水。这一临床措施没有痛苦，你只会感觉到温热的液体流出来。但宫颈不再受羊膜保护，宫腔压力会更大，疼痛会更剧烈。因此扩张会更疼痛但也会更迅速，如果此时实施硬膜外麻醉，可以防止疼痛。

• 注射药物来促进宫缩或软化宫颈。

监测你的助产士会在档案中记录下宫颈扩张和胎儿下降到骨盆的过程，建立起产程图。

当宫颈完全扩开时，即将开始一个新的分娩阶段。

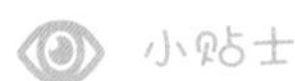

宫颈扩张期间可以饮水、茶、无果肉饮料等。

对宝宝的监测

通过**胎心监测仪**来完成对宝宝的监测。胎心监测仪记录和分析胎儿的心率和母亲的宫缩，传感器会放置在母亲腹部，并与电子记录设备相连。借此，我们可以观察母亲宫缩强度和同一时期的胎儿心率的变化。

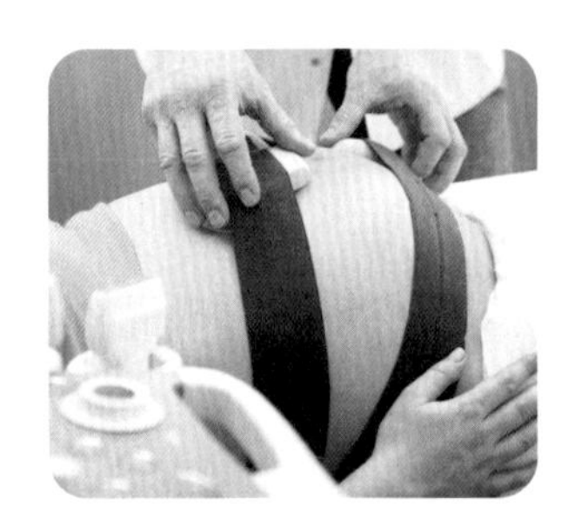

胎儿活动时，或者如果母亲改变姿势，记录有时会变得比较困难，因为如果胎儿的心脏不再位于传感器前，信号就会丢失。设备会亮起红灯，几秒钟或几分钟后会响起警报。别担心，你的宝宝一切都很好，心脏一直在正常跳动。发出这些警报是为了提醒助产士无法记录，她必须过来调整传感器。

在胎心监测的帮助下，我们可以检测到胎儿的心率异常，并根据这种异常的程度和持续时间，决定通过自然方式生产，还是进行剖宫产迅速将孩子取出。

如果有必要，可以使用另一种技术（不太常见），即直接从孩子的头皮上取一滴血来测量酸碱度或乳酸盐，这样可以间接检测到胎儿是否面临缺氧的危险。这种情形下，根据检测结果，医生可能会决定迅速终止自然分娩，最常见的是在宫颈扩张停滞不前时进行剖宫产。

宫颈扩张时采取什么姿势?

没有哪一种姿势是最好的，在这一阶段，重要的是改变姿势，因为这样会触发关节运动，为胎儿腾出空间，促进他下降。改变姿势也会减轻疼痛，例如，坐着的时候，可以向前探身，靠在胳膊肘上或者手上：背部下方放松，这一部位的疼痛也会减轻。一些产科病房提供可以进行活动的工具，例如分娩球，产妇通过轻微滚动它，可以活动骨盆。或者，产妇可以保持坐姿或站姿，倚靠一处栏杆做伸展运动。

感到累的时候，请侧躺，可以在大腿上部下放置一个你带过来的枕头。

一些助产士建议准妈妈采取如下姿势：双膝着地，手肘和前臂放在分娩床凸起的背部，膝盖分开，宽度以让腹部不被挤压为宜。把头放在前臂上，这一姿势可以让你在两次宫缩之间放松。宫缩期间，胎儿能利用骨盆中所有空间，这样可以促进其下降。母亲可以保持这个姿势，直至娩出胎儿。有时医生或助产士则会要求妈妈在分娩时侧躺或平躺。

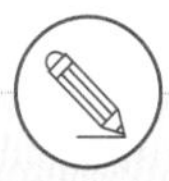

注意

在宫颈扩张过程中，你可以自由活动。输液、硬膜外注射、胎心监测时，你不能随意走动，但此时你不必一定要平躺。硬膜外麻醉时允许采取坐位。

宫颈扩张期间应该做什么?

你自己很快会意识到出现宫缩，且不以自我意志为转移，你既不能增加、减少，也不能改变宫缩节奏。你要了解宫缩的频率和持续时间，在分娩关键时期，每3到5分钟出现一次宫缩，持续至少1分钟。

但是，你不能因此保持被动。你的态度和行为对分娩过程会产生重要影响，你越冷静、放松，分娩过程越迅速。

现在是把你在备产阶段学习到的东西付诸实践的时候了：深呼吸，彻底放松，改变姿势。很快，你就会明白这么做的重大意义。

什么时候应该深呼吸?

当肌肉收缩时，也就是说，肌肉工作时会消耗氧气。你的子宫正在紧张工作，因此特别需要氧气，此时你也应该继续把氧气输送给孩子。因此，最好的方法是进行有规律的深呼吸。

一旦宫缩来临（你现在已经知道宫缩出现的迹象），呼吸的节奏就会发生变化，吸气会更长。你要按照这个新的节奏**深呼吸**。分娩可能持续几个小时，根据你的需要，记得要好好休息，甚至可以在两次宫缩之间小睡。当感到宫缩加剧时，避免产生肌肉收缩。一种防御反射会让你在宫缩来临时变得僵硬，必须对抗这种反射。如果不产生抗拒，而是让你的身体接受和伴随着宫缩，你会发现对它更了解了，它的攻击性将随之减弱，疼痛感也会减轻。当女性对自己、对她的医疗团队充满信心，并有丈夫陪产时，会很安心，会更易“经历”宫缩。

在浴缸里放松

在家里，你可以泡个热水澡，通过放松来帮助宫颈扩张。有一点必须注意：不能破水。产科医院里也可能可行，因为有些机构配有浴缸，可以在宫缩时采用这种方法放松一下。

什么时候应该放松?

一旦感觉宫缩退去，你可以恢复平时的呼吸节奏：**以你自己的节奏呼吸，无须刻意**。尽可能放松，这样会帮助你把握住下一次宫缩。每一次新的宫缩来临，你都要进行深呼吸。

产科先驱里德博士对他的病人们说过：“紧张的妈妈，宫颈紧张；放松的妈妈，宫颈软化。”请记住这个公式，对你而言这非常珍贵。他将膀胱与子宫进行对比：就像子宫一样，膀胱也被一个颈部组织封闭。休息时，膀胱颈处于收缩状态，防止尿液流出。需要排空时，封闭的膀胱颈放松，膀胱壁收缩并排出尿液。但是，如果不得不憋尿，你会收紧肌肉以阻止封闭膀胱的膀胱颈打开。这种令人不太舒适的努力很快就会变得痛苦，如果肌肉继续收缩下去，甚至可能无法憋住。只有让膀胱颈扩张、膀胱排空时，疼痛才会消失。

因此，在宫颈扩张的过程中，为了不违反自然规律，你必须保持放松。

整个分娩过程中，特别是在宫颈扩张期结束时，尤其当胎头已进入产道时，你可能会感到宫缩时需要“用力”。

如果此时用力，对宫缩进程不起作用，反而只会令宫缩更加疼痛；此外，也会浪费时间。对没有完全扩张开的宫颈用力，会影响其扩张，并延长分娩时间。另一方面，过早用力可能会让你疲惫不堪，等真正需要你用尽肌肉内储存的所有能量积极分娩时，你可能已经筋疲力尽了。跟助产士描述一下这种想用力的欲望，她会建议你采取以下姿势。例如，跪下，探出头，靠在手臂上等，这样你就不会那么迫切地想用力了。你也可以进行喘息式呼吸，以防止自己用力。请放心，发生这种情况的时间会很短（不超过半个小时）。

你会发现，调整呼吸会让你放松下来。

宫缩时有时会出现手臂和腿部发麻，伴有痉挛和某种全身不适。如果出现这些症状，要告诉助产士，静脉注射钙后，这些症状会很快消失。

想想自己的孩子

这是你在分娩，也是你自己的孩子出生的过程。将你的注意力集中到他的幸福上，而不仅仅在宫缩上，你会发现疼痛因此会减轻一些。想想他为出生做出的努力和你即将见到他时的喜悦。为迎接他做好准备吧！

第二阶段：分娩与出生

宫颈即将完全扩张开，第二阶段的分娩即将开始，这一阶段持续时间更短：初产妇一般1—3小时，如果是经产时间会更短。**这一阶段，宫缩变得更频繁，持续时间更长**。胎头会压迫会阴，这种压迫会让你感到需要用力，并引起会阴放开的反应。当你处于硬膜外麻醉状态下时，这种用力的冲动通常不太明显。此时，最重要的是要正确引导你进行用力，助产士或医生会给你建议。

也有可能宫颈已完全扩张，你却没有用力的欲望。此时的宫缩没有此前那么疼痛了，你可以利用这个空隙进行休息。

请放心

宫颈扩张让你疲惫不堪，你害怕没有力量去用力推动胎儿下行。别担心，你的身体会分泌激素，这些激素能起到兴奋剂的作用，为这个伟大时刻补充能量。

宫颈扩张时，你基本已经能够忍受住宫缩，让宫缩发挥作用，同时保持放松。现在，需要你积极投入，参与孩子的出生过程。你要帮助子宫完成其作用，把胎儿推到底部。胎儿离开骨盆产道，将穿过由阴道和会阴构成的更灵活的产道。你的用力推动，再加上宫缩和会阴的开放反应，会帮助胎头跨越这些障碍。

你应该做的事

这一阶段应该如何辅助子宫进行宫缩？你要降低横膈膜、收紧腹部。因此，子宫被横膈膜从上至下挤压，被腹部从前至后挤压，会增加对胎儿的压力。但重要的是，你屏气用力时要和宫缩的节奏一致，宫缩会导致会阴拉伸和外阴张开。下面是具体方法。

开始出现宫缩迹象

保持娩出胎儿的姿势：后背抬起，大腿分开，脚放在脚镫上。或者，双腿放在有衬垫的肢体托架上，膝盖和小腿作为支点，这是传统的分娩姿势，充分放松会阴，深呼吸。

宫缩开始

闭上嘴，深呼吸，这样可以将横膈膜最大限度地降低。吸满气，屏住呼吸。然后，从上腹窝处开始用力收紧腹部肌肉，尽可能地挤压胎儿，向下用力将其推出，同时尽量保持会阴放松。

“吸气，屏气，用力”，这是传统的用力方式。为了辅助你屏气用力，你可以用双手抓住支撑脚镫的横杆，拉向自己。用力的时候，你的肩膀会从床上抬起来：这个姿势很正确，请弓起背部，将头垂向胸部。

如果你无法在宫缩期间一直屏气，也不必担心，这确实很难做到。为了能起辅助作用，把肺里的空气由嘴中吐出，重新快速深吸气，再次屏住呼吸，继续用力向下推动胎儿，直到

请放心

读到这些关于娩出的解说文字时，你可能会产生自己是否能区分什么时候该用力，什么时候该放松这样的疑问。不用担心，助产士会一直陪在你身边，会跟进整个产程，随着分娩的进程，为你提供指导。

宫缩结束。

宫缩过去后

刚才你已经竭尽全力，现在通过大口吸气、呼气进行深呼吸。

宫缩间隙

放松肌肉来恢复力量和正常呼吸。除非医生指示，否则不要在宫缩间隙用力。

一些女性不敢用力，在她们的想象中，阴道和妊娠没有关联。但事实上，阴道已经为胎儿通过做好准备。

在你的努力之下，胎头开始出现在阴道口，可以看到头发。随着每次收缩，外阴扩张得更多，此时，可以看到婴儿大部分头部。某个时候，助产士会要求你停止用力。然后由医生或助产士缓慢地逐渐将胎头从外阴中拉出来。这时，不要抬头，请平躺，这样会避免你用力。为了能起到辅助作用，请像宫颈扩张末期一样，进行喘息式呼吸。

你会发现不可能一边呼吸一边用力。此时，要松开紧握横杆的手，不需要再用力。如果再用力一下，就有可能突然娩出胎头，导致会阴严重撕裂。

各种用力方式

“吸气，屏气，用力”是经典的基础用力方式，也是整个娩出过程中最推荐的用力方法。还有另一种用力的方法。该种方法的提出者认为此法可以更好地保护会阴和防止脱垂，尤其以伯纳黛特·德加斯克博士的建议为代表。她称此法为**暂停呼气用力法**，具体方法如下：

用力反射出现时，腹部会本能地紧紧夹住胎儿，将其向前推出。此时，母亲不必用力向下推送婴儿（这样也会压迫膀胱），只要让他滑动，通过打开的会阴。

母亲处于蹲位或坐位时，这种用力方法更易实行。采取

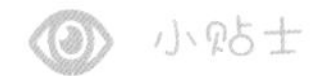

跟你的想象不同，娩出这一阶段并不是分娩中最痛苦的。此时宫颈完全张开，通常会感到宫缩没有宫颈扩张时疼痛。

上述这种姿势时，产妇可以进行伸展，比如双手搭在丈夫的脖子上，或栏杆上，或者在腋窝处被支撑住。这种伸展可以加强腹部收缩，放松会阴。还可以调整为分娩的经典体位——平躺，用双手将双膝扳向胸部，做此动作时会增加腹部压力。采用同样的姿势，你也可以张开双肘，将膝盖拉向你的方向，由你的丈夫轻轻地摁住膝盖。

会阴切开术

胎头从阴道中脱离时，可能会遇到障碍，比如胎儿体积较大，会阴又非常坚硬或非常脆弱。此时为了方便胎儿娩出，医生和助产士会阻止产妇用力，以避免多种撕裂，临床会对会阴进行切口，即会阴切开术。

会阴切开术现在用得少了，因为研究表明施行该手术缺乏充分理由。产妇用力时采取的姿势也会影响使用会阴切开术的频率：平躺和实施硬膜外麻醉时，会阴切开术经常有必要施行；如果产妇采取侧卧位、趴卧位、蹲位则不太常见，因为上述状态下会阴承受的压力较小。不实施硬膜外麻醉可以赋予会阴更多弹性，但前提是疼痛不能太剧烈，否则疼痛感会锁紧会阴。

参观产科医院时，你要咨询产科医院临床出现上述情况会采取怎样的措施。备产过程中，你要考虑采用何种适合你的分娩姿势。不过，即使调整到了适合你的分娩姿势，如果会阴组织仍然太结实或太脆弱，最后还是要施行会阴切开术。

如果事先预备在胎儿通过过程中出现撕裂时施行会阴切开术，就需要进行**会阴修补**。妈妈们会难以忍受这一时刻，感到非常不舒服，希望赶紧结束。请保持耐心，医生需要一点时间，如果硬膜外麻醉不起作用了，医生还需要进行局部麻醉；然后，医生开始进行会阴缝合。如果撕裂比较严重，操作会更复杂一些。

其他分娩姿势

分娩方式因国家、文化、时代不同而有所区别。女性曾经采取过坐姿、蹲姿、站姿和卧姿进行分娩。今天，产科医院最常用的姿势是传统的姿势，即母亲仰卧（平躺或半躺），双腿抬高，大腿分开。对于产科医生和助产士而言，这一姿势在婴儿娩出时最有利于他们进行操作。近年来，出现了一种新趋势，一些妇产医院可以让产妇采取一些别的分娩体位，通常取决于助产士的偏好和备产课上的建议。

- **侧位分娩**（侧卧于婴儿背部一侧，这样有利于其下降）。大腿抬起，折叠靠在胸部，脚置于产床镫上。这个姿势可以减轻产妇的腰部疼痛，让她更好地放松会阴。与传统的仰卧姿势相比，这种姿势能让助产士更好地控制会阴。英国的妇产医院普遍采用这种分娩姿势。

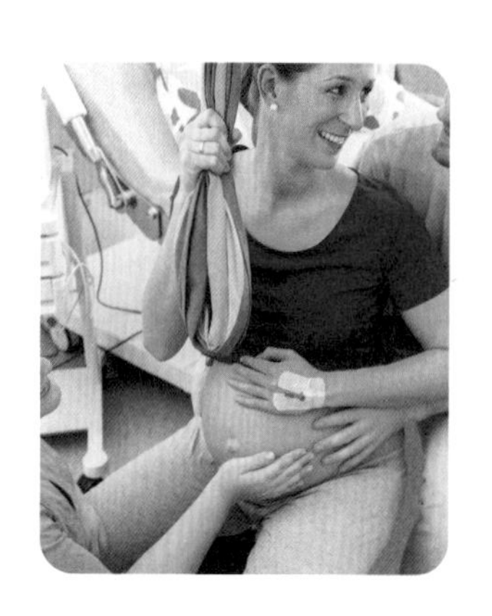

• 被在称为“产椅”的特殊座位上进行**蹲位分娩**。这个姿势得益于重力的作用，可以促进会阴进行良好放松（看起来更少发生撕裂）。产妇一面呼气，一面缓慢进行娩出过程，会减少对大血管的压迫，从而减少痔疮的发生率。

这种姿势的一种变体也较为常用，即女性蹲在分娩台上，分娩台配有一个可以抓握的拱形托架和一个支撑双腿分开的搁脚板。

• **站位分娩**。这个姿势目前较少使用。为了让母亲感到舒适，应该在她身上缠绕一条宽大的腹带来进行支撑，腹带应悬挂在产房的天花板上。

在站立状态下，产妇似乎可以更好地承受宫缩，也能更好地分散压力，因此疼痛感更小。

• **跪式分娩或手卧膝位**。这种姿势是将产妇的胸部抬高进行支撑，这样似乎可以减轻宫缩的疼痛，因为子宫的重量中减掉了骶骨的重量。

很难判定哪种分娩方式更好。我们在前文曾谈到过，这取决于产科医院的安排和助产士的临床实践经验。可以肯定的是，最好由母亲们选择她们自己感觉最好的分娩姿势。多年来的经验证明，传统姿势并没有显示出明显的优势。此外，除了姿势以外，分娩成功还取决于母亲放松的状态和集中注意力的能力，也取决于助产士的陪伴。助产士要一面支持产妇，一面对分娩时的安全规章保持高度警惕。

注意

助产士将邀请父亲参与分娩体位的选择，鼓励他表达他的需求或感受。对一些男性来说，一些姿势（如手卧膝位）很难接受，如果强行采用，会破坏夫妻未来的生活和情感。

产钳、吸盘和其他介入工具

镊子和吸盘

• 产钳是由两个“叶片”组成的工具，旨在抓住胎儿的头部，帮助他下降和娩出。产钳可能会在实施了硬膜外麻醉下使用，也可能在局部麻醉下使用。现在已经明确规定了使用产钳的条件。如果分娩时有必要使用产钳，你也无须害怕，不用担心自己，也不必担心孩子。一些产科医生用具有相同功能的“刮刀”代替产钳。

• 吸盘（或真空吸盘）是一种由柔性材料或金属制成的工具，宫缩、用力时可以将其置于胎头下部。由于头部具有灵活可塑性，可促进其通过产道。 是否采用吸盘，这与产钳的使用规则相同，取决于医生的习惯。

需要注意的是，使用产钳可能会在婴儿的脸颊上留下痕迹，但能够很快消退。使用吸盘也会留下痕迹，胎儿头部使用吸盘的位置会留下一个小肿块，24小时内就会消失。

第三阶段：娩出胎盘

此时，对你来说整个分娩过程还未完全结束。婴儿出生后的几分钟内，你仍然会感觉到宫缩的存在，不过程度远不及分娩时强烈。宫缩会让附着在子宫上的胎盘脱落。当胎盘脱离子宫时，医生或助产士会按压产妇的子宫，胎盘被排出来，称为娩出胎盘。当母亲一面用力推动，一面收紧腹部时，胎盘也会自己出来，母亲不会感到疼痛。医生或助产士会对胎盘进行检查，如果发现部分缺少，会进行胎盘残留清宫术。

如果已进行了会阴切开术，在局部麻醉或分娩时已实施硬膜外麻醉下进行缝合。这个小小的外科手术会有点令人感到不适，但会很快完成。

最后，助产士为你进行局部清洁后，你还会被留观大约两个小时，然后被送回房间。

胎盘娩出引导。为了减少分娩过程中的失血，如今这种“胎盘娩出引导”技术在世界各地临床应用中非常广泛。操作方法为：胎儿肩部一旦娩出，就给产妇注射宫缩剂，可以帮助胎盘顺利娩出。

人工剥离胎盘

宫缩在婴儿出生后数分钟内会再次出现，通常胎盘会自行脱落。由于各种原因，例如没有出现宫缩或宫缩强度低，或胎盘异常粘连，会发生胎盘无法脱落或部分脱落的情况。

其风险是会导致大出血，有时会很严重，结果完全无法预料。这种情况下，医生必须将手伸入子宫内，人工剥离胎盘。这种干预可以在硬膜外麻醉下进行。如果没有实施硬膜外麻醉，则在全身麻醉下进行，同时伴有抗生素注射。

胎盘残留清宫术

分娩和胎盘剥离后有时会出现大出血，医生必须查明病因。通常这是由残留在子宫中的胎盘或胎膜碎片引起的。为了将其取出，医生会在硬膜外麻醉或全身麻醉下进行与人工剥离胎盘相同的操作（将手伸入子宫，将碎片取出）。

阴道血肿

这种分娩并发症较少见，这与阴道深部静脉系统中的血管破裂有关（尤其是在娩出阶段被堵塞）。这种发生在阴道内的血管破裂，起初可能不会被发现。出血最初会充满肌肉组织，表现为肿胀，此时产妇通常会有疼痛感，但这种痛感可能被硬膜外麻醉掩盖。如果肿胀面积较大，失血量较大，需要进行外科手术。

新生命带来的各种感受和情绪

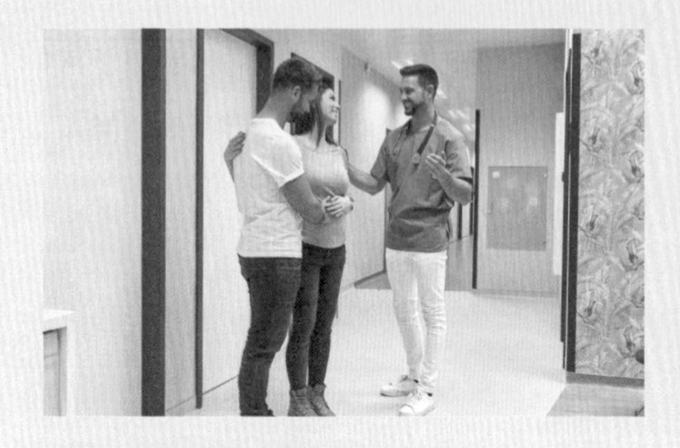

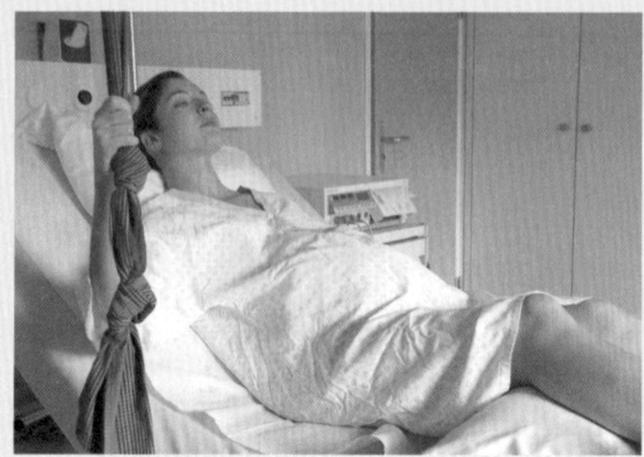

生产日到了。你到达产科医院，既感动又迫不及待。经历痛苦的分娩过程，终于将新生儿抱入怀中。这些都是永生难忘的时刻。

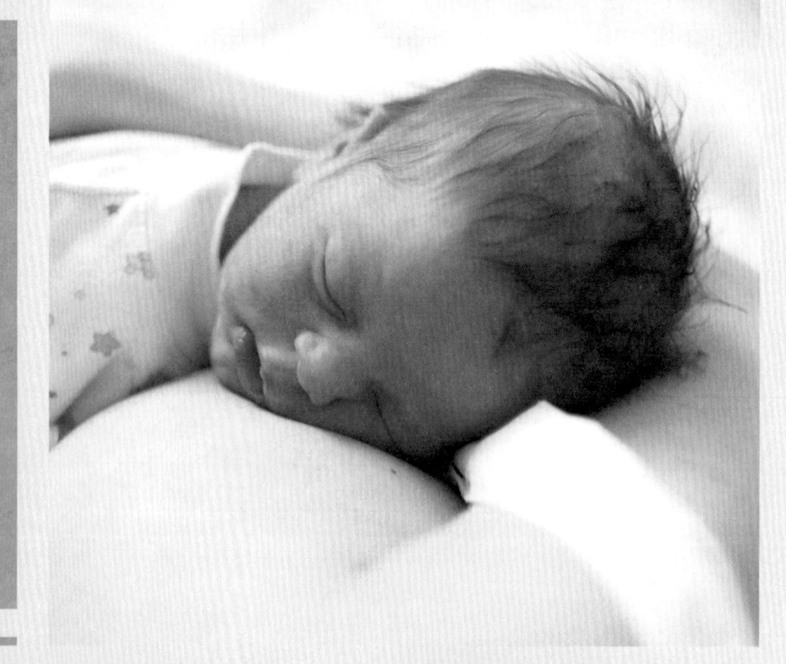

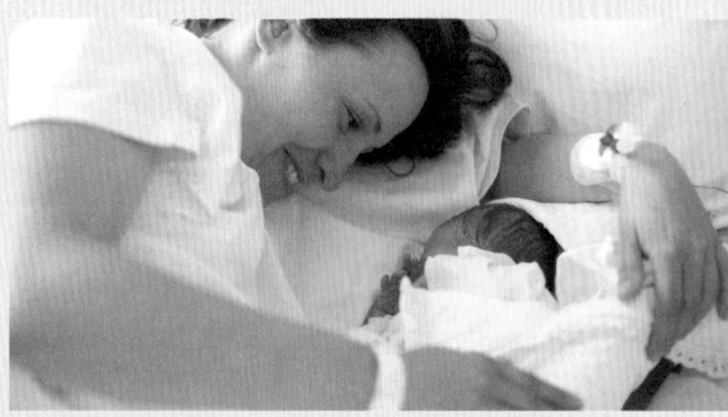

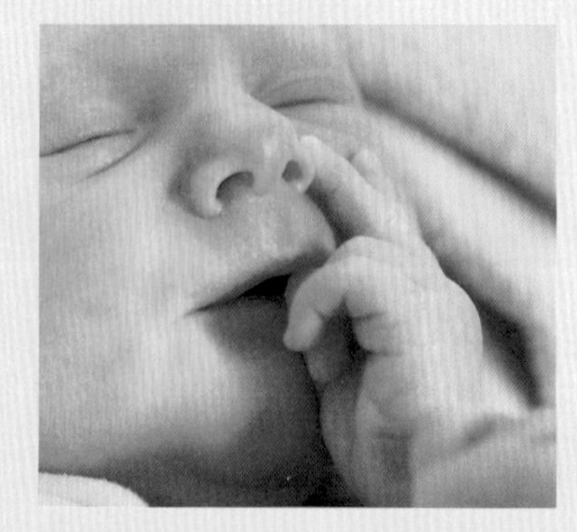

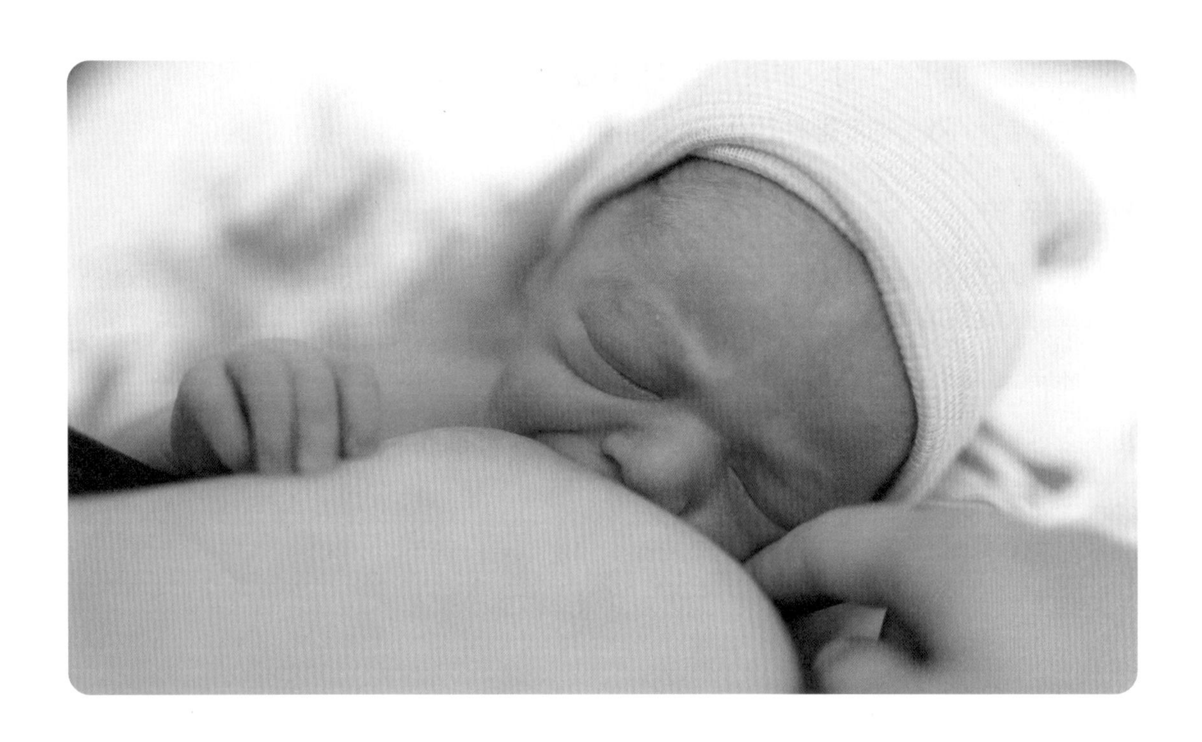

迎接新生儿

第一声啼哭

胎头娩出来时，医生或助产士会帮助拉出他的一侧肩膀，然后再拉出另一侧。随后婴儿身体的其余部分紧跟着轻松娩出。

此刻产房里多了一个人——**你的孩子出生了**。他的鼻孔张开，脸上布满皱纹，胸部隆起，嘴巴张开。有生以来第一次呼吸，并发出第一声啼哭。难以描述妈妈听到宝宝第一声哭喊或第一次哇哇啼哭时的感觉，那是无限的情感，夹杂着骄傲的强烈满足感、身体重度疲劳，也会感到深深的解脱。可能你自己都无法相信整个孕期（有时甚至在怀孕前）想象中的婴儿，现在就躺在那里，就在你身边。母亲对于孩子的这份情感非常复杂：这是多么大的变化啊，你的生命进入了一个崭新的阶段，你和你的配偶一起意识到你们现在是父母了，有了新的家庭成员。如何迎接这些林林总总的感觉？如何扮演好新的角色？其实也很简单，首先进行母婴相会，与你的新生宝宝展开第一次互动。作为母亲的同理心和共情能力，会帮助你感知孩子的感受。你用语言和手势向他展示你的爱，你的宝宝会感受到并接纳你的情感。

如果你的宝宝出生时没有哭，也不要担心：一个身体健康、充满活力的孩子也可能不会哭，这是常有的事。

皮肤贴皮肤

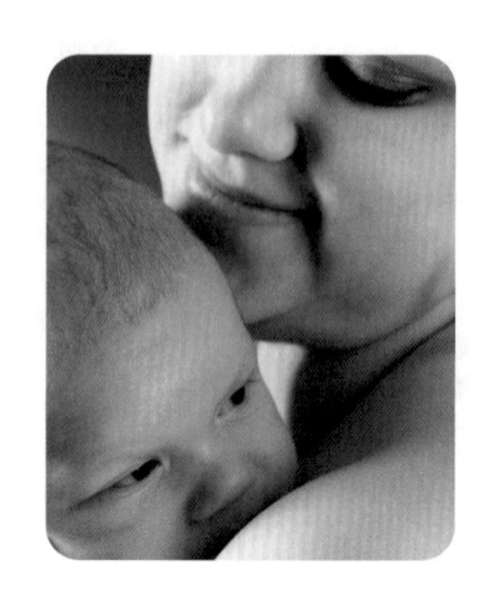

婴儿出生以后，会被仔细地擦拭干净，然后，护士让他和母亲皮肤贴皮肤，紧挨着母亲。为了进行更好的监测，让他的脸转向一边。皮肤贴皮肤就像热水袋的作用，可以让婴儿不会感到冷。为了给他保暖，也为了让他更舒服，会给他头上戴一顶无边软帽。必要的护理（称体重、脐带护理、眼部护理等）可以稍后进行，例如待母亲回到病房以后。避免婴儿受凉的意识要一直贯穿始终，彻底清洁宝宝反而没那么迫切。

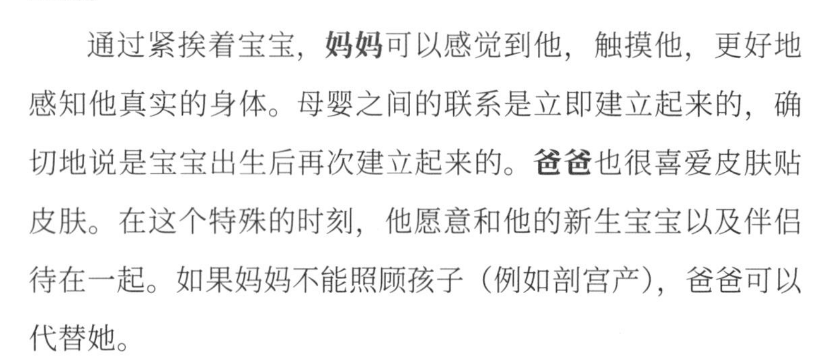

通过紧挨着宝宝，**妈妈**可以感觉到他，触摸他，更好地感知他真实的身体。母婴之间的联系是立即建立起来的，确切地说是宝宝出生后再次建立起来的。**爸爸**也很喜爱皮肤贴皮肤。在这个特殊的时刻，他愿意和他的新生宝宝以及伴侣待在一起。如果妈妈不能照顾孩子（例如剖宫产），爸爸可以代替她。

有时候，父母需要一点时间来适应自己的孩子。有些人一时还接受不了这种接触如此亲近，或如此之快。不管怎样，你们三人之间的情感连接会慢慢建立起来，三人之间的关系也会逐渐建立起来。

初次目光交流

从出生后的第一个小时起，婴儿处于平静的清醒状态。他会平静而自信地去发现他周围的世界。趴在母亲的肚子上，他会重新找回伴随他9个月的心跳和呼吸。在母亲的爱抚下，听到父母熟悉的声音，婴儿会放松下来。

看着你的新生宝宝，也让他看着你——所有的父母都会被自己宝宝目光的神奇力度深深震撼。这些最初的目光交流是建立亲子关系的奠基时刻。即使有困难，例如宝宝必须被放在保育箱中，进行这样的目光交流也非常重要。

产房中的爸爸

我会参与孩子的出生过程吗？一些父亲根本不会提出这样的问题。因为他们早已决定陪伴在妻子身边，共同迎接他们的孩子；也有的父亲犹豫不决，无法决定是否需要留在产房里。在场意味着直接面对并破坏被他们的梦想或幻想美化过的画面，面对一系列强烈而复杂的感受。

相伴左右

大多数父亲会陪伴在妻子身边，他们既是丈夫（待在妻子身边），又是父亲（在现场迎接这一重要时刻）。

除了一直陪伴妻子的丈夫之外，还有的丈夫会参与部分分娩过程，也有的丈夫出于种种原因，没有陪在妻子身边。还有的丈夫要求助产士在他妻子开始分娩时提醒他，因为他觉得宫缩时间太长了。而有的丈夫原本计划陪伴妻子分娩，却由于种种原因，未能实现。

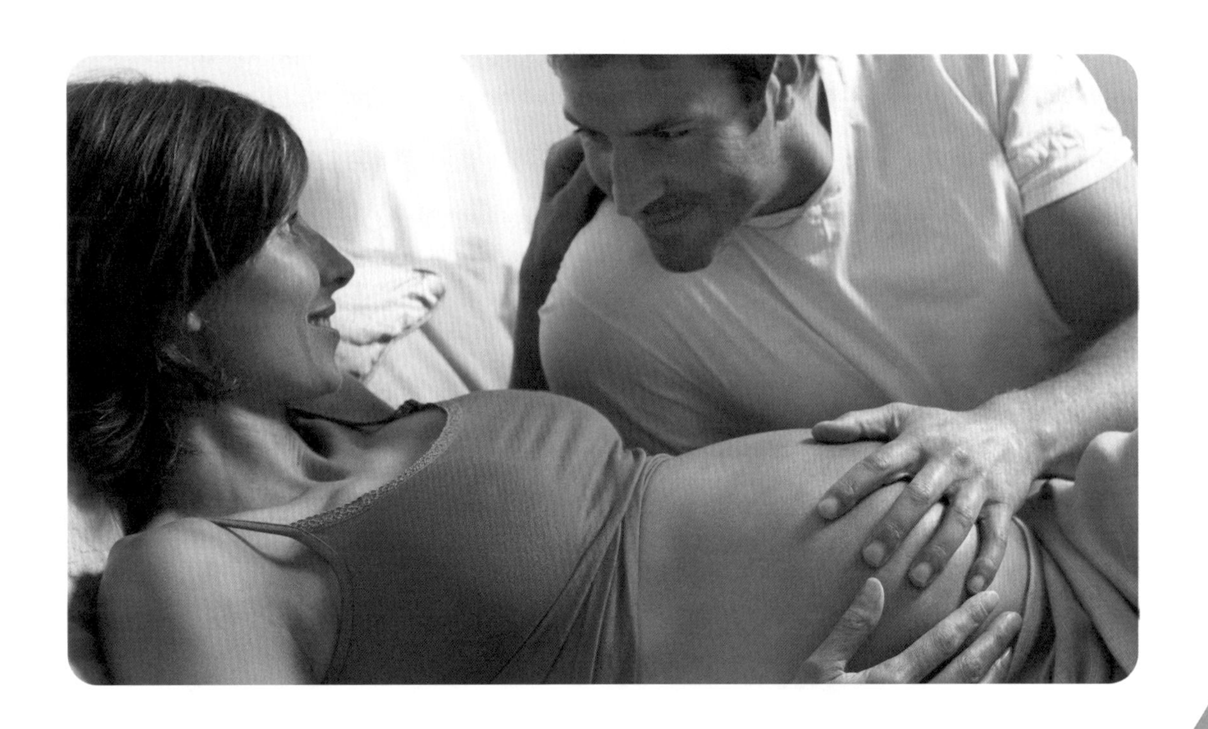

丈夫在产房时，会待在哪里呢？常见的情况是：他们目睹妻子经受的剧烈疼痛，却束手无策，只能沮丧地待在房间的角落里；他们尽可能小心翼翼，觉得自己特别没用；他们往往会采用一种让自己相当不舒服的姿势，觉得自己像是被排斥在演出之外的观众；他们一直待在那里，直到孩子出生，然后，仿佛才重新找到了自己的位置，欢迎孩子，与他深爱的妻子分享这一激动人心的非凡时刻，无比快乐。其实，分娩过程中，丈夫陪在妻子身边，把手放在妈妈的肚子上，搂着妻子的脖子，这些动作都能让妻子安心，是最好的陪伴。如果丈夫愿意帮忙，也可以递递喷雾、摆放枕头，或传递氧气面罩，或者帮妻子换个姿势，这些动作虽小，但能给妻子带来温暖。

“我当然会参加分娩，这是理所当然的。在现场参与我们第一个孩子的出生过程，我和妻子感到非常激动，非常亲密。我知道有我在身边，妻子会感到更加平静和充满活力。”

——纪尧姆

不能相伴左右

准妈妈不愿意丈夫参与分娩过程的理由可能多种多样，而且常常错综复杂，包括：

- 渴望独自经历女性生命中如此重要的一刻，证明自己能在没有帮助的情况下完成分娩；同时她们也渴望按照自己的意愿经历分娩过程，例如如果愿意，有权大声叫喊。

- 害怕破坏夫妻亲密关系，不愿向她们所爱的男人展示可能会损害他们未来两性关系的画面，或者对丈夫的害怕感到担忧，甚至担心丈夫可能会昏厥。在进行医疗干预的情况下，一些医生会让父亲离开，另一些医生则可以接受他们在场。

对于丈夫来说，如果决定不陪伴妻子分娩，通常是因为焦虑：看到超出想象的场景感到不能忍受，面对妻子的痛苦无能为力，害怕医疗行为，像妻子一样害怕会给他们的两性关系留下阴影。

如果上一次分娩过程不顺利，这一次丈夫会更加犹豫到底要不要来。当医护人员告诉丈夫们，他们应该来产房，他们可能会答应来，但到时候又会改变主意，还会编造一些借口，例如“我有一个紧急会面”“我误了火车”……如果因为焦虑不能和妻子待在一起，最好克制住自己，因为没有什么比恐惧更具传染性了。在分娩这样的时刻，女性首先需要冷静。但正如一位母亲所说的，“希望丈夫不要走得太远。如果在走廊里，听得见，这已经让人安心了”。

如果伴侣不在，准妈妈可能希望有别人可以陪伴她（姐妹、朋友等）。特殊情况下，她可能希望哥哥、父亲在场。这可以在备产时和产科团队提前进行协商。

丈夫在产房中的位置

对丈夫来说，他们最合适的位置是陪在伴侣身旁，而不是站在她的对面或其他地方。在场的助产士会给他合理的建议。

个人决定

对于男性而言，确实应该自主决定是否要参与孩子的出生过程（正如母亲应该自主决定是否进行母乳喂养一样）。某些产科团队的态度令人感到遗憾：分娩时如果丈夫不在场，他们会立即怀疑他们的“婚姻质量”，这样是不对的。

对待新生儿降临的态度不仅仅是简单的行动，更是心理和情感的活动的延伸，有着深刻的意义。这不应该被周围的人或时尚所左右，要由父亲和母亲一起探讨他们内心深处的愿望，然后做出决定。

哥哥姐姐在现场

一些父母希望宝宝的哥哥姐姐在分娩现场，如何看待这一想法？到目前为止，这个论点的论据还不足以让人信服。父母的主要论点是“孩子的哥哥姐姐会更好地接纳宝宝”。事实上，此时父母只站在婴儿的角度思考问题，并没有考虑出生的场面会给大孩子们造成多么大的惊吓，以及会对他们将来的情感生活产生什么样的影响。分娩是动人的、美妙的，同时也是暴力的。谁有这么大的权力可以把如此令人印象深刻的场景强加给一个孩子？我们确定不会吓到他吗？看到他的母亲处于这种姿势，看到她生下成为他弟弟或妹妹的宝宝，都会深深地影响他的内心世界。即使孩子什么都不说，也不能确定这件事没有给他留下深刻印象。

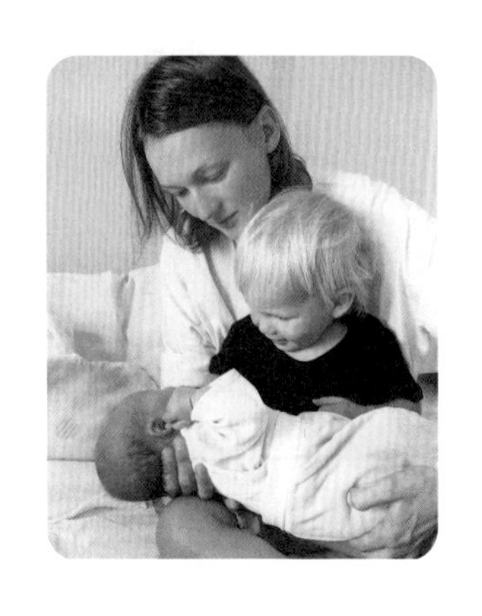

医疗团队

分娩期间都有谁会在场？如果在医院，产程进度一切顺利，在没有任何特殊状况的情况下，助产士就可以指导孕妇分娩，不一定需要医生，只需要护士协助就可以了。在医院，尤其是大学附属的医疗中心，经过你的同意，有时参加专业培训的学生会参观分娩过程。这时，助产士、护士、医生也都会在现场。根据具体情况，例如双胞胎或早产，麻醉师和儿科医生也会在场。

如果你希望分娩时只有必要的专业人士在场，那么入院时，或就诊时，或准备分娩时，可以告诉医生或助产士，这样你的隐私会得到保护。

婴儿的第一次体检

出生之后，助产士将立即对宝宝进行一项检查——阿普加测试——以确保宝宝的生命功能已经很好地适应了空气环境：

- 皮肤已经变得粉红。
- 精神振奋。
- 反应有力。
- 呼吸毫不费力。
- 心率和出生前一样，在每分钟120到160次之间。

这些指标很容易观察到，监测时无须把你和宝宝分开。这些生命体征证明宝宝的心脏、肺、血液循环和神经系统已经适应子宫外的生活。宝宝不再需要胎盘进行物质交换，他可以独自生存了。

助产士将确认你是否发生异常出血。如果一切顺利，为了保护你们的隐私，会让你们三个人一起待一会儿，让你们亲密地独处。助产士或医生将用一把钳子剪断婴儿的脐带，这个动作对宝宝来说绝对没有痛苦，因为脐带由胶质物质组成，不含敏感神经。根据产科医院的具体情况，有时会采集几毫升脐带血来测量酸碱度和乳酸盐。如果你想母乳喂养，宝宝也表现出想吮吸，现在就可以让他开始吮吸。给宝宝留出充足的时间，他会自主寻找乳房并开始用力吮吸。他会尝到初乳的味道，初乳的气味和味道跟羊水类似。

你可以把宝宝放到臂弯中，凝视着他，给他留出足够的时间看看你和他的父亲。正如我们上面提到的，这些早期的眼神交流可以让新生儿和他们的父母建立起非常牢固的联系。

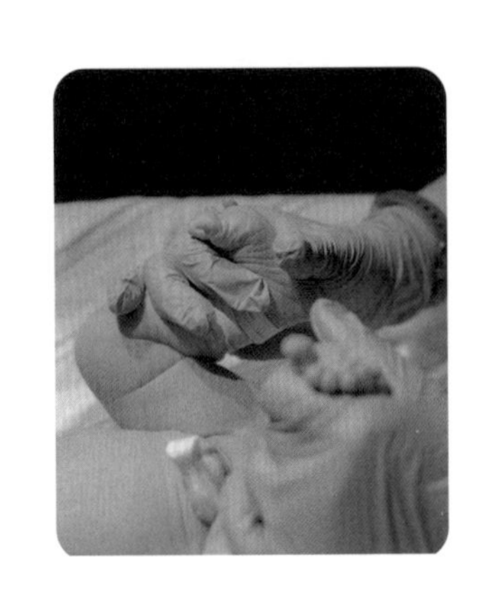

顺利度过分娩的所有阶段后，此时的婴儿依然特别警惕。这时他能够分辨出出生前已经熟悉的一切：母亲的气味、心跳声、声音，父亲的声音……

有时，婴儿很难适应新的环境，也许他的喉咙里有黏液，需要吸出困扰他的黏液，清理后，他才可以更努力地呼吸，他需要一点氧气来恢复体力。不要担心，你的宝宝会得到一切必要的照顾。如果一切顺利，你和宝宝会拥有更多的产后相处时间。如果母亲因难产而不便，父亲可以接替妈妈来照顾宝宝。宝宝的脐带剪断后，可以让他紧挨着宝宝。

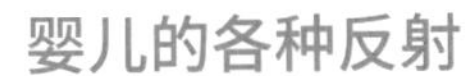

婴儿的各种反射

在出生后的几天内，将对婴儿自身的各种条件反射进行检查，包括但不限于：

- 婴儿爬向乳房时，一条腿接着另一条腿往上爬，这是自动行走的反射（会在婴儿站立时进行测试）。
- 将嘴朝向乳头，这是朝向反射。
- 伸出舌头并试图吮吸，这是觅食反射。
- 乳头一进入嘴里，宝宝就吮吸乳房，这是吸吮反射。
- 用手指头攥住你的一根手指或正在吮吸的乳房，这是握持反射。

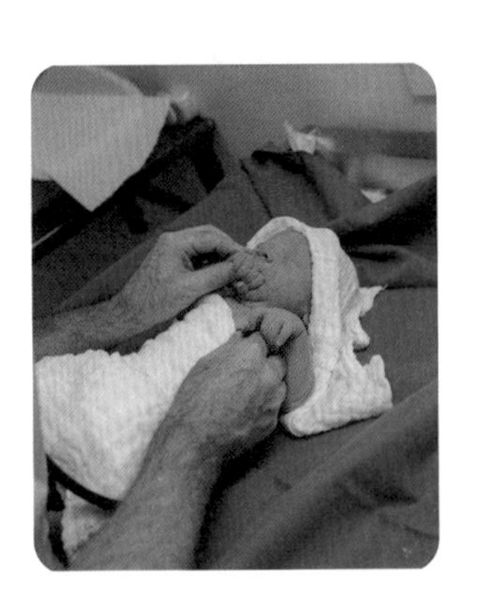

所有这些反射都反映了婴儿神经系统的良好状态，说明他已经适应了在没有子宫保护和胎盘的情况下生存。

早期护理

现在你已经见到宝宝了，可以开始进行早期护理。宝宝会被放在暖灯下，因为他还不能将体温保持在37摄氏度。护士会给他称重，并注射滴剂以保护他的眼睛免受感染。一般来说，出院时护士会给他测量身高，届时他会更加放松，双腿会自己伸直。如果宝宝身体上有黏液，会被清洗干净。如果宝宝身上还有胎脂（胎垢），会保留这层胎脂，因为它可以御寒。有的医院，在新生儿出生后就会给他洗澡，有的医院则是在每天早晨盥洗时，给他洗澡。

现在，你可以给宝宝穿上自己带来的衣服。你可以挨着他，让父亲抱着他，或者把他放在小床里。在分娩后24小时内，儿科医生会对他进行检查，然后你们就可以从产科病房出院了。

分娩时长

分娩需要多长时间？这个问题没有确切答案，因为分娩过程中有太多的不确定性。统计数据显示：女性初产平均需要8到10个小时，二胎需要5到6个小时。

宫颈扩张是时间最长的阶段，几乎占到了分娩总时长的十分之九，也就是说，头胎宫颈扩张需要7到8个小时，二胎需要4到5个小时。另一方面，头胎娩出阶段通常快的只需要20—25分钟，初产妇一般1—2小时，而二胎则不到20分钟。生二胎时，宫颈扩张阶段完成后，有可能紧接着开始娩出阶段。

分娩二胎持续的时间会更短，因为已经扩张过的宫颈和阴道重新扩张时不会有那么大的阻力。

但是这些数字仅是成千上万例分娩个案中所用时间的平均值，具体到你的分娩时间，可能会更快，也可能会更慢。不过，有一点是肯定的：今天，不会再出现分娩时间无限延长的情况。医生可以使用有效的医疗手段规范这一过程，并缩短分娩持续时间。

影响分娩时长的可能因素

· 先露的方式：臀先露会比头先露耗费更长时间。

· 宫缩的力度和频率因人而异。

· 母亲在宫颈扩张阶段的活动能力，这种活动促进了胎儿下降。

这是何等漫长的历程。了解了整个分娩过程，你是否会感叹，在一两代人的时间里，医疗水平已经取得了多么大的进步！曾几何时，新生儿降生后发出第一声啼哭而无人护理，出生后马上把孩子带走进行各种检查，这样的时代已经一去不复返了，我们是何等地幸运！

在待产室和产房的日常工作中，由于分娩过程中的不确定性太多，现场对新生儿的关注和尊重不可能面面俱到，但如今大多数医护人员都有尊重产妇、尊重婴儿的意识，能够在关注新生儿身体健康的同时，为他们提供高质量的情感支持服务。产科团队已经意识到宝宝刚从一个充满液体、温暖、舒适、黑暗、封闭良好的庇护所中出来，进入一个嘈杂的、刺眼的、混乱的、有重力作用的新世界。因此，应该温和地对待他，不能让他头晕目眩，避免以任何粗暴的动作对待他。医生们也了解到：如果分娩过程正常，一切进展顺利，可以晚点再进行出生体检；此刻，父亲、母亲、新生儿终于见面了，给他们留一点时间，让他们享受这段亲密时光。

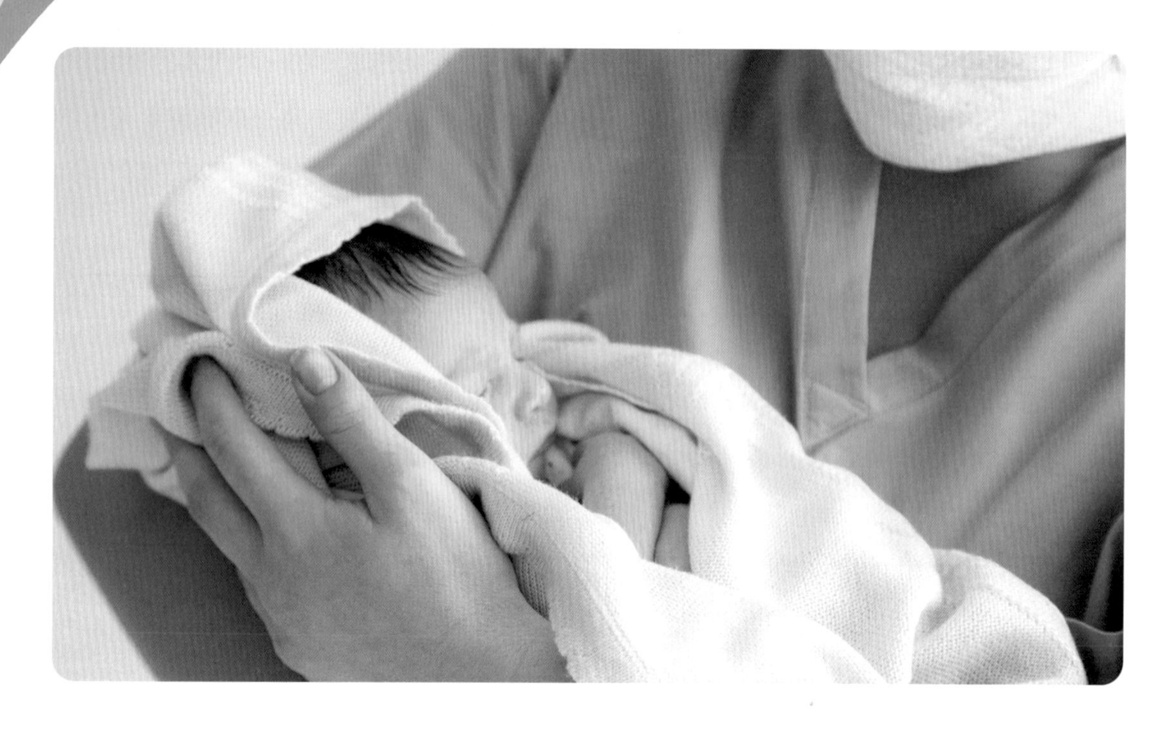

剖宫产手术

医生已提前告知你需要进行剖宫产，或者如果情况紧急，可能会临时安排进行剖宫产。你也许会感到失望，甚至有点担心；或者，相反，你几乎放下心来，认为宝宝的到来是如此有计划。现在，剖宫产手术被广泛使用：在法国，大约有20%的分娩是剖宫产。近年来，这一数字一直保持稳定，并没有增加。这一剖宫产比例与南美（如巴西）或亚洲（如越南）某些国家的数据相差甚远：在那里几乎每两例分娩中就有一例是剖宫产，这主要是因为孕妇的选择，也有少数是出于医疗需要。

一般有两种剖宫产手术：一种是计划内的，或“选择性的”，也就是说预先已计划好；另一种是在产程过程中，根据不同的紧急程度临时决定的。无论是计划内，还是计划外，两种医疗干预的办法相同。但是，产科团队的构成，尤其是妈妈的感受会有很大差别。计划中的剖宫产是在平静的时刻进行的，此时每个人都已经做好准备。计划外的剖宫产是在一种有点紧张，有时甚至非常紧急的情况下进行的，在这种氛围下，每一分钟都很宝贵。这种情况下产科团队（产科医生、麻醉师、助产士、儿科医生、护士）必须迅速行动起来。对于母亲来说，她会发现自己难以接受这种临时改变，也不明白为什么要这么快做出反应。

有计划的剖宫产

在法国，几乎一半的剖宫产手术是按计划进行的，一般被安排在第39周左右，也就是说，在预产期前1周。

为什么要计划进行剖宫产？

准妈妈已经进行过剖宫产，这次剖宫产的原因是前次手术导致的疤痕子宫，这可能是最常见的原因。

如果医生评估后认为，持续妊娠至妊娠结束会使胎儿面临风险，也会计划剖宫产，如子痫前期、糖尿病、前置胎盘覆盖宫颈、某些类型的双胎妊娠、高龄产妇等，特别是通过辅助生殖技术获得的妊娠、严重的宫内生长迟缓等；或者简言之，医生经过评估，这时实施剖宫产更合适，也是为了不想让病人“冒任何风险”。进行剖宫产的决定通常是在最后一次产检时做出的。

有时，医生会告诉你可能会进行剖宫产，但你也可以尝试自然分娩；如有必要，是否进行剖宫产会在分娩时再决定。这时，你要做好两种准备。

出于便利原因的剖宫产。应准妈妈的要求安排剖宫产，这种情况非常罕见，一般情况下这仅仅是因为准妈妈害怕分娩。剖宫产和其他手术一样，不是完全无害的医疗干预。医生会试图理解产生这一要求的种种原因，会向准妈妈解释自然分娩——她本可以自然分娩——可以在最安全和舒适的条件下进行，一般会说服准妈妈进行自然分娩。

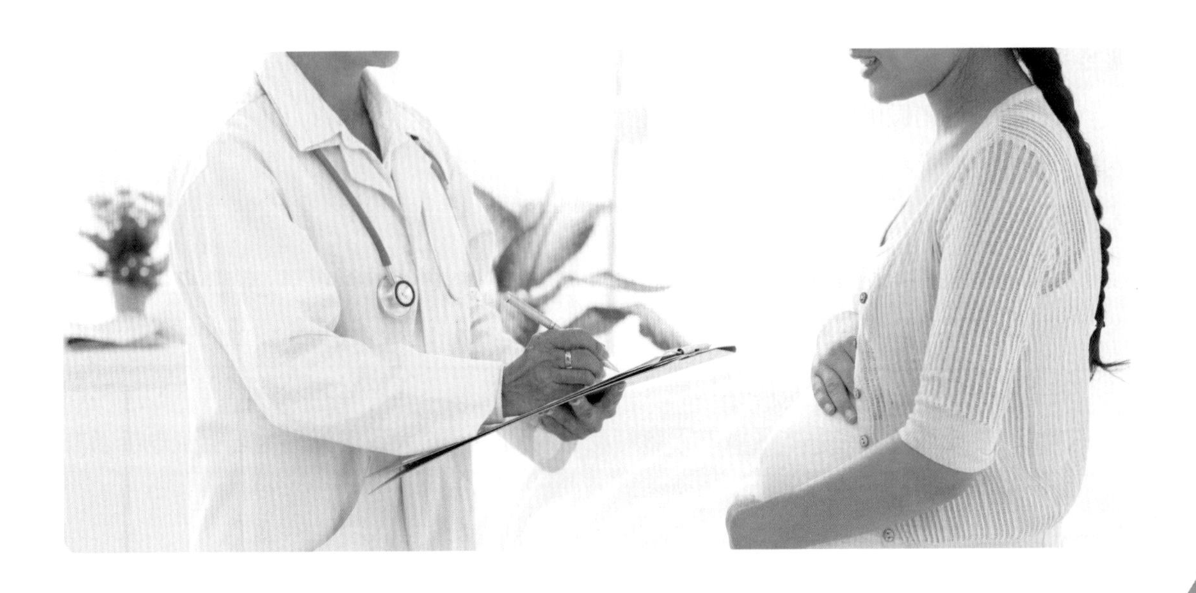

临床计划剖宫产

最后一次产前就诊时，或者接近临产时，医生会根据手术室的使用情况，具体安排剖宫产，告知你日期和时间，确认你是否做过关于麻醉的医疗咨询、你的血型卡是否符合规定等，还会为你开具处方，让你购买静脉曲张袜，以便届时带到产科医院来[①]。

手术前一天

手术前一天，助产士会在产科接待你。她会检查医疗档案的内容，同时会进行胎心监测，确认婴儿的健康状况，告知你第二天剖宫产的流程。稍后，产科医院工作人员会把你安置在病房里。护士或护理人员会给你做产前准备，如去除阴毛等。医院会为你提供清淡的饭菜。一般来说，麻醉师会来看你，他会明确指出手术前至少6小时要开始禁食（不吃东西）。

手术当天

手术当天，你可以洗个澡，穿上静脉曲张袜。如果你平时佩戴珠宝、假指甲贴、隐形眼镜、眼镜，请摘下来。然后进入手术室，通常是步行前往。新生儿的衣服会交给助产士或儿童保育人员。

在手术室

- 你会被安置在手术台上，手术室护士会给你清洁腹部和外阴区域。
- 护士会放置导尿管，这种操作没有疼痛，会使用少量局部麻醉（喷雾）来完成。留置导尿管是为了让外科医生在手术过程中不会因产妇膀胱充盈而受到阻碍。
- 接着，麻醉师为你实施硬膜外或脊髓麻醉。在外科医生和护士准备手术的时候，你需要采取侧卧位或坐姿，背部拱起呈弓形，便于针头插入。
- 然后，你稍微侧卧，护士对腹部进行大面积消毒，将手术单（一种保护手术部位的布单）放好，剖宫产就可以开始了。

外科手术

外科医生会首先切开腹部皮肤，然后切开皮肤和肌肉之间的组织层，将腹壁的肌肉层分开，再切开腹腔。然后横着切开子宫的下部，抓住胎儿的头，或者抓住他的脚（如果胎儿呈臀位）拉出胎儿。所有这些过程都完全没有痛苦。母亲能感觉到外科医生手的接触和手术操作，也能通过照亮手术区域的无影灯反射看到手术的大致场景。她能听到电手术刀

① 国内一般医院会提供下肢压力泵预防血栓，也可以自己去购买弹力袜。

的声音和吸出羊水的声音。手术过程中，麻醉师或麻醉护士会陪着她，和她交谈以缓解她的压力。父亲（如果在场）也会陪在她身边，两个人一起期待新生命。

婴儿离开宫腔，处理好脐带后，就会被抱给妈妈，好让妈妈可以抚摸他，亲吻他。如果手术顺利，就像自然分娩一样，宝宝会被放在母亲的旁边（手术中母亲胸口可能有监护及无菌敷料）。然后，当外科医生完成手术时，父亲和助产士会把宝宝带到新生儿接待室进行清洗。这时，如果父亲愿意的话，可以把婴儿托付给他。爸爸可以舒适地坐在扶手椅里，把婴儿放在自己胸前，“皮肤贴皮肤”。父亲们说，这是一个难忘的时刻。

手术后期缝合子宫和腹壁，然后缝合皮肤。现在，此类手术越来越多地使用不需要拆除的可吸收纱线。剖宫产手术总共持续不到1个小时。

爸爸待在手术室吗？

如果外科医生和麻醉师同意，爸爸可以待在手术室陪伴妻子。一切就绪，如果没有什么非常紧急的情况，爸爸会被带进手术室，穿上手术服（罩衫，口罩，手套……），他可以坐在麻醉师旁边，靠近他妻子的脸。

观察室和返回病房

剖宫产后，母亲会被安置在观察室，有时会跟宝宝和父亲在一起。监测至少需要2个小时，在此期间护士每15分钟回来检查一次“体征”（血压、脉搏、氧合）。护士对失血量进行特别监控，医生会根据产妇所经历的疼痛情况，开出适当的止痛的药。母亲在分娩后2个小时左右回到自己的病房，麻醉剂作用消失后，你可以移动自己的腿。一般情况下，产妇体征稳定，疼痛不太强烈。

接下来的日子

接下来至少24小时内，护士会继续对你进行密切监测，根据情况可能会留置静脉滴注。如果有导尿管，通常会在术后48小时内取出。

疤痕处可能会持续轻微疼痛。然而，如果感到特别痛，是不正常的；如果是这种情况，应该告诉护士，可能需要外科医生处置。

剖宫产的后续护理通常很简单。但在最初几天，产妇会更容易觉得疲劳。分娩后的头两天，产后宫缩或手术切口会让产妇感觉更加疼痛，因为宫缩是作用于更敏感、有疤痕的子宫。此外，还可能伴有与肠道输送功能恢复相关的腹痛。在此期间，推荐适当进食。

48小时后，医生会拔出疤痕处的一个小引流管（不是所有医生都会给产妇放置这个导管）。

手术当天你就可以起床。第一次起床可能会很困难，虽然只能走几步。不要气馁，从第2天或第3天开始，你就可以轻松地起来了。与此同时，你的家人或保姆会照顾好新生儿（更换尿布、洗澡等）。你只负责喂奶就可以了。

如果妈妈希望母乳喂养，剖宫产与此并不冲突。鉴于母亲疲劳程度较高，可能会推迟下奶（第4至第5天，而不是第2至第3天）。产后24小时里，要有父亲或亲近的人在病房陪护，他们可以把婴儿抱到你怀中进行喂奶，而无须护士帮忙。如果你住的病房是单间，通常爸爸晚上可以陪护。

产后几天要好好休息（让朋友们稍等一段时间再来看你），你的住院时间会比自然分娩稍长一些（平均第4—5天出院）。

伤口拆线是妈妈们害怕的时刻，但这完全没有必要。一些外科医生进行的是“皮内缝合”，在这种情况下，手术线会在皮肤下溶解。如果是在皮肤上面进行缝合的，手术线可以滑动，只要把手术线抽走就可以了。还有一些外科医生使用缝合夹，用仪器进行消融，你也不会感到疼痛。

一些妈妈因为不能马上亲自照顾宝宝而感到痛苦和内疚，如果需要的话，可以约见产科心理医生，他们会倾听你的愿望并给你提供帮助。

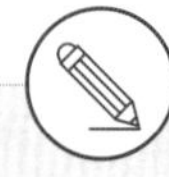

注意

如果出现任何异常症状（疤痕红肿疼痛，或出现其他各种疼痛、发烧、出血），你要联系医院产科，向他们寻求帮助。

“等了一阵，才给女儿喂了第一次奶，但此时有医生、护士分别照顾我。女儿一出生，父亲就承担起了他的责任，给了女儿无尽的温暖和爱。”

——奥黛丽

出院回家

如果一切顺利，分娩后的第4天到第5天，你就可以出院回家。如果医学条件（有血栓形成风险）允许，医生可能会开具抗凝治疗药物。阴道出血还会持续几周，就像自然分娩一样。你最好等到出血结束后再进行盆浴，但是你可以在手术后第2天进行淋浴。这期间性生活不可避免地要受到限制，可以根据实际情况恢复，对此医学上没有明文的期限规定。

回到家后，你会感觉疲倦，需要休息，这很正常。你将逐渐恢复孕前的精力，不过要注意，至少在1个半月内避免携带重物。剖宫产后，医生也可能开具会阴康复治疗药物，这由外科医生和你一起决定。

计划外的剖宫产

计划外剖宫产是在自然分娩产程中进行，或者在紧急情况下，甚至在宫缩开始前进行。计划外剖宫产在大部分环节，包括医疗干预方式、后续手术、出院回家等，与计划内剖宫产手术相同。

产程过程中的剖宫产

有许多原因会导致临时决定进行剖宫产：

- 胎儿在宫缩时胎位不佳，或胎头曲度不佳；或者母亲骨盆空间有限，但这种情况较为罕见；也可能因为不明原因的宫颈扩张停滞。
- 出现胎儿心率异常的情况，表明婴儿不能再忍受宫缩的约束，这是医生决定“进行剖宫产”的常见指征。除此之外，也可能是分娩过程中出现的其他紧急情况。

临产前急诊剖宫产

这是当出现紧急情况，有时甚至是极端紧急的情况，对母亲和孩子都有很大风险，如异常出血且无法解释、母亲发热并表现出感染症状、脐带脱垂等状况时，做出的决定。还有一些症状，如子痫前期、胎盘后血肿、前置胎盘异常出血或胎盘植入等，也会导致紧急剖宫产。

在实操过程中，为了更好地组织护理工作，根据医生或助产士确认的紧急程度，通过颜色预警制度调动参与医疗干预的人员（外科医生、麻醉师、儿科医生、护士）[①]：

- 红色预警：极端紧急。在决定实行剖宫产和分娩之间，时间不应超过15分钟。
- 橙色预警：出现对母亲和胎儿的短期威胁，决定剖宫产和分娩之间的时间不得超过30分钟。
- 绿色预警：短期内没有危险，决定剖宫产和分娩之间的时间可以是1小时。

不管是什么颜色的预警，应该知道的是，上述决定剖宫产的不同紧急程度也会相互转化，尤其是红色预警阶段。在手术室，向父母进行解释可以很简洁，显然，此时应该优先考虑进行临床操作。但是当婴儿出生，母亲处于安全状态，两人进入观察室后，医生就有时间进行必要的解释。确认婴儿一切正常后，助产士可以告诉父亲决定进行剖宫产的具体信息。

计划外剖宫产后

医生会在当天晚上或第二天来看望母亲。这时，他可以安静地解释此次进行剖宫产的原因，以及为什么他认为这一突发事件的起因很可能不会再次发生。这样，妈妈们会对下次怀孕感到放心，获得安慰。计划外剖宫产常常令母亲们产生一种失败的感觉，即“分娩失败”。在医生的解释下，她们将明白这种紧急的剖宫产挽救了自己的孩子。

“分娩是令人激动的美妙时刻，在我们的小女儿哭出第一声后，护士将她抱给我们。我跟她说话，吻她，偷偷摸摸地用我的脸颊蹭她的脸颊，然后她被抱去进行出生护理，护理结束后，她和父亲头碰头地靠在一起，待了很长时间。”

——玛丽亚姆

重拾信心

一些母亲认为剖宫产是不愉快的经历，“我错过了分娩”，她们常这样说。如果剖宫产是临时决定的，妈妈还要与新生婴儿分开，这种失望和沮丧的情绪会更加强烈。而且，回

① 国内紧急呼叫，各个医院制度不同。

忆起当时的紧急情况和由此产生的焦虑、事情发生如此迅速、与婴儿的接触如此短暂，以及好像被剥夺了参与如此重要的事情的印象等，也会令母亲们产生挫败与痛苦的感受。

手术后第二天，母亲们通常会有点沮丧，不一定能和配偶融洽相处；而此时，因为一切顺利结束，父亲们感到放心，而母亲们则保留着不完美的失落感。此外，她们还为手术后需要卧床，无法照顾婴儿而感到难过。

对母亲来说，尽快将婴儿抱在怀里，皮肤贴皮肤，是一种修复和填补缺失的方法。从婴儿出生起，产科团队就开始促进母亲和新生儿之间的身体接触，并尽可能给母亲照顾婴儿提供便利（换尿布、洗浴）。如果有必要，至少最初的两三天内，护士会暂时让父亲代替母亲照顾宝宝。一般会安排产妇与产科心理医生会面，通过得到配偶和整个医疗和护理团队的支持，分享自己的感受和负罪感，妈妈会逐渐获取自信，真正感觉到自己是孩子的母亲。

我们也收到了一些母亲的正面反馈，她们说：剖宫产很顺利；认识到宫缩拖得太久，太过疼痛，不这样做别无它法。终于把自己的孩子抱在怀里时，她们感到欣慰，整个心灵都被孩子占据，他的目光、他的触碰让妈妈觉得幸福是如此真切。

剖宫产手术：此后的分娩

一些母亲认为：剖宫产后再次分娩，只能再进行剖宫产。某种程度上来说，这不无道理，但不准确。如果第一次剖宫产的指征仍然存在（糖尿病、巨大儿、骨盆狭窄等），再次怀孕，还是要进行剖宫产。或者孕期主管医生认为这样更好，他是唯一可以进行决策的人。

否则，可以考虑自然分娩，而且在许多情况下，自然分娩不会有任何困难。然而，以后的分娩需要加强监测，因为上次剖宫产的疤痕有破裂的风险。不过这种风险孕期非常罕见，宫缩时也很少出现（约1%）。尽管有硬膜外麻醉，这种情况发生时还是会有征兆，如异常出血、宫颈扩张停滞或胎心监测异常。此时，计划外剖宫产会在宫缩时进行。

客观地说，已进行过剖宫产，增加了下次分娩时再次进行剖宫产的风险。但也不一定。如果医生建议你进行自然分娩，不必担心：你将得到特别的监测，很有可能会进展非常顺利。

胎盘植入是指胎盘异常插入，位置正好在上次剖宫产的疤痕处。这种异常可通过超声波检查发现，并经核磁共振确认，在分娩期间有发生大出血的风险，因此分娩时必须进行剖宫产。

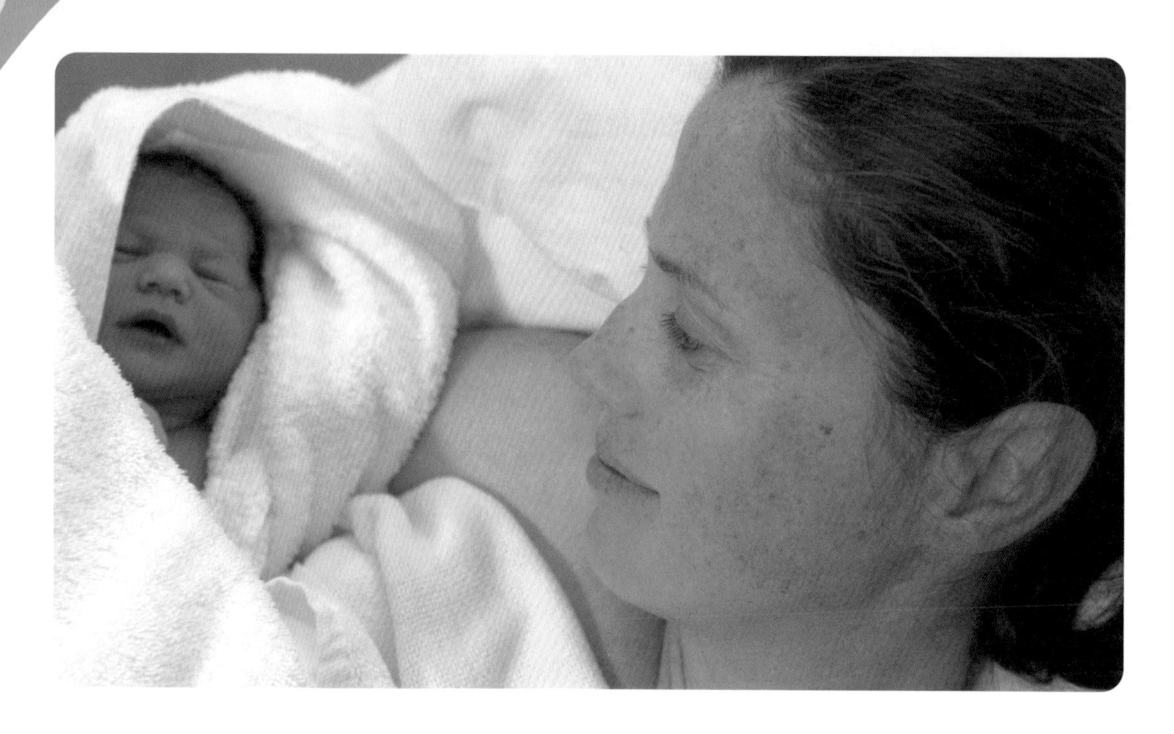

是否有更自然的分娩方式?

“生孩子是一种自然行为。这种事一生中不会经常发生，我们希望能在轻松的氛围中自然生产，依自己的心意选择生产方式。”这是一些父母的心声。现在越来越多的专业人士对此表示理解并尊重他们的选择。

自然分娩这个概念在法国取得了很大进步。一些女性希望能够根据自己的具体情况，宫缩时自由活动，按照自己的节奏迎接自己的孩子。

拥护自然分娩的父母认为，在妇产医院分娩不一定等同于医疗化、流水线化。因此，医院在制定分娩计划时，也会充分尊重准妈妈的愿望。产科团队会尽力帮助那些希望获得自然分娩体验的女性，在更加自然的状态下，让宫缩打开宫颈，让孩子位置下降，找到有利于分娩进程的姿势，同时自己也感到安心。陪伴在她们身边的配偶也支持这些待产母亲的选择。这些母亲认为自然分娩赋予了她们照顾孩子的巨大信心。

一些妇产医院也会优先考虑自然的分娩过程，例如：不进行人工破水，不催产，硬膜外麻醉率不是很高，助产士会在现场帮助母亲找到适合她的姿势；只要一切正常，就停止监测，让产妇能四处走动；出于同样的原因，只有在婴儿娩出时才进行输液。

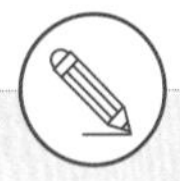

注意

有些机构只在必要时进行医疗干预。产科医院的安全监控并不妨碍尊重你的隐私，会充分考虑孕妇的需求，比较人性化。

自然产房

一些妇产医院设立了生理产房或自然产房，可配备：一个浴缸，用于宫缩时放松，通过浸入水中减轻宫颈压力；牵引藤蔓、分娩球，辅助减轻疼痛和促进婴儿下降的姿势；一个分娩台，辅助选择合适的分娩姿势。自然产房的装修也比普通的产房更加人性化。

自然产房与其他产房一样，也会进行医疗监控，有着同样的安全措施。如有必要，可以在不换房间的情况下实施硬膜外麻醉。

家庭分娩会吸引一些想要在温暖的家庭氛围中体验分娩过程的夫妇，因为在家分娩会很方便。医疗专业人士并不推荐在家分娩，因为较易出现母婴并发症。

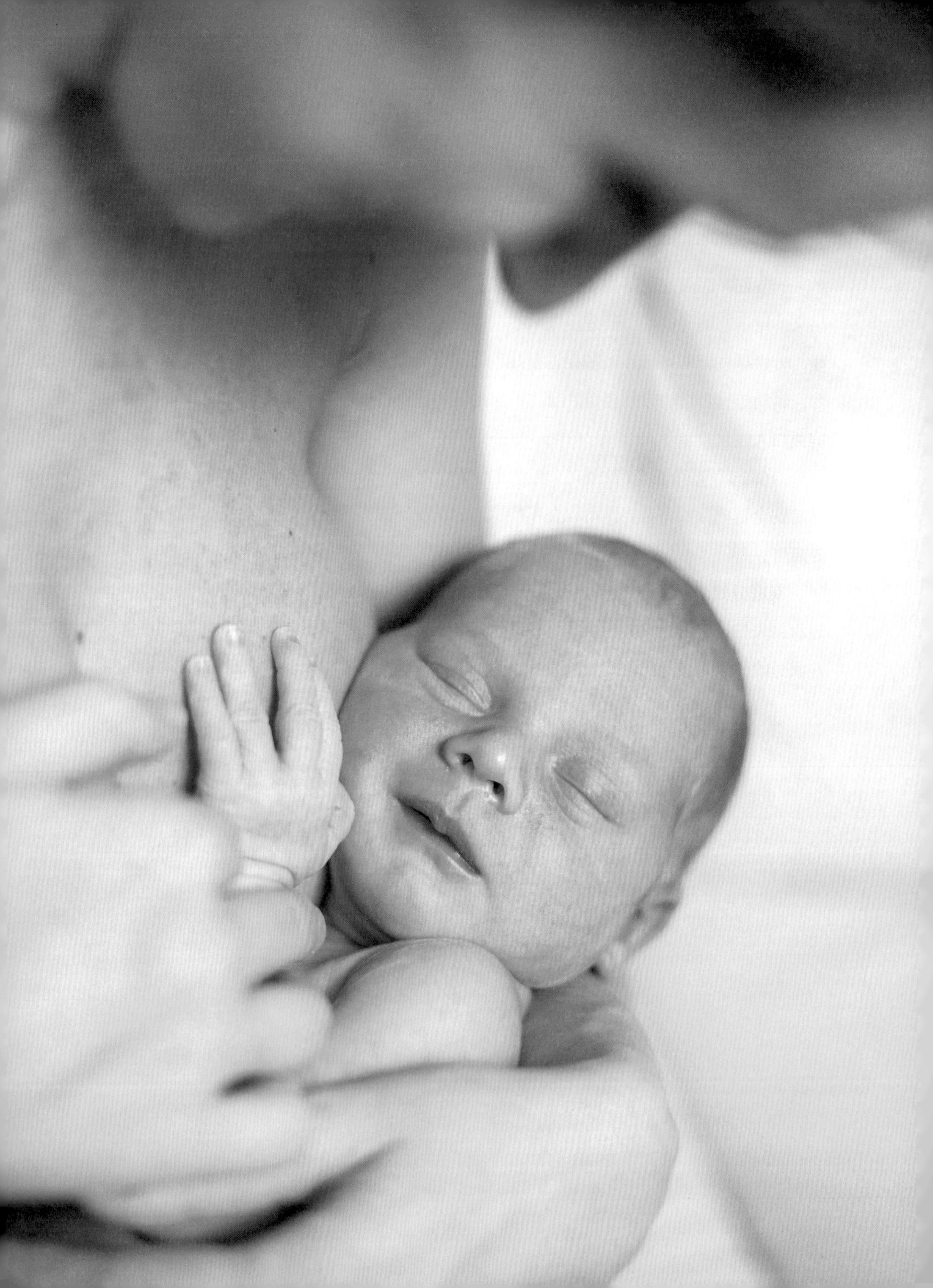

生产之后：你和宝宝

快乐、疲惫、欣喜和惊讶……你终于把宝宝抱在怀里了，你亲切地呼唤着他的名字，舍不得把目光从他身上移开。此时，你清楚地意识到了这一点：一切都将和以前不一样。你想母乳喂养宝宝吗？还是想用奶粉？如何度过在产科医院住院的日子？出院回家后怎么办呢？你的身体如何恢复、重新调整？本章将回答你孩子出生后遇到的所有问题。

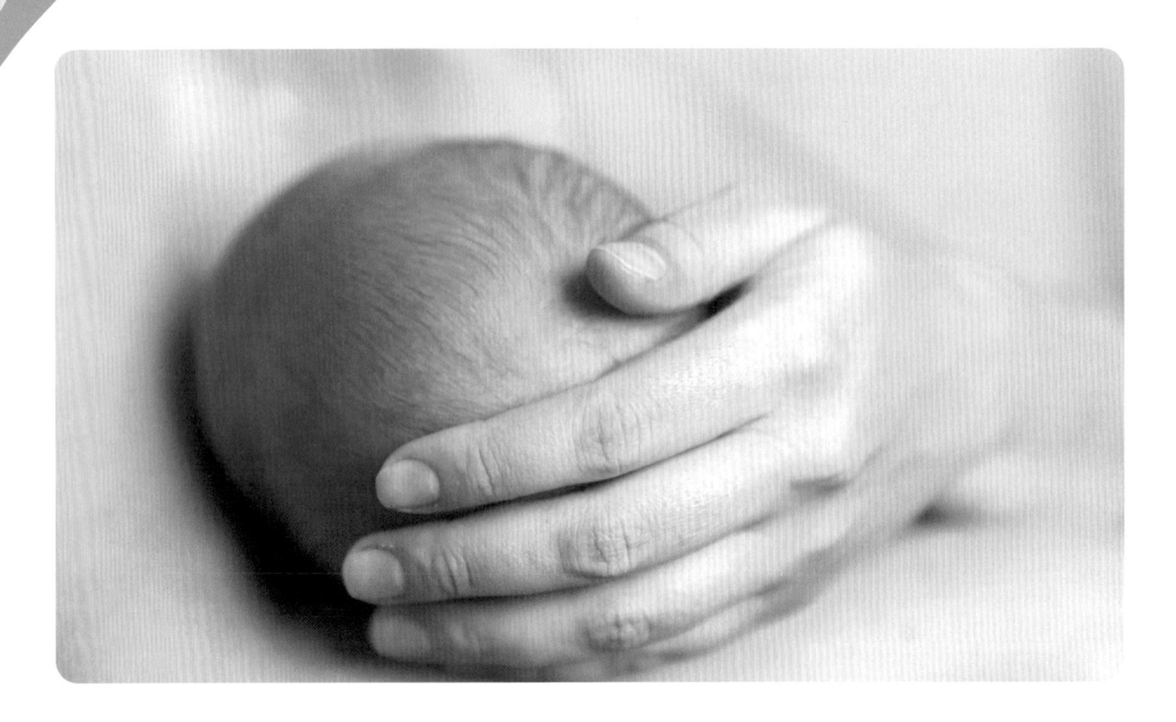

终于见面

刚出生的宝宝在你的怀抱中。此时，你不再感到疼痛，没有任何压力；你能感受到他小小的身体如此真切，耳边还回想着他出生后的第一声啼哭。惊心动魄的分娩过程后，此时你无比宽慰，盼望已久的宝宝终于来到你的身边。从此以后，你们夫妻俩会为他哭、为他笑，他会时刻牵动你们的心弦。父母们总是激动地仔细检查宝宝是否健康，是否开心。与此同时，你将发现宝宝跟你想象的样子不一样：他的脑袋像一个“糖霜面包”，布满了胎脂或褶皱，让你大吃一惊。 新生儿一般皱皱巴巴的，不会和你交流，也不能触碰你的脸颊。他的存在如此脆弱，让你的心中充满怜爱。

母亲们最初的感受

无尽的喜悦过后，内心恢复了平静，母亲的内心深处会有一点不愉快：已经盼了9个月的宝宝，刚刚“离开”了她的身体，她觉得自己仿佛成了一个巨大的空洞。正如一位读者告诉我们的：“我感觉有些厌烦自己的肚子。”对大多数母亲来说，这种空虚感转瞬即逝，很快就变成了充实感和成就感。

孩子离开自己的子宫，降生到这个世界上，成了一个独立存在的个体，这会让妈妈产生一种疏离的陌生感。她再也无法感受到孕妇体内的爱，而这种母爱是她原本以为马上就能体验到的。

“他需要我，我能照顾好他吗？”如果是第一胎，妈妈的这种担心可能出于缺乏经验，而分娩带来的疲惫感会加剧这种怀疑。

不管母亲是否清楚地感知到这些强烈的情感，或者继续保持困惑，幸运的是，一抱起孩子，这些错综复杂的情绪立刻就消失了。看到新生儿沉沉睡去，呼吸平稳，绝大多数妈妈的信心又回来了。通过触摸、爱抚、哺乳，她会重新和孩子建立起一种身体上的联系，这种联系会让她安心，从此开启一个漫长的爱的故事。这个故事不可能一天写完，母爱和父爱并不总是一见倾心，而是在与孩子的接触中不断滋生，非常缓慢，跟孩子一起成长。

“一感觉到他和我皮肤贴皮肤，我就想：他是我的宝贝，我是他的妈妈。”

——纳蒂亚

父亲们最初的感受

父亲会用各种方式表达他们的情感。他们很高兴也很自豪：“我的妻子很棒，我的孩子也很棒，我也很棒。”他们感觉人生跨入了一个崭新的阶段：“我当爸爸了，我成功了：这是妻子对我的期望，我曾经还担心自己做不到。”有些人受到了彻底的震动，只会说：“太漂亮了，我太开心了！”或者“多么幸运，有了这个孩子！”有的父亲也会发出出人意料的表达，也许是为了掩饰自己的真实情感：“我被女儿的脚迷住了。我马上对妻子说，她将来肯定会打篮球。”

父亲对于幸福的表达会被母亲视为对宝宝爱的表示。

为了成为一个母亲，女性经历了9个月的孕育和分娩，从身体上和心理上怀抱着宝宝；对父亲来说则不同，即使在宝宝出生前他就已经和孩子建立了联系。对于男性来说，一生中最伟大的时刻就是成为父亲，尤其是成为第一个孩子的父亲，而这种体验，产生在他抱着刚出生的孩子的瞬间。只有在看到和抚触到婴儿时，当了爸爸的震动才是真实的。

对父亲来说，另一个重要的时刻可能是给孩子上户口。当父亲完成申报的流程，会认识到从此家庭有了新的含义。

“我真的目瞪口呆：他皱皱巴巴的，还有眼袋……与此同时，我觉得已经被巨大的柔情征服了！”

——艾利克斯

宝宝最初的反应

有一个人，正等着你把他抱在怀里，看着他，和他说话，认出他，把他包裹起来——新生儿来到这个世界，像渴望乳汁一样渴望着爱！从一出生起，孩子就充满好奇，拥抱未知，对声音、目光、手势，对周围人的照顾都很关注。我们甚至从他出生时就能观察到他的微笑，有人称之为“天使的微笑”。我们会注意到非常幸福的状态与真正的微笑相伴。这些早熟的反应会产生迅速而重要的影响：从出生开始，孩子就对抱他的人感兴趣；他看着他，反之亦然，这样彼此间的联系就建立起来了。

如果对分娩过程有着不好的回忆

孕期一切都很顺利，没想到分娩过程却很糟糕。你可能经历了紧急剖宫产，或者需要用产钳或用吸盘取出你的孩子，或者需要非常专业的护理，甚至是输血来控制出血。你一直很担心，意识到自己的身体已不受自己控制，且没有了选择权。你甚至需要留在重症监护室接受特别护理。你会感到焦虑、失落，就仿佛一个完美的计划最后没能实行。你可能因此产生心理障碍，发现自己很难进行母乳喂养、照顾宝宝，进而感觉自己不是一个“好妈妈”，不得不把孩子交给别人照顾。

这个时候，你需要跟产科心理学家聊一聊。如果一直记着令人不愉快的分娩经历，这非常令人遗憾。你可以敞开怀抱，表达自己内心的痛苦，试着被亲人接纳，然后获得解脱。大家会给你解释医生为什么会进行这样或那样的操作，你要学会“放松下来”，以积极的眼光展望未来。此外，你的倾诉也会让产科团队更好地理解一些准妈妈的感受，并尽可能给予她们更多的帮助。

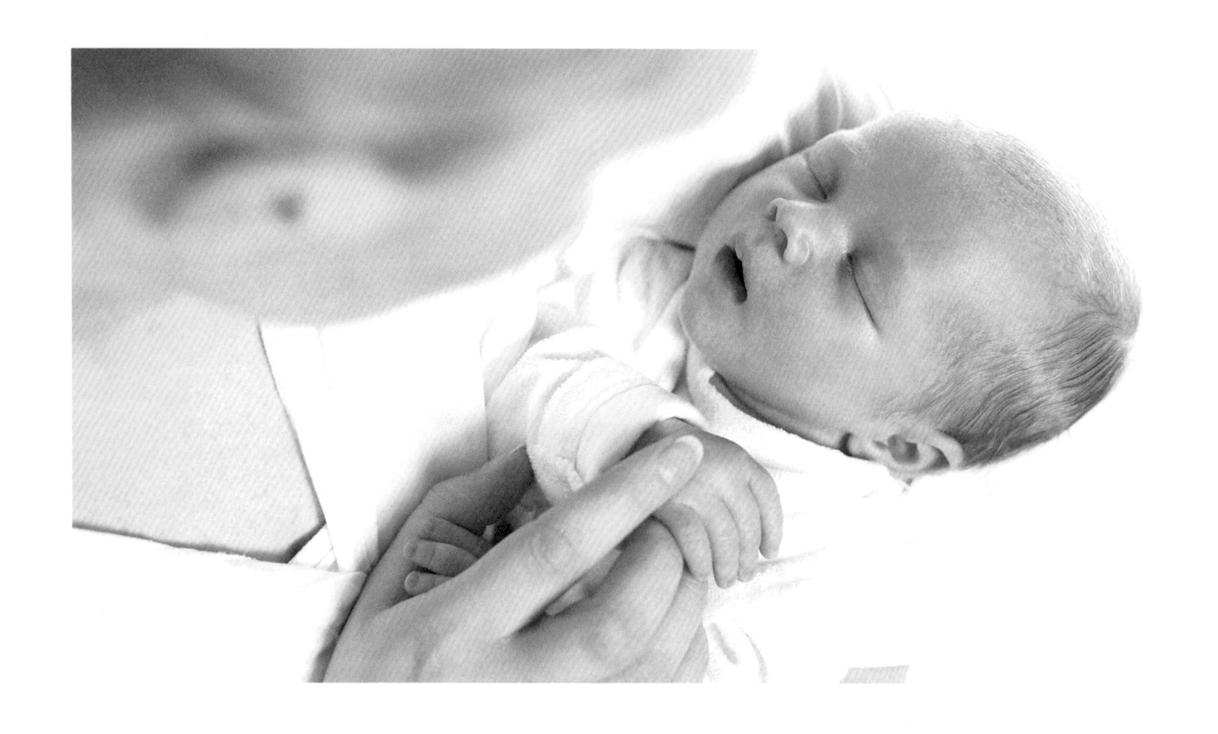

母乳或奶粉：如何抉择？

可能你在孕前就已经做出了决定。在某些家庭、某些文化中，母亲用母乳喂养还是用奶粉喂养，并不是一个需要探讨的问题。

母乳或奶粉？近年来这一问题的答案也在稍稍发生着改变。以前，人们更注重奶粉喂养的实用性：妈妈们认为奶粉喂养使她们更容易安排每天的日程，也更易掌握宝宝每天的进食量。今天，这一趋势已经逆转，可能得益于医学研究的引导作用：母乳喂养对母亲和儿童健康的积极作用已经深入人心。母乳喂养现在如此受重视，以至于不太确定自己能否进行母乳喂养的母亲会感到压力重重。不要担心，几个月的等待过程中，与配偶、助产士的讨论，朋友们的建议，都会帮助你做出决定。

母乳或奶粉喂养，其实是在两种食物中进行选择：母乳还是婴儿奶粉？奶粉同时也是一种喂养方式，一种不同但无限接近母乳的替代品，是另一种可能性。事实是无论选择哪一种喂养方式，你都会花时间喂养孩子；不仅要用奶哺育他，还要用语言、眼神、温情来滋养他。因此，给宝宝喂母乳或奶粉时，能够愉快地投注自己的情感才是最重要的。为了帮助你做出决定，让我们仔细来看看这两种喂养方式的异同。

母乳喂养

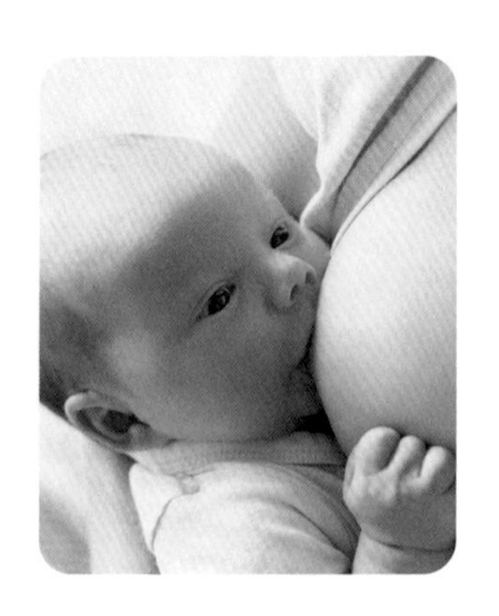

- 母乳最适合刚出生的婴儿。
- 婴儿越早产，母乳对他就越重要，因为早产儿消化系统脆弱，免疫系统不成熟：母乳会帮助宝宝增强免疫力。
- 母乳有一个优势：初乳通常是黄色或橙色的，富含蛋白质和维生素。初乳的成分每天都在变化，以适应新生儿的需要。
- 母乳易于消化，耐受良好。味道随着母亲饮食的变化而变化，成分不是一成不变的。
- 母乳通过向婴儿提供母体抗体来保护婴儿免受某些感染的侵袭。因此，喂养期间能对婴儿提供自然保护。
- 至少4个月的纯母乳喂养降低了婴儿过敏的风险，肥胖的风险也会降低。
- 没有过度喂养的风险，婴儿按需摄入。
- 因为乳腺和子宫之间的密切联系，母乳喂养对母亲有益，促进生殖系统尽快恢复正常。婴儿吮吸时，会触发一种引起子宫收缩的反射，帮助子宫恢复正常大小。
- 母乳喂养意味着一段时间内，夫妻俩要接受乳房有哺育作用这一事实。这可能会让夫妇感到有些尴尬。如果在婴儿出生前二人先进行沟通和探讨，有助于做好心理准备。
- 预期乳房会改变大小，在两次哺乳之间会有乳汁流出；体验婴儿吮吸时新的感觉，有时愉快，有时痛苦。为了让乳头习惯于摩擦，可以在衣服里面穿一个末端被剪掉的胸罩。
- 无法确知婴儿摄入的乳汁量，会令一些母亲担忧。产科的助产士和护士会给你指导，解答你的问题。
- 母亲哺乳时，父亲也有他的作用。他可以在一旁安排日常活动，这样母亲可以有更多时间放松休息，安排其他事务，享受喂奶之外的愉悦。宝宝吃饱后，父母还有很多事要做：抱

为了支持母乳喂养

一些国家的法律规定，禁止在妇产医院分发婴儿配方奶粉的免费样本。

还会监控这些奶粉的广告，并强制在包装盒上注明“母乳是婴儿的理想食物”。

他，给他洗澡，再抱抱他，爱抚他……

- 如果你决定母乳喂养，夫妇二人达成共识非常重要。因为无论是身体上的还是心理上的，你都需要丈夫的支持。这将是他参与创造孩子幸福生活的一种方式。

母乳喂养应该持续多久？

没有一定的要求，根据婴儿的实际接受能力而定，任何时候都可以用婴儿奶粉代替母乳。例如，一些婴儿从来不喝奶粉，他们直接从母乳过渡到多样化勺食，用杯子喝水。

母乳喂养会损害乳房吗？

事实上，改变乳房的不是母乳喂养，而是怀孕。怀孕首先会引起乳腺增大，然后又引起乳腺变小。母乳喂养可以防止腺体体积骤减，这对乳房其实非常有益。出于同样的原因，在没有足够预防措施的情况下停止喂奶，会损害乳房。

有的女性腺体组织较其他人更为结实。一些女性母乳喂养了几个孩子，依然保持了完美的乳房；另一些女性没有进行母乳喂养，却乳房下垂、松弛。另外，练习产前健身操和进行运动（尤其是游泳），有助于让支撑乳房的肌肉变紧实。

如何保护母乳喂养隐私？

出于羞耻心，一些母亲不想在第三者面前进行母乳喂养。放心，你会很快学会如何轻松地进行母乳喂养。几天后，你就不用盯着宝宝，看他吃奶了，直接把他放在你的T恤里面，或者放在一条盖住胸部的围巾下面，宝宝自己就会衔乳。此时，如果希望产科医院保护母乳喂养隐私，可以让产科团队帮忙请来访者回避。

工作的母亲如何哺乳？

重返工作岗位时，可以进行一些日程安排调整，包括在公司吸奶冷藏留存、混合喂养等。如果能将产前三周假期推迟到产后，可以让母乳喂养变得更容易，直至你重返工作岗位，但是这样减少了孕期为迎接宝宝到来做准备的时间！

奶粉喂养

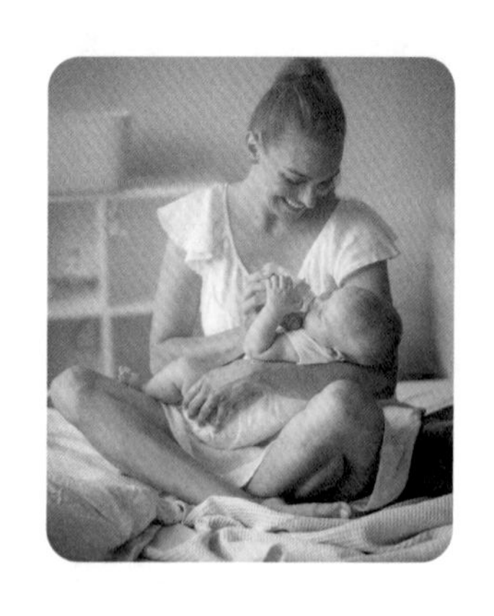

婴儿配方奶粉的生产取得了巨大的进步。

- 适应婴儿的营养需求，成分可控。由牛奶、羊奶、大豆蛋白或大米制成。豆乳或米浆喂养需遵医嘱。
- 配方奶有几种类型，有些富含乳酸发酵物，有些含有增稠物质，以提高消化率并减少反流。医生会告诉你它们的用处。
- 针对一些对牛奶蛋白质不耐受的婴儿，有些奶粉制品中的蛋白质经过了特殊处理，即低过敏性牛奶。按医生建议使用。
- 对于过敏体质的婴儿，可以选择特殊配方奶粉，例如不含牛奶蛋白或不含乳糖，可以凭处方购买。
- 婴儿奶粉通常以粉末形式出售，必须用水重新还原，还原乳必须尽快食用，以防止细菌滋生。
- 使用奶瓶喂养，时间和数量更容易预测，让人安心，安排一天的日程也会更简单。
- 父亲或其他人可以代替母亲喂养婴儿，是使用奶瓶的好处之一。父亲们很高兴能借此机会和孩子产生亲密的接触。
- 有些母亲不喜欢与孩子之间形成亲密无间的关系。她们喜欢和宝宝“皮肤贴皮肤”，感受自己的身体和孩子的身体靠在一起，但并不希望哺乳。对于这些女性而言，爱情生活、性行为有时很难与母性相协调。
- 有时，使用奶粉喂养是出于医学原因，是一种替代性选择，如活动性病毒性疾病（乙型肝炎、丙型肝炎、艾滋病毒，取决于病毒载量），因乳头移位的乳房手术造成无法泌乳，还有短暂的禁忌症，如母亲或婴儿住院等。

“爱婴医院”

世卫组织和儿童基金会推出的“爱婴医院”是对母乳喂养的鼓励和支持，也是为了保证产科医院和新生儿服务机构高质量地接待新生儿及其父母。爱婴标识建立在一项整体计划之上，该计划包括员工培训、以关注新生儿和婴儿需求及节奏为中心安排护理和父母的支持。

你的决定

大多数母亲在孕期，甚至在孕前就已经做出了决定，但是这个选择也可能会有所调整。一位母亲告诉我们，读到宝宝出生时会本能地爬向乳房的方向后，她改变了原本准备奶粉喂养的主意，最终她发现让宝宝吃母乳非常自然。但是另一位母亲不喜欢第一次哺乳时的感觉，她更喜欢使用奶粉喂养。

你不想哺乳吗？

别担心，你并不是特例。我们上面谈到了选择奶粉喂养的一些原因。还有些母亲没有特定原因，也没有主观原因，单纯地不愿意进行母乳喂养。最重要的是，不要因此感到内疚。这个决定是要由你自己做出的，对你和孩子来说都是最好的选择，以便让你平静地在相互感到愉快的氛围中喂养他。需要说明的是，婴儿最初的消化困难，很少是奶粉导致的。随着时间的推移，随着孩子神经系统的成熟，消化问题会有所改善。

你想母乳喂养吗？

同样，这也是你的决定，只有你能决定，这跟只有你能决定什么时候断奶是一样的。母乳喂养通常很简单，有时也会显得麻烦，尤其是在最初的时候。一些母亲因此变得沮丧，放弃哺乳。此时，如果母亲能得到合理的支持，将重新获得自信，再度进行母乳喂养。

如果你不能决定，可以咨询产科助产士，也可以观看母乳喂养婴儿，帮助你做出决定，意识到你和宝宝想要的是什么。宝宝出生时，你会更清楚地知道自己是否愿意让他吃母乳。

无论你决定如何喂养

要知道，无论做何决定你都会招致评论甚至批评。对于奶粉喂养的母亲，你或许会被评论："啊，你不给他喂母乳？太遗憾了！"或者"你不热一下吗？宝宝就是因为这样才会反胃（或打嗝）。"对于母乳喂养的母亲，你或许会听到："他一直在吃，总是饿，你的奶营养不够。""你喂得太久，会让他养成坏习惯。"……最好事先了解这种现实的可能性，以免被这些说法困扰。

即使在完全了解之后，你依然很难做出决定，别担心，你可以开始母乳喂养，即使以后停止，也没有关系。但是，如果你已经开始使用奶粉喂养，几天后很难再开始母乳

喂养。

我们在这里无法深入讨论这个问题，在《法国洛朗斯育儿宝典》一书中会详细讨论：哺乳持续时间，哺乳的方式、频率，妈妈的喂养，母乳妈妈的饮食，乳房护理，断奶……不进行母乳喂养的母亲也会在这本书里找到与奶粉有关的一切内容，如选择哪种奶粉、喂养时间和数量等。

母乳喂养和奶粉喂养早期

下面是婴儿出生后最初几天喂养的一些注意事项。首先要知道的是：出生后，婴儿表现出吮吸欲望，但并不是真的特别饿，因为此时，他的胃里还充满了羊水。

母乳喂养

第一次喂养最好在产房内，在婴儿出生后的1小时内进行。助产士或保育师会告诉你正确的姿势：半躺着或侧卧，婴儿仍然皮肤贴皮肤地紧挨着你，你可以托起他的臀部，让他靠近乳房，含住乳头。让宝宝吮吸母乳5分钟、10分钟或更长时间都可以。这将取决于你和宝宝的磨合。如果哺乳的姿势让你不舒服（例如乳房牵拉），先停下来，在帮助下重新调整好姿势并用另一侧哺乳。如果宝宝睡着了，稍后再让他吮吸另一侧；如果他睡了3个多小时，温柔地刺激他（让他挨着你）,这样他就能够到乳房，喂奶也能很顺利。

在第一次哺乳之前，清洁乳头不是必须的行为。此外，婴儿很少在第一次哺乳后打嗝，因为他吃得很少（但是构成初乳的成分非常有营养）。最初的两三天，奶量保持在较低水平，然后在第4天到第1个月末之间迅速增加，奶量在产后6个月内非常稳定。

奶粉喂养

当你从产房返回房间后，喂养第一瓶奶通常比第一次哺乳要晚。护士可能会给一些婴儿喂少量糖水（10%葡萄糖）。奶粉喂养数量会一天天缓慢增加。在第1天每次吃10—30毫升，第2天每次吃20—40毫升，第3天每次吃30—50毫升……在第1个周末达到90毫升左右。奶粉食用量经常因婴儿而异。

最初几天，婴儿每24小时要喝5到8次奶；消化时间至少为2.5小时，或者3小时。冲好的奶一旦开启饮用可以保存大约半个小时，剩余的需要丢弃。在家里，也不必每次都对奶瓶进行消毒。

宝宝有住院风险

在这种情况下，分娩可能已经提前预备好在产科医院进行，宝宝将在那里住院。你也许可以在新生儿病房给宝宝喂奶。否则（在早产、特殊手术等情况下），你也可以将乳汁吸出。请咨询照顾宝宝的医生如何合理安排母乳喂养。

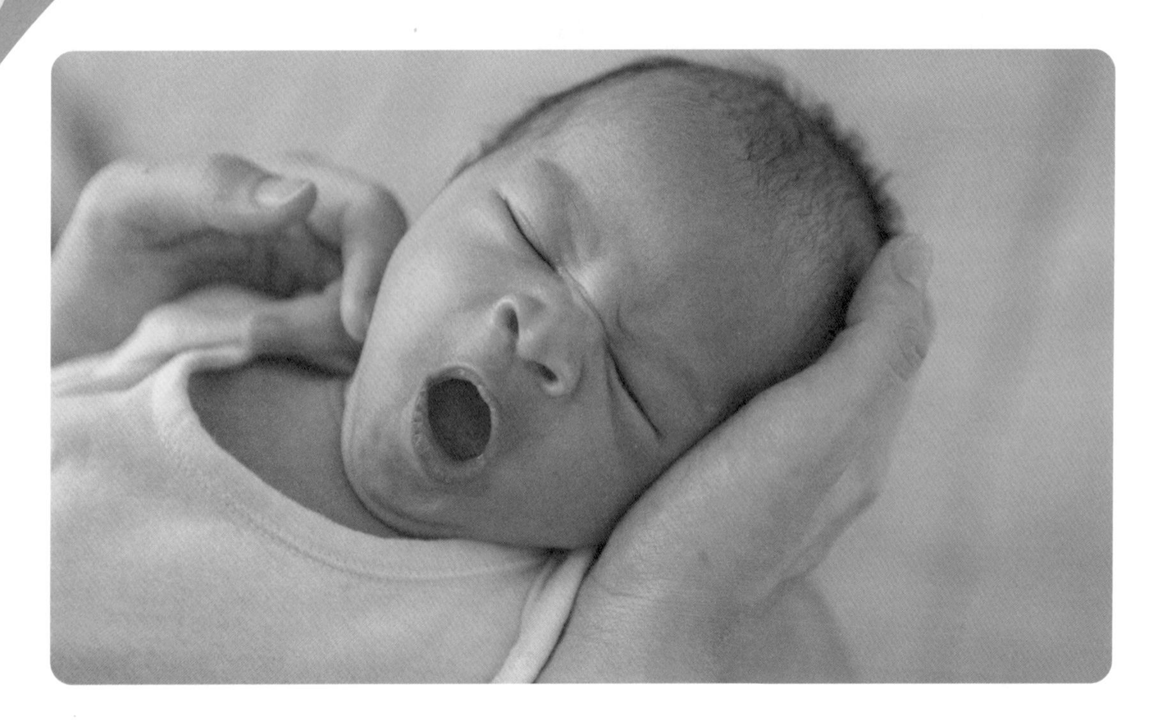

新生儿

从出生开始，婴儿就开始哭泣和呼吸，展示出自己相对于母体的独立性。在此之前，他完全依赖于母体，通过脐带与胎盘相连，脐带为他提供生存和发育所需的食物和氧气。这种从胎盘生命到独立生命的转变，需要他的机体进行重大转变。某些功能逐渐适应，如消化功能；其他功能则从出生开始突然启动，如呼吸。

新生儿的外貌和本领

看到宝宝时，让你印象最深刻的是他身体各部分的比例与成人不同：新生儿不是一个微型成人。他的头部较大，占总身长的四分之一，而不是七分之一，躯干比四肢长，腹部略微突出。

宝宝的最初动作看起来很混乱，因为新生儿控制动作的神经系统发育不全。运动将会在日后随着神经系统的发展协调起来。宝宝要到一岁才能走路，但是从出生开始，婴儿就能爬向乳房并找到它：这已经非常厉害了！

呼吸

婴儿从娩出肩部后就开始启动第一次呼吸，这是新生儿生命的第一个标志，这种能力与生俱来。新生儿的机体以惊人的速度发生了深刻剧变。出生前几秒钟，婴儿仍然靠母亲提供的氧气生活。它的血液来自心脏，到达胎盘（通过脐动脉），从母体血液中吸取氧气后，返回心脏（通过脐静脉）。胎盘因此扮演了肺的角色——胎儿的肺部功能还没有启动。

孩子出生后，与胎盘分离，必须自己获得氧气。他张开嘴，空气灌向肺部，展开肺叶，充满空气，分开的肋骨收缩，胸腔升高，肺部变成粉红色和海绵状。来自心脏的血液涌入肺静脉血管，寻找刚刚到达的氧气：心肺循环就这样建立起来。一般来说，孩子会发出第一声响亮的啼哭，表明空气顺利进入肺部。

现在，新生儿可以像成人一样呼吸。但一岁以内，他的呼吸会不规则，时而浅时而深，时而快时而慢；同时，心跳非常快，平均每分钟120到130次，几乎是成人的两倍。出生后，脐带会继续跳动几分钟。当跳动停止时，助产士会用钳子把它剪断。

重量和身长

出生时，婴儿平均体重约为3.3公斤（男孩多100克，女孩少100克），我们可以注意到足月出生的婴儿之间，存在相当大的差异：有些宝宝重2.5公斤，有些宝宝重4公斤，甚至更重。第7章讨论过体重不足2.5公斤的儿童。

有几个因素可以影响新生儿体重：

- 遗传，也就是说父亲和母亲的身材、家族成员身材倾向。
- 出生序列：通常同一女性生产的第二个孩子比第一个稍重，第三个比第二个稍重。
- 母亲的健康状况：某些疾病可以增加孩子的体重（糖尿病、肥胖症），或者减少孩子的体重（子痫前期）。
- 母亲在孕期的休息：建议母亲孕期充分休息；曾观察到因孕期母亲未充分休息，而出现低体重儿。
- 最后是烟草：如果母亲在孕期继续吸烟，婴儿的体重通常比平均体重低。

另一方面，饮食只对孩子的体重起着次要和间接的作用。但是某些饮食限制，或者营养过剩，会导致母亲产生并发症（例如高血压），这可能会引起胎儿发育迟缓。

出生几天后，婴儿的体重会减轻，这很正常，无须担心。通常，减轻的重量低于体重的10%。高于此数值的体重减轻也可能是正常的，但最好咨询医学专家，以确认没有特别的问题。体重减轻的部分原因是婴儿排出了仍然占据肠道的废物，消除了水肿，这很正常，是由组织中含有过量水分引起的。从第3天开始，孩子会开始恢复体重；在第5天到第10天之间，将恢复到出生时的体重。

婴儿出生时的平均身长约为50厘米，在这个数字上下浮动，婴儿之间的差异大都不会超过2或3厘米。

态度

出生后第1个小时，新生儿的觉醒往往是惊人的。他睁开眼睛，试图探索新环境。在母亲肚子上感到非常暖和，他直起头，自己寻找乳房。

然后，在第一次吃奶后，婴儿回归出生前的姿势：胳膊和腿弯曲，握紧拳头，闭上眼睛。有时需要过几天，他才能出现同样质量的清醒时刻，这是完全正常的。

“当我把女儿放到肚子上时，她抬起头，看着周围，好像在问自己来到了什么地方。”

——一位读者

头和脸

因头部体积太大，颈部相对较弱，婴儿很难抬起自己的头部。如果你的孩子出生时头骨不对称，布满胎垢，甚至一侧有肿块，不要担心，这些微小的异形很常见，是分娩时头部承受了强大的压力，或者孕期骨盆承受的压力过大造成的。10至15天后会自动消失，头骨也会变圆。

如果你的宝宝由吸盘吸出，几天后，头骨顶部的大肿块会消失得无影无踪；使用产钳造成的面部痕迹，也会消失。

此时，婴儿的头骨还没有闭合，被纤维间隙和骨缝分隔开。这些纤维间隙在两处变宽，形成囟门。把手放在婴儿头骨上时，会感觉到这些柔软的区域。最大的就在前额上方，呈菱形；最小的在头骨的后面。囟门会逐渐缩小，直到完全闭合，最小的囟门在宝宝8个月左右，最大的囟门在18个月左右闭合。

- **头发**。一些婴儿出生时有浓密的黑色头发，有的宝宝则几乎秃顶。如果你的宝宝属于后者，也请放心。前者在出生后的几周内大部分头发会掉落。随后，重新长出的头发颜色会更浅更细。

• **眼睛**很大，大小已经是成人的三分之二。眼睑很宽，睫毛和眉毛清晰可见，但颜色非常浅。新生婴儿哭泣时没有眼泪。只在第4周左右才会出现眼泪，甚至更晚。鼻子短小扁平，耳朵与脸相比较大，尽管耳垂尚未形成，但轮廓分明。嘴看起来特别大，下颚不发达。脖子很短，给人的印象是头直接安在肩膀上。

皮肤

出生时，皮肤覆盖着一层白色的皮脂涂层，即胎脂。要留着胎垢，因为它能起到保护作用。然而，不同孩子的胎脂量不同，有些婴儿出生时几乎没有这层涂层。出生后最初几个小时，胎脂会经由皮肤吸收。足月后出生的孩子中，胎脂已经消失。出生后几天中，皮肤表层脱落，婴儿脱皮。如果孩子提前出生，会逐渐脱皮；如果足月出生，会在几个小时内完成。新生儿的皮肤很干燥，看起来像是手腕有伤口或被踢了一脚。不用担心，用油性石灰搽剂按摩即可。覆盖全身的绒毛会陆续脱落，出生后第7个月，在耳朵和背部仍会留存一部分。

通常可以看到鼻子根部有一个红色的斑点，在两条眉毛之间分叉呈Y形。这是鹳吻痕；会持续几个月，然后消失。手和脚的指甲非常明显，不太长的指甲暂时不要减，可能会导致感染。

生殖器

男孩和女孩的乳房通常在出生时都会肿大。如果挤压，会溢出一种类似乳汁的液体。这是因为出生前，促使母亲乳汁分泌的少量激素通过胎盘进入了胎儿血液，并刺激了乳腺功能。别担心，最重要的是不要触碰，再过几天，乳房就会完全恢复正常了。

同样，如果你注意到你女儿的尿布上有几滴血，也不必惊慌。这种生殖腺的另一种作用现象，每20例会出现1例，也会在几天内消失。这些现象被称为“新生儿生殖危机”。

宝宝能听到、看到、感受到什么？

不久以前，我们还认为宝宝来到这个世界上时，一无所有，并与世界相隔绝；现在我们知道，在生物学上，宝宝已经被设定好程序，能够体验各种各样的感觉，已经准备好对周围的人和环境产生的众多刺激做出反应。

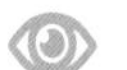 小贴士

新生儿看起来好像在斜视，这是因为他们眼部的肌肉还没有充分发育好，还无法协调眼部运动。

视力

从出生起，孩子就能看见，但视力和我们不一样，有点模糊。他看不清远处，但能看清近处（20到40厘米），视力比我们想象中好得多。虽然看不清脸部细节，但能认出主要特征。他只能定位面对着他的面部，因为他的视野基本上在中央范围。

新生儿对光线的差异很敏感：如果突然之间光线太强，他会感到不舒服，会眨眼或者完全闭上眼睛。出生后几周，注意不要让宝宝受到强烈光线的刺激。

他对闪耀的物体敏感，因此会用眼睛追踪一个明亮的物体。研究人员还发现，从出生的第一天起，新生儿就会被一个带有亮点的椭圆形的移动物体所吸引。这不是一个谜，而是与人类面孔的整体形状有关。婴儿的眼睛会随着这张脸移动，如果在此期间跟他说话，婴儿会眨眼。这张脸对他来说也正好处在合适的距离，离他大约25厘米。

由于出生前没有机会锻炼，所以新生儿的视力不是很发达，但之后会飞快进步。婴儿甚至在晚上也试着看东西；他在黑暗中睁开眼睛，闭上眼睛，看一侧，再看另一侧；在红外线的帮助下，我们可以观察到这一点。

在视觉活动这个领域，孩子与孩子之间有很大差别：一些婴儿似乎花很多时间在“看”，而另一些则花时间睡觉。这种发展速度的差异在整个童年时期的所有领域都会存在。

听力

听力比视力更发达，这很正常。新生儿在胎儿时期就能听到很多声音，至少在妊娠的最后3个月里更加敏感。因此，当门“砰”的一声关上时，或者当他听到一声巨响时，如果看

到他惊跳起来，不要奇怪，因为他的耳朵已经过练习，能够分辨附近发出的声音。即使握拳熟睡时，如果有人在他身边低语，他也会轻微地颤抖，呼吸会改变，还会眨眼。如果轻声说话声持续，他会变得烦躁不安，最终会醒来。

出生前，婴儿已经听到了父母的声音，所以出生时，孩子会分辨出这些声音。

最后我们注意到，当周围真的太过嘈杂时，婴儿会设法把自己隔离开来。布拉泽尔顿教授的报告里讲道：一个经受嘈杂测试的婴儿开始会尖叫，然后突然停止；尽管有尖锐的噪音和明亮的灯光，他还是睡着了。测试结束后，发声设备移除，新生儿立即醒来并开始哭泣。这种突然的睡眠是一种躲避形式，婴儿以此种方式保护自己免受过度刺激。

触觉

新生儿对触摸的方式非常敏感。某些动作能让他平静下来，而另一些手势则让他激动。父母很快就会发现这一点，这种对皮肤和接触的敏感可以追溯到胎儿早期：在母亲子宫里，当父母的手放在肚子上时，他会做出反应；分娩时，他感受着周围包裹的液体，与子宫壁摩擦；出生后，婴儿对身体周围失去依托感到不自在。如果我们抱紧他，他就会平静下来，感到安心。

嗅觉和味觉

研究人员曾进行过这样的实验：向一个新生儿展示两块纱布，一块与他母亲的乳房接触过，另一块则没有，结果发现，他会转向接触过母亲的那块纱布。婴儿其实主要是通过嗅觉靠近母亲乳房的。

从出生起，婴儿就会区分甜、咸、酸、苦等味觉。甜味使他平静，苦味或酸味使他不安。婴儿很早就对各种味道敏感，因为这种感觉出生前就使用过。母乳喂养的女性知道某些食物让母乳的味道很香，例如孜然、球茎茴香、茴芹等，因此，婴儿愉快地吮吸，乳汁分泌增加。相比之下，用工业奶粉喂养的婴儿因食物口味平淡，体会不到惊喜！

如何精确地判定新生儿的敏感度？

有一些简单的方法，通过观察、拍摄婴儿对刺激的反应实现：婴儿转动头部；对很大、很远、微弱的噪音做出反应，或者相反，对相同的噪音停止做出反应；叫喊，或相反，停止叫喊；眨眼；晃动脚部；绷紧四肢，惊跳；每一个手势，甚至是最细微的动作，每一个表情或每一声哭泣都有意义。

也可以通过更复杂的方法实现，比如记录婴儿心率的方法。在这种记录的帮助下，我们能够观察到婴儿对女性声音比对男性声音更敏感——听到女性的声音，他的心率会减慢；听到男性的声音，心率则没有变化。

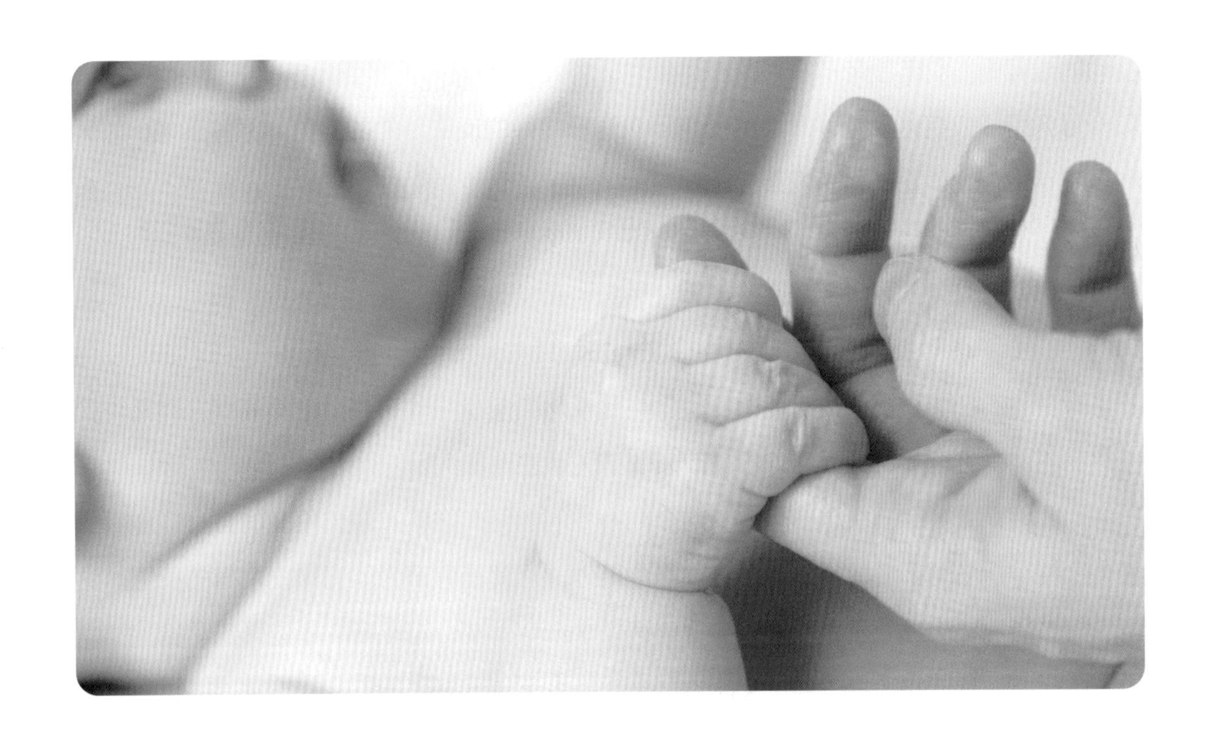

交流与依恋

宝宝刚刚出生，你充满爱与温情地将他抱在怀里，这是情感的自然流露。孩子出生时发育还如此不成熟，如此依赖成年人，以至于他们立刻迫切地需要与那些照顾他的人建立一种温暖、亲密和持续的关系，这是他维持生命的必需品，专家们把这些照顾他的人称为“依恋着的人”。这些人将通过自己的存在和稳定状态给宝宝一种安全感。安全感将与自然需求的满足（饥饿、口渴、睡眠），以及通过彼此间的交流建立起的同理心氛围联系在一起。布拉泽尔顿教授把依恋作为婴儿建立自信和对他人产生信任的基础。

新生儿的能力

你已从上文读到了，新生儿对声音、接触、手势、光线、气味都很敏感，这一点通过一系列行为和情绪反映在他身上，反过来又会引发那些照顾他的人的反应。这就是我们说的新生儿的“能力”：由于具有感知的能力和敏感的情绪，他们有可能对最多样的刺激做出反应，并引发周围环境的反应。这一连串的刺激和反应构成了相互作用。正是在交流和互动的过程中，创建起亲子联系、产生依恋。

母亲爱抚或拥抱婴儿时，会感受到他对这一接触的反应：他的脸庞会平静下来；如果和他说话，他会停止动作，母亲因此知道他明白了话语中的关切。婴儿的反应是用动作模仿来表达的，母亲会对他微笑，然后互动下去。父亲看到婴儿因为光线感到不舒服时，会尽力让他避开光线，这时宝宝会重新睁开眼睛，和父亲互动。如果他哭泣，那是为了吸引你的注意力，获得最适合他需要的反应（要求换尿布，想要抱抱，饿了……）。如果你给予了令他安心、放松……他需要的回应，你会从他的反应中体会到，他很高兴。婴儿与父母之间不断地进行着目光、动作的交流，依恋关系逐渐加深。

- 我们提醒你特别注意"能力"这个词在此的含义，它让人想到具备的各种才能，一种自主性，请注意，婴儿尚不具备这种自主能力，这就是我们为能力加上引号的原因。这里说的"能力"是一种潜力，只有在适应其需求、令人安心的环境中才能得到发展。

- 白天，新生婴儿有清醒和交流的时刻，但大部分时间在睡觉。最初几周，请尊重他对安静的需要。

- 婴儿跟婴儿的差异很大，每个婴儿都有自己的个性：无论是睡眠需求、哭泣、触摸时的反应等，他们都有自己的反应方式。知道了这一点，父母就不一定会试图将他们的孩子与别的孩子进行比较，而是会关注自己孩子的需求，承认他的特殊性。

萨拉是一个非常警醒的婴儿。出生后，她很快就会发出声音，微笑，与亲近她的人进行互动。她的弟弟大卫与她同龄，大部分时间都在睡觉，只在吃饭和洗澡时进行交流，然后又开始睡觉，进入梦乡。她的妈妈忍不住进行比较，说："一想到他姐姐，我就觉得大卫不活泼。"同时，她也意识到她的小儿子个性不同，需要尊重他的个性以及其他特质。几年过去了，大卫仍然是一个冷静、善于观察的孩子，个性健全并且聪明伶俐。

母婴联系

体验怀孕，就是准妈妈意识并感觉到身体里有一个胎儿，正在慢慢长大——这也是在体验早期的依恋，尝试与即将出生的婴儿建立早期联系。

对大多数母亲而言，与孩子的相遇始于出生时皮肤贴皮肤的那一刻，或者第一次给宝宝哺乳；对另一些母亲而言，在喂奶、换尿布时，她们会被宝宝的目光"吸引"，她们通

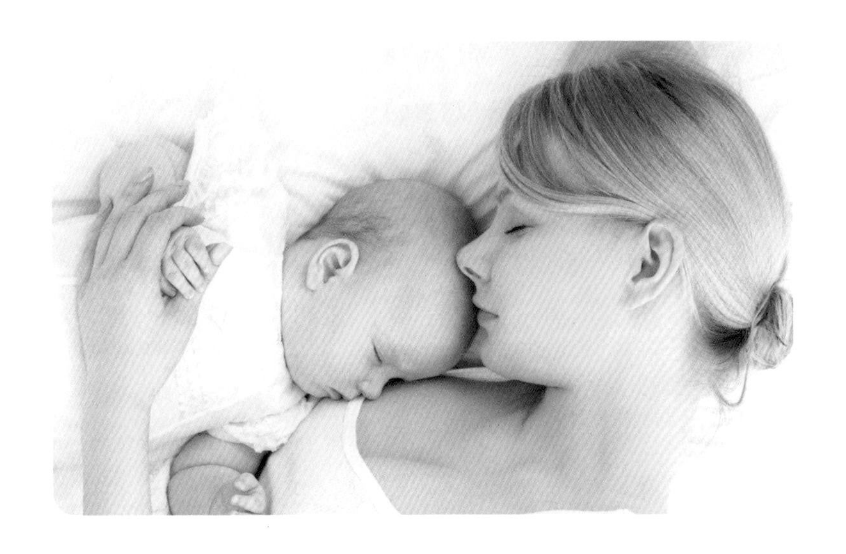

过爱抚他来回应，意识到宝宝感觉到了妈妈温暖的存在。妈妈们喜欢抱着新生儿和他们交流，这种肉体接触让她们感到安心，也让她们的孩子获得安全感。

婴儿出生后几天的反应意义更大：向母亲表明他能够理解她，与她交流，这种亲子联系唤醒了婴儿对生活的热爱，引起了感官上的愉悦。起初，母亲可能会对此感到疑惑，尤其是初为人母时，但当她看到在爱抚、拥抱、说话的过程中，宝宝有所回应，妈妈对此会感到非常高兴。这是有益的，并使妈妈对自己的能力产生信心，认识到自己有能力回应宝宝的期待。

换句话说，新生儿的本领、与母亲建立联系、对母亲产生依恋，会逐渐让母亲有信心。伟大的心理学家杰·德·阿朱里亚格拉总结了这一发现："是孩子造就了母亲。"与生俱来的母爱本能也需要实践，成为母亲需要时间……

在编织早期关系的过程中，我们首先谈谈母亲。母亲在身体里孕育婴儿；在产科医院里，婴儿一直和母亲在一起；然后，回到家，婴儿几乎整天和他的母亲在一起。母亲倾尽全力与她的宝宝建立起特殊联系，宝宝也同样如此。这千真万确，即使是最轻微的发育问题，我们通常也会找到母亲，让她负责。

新生儿的早期互动

美国儿科医生T.B.布拉泽尔顿的著作闻名于世。他设立了一种医学检查——NBAS（新生儿行为评估量表），这是一种在父母的参与下应用的新生儿行为量表。正是通过这种检查，我们能够评估新生儿的情感和行为特征，并评估早期的亲子互动质量。

“我抱着我的女儿在产房的走廊里走了几公里，确信她找到了在我肚子里经历过的那种摇摆，我觉得她很舒服，这真的让我很开心。”

——卡罗尔

哺乳

对许多母亲来说，与婴儿交流的最佳时刻是哺乳；而对于婴儿来说，哺乳的过程让他的感受全部被调动起来，包括触觉、被喂养的满足感、味觉、嗅觉的吸引，这些都是舒适的感受。对妈妈来说，哺乳给她带来充实感、身体上的享受，以及能够喂养孩子的满足感。

父亲的角色

一些父亲说，最初他们觉得自己有点“置身事外”。杰里米就曾有过这样的经历：

“妈妈马上就能了解自己的孩子，我却没有任何感觉。她比我更了解宝宝的需求。宝宝哭了，妈妈马上说，他饿了，或者他太热了。我花了很长时间才知道他需要什么。”

如果母亲与孩子发展出一种独有的关系，父亲的这种感觉会更加强烈，觉得自己插不上手。这可能会妨碍父亲承担他的责任，也无法与婴儿开始最初的交流。

尽管如此，大多数爸爸还是觉得自己很快进入了父亲的角色，像菲利普这样，很快就意识到照顾孩子的快乐。

“不必提醒我应该承担的‘任务’，我喜欢照顾婴儿，很高兴给孩子洗澡和喂奶。”

——菲利普

父亲与孩子之间亲子关系的质量，与他对孩子的兴趣息息相关，他从孩子那里获得的回应越多，对孩子就越有兴趣。他们的相互依恋也会随着时间、频率和交流质量的提高而逐渐加深。跟父亲在一起，孩子能体会到与和母亲在一起不同的感受，父亲给他喂奶，和他说话或者给他换尿布，他的动作、声音、力量、触摸、气味、抱起和抱着他的方式都跟妈妈不一样。

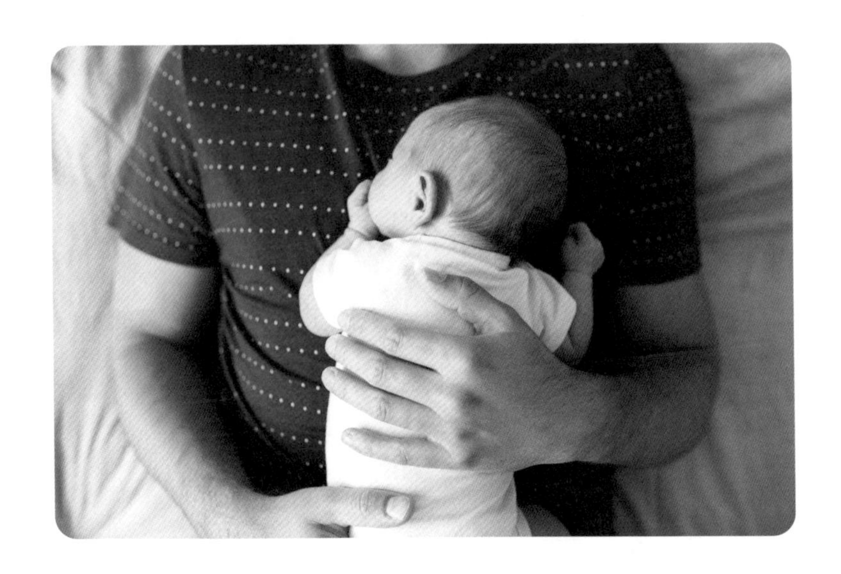

“他马上成了我的宝贝，他才8天大，还看不清楚，但我知道他认得我。”

——卡里姆

每位家长都有和自己孩子建立联系的方式

每个孩子都会以自己的方式回应父母。一旦你们开始互动，所有的交流方式都很必要，不仅可以通过触摸和眼睛交流，还可以通过语言、面部表情和微笑沟通。一切都变成了互动“游戏”。有些家长不愿意沉迷于这种交流，他们害怕说“痒痒”“啊哦”这样的傻傻的词语。在宝宝生命的最初几周，这种自然而然的语言对父母和孩子来说必不可少。孩子不仅喜欢对成年人的这些刺激做出反应，还会很期待这种交流。如果他没有受到这些刺激，会尽一切努力去获得。研究人员观察到，在新生婴儿的注视下，母亲喜欢俯身和他说话。

随着孩子一天天长大，他清醒的时间越来越长，会发展出其他表达和接触的方式：发声、微笑和新动作，接着会是说话和走路。这样，亲子间的互动、依恋就自然而然地丰富起来。依恋是一项长期工程，在日常交流过程中，你会更加了解

不同的互动

T.B. 布拉泽尔顿观察到，从第3周或第4周起，婴儿就对父母表现出不同的反应：和母亲在一起，婴儿的动作很温和，好像他知道互动会很平静，有分寸；和父亲在一起，婴儿的脸熠熠生辉，身体紧绷，好像他知道父亲要和他一起玩耍。

孩子，同时宝宝也渐渐认识了你。宝宝传递给你的每一个信号都会触动你，并逐渐加深你与宝宝之间的联系。

建立依恋关系的难点

不是所有的婴儿都“乖”“好带”“睡得好”。从一开始，有的宝宝就老哭，有的宝宝则拒绝吃东西。经常哭的婴儿让父母很担心：这是怎么回事？他哪里疼吗？饿了吗？需要抱抱吗？父母的焦虑会传递给婴儿，让他们感到紧张。

如果孩子拒绝吃奶，吮吸太多、吃得太快或太久，体重没有增加，有消化问题等，也会让人担心。母亲们认为她们的首要任务之一就是喂养孩子，而孩子偏偏出现喂养困难，这让她们不知所措。

还有一些非常罕见的情况，例如非常敏感的婴儿无法忍受触摸。有些婴儿可能天生敏感，有些婴儿可能有过难产或者在子宫内位置不佳的痛苦经历，触碰他们的动作需要特别温柔。这些困难虽然不会阻挡妈妈跟自己的宝宝进行亲密互动，不过当妈妈们兴高采烈地照顾孩子时，这样的反应多少还是会令人感到失望。对于心理脆弱的母亲来说，与孩子的相处尤其困难：她们忍受着宝宝的哭喊，很快就会筋疲力尽；她们怀疑自己照顾孩子的能力，不知所措，感到自己独自一人面对巨大的困难，并为这种困境感到羞愧。在这种情况下，不要害怕被别人评论，把自己的困难告诉亲人或专业人士，并寻求他们的帮助。

“他像虫子一样扭来扭去，我不喜欢给他洗澡，真像是在练体操。太累了。”

——克拉拉

现在，产科医护人员都训练有素，会考虑到妈妈们的心理感受，也能意识到某些评论会对她们产生负面影响。例如“这个婴儿你们要特别留心”或“她很任性”。这类评论现已较少出现，但对话中也很难杜绝。母亲要试着忽略它，并尽快告诉产科团队的其他成员，你和孩子建立依恋关系的困难，向他们寻求帮助。

出院回家后，如果你感觉累，被宝宝的哭声搞得心烦意乱，无法让他平静下来或者放松下来，要告知你的伴侣，寻求他的帮助。记得好好休息非常重要，必要时请求家人的帮助，或者联系儿科医生或主管医生、咨询妇幼保护中心，寻求帮助。

幸运的是，大多数情况下，父亲可以照顾婴儿，并且随着时间的流逝，婴儿的发育日渐成熟，很容易重新建立起亲子互动的模式。

抑郁和依恋。如果母亲情绪低落，她和孩子之间的依恋关系就很难建立。母亲沉默、被动，对微笑和婴儿的呼唤没有反应。渐渐地，母亲缺乏反应会导致孩子要么退缩（他不再要求任何东西），要么一直哭个不停。有些母亲则会被孩子的各种需求击垮，她会尽一切努力满足孩子的需求，最后把自己累得筋疲力尽。这时，孩子也会出现不安、兴奋、易怒的状态，产生睡眠障碍和消化障碍，有时甚至出现发育迟缓。对这些母亲而言，对她们的孩子而言，最好能让亲属帮助照顾孩子，或向专业人士寻求帮助，刻不容缓。

小贴士

你的宝宝喜欢大哭，睡不好，有进食障碍……为此你忧心忡忡，疲惫不堪，不知所措。幼儿专家会倾听你的困难，帮助你；如果有必要的话，还会引导你找到合适的机构。

如果出生后必须分开

当婴儿的健康状况不佳，需要转到新生儿科时，父母和婴儿就会更难建立亲子关系。父母会有很多疑问：如何与由医疗团队照顾的孩子建立联系？如何担当父母的角色？一直期待与宝宝一起回家，如何忍受这种“空虚”？怎样才能不为早产或生下有点不一样的孩子而感到内疚？此外，依恋一个前途未卜的孩子合理吗？

这些疑惑都是正常的。的确，父母与孩子分离时，父母从产科医院出院没有把孩子带回家时，为远离孩子而忧心忡忡时，他们会感到难以建立依恋关系。经历长期分离之后，重新恢复亲子关系的确会遇到一些问题。

幸运的是，今天，父母进入新生儿科病房看望孩子，陪伴他们的机会比原来多了。父母可以触摸他，抚摸他，和工作人员一起参与护理。只要有可能，护士就让父亲或母亲与婴儿享受“皮肤贴皮肤”的时刻，给他们制造互相交流的机会。

当父母意识到即使是一个7个月就出生的早产儿，也能把头转向他们发出的声音，对爱抚做出反应时，他们意识到自己的存在对孩子来说是多么珍贵，认识到他们可以在治疗过程中以及宝宝的整个成长过程中发挥积极的作用，因此不再觉得手足无措。新生儿服务机构通常会建议，为了孩子的健康进行母乳喂养，这是为了缩短分离的时间，也是为了让母亲感受到与婴儿的联系。

婴儿住院期间，父母在护士的协助下，与婴儿建立最初的联系，承担起父母的责任。孩子出院回到家后，最初的几个月里，父母和孩子的亲子关系会更容易建立起来。

如果你的孩子天生残疾

产科工作人员对此会非常关注，在宣布你的孩子可能伴有出生缺陷时，他们会陪伴在你身边，更个性化地欢迎宝宝的出生。在产科医院住院期间，产科团队的热情参与非常重要，既能满足婴儿的需求，又能支持父母，给予他们想要的所有信息。出院时，其他专家会进行接管，帮助父母心理上感觉到踏实和稳定，也使针对孩子的医疗护理更具连续性。

如果在产科医院住院期间，感觉医护人员做得不够，不要犹豫，直接联系儿科专家，寻求他们的帮助。

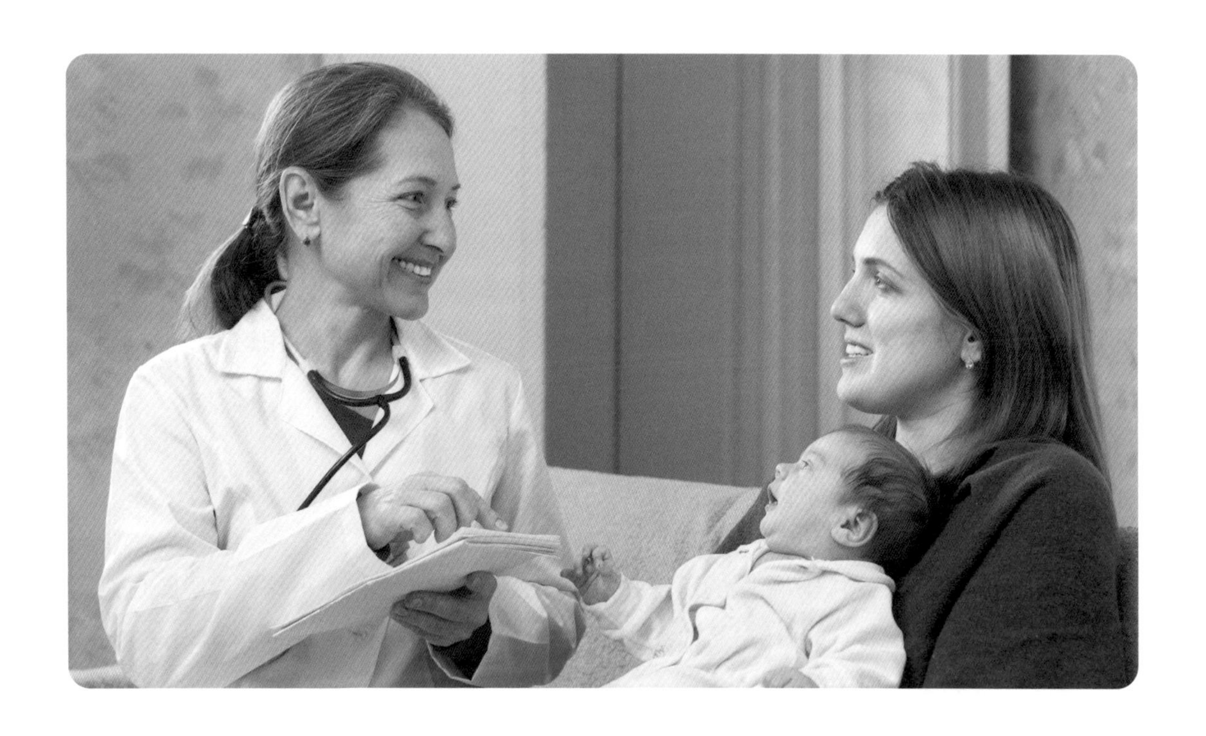

产科对婴儿的监护

在产科医院住院期间，儿科医生会对婴儿进行两次检查：第一次在分娩后24小时内进行，第二次在回家前进行。

儿科医生的检查

虽然这种检查并不痛苦，但新生儿也会难以接受，因为他们不喜欢长时间光着身体被人摆弄，因此医生会选择一个婴儿清醒、吃饱、平静的时间进行检查。检查过程中，你可以把温暖的双手贴在他的皮肤上，让他感到安心，并让他的手臂靠近身体，双手靠近脸，避免他产生“惊跳”反射，也可以帮助他把拳头放进嘴里，如果他愿意的话，可以吮吸它。这些良好的准备有助于临床检查，也让孩子感到更加愉快。

在第一次检查中，儿科医生将检查婴儿的形态是否正常，包括孩子的外貌、皮肤、眼睛，还有心血管系统、紧张度、腰部……检查之后，医生可能会开出某些额外的检查要求，来筛查可能的早期感染、低血糖、黄疸等。此外，产假期间，孩子还会进行其他的系统筛查，如耳聋或某些罕见疾病。

与第一次检查相似，第二次儿科检查旨在确认孩子的生长发育状况，以及体重的增长情况；如果选择母乳喂养，是否已经开始，情况如何。同时，儿科医生会给孩子开出维生素，此外，还会提醒你新生儿的安全睡眠条件（躺卧、硬床垫、带有围栏的婴儿床、床上不要有被子和枕头、建议用婴儿睡姿定型垫或头型定型枕、通风良好），医生还会和你讨论婴儿的睡眠节奏（清醒/睡眠）、饮食情况等。你和你的配偶也可以利用这个机会提出问题，特别是有关随后的医疗随访的问题。

温　度

你可能会问：在产科医院温暖的环境中，为什么还要把孩子包裹得这么厚呢？这是因为婴儿出生后还不能自己调节体温，很容易着凉。他在37摄氏度的恒温环境中生活了9个月，这是你的体温；现在突然暴露在22摄氏度的空气中（即产科医院的温度），尽管穿着衣服，他的体温也会下降1—2.5摄氏度，两天后体温才会重新回到37摄氏度。所以在家里，你不用给他盖这么厚。

泌尿和消化系统

出生后的最初几分钟看到婴儿排尿很常见，这并不奇怪，因为泌尿道之前就已经在工作了（如你在第4章中所读到的一样）。同样，出生后最初两天，肠道会清除一种呈绿色、近乎发黑、黏稠、类似焦油状的物质，这是由胆汁和黏液混合而成的胎粪。在第三天左右，粪便颜色变浅，然后变成金黄色的糊状。婴儿一天排便一到四次，前几周有时甚至每次喂奶后都会排便。

新生儿黄疸

新生儿黄疸通常在出生后几天出现，皮肤——以及眼睛——呈现或多或少明显的黄色，这是新生儿的生理性黄疸。这种黄疸是由一种红细胞黄色色素过量，即胆红素引起的。

出生前，这种色素会被胎盘清除；出生后，由婴儿肝脏来完成。肝脏“开始”这项工作有时需要几天时间，这种情况称为生理性黄疸，是自然的。如果婴儿早产，肝脏的这种净化功能更不健全，因此所有的早产婴儿通常都会出现黄疸。

黄疸也可以通过病理学进行解释：血型（A，B，O或Rh）不相容或细菌感染所致。在这种情况下，黄疸通常在出生前24小时就会出现。

黄疸的治疗既简单又安全。胆红素水平通过血液测试或通过一个特殊的装置来监测，该装置通过简单的皮肤接触来显示胆红素水平。医生根据婴儿的年龄、体重、胆红素水平，会建议进行光照疗法，即使用一种“特殊的灯”，不存在任何风险。婴儿被放在保育箱或婴儿床中，只穿尿布，把眼睛蒙住。在摇篮周围，安装发出蓝色和白色光线的灯管。这种光线会破坏胆红素中的黄色素，然后由尿液排出。

这种治疗对生理性黄疸非常有效。在这种情况下，婴儿通常需要进行24到48小时的光疗。请放心，这并不意味着宝宝要离开你。光照疗法不是连续进行的，而是按每阶段2至3小时进行。在治疗时间之外，宝宝会和你在一起。黄疸通常从第5天起开始减轻。

与血型不相容有关的黄疸，胆红素水平通常较高，有时除了光疗外，还需要进行输血治疗。

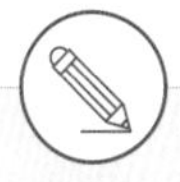

注意

母乳喂养的婴儿可能会经历更长时间的黄疸（大约3周）。这种黄疸并不危险，因为胆红素水平不是很高，一般不需要治疗。此外，这并不妨碍婴儿离开产科医院回家，或进行母乳喂养。

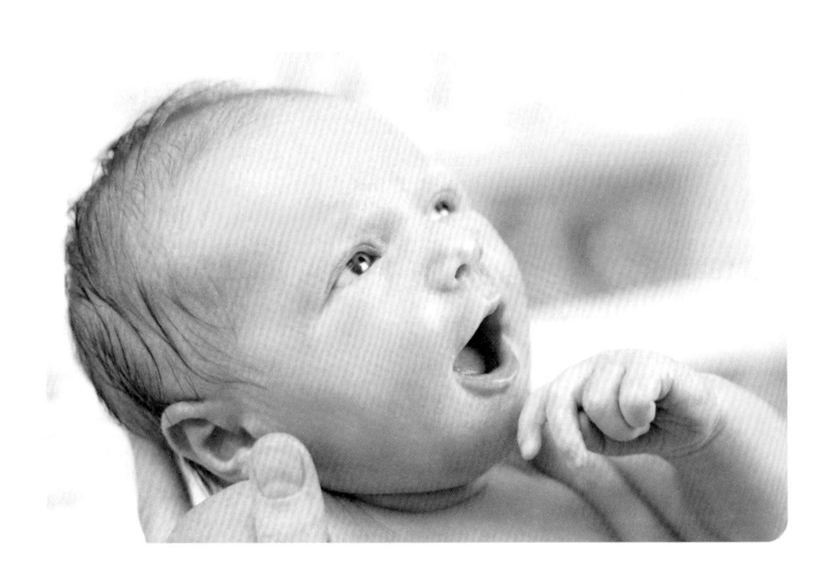

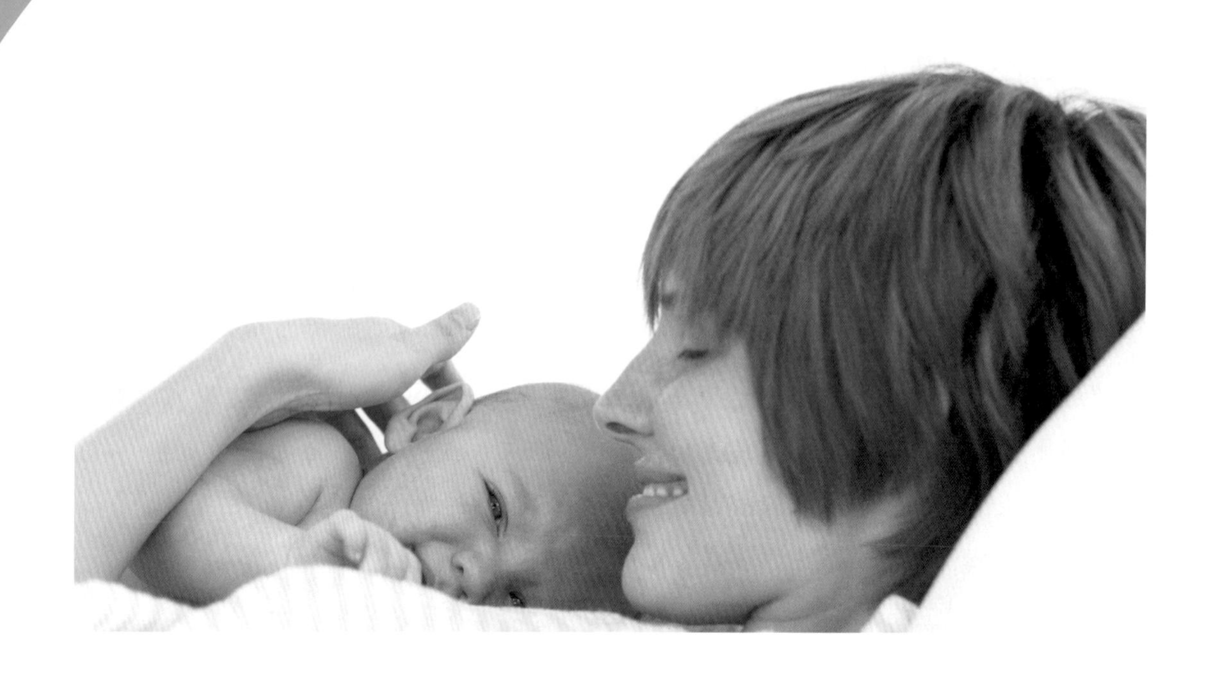

产褥期

分娩后，你的身体会发生哪些变化？怀孕和分娩给你的身体带来了如此深刻的变化，需要几周的时间才会消退：有些会消失，有些则会留下印记。器官会逐渐归位并恢复原来的大小，例如，腹腔里凸起的子宫将在6周内恢复其在骨盆中的位置；与此同时，阴道和外阴会恢复正常，卵巢和输卵管会归位。但是，各种器官的归位当然是缓慢进行的。

这一重新调整期持续6到8周，被称为产褥期，以月经恢复为结束象征，即月经复潮。纯母乳喂养的情况下，产褥期可能会延迟几周，甚至在断奶后几个月才能恢复。

产褥期需要区分以下两种情况：

- 分娩后几天，在产科医院住院。
- 接下来的几周，你将逐渐恢复分娩前的状态。

在产科医院

在产科医院住院的这几天，你最关心的事情应该是好好休息，以“恢复”体力。分娩虽然是一种自然的行为，却让人非常疲劳。

什么时候起床？

建议母亲休息一周左右，但每天的起床时间稍微长点，同时采取一些预防措施。

- 分娩后的几个小时内，第一次起床时，不要在没有人特别是没有父母或护理人员在场的情况下进行。此时出现轻微头晕很常见，如果没有帮助，你可能会摔倒。
- 分娩后的第二天，可以在卧室或走廊里走动。不过不要勉强，也不要试图走动太多。

我们推荐分娩后尽快开始练习一些健身操动作，这些动作可以激活循环和增强肌肉。

稍后你会看到这些练习。如果医生或助产士同意，你可以从第二天开始练习。按照指示逐步进行，持续几周，尽快恢复身材。

子宫恢复正常

分娩后几个小时，子宫开始恢复正常大小，这被称为子宫收缩。与此同时，排出包裹胚胎的黏膜——蜕膜。蜕膜碎片与从胎盘剥离时产生的血液一同被排出，共同形成恶露。起初，恶露带血且量大，然后颜色逐渐变浅，量也会慢慢变少。恶露会持续几周，有时直到月经恢复才结束。分娩后第12天左右排出量较大，这是少量月经恢复的结果。

对于已经分娩过的女性而言，分娩后子宫收缩通常会持续2到3天，较为疼痛。这些疼痛有时被称为阵痛，与月经疼痛非常相似；当婴儿吮吸乳房时，由于乳房和子宫之间的

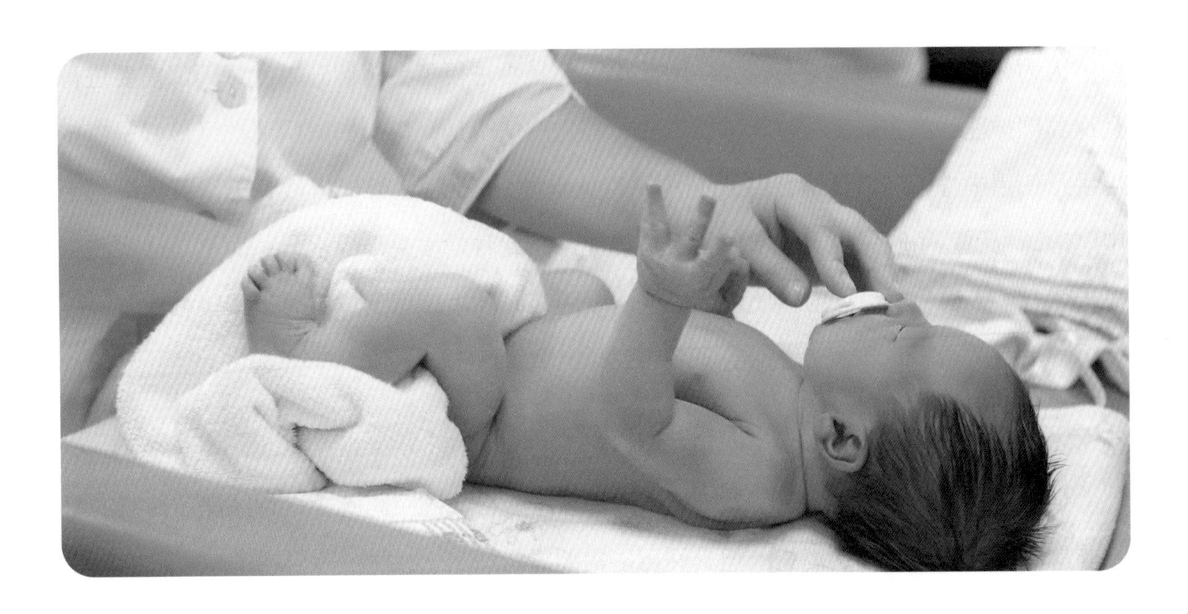

紧密联系，疼痛往往更严重。如有必要，可以服用几天镇痛药物。

产后第1天，子宫膨胀仍然很明显（如果把手垂直放在肚脐上方，你会感觉到一个坚实的圆形物），仍然重约1公斤。10天后，它会小很多：腹部不再明显凸起，重量也明显减轻。如果在子宫重量很重的情况下，长时间站立、用力，如抱着大宝、购物、做清洁，都有发生器官脱垂的风险。因此，有必要躺卧休息，站立时也不要用力。6周内产妇都有必要这样休息。

会阴和会阴切开术

即使没有进行会阴切开术，分娩后的几天内，婴儿通过造成的膨胀，也会令会阴变得非常敏感。黏膜上的擦伤会刺激它（尤其是在排尿时）。这种不舒服的感觉会在两三天内消失。如果你做了会阴切开术，疤痕容易被刺激，也会令人不舒服，尤其是在第4—5天左右。一般来说，缝合线会被吸收，会自行消失。如果回家后疤痕仍然疼痛，应该向医生或助产士咨询。可能是因为出现了某种炎症，医生会根据你疼痛的原因，提供治疗方法。有时候，只要消除一两处感染，症状就可以缓和。出于各种原因，一些女性不愿意谈论她们在会阴切开术前后，以及因为会阴切开术，局部感到的疼痛或不适。我们不能过分鼓励她们和医生谈论这件事。疼痛会对性关系产生妨碍，这是寻求帮助和找到解决办法的一个重要原因。

会阴护理

因为分娩后几天出血量会较大，因此不管你是否进行了会阴切开术，每天都需要进行几次局部护理，频率越高、时间越长越好。理想的情况是：每次如厕后清洗（最好是直接用手，使用中性无味液体皂，冷水冲洗以避免水肿），随后让臀部自然晾干，避免受到毛巾摩擦，也可以用吹风机吹干水分。但是请注意：此时是需要干燥水分，而不是让皮肤变得干燥……应避免阴道注射。使用冰块或冷凝胶袋时，用布包裹以避免直接接触皮肤，可以缓解炎症。很多助产士在这种情况下也会开出顺势疗法。

尿液和肠道

某些情况下，尤其是在硬膜外麻醉后，母亲不能自发排空膀胱。这种尿潴留持续的时间非常短暂，24小时内会消失，但其间可能需要进行1—2次试验。

婴儿娩出时，产妇通常直肠排空，第一次排便需要24到48小时才能恢复，所以不要“勉强”。如果3天后还没有排便，可以使用产生机械作用的栓剂（询问助产士或药剂师），也可以使用温和的泻药或少量灌肠剂。每天进行几次收腹练习也同样有效，同时深呼气10秒钟，这样可以对肠道进行内部按摩，有助于肠道排空。

此外，此时形成痔疮珠很常见，需要进行局部治疗，请向助产士寻求建议。会阴切开术不妨碍排便。

特殊情况：如果肛门上有缝合线，为了愈合过程中不进行排便，你要在几天内遵循特殊饮食规则。使用软化粪便的泻药，不会影响肠道输送能力恢复。

在有些情况下，很难憋住排气或粪便，这非常令人不适。如果出现这种情况，马上告知助产士，医生会采取相应的处理方法。

淋浴

从产房回到房间就可以进行淋浴。甚至有人建议，大量下奶时，可以淋热水浴，减轻乳房的紧张感。理想的情况下，会阴和腿部可以进行温水浴，热水可能会导致水肿。

出血减少的第2天或第3天可以开始泡浴。疤痕有点发炎，缝合线可以“拉动”时，泡浴非常有益。如果有出血，最好将水位限制至腰部，这样乳房就不会和恶露一起浸泡在水中。

乳房

一些器官退化时，另一些器官发育并准备发挥功能——乳腺。分娩后，身体已经为哺育婴儿做好准备。

孕期，这些腺体在卵巢和胎盘的作用下增大。同期增大的还有将乳汁输送至乳头的乳腺导管。这是泌乳的第一阶段。脑垂体已经开始分泌一种新的激素，即泌乳素，促使乳汁分泌。但此时激素只处于等待阶段，只有在胎盘娩出后才会产生作用。分娩后，胎盘被娩出，血液将泌乳素从垂体输送到乳腺，让乳腺开始工作。因此婴儿出生后一个小时内，产妇就可以在产房第一次哺喂婴儿。

婴儿出生前几个小时，妈妈的乳头变得非常敏感。尊重这种敏感性，第一天不要让宝宝吮吸太长时间：最好每次10到20分钟，频率为每24小时6—15次，哺喂的次数要逐渐减少。

当乳房看起来空空如也时，不要担心；进行母乳喂养时，乳房从来不会完全变空。除了增强营养以外，吸吮乳房也会引发催产素分泌，催产素会促进子宫收缩，因此会促进胎盘的剥离和娩出。催产素也会促使乳腺导管收缩，使乳汁从乳房流出。乳腺排出的乳汁越多，产生的乳汁就越多。

下奶。通常在第3天或第4天，乳房会更加紧绷，乳房中的血流量大大增加，以应对产奶量。这是泌乳的第二阶段，也叫下奶。此时乳房上的静脉更清晰可见，呈蓝色。你也可能会注意到宝宝的吮吸更加有力，吞咽声更大，乳汁可能会自动流出。乳汁变白，有时呈透明色。大约在第12天，初乳被成熟乳取代。

乳腺有时难以适应新的任务。任何紧张、烦恼的情绪，以及疼痛都会阻碍催产素发挥作用，阻止乳汁流出，导致乳房变得坚硬，乳汁分泌暂时减缓，直到管道再次收缩，乳汁流出。

下奶有时会使母亲感到不适，因为此时体温会轻微升高，乳房会充血。可以在淋浴时轻轻按摩乳房，让乳汁流动，也可以进行热敷或冷敷（例如用毛巾）——这取决于哪一种方法让你感到舒适。

出院回家

回家一般在分娩后第3天，有些妇产医院允许第2天就可以出院，提前出院需要满足一些条件：母亲和婴儿在怀孕或分娩期间没有医疗并发症，也不存在发生并发症的风险。主治医生和妇幼保健中心有时会对提前出院者进行跟踪监测。

回家后的适应期是一件大事。妈妈们渴望恢复自己的作息习惯，急于见到婴儿的哥哥姐姐们，希望把宝宝放在他的床上，按照自己的意愿照顾他，还会把宝宝抱给周围的人看。她们希望享受家庭的温暖，与配偶一同分享迎接新生命的喜悦，但是也担心自己过度劳累，担心自己在没有产科专业人员帮助的情况下不能照顾好婴儿。如果孕期或分娩曾比较困难，她们会感到疲劳，士气低落；有时会阴切开术留下的疤痕，会导致坐或站立困难；有时因为乳房因泌乳过度而紧绷，或者因为泌乳延迟而产生疑虑。这种种可能性，都会引起妈妈的焦虑和不安。

你想象自己抱着新生婴儿，幸福地面带笑容；但现实生活中，有时你会发现自己心

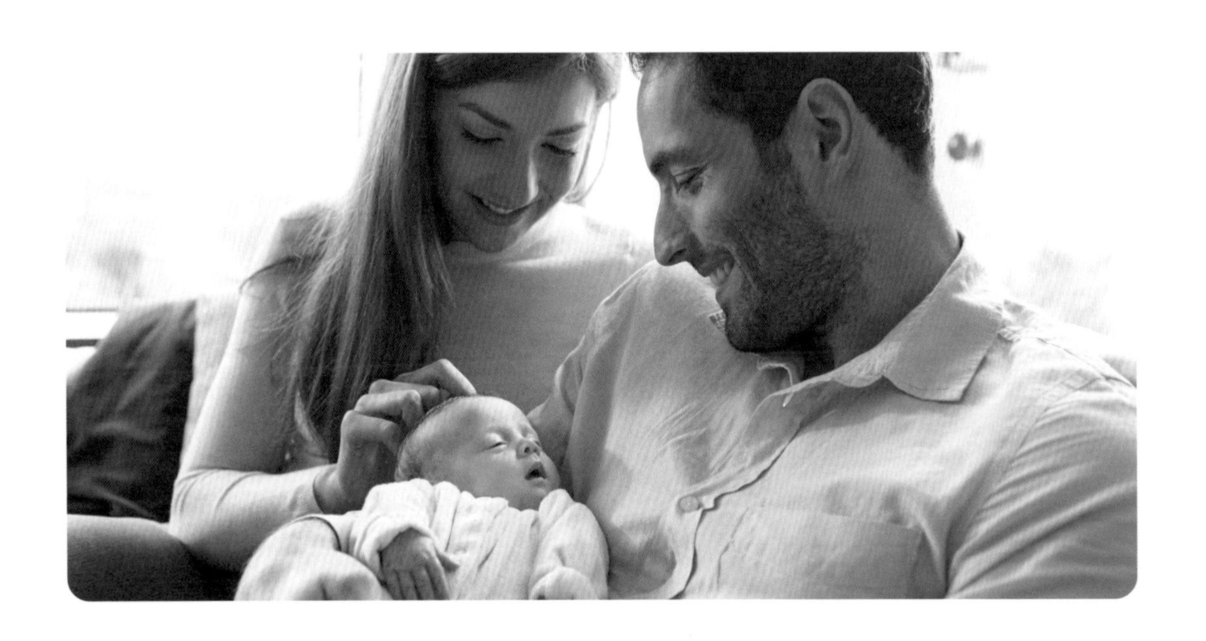

绪烦乱！

幸运的是，由于父亲有陪产假，他会在家帮你带孩子。

爱惜身体

回家后，**争取再休息**十几天；如果可能的话，甚至可以再多休息一段时间。产褥期休息得越好，你就能越快重返工作岗位，而不会觉得过度疲劳。不要违背自然规律：你的器官需要6周才能恢复正常状态，而机体需要几个月才能完全恢复。在此期间，避免疲劳，不要经常爬楼梯，**不要负重**，不要大量购物或进行繁重的打扫工作，午饭后要进行午睡。如果你的伴侣能多休息几天，对你会非常有帮助。如果你的母亲、你的婆婆，或是朋友们，可以在产后前两周帮助你，也是很好的选择。在加拿大，产后最初阶段请亲友帮忙做饭是一个传统。如果能得到帮助，孩子父母会感激不尽！

一位名叫奥迪勒·科特尔的专家每天都要接诊背部和会阴有问题的女性，她们都有过产后过度负重的经历。因此，她让我们告诉妈妈们：在分娩后的几个月里，要尽一切努力避免负重。

“有些婴儿车太重了，一个人抬不起来，”她说，“购买婴儿车时，相同质量的情况下，请选择重量最轻的；抱宝宝时，尽量不要同时负重，哪怕要多花些时间，多往返几次；当宝宝在婴儿背袋里时，尽量把他背得高一些，几乎达到乳房的高度，并确保不会摇晃，这样他更舒服，对你也更有益；最后，如果你必须要抬起较重的东西，请同时收紧会阴和腹部。”

产后两性关系

产褥期，每个人的经历都会不一样。女人分娩后身体和精神上的消耗很大；伴侣通常会参与分娩过程，可能也印象深刻。孩子的到来，以及父母对孩子的情感投注，产生一系列既有情感上的也有客观条件上的连锁反应，开启夫妻关系的崭新阶段。对母亲来说，她们渴望成为孩子的优秀母亲，有着学习当妈妈的热情，但是，身体的疲劳有时带来痛苦，并且要不断克服内心对失败的恐惧，这些负面影响不知不觉间取代了对爱的渴望。而对于丈夫来说，有时也会担心给妻子带来痛苦。夫妻二人可能需要几个星期才能找到新的平衡，重新适应彼此。

有时一个人的欲望强烈，另一个人却找不到感觉。此时，最好的办法是一起交流。我们经常认为成为母亲的女人缺乏欲望，但有时父亲也会陷入同样的困境。

阴道干涩的情况并不罕见，在母乳喂养的情况下更为常见。性交前可以使用润滑凝胶。如果依然有疼痛感，请咨询医生，不要犹豫。

发生失禁的情况

尿失禁或肛门失禁，要尽快告诉医生。医生会给你开出进行会阴括约肌康复治疗的处方，康复治疗将由理疗师或医生进行。当因为收缩力度不足，或排尿需求紧急、不可抑制，膀胱和尿道之间的自制反射不再起作用时，会发生尿液渗漏。

康复治疗分10次进行，每周1至2次，目的是：让会阴肌肉恢复收缩并控制力度，使它们不会对膀胱和尿道产生挤压（导致大部分的渗漏）；或者恢复自制反射。有几种康复治疗技术：手动（会阴收缩将以你的感觉为主，通过阴道触摸进行评估）；或者使用阴道探针（通过电刺激或生物反馈疗法），在这种情况下，连接到屏幕上的阴道探针会按曲线记录收缩。你可以与康复师交流，一起确定最适合你的方法。

治疗后，症状通常会消失，这取决于治疗持续的时间（有必要时进行维护治疗），尤其取决于疾病的严重程度。严重失禁的情况下，可以进行外科手术干预。

月经恢复

分娩后突然来月经，被称为第一次月经。通常比正常月经量大，持续时间也更长。无论是否哺乳，月经恢复前都可能会发生排卵。

月经恢复日期取决于母亲是否哺乳。纯母乳喂养，在某些情况下，会阻碍卵巢的功能和排卵，因此通常没有月经；只有在母乳喂养结束后，或者甚至在完全停止后的几个月后，月经才会恢复。在没有进行母乳喂养的情况下，月经恢复发生在分娩后6至8周之间；然后月经周期恢复，但可能会出现短时的不规律。

产后复查

距离分娩已过去几个星期，到了对身体进行评估的时候。全面妇科检查对于确认生殖系统和整个机体是否恢复至关重要。如果妊娠和分娩过程没有并发症，护士就可以完成检查。有些女性感觉身体状况良好，不想进行检查，然而，检查非常重要。尤其，此时可以评估会阴的状态，如果必要，可以考虑进行适当的康复治疗。另外，你也可以借此机会跟医生讨论避孕的问题。现在专业人士都训练有素，会有针对性地给你提供帮助。

如果怀孕期间患有糖尿病，你需要在分娩后3个月做一次检查。如果从产科医院出院时没有给你开处方，此次就诊时医生会对你目前的状况进行评估。

请列一个简短的清单，这样就诊时就不会忘记任何问题（静脉曲张、痔疮、失禁、腹痛等）。一些女性出于羞耻心，不敢涉及对她们来说过于私密的话题，例如恢复性行为有困难等。请大胆和医生交流，不要有顾虑。

“从一开始，我就对我爱的孩子有一种强烈的担忧：害怕他会出事。在我的肚子里，他能得到很好的保护。我被自己的担忧压垮了。幸运的是，我丈夫支持我，他让我感到安心。现在，一切都恢复正常了，我们的每一天都充满快乐。”

——朱莉

产后抑郁

母亲回到家中，回到了自己熟悉的环境，宝宝也已经安顿好了。此时，你完全有理由快乐、乐观地展望未来。不过，你也可能会感到脆弱、情绪不稳定、多变、易伤感。现在，孩子出生了，你可能感到身体上和精神上很空虚。这些反应在分娩后很常见。

你刚刚经历了身体和精神上的一场深刻巨变，整个机体都参与了分娩这一巨大工程。体内激素在这个时候变化明显，你可能也会意识到这一点，此时你的心理变化也同样剧烈。你经历了9个月的等待，最后可能还充满了焦虑和紧张。现在你仍然很累，突然又要承担照顾孩子的责任。此外，你还没有完全理解宝宝的所有需求，以及他的哭声的具体含义。正是由于所有这些原因，你会担心、发怒、想哭。

如果分娩后你觉得情感很脆弱，不要认为自己不是个好妈妈。母爱往往是一点一点、一周一周地积累起来的。

母爱需要时间来表达

如果在产科病房时你就患上了这种抑郁症，请与医务人员交流。产科医生、护士都明白一些女性在一段时间内，可能会处境艰难，需要特殊的支持。你也可以去见心理医生，表达自己的恐惧；这样，心理医生会帮助你感受到周围有很多人的支持，帮助你对自己做母亲的能力感到放心。如果母亲能在产科医院获得某种帮助，抑郁症就有可能不会真的发作。

如果未能在产科医院得到足够的支持，回家后你一直感到沮丧，尽量不要一个人独处。与你的伴侣一起商量，尽量安排让自己多休息。也许你的母亲、姐妹、朋友们可以来帮几天忙。你也可以跟医生、助产士谈谈，看他们是否可以到家里来帮助你。

跟其他母亲见面，倾听她们的心声，与她们交谈，可以恢复你的自信。

真正的抑郁。最常见的情况是，忧郁症会在几天后消失。比较罕见的是，妈妈开始真正患上产后抑郁症。此时症状更加明显：母亲感到悲伤、沮丧、焦虑，不再想负责日常工作，有时甚至对婴儿失去兴趣，也会出现其他问题，如睡眠障碍、食欲减退、对性生活失去兴趣等。这些是抑郁的症状，不会自行消失。即便明确出现这些症状，一些母亲仍不愿就诊，简单地认为她们的经历是分娩引起的疲劳所致。有时候，妈妈会因为没有体验到预期的快乐而感到内疚，如果她们经历了很长时间的备孕期，这种情绪会更强烈。抑郁症状明显时，妈妈需要立即就诊，去看产科医生、主管医生、儿科医生，或者去妇幼保健中心，甚至是去精神病科就诊。助产士会向你推荐最合适的专业人员。药物、心理治疗将帮助母亲找到内心的平衡与平静。现在，医护人员越来越关注妈妈的精神状态，对解决这些问题很有帮助。

父亲也可能会有抑郁的感觉，而他们的精神困扰往往被加倍投入到工作中的假象所掩盖。但是，这样会导致夫妻间关系的紧张和破裂。一起就这个问题展开交流，必要时去产科心理医生那里就诊，夫妇一起或你的伴侣独自前往都可以。

“我发现自己面临一个真正的深渊。我无缘无故就哭。我害怕破坏性的感觉和无处不在的负面情绪。我感觉自己要疯了！我看了精神病医生，他听了我的描述，没有对我做出评判，但他帮助了我。请告诉你的女性读者们，妈妈有时会经历非常艰难的时刻，但最终都可以度过。”

——克里斯汀

产后的身体

恢复体育锻炼

体育锻炼是帮助你恢复身材的好方法，虽然不会真的让你减肥，但会帮助你重新塑造肌肉。此外，你还可以通过运动，让饮食规律化。了解分娩后适合进行的运动，请参见后文。

如果进行母乳喂养，因为乳房体积会干扰某些活动，可以晚点再恢复练习。骑车、散步、游泳都是非常不错的锻炼项目。注意，一旦恶露消失，就可以进行泡浴。

腹部练习必须小心进行：深呼气收缩腹部，同时收紧会阴。腹部不应该过度紧张，如果做室内运动，请考虑这一点。慢跑、网球、骑马这些项目要晚一些再练习，任何从上到下让腹部重复产生压力的体育活动，都应尽量避免。

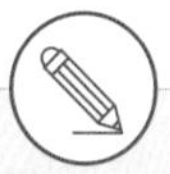

注意

经典的腹部运动，蹬踏，剪刀腿等练习只能在医生或助产士的建议下进行，因为这些动作会对腹部产生太大的压力，这种压力会压迫会阴，并有使其膨胀的风险。

分娩后进行的练习

分娩后第二天开始——除非医生不建议——你可以在床上进行以下运动：

紧缩会阴

请进行上文提到过的练习，但需要平躺，仰卧，屈双腿并分开：收缩封闭外阴和阴道的肌肉几秒钟，同时保持憋尿的状态。整个练习过程中，保持双膝分开，臀部放松并贴在地上，保持腹部柔软，同时继续正常呼吸。

中断排尿法是指在排尿开始时，将排尿动作暂停几秒钟。这种练习方法被广泛应用，但现在却不再受到鼓励。因为，如果过度练习，会导致一些女性尿路感染或出现控尿反射障碍。

腹部变硬

仰卧，屈双腿，深吸气，然后一面呼气，一面最大限度地收紧腹部，至少持续5秒，如果可能的话坚持10秒，同时收缩会阴；然后放松，再进行一次。这项运动没有禁忌症，没有难度，看起来似乎很单调，但对于恢复腹部平坦非常有用。为了获得可见的效果，每天至少练50次，分散时间练习。

激活腿部的循环

仰卧，双腿伸直：

- 以脚踝为轴旋转双脚：双脚沿着一个方向画圈，然后再沿着另一个方向画圈。
- 弯曲和伸展双脚：勾脚尖，然后缓慢地将脚尖绷到最紧，就像要用脚趾触碰几厘米外的一件物体一样（3次）。

一天中重复多次，但不要一组连着做超过3次，否则腿部可能会感到紧张，引起酸痛。

保持乳房坚挺

当你不再哺乳时，可以开始进行第8章中的练习，来收获美丽的胸部。如果你没有进行哺乳，可以从产后第15天开始练习。

按摩

背部和腿部按摩可以缓解疲劳、沉重或各种疼痛的感觉。另一方面，腹部按摩必须采取正确的方法。轻抚可以改善肠道运输功能，但是不应该“按摩”皮肤和肌肉，以产生牵拉或拉伸的影响，因为这会对腹部恢复平坦产生消极影响。

生产后，如果你的身体发生改变，怎么办？

分娩之后，一些女性会发现自己的身体发生了变化：不再是令自己自豪的孕前的身材，也不是分娩前的身材。此外，这种“丰满的体型”向“虚空的身体”的转变会让人不安。

从审美角度来看，无论是身体上还是面部，为人母带来的影响都会因人而异。一些女性认为生孩子必将付出代价，于是采用听天由命的态度，她们不再关注自己的身体，转而关心自己孩子的健康；也有的女性感觉忙不过来，认为既没有时间也没有精力照顾自己；还有一些女性最终会提出关于这些变化的问题，如这些变化会继续发生、减轻还是最终可以消失？

乳房

怀孕和哺乳后，乳房会缩小，但也许还会保持变大的体积。妈妈可以进行孕期推荐的练习（见第8章），穿戴合适的胸罩……请保持耐心，乳房需要一段时间才能恢复正常的弹性。

腹部

腹部可能会继续凸起，腹部肌肉不再紧实。进行预防锻炼最为重要，如在孕期和产后进行体操练习。

毅力必不可少，只有经过几个月定期的体育锻炼，才能形成肌肉。节制饮食有助于消除多余的脂肪，按摩对于恢复平坦的腹部无效。至于市场上出售的辅助电器产品，实际上用处不大。

关于外科整容手术

一些女性乳房体积仍然较大，或者变小，或者腹部仍然凸出，或多或少地“起皱”，她们希望借助外科整容手术恢复孕前的状态。

下面是关于整容手术的几点建议：

首先，整容手术最早可以在分娩后一年进行，不要过早做出决定，必须给身体留出时间恢复到原来的体貌。此时，你可以再观察和评估，决定是否真有必要进行手术干预。此外，整容手术价格昂贵，这是进行抉择的重要考量之一。

其次，最好等到你不想再生孩子后再进行整容手术。再次怀孕可能会抵消整容的效果，某些手术还可能会影响下一次母乳喂养。

最后，当然，手术必须由具有资质的专家进行。你可以请自己的主治医生推荐有资质的整容医生，否则需要咨询专业医生。

体重和轮廓

恢复体重需要6个月，恢复腰围大约需要1年。逐渐减掉多余的体重是很重要的，否则你会真正胖起来。如果6个月后无法恢复孕前体重，请告诉医生，他可能会建议你咨询营养专家。

皮肤

妊娠时期的皮肤色斑会在几个月内自行消失，肚脐以下腹部中线的异常色素沉着也会慢慢消退。但是，为此，必须尽可能地减少日晒；如果在冬天分娩，在接下来的夏天必须非常注意，避免产生色斑。

如果你有痤疮，同时正在给宝宝哺乳，在没有医嘱的情况下，不要采取任何内部或外部治疗措施。

关于剖宫产疤痕，见前文。

静脉曲张

通常在第一次怀孕后会完全消失。随着怀孕次数增多，曲张程度会越来越轻。

药物有时可以治疗静脉曲张引起的并发症（痉挛、腿部沉重感），但对静脉曲张本身作用很小，或没有作用。此外，如果曲张程度严重影响美观，应根据具体情况进行治疗：

- 硬化治疗（静脉注射，以减小其体积）。
- 手术，即移除下肢的一根或两根大静脉（称为剥离介入）。

医生会告诉你最适合你的治疗方法。无论如何，都要遵循医生给出的建议。

至于痔疮，就像静脉曲张一样，根据其面积和引起的困扰程度，可以选择药物治疗、硬化治疗或手术干预。

关于尿失禁，参见前文。

孕产留下的痕迹因人而异。有些人没有静脉曲张或妊娠纹，甚至在几次分娩后，许多女性都能恢复平坦的腹部。此

海水浴疗法

有些母亲喜欢海水浴疗法，这种疗法可以让她们放松，可以进行按摩，和她们的宝宝一起享受。目前，海水浴疗法的成本仍然很高。最好至少等待8—10周再进行。重要的是，治疗期间你可以照顾宝宝，不用和他分开。母乳喂养不应该成为海水浴疗法的障碍，只需调整护理方法即可。

外，女性对审美变化的体验也有很大区别，例如一些女性忍受不了太大的胸部，而有的女性则喜欢乳房丰满。

恢复身材的特定食谱

为了恢复孕前的体重，你很可能需要减掉几公斤。通常，经典特定食谱（如下）会帮助你减掉多余的体重。

如果你正在哺乳，现在还不是节食减肥的时候。小心不要增加体重，这会不利于哺乳，而且，会妨碍你后期轻松恢复体重。

如果没有进行母乳喂养或者不再进行，不要试图太快恢复怀孕前的身材和体重。你可以把一天摄入的热量分配到三顿正餐和一顿加餐中。下午的加餐和早餐一样重要（如果进行母乳喂养，下午的加餐必不可少），尤其是如果孕前没有下午加餐习惯的话。

保持体重和健康的最佳方法是均衡饮食，不吃零食，规律锻炼。

你的特定食谱

- 每天吃1份肉、鱼或鸡蛋，每周吃2次红肉或血肠，每月吃2到3次内脏（肝、肾），以补充你对铁的需求。
- 乳制品（牛奶、奶酪、乳制品）一天3次。
- 蔬菜和水果：总共每天至少5份。
- 每餐吃含淀粉的食物或谷类产品，如面包或面条、米饭、粗面粉、豆类，作为开胃菜或主菜。
- 适量的脂肪，形式可以多样化（在三明治或蔬菜上放一点黄油，生蔬菜放一勺油）。
- 不时享受甜食。

摄入足够的水分，每天大约1.5升，最好是水。

婴儿的6个月

如果你需要回到工作岗位，具体日期由你自己决定，你可能想知道什么时候可以上班，现在？稍迟？如何做对孩子最好，也对自己最好？

很难给出最好的建议，如果说有一个选择可以满足包括个人愿望、夫妻的愿望和经济上的可能性的几方意愿，那么这个选择应该就是最优选择。

母亲们渴望马上重新开始工作，其他人则希望为了孩子和她自己，她能够在家里多待一段时间。其他人甚至希望她们在家全职照顾宝宝，但对她们来说，在经济上或职业上又不允许。

中国法律规定产假为98天。一些母亲设法延长了她们的假期，或休无薪假期，或者把三周的产前假移至分娩后。产后休假时间越长，婴儿越能逐渐适应新生活；对母亲自己来说，也能有更多时间完全恢复，让自己喘口气。

婴儿的前6个月很重要。这一阶段发生的一些事件不容错过，父母可以通过这些事件更好地了解孩子。孩子的自我表达方式、独特的反应能力以及依恋关系都是在这段时间建立起来的。此外，如果不能更好地了解低龄婴儿的发展、心理、父母—婴儿早期互动性，会让重返工作岗位的母亲产生怀疑、内疚感，后悔自己错过了许多宝宝的第一次。这种种现实问题不太容易折中、调和。事实上，在可能的情况下，6个月的休假应该是所有母亲的选择。

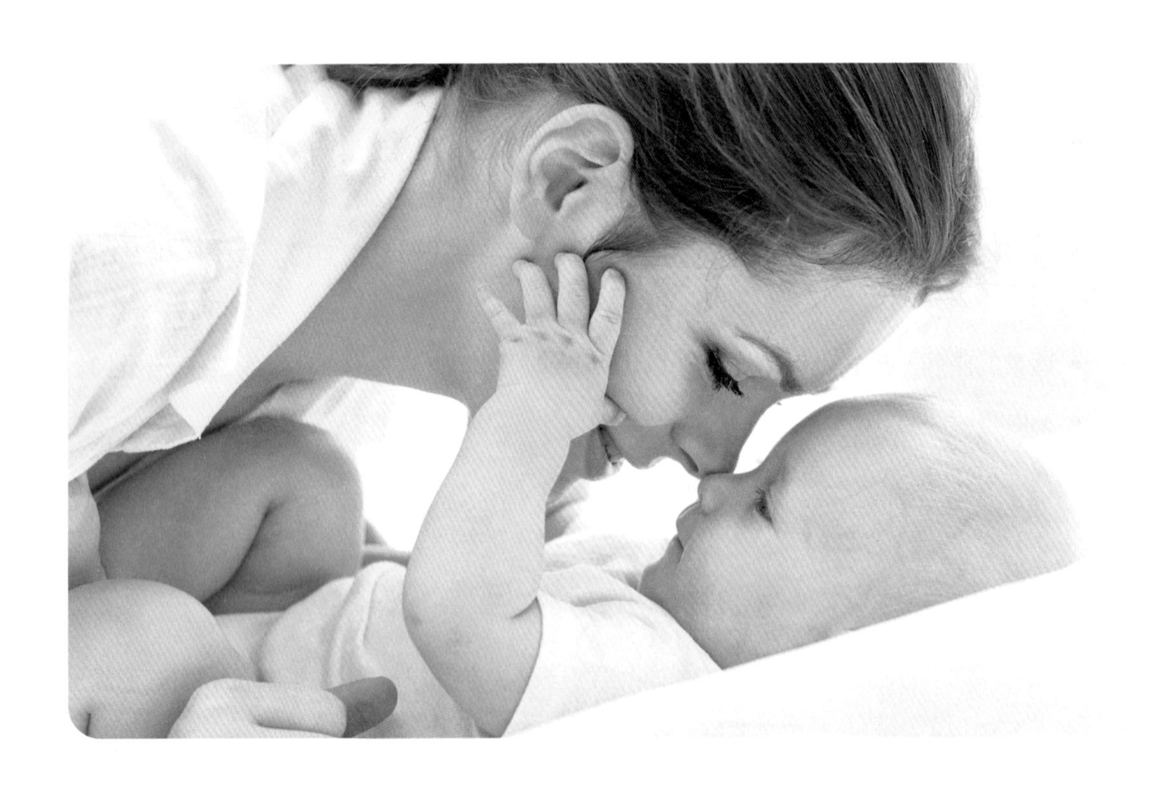

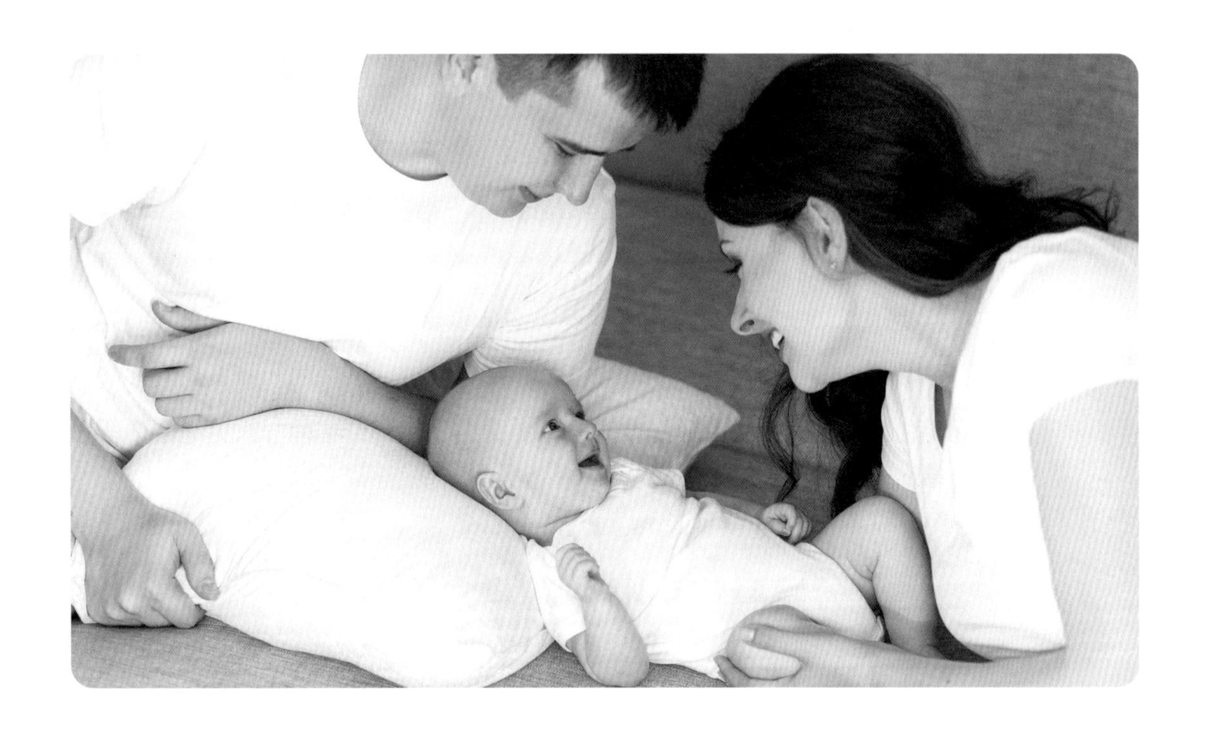

产后避孕

你刚刚分娩，你和丈夫都沉浸在新生儿降生的喜悦中。分娩、对婴儿的照顾、9个月没有月经，这些会让你们忘记避孕。但是，跟很多夫妇的认知相反，产褥期并不等于不孕时期。无论纯母乳喂养与否，月经恢复之前，在15天、6周、6个月……甚至更长的时间内，都可能会发生排卵。

因此，我们建议在妊娠结束时，与医生或助产士讨论避孕问题。避孕方式的选择因人而异，如果想再次怀孕，又不想等待太长时间，一般医生建议从上次分娩到下次怀孕之间最好有一年的间隔。如果你不想再怀孕，需要考虑你对目前的避孕方式是否满意，是否想换一种避孕方式。无论你怎么选择，要知道，分娩后几周使用的避孕方法非常重要，很难提前预测你和你的伴侣是否会很快恢复性爱生活。在这个阶段，有些夫妻更喜欢用其他方式表达对温柔和快乐的需求。

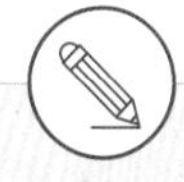

注意

请注意，如果你采用了辅助生殖技术，并且你的月经周期不规律，或者甚至没有月经，这也不能保证排卵绝对不可能发生。即使输卵管有某些改变，也不能完全阻止怀孕。

分娩后的几周

无论母乳喂养与否，产褥期（前6至8周）的避孕方法有其特殊性，因为阴道的张力、子宫的大小以及子宫复旧过程等因素都要被考虑在内。不推荐使用隔膜避孕法、子宫帽、阴道避孕环和宫内节育器。最好在分娩后3周开始激素避孕（避孕丸、皮下植入物、避孕贴、阴道避孕环）。医生会在你出院回家时开具药物清单。要知道，在月经恢复之前服用激素，更容易引起不规律出血。

根据你自己的生活方式，医生会尊重你的愿望，跟你一起讨论哪种方式更适合你。在此期间可以使用其他避孕方法，见下表。

分娩后使用哪种避孕方法？

避孕手段	哺乳方式		从产后何时开始		
	母乳喂养	人工喂养	产后第一天	产后三周	产后六周
孕酮小剂量药丸	是	是	避免	是	是
孕激素小剂量药丸或贴片	否	是	避免	是	是
宫内节育器	是	是	否	避免	是
皮下植入物	避免	是	避免	是	是
阴道避孕环	否	是	避免	否	是
阴道隔膜或子宫帽	是	是	否	否	是
避孕套	是	是	是	是	是
男用杀精剂	根据使用的产品	是	否	否	是
母乳喂养和闭经	是	否	是	是	是
体外射精	效果不明显	效果不明显	效果不明显	效果不明显	效果不明显

不同的避孕方法

以下是对不同避孕方法的对比，从所谓的最古老的“自然”避孕法，到最现代的激素避孕法，有些非常有效，有些效果则不太明显。

体外射精

方法是在精子（或射精）释放之前停止性交。这种方法不适用于连续性行为，效果不确切。

体温法

体温曲线显示排卵日期和安全期（见第1章）。这种避孕方法分娩后不可靠，因为月经恢复之前很难确定排卵期。

哺乳闭经避孕法

母乳喂养期间分泌的泌乳素会对排卵有一定的抑制作用：

- 纯母乳喂养，没有给婴儿任何其他补充。
- 通过婴儿吮吸或用吸奶器每24小时至少6次刺激乳房。
- 两次哺乳或刺激之间的间隔不得超过6小时。
- 还没有来过产后第一次月经。

如果你有同房，并且宝宝在接下来的5天里哺乳时间间隔超过6小时，或者在24小时内母乳喂养少于6次，这时需要额外刺激乳房来达到24小时最少哺乳次数或少于6小时的哺乳间隔，以防止排卵。因为精子会持续保持活力（大约5天，有的情况下是1周）。

如果月经恢复，服用仅含孕酮的药丸（见下文）。

男用避孕套

男用避孕套的主要优点是其极度安全（现在还有无乳胶类）和使用方便，此外，也大大降低了性传播疾病的风险；缺点是一些男性使用不当，导致5%到8%的避孕失败。这些异常情况是避孕套破裂造成的，避孕套的制造过程受到精确控制，因此避孕失败一般是使用不当所致：

- 仅在推测的排卵期使用避孕套，排卵期计算不正确。

- 射精前过晚使用。
- 射精后太迟褪下。

尽管如此，避孕套仍然是一种很好的避孕方法。此外，如果女性同时使用杀精产品，可以提高其效力。最后，在产褥期，使用自润滑避孕套对性交困难也许会有所帮助。

杀精剂

具有使精子失去活性的特性。杀精剂形式多样，由两种不同的产品组成：苯扎氯铵，哺乳期可以使用；壬苯醇醚-9，会进入母乳，因此不建议在哺乳期使用。无需处方就可以在药店买到。

- 霜、凝胶主要和阴道隔膜一起使用或辅助使用男用避孕套，以提高其有效性。
- 阴道栓剂，操作容易，能在阴道中自行融化，但再一次性交时必须重新放置（使用方法同杀精剂一样）。棉塞或海绵24小时内有效，但是，其缺点是必须在24小时后移除。

杀精剂效果很好，但要严格按使用说明使用，同时避免使用肥皂和泡泡浴，因为会抵消其作用。如果想在性交后清洗，需要使用杀精剂制造商生产的特制产品。一些女性因其操作的复杂性而不愿使用（如使用其他局部避孕药一样）。

阴道隔膜（或子宫帽）

阴道隔膜是一种乳胶装置，形状像一个小杯子，女性可以将其放置在阴道。因此，在阴道底部成为精子上升的障碍。其表面再涂上杀精霜或凝胶，让机械屏障叠加上化学保护。阴道隔膜近些年使用较少，不过现在似乎又重新“流行”。子宫帽较小，直接放在宫颈上。和阴道隔膜一样，有不同的尺寸，助产士或医生会给你开出一个适合你使用的尺寸。隔膜和子宫帽只有在生殖器恢复正常时使用才有效，也就是说，至少在分娩后6周后使用才能有效。产后回访时医生会跟你确认这一点。

节育环

节育环也被称为宫内节育器，表面有孕酮或铜线包裹，必须每4到5年更换一次。铜破坏了精子的受精能力，降低了子宫颈黏液对精子的渗透性。植入宫内节育器只能由医生或助产士进行（实际上，安装通常由医生进行）；不需要住院或麻醉，几乎没有痛苦，最好在月经结束时进行。宫内节育器上通常连接着一根尼龙线，也可能没尾丝，取决于不同环形，从宫颈伸出，可以用手指在阴道里碰触到，这样可以检查宫内节育器位置是否合适。宫内节育器有时会导致几周内不规则的失血，不过它的效果非常好。据统计，使用含铜节育环，妊娠发生率只有1%到2%；而使用含孕酮的宫内节育器，则这一数字还不到1%。

宫内节育器的一大优点是不需要任何特殊的护理，或采取其他预防措施。然而，它也有缺点：

- 5%的宫内节育器会被排出。
- 在输卵管或子宫感染的情况下，通常导致出血或疼痛，此时必须将其取出，并采用其他避孕方式。

产褥期放入宫内节育器的做法并不常见，医生会根据你的个人经历和病史来具体评估。

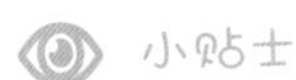

关于小药丸，每天服用1片，要么一个周期至少服用3周（21天），要么在整个周期（28天）服用，包括：

·21片装，7天暂停服用；

·28片装（其中7片不含活性产品）：吃完后第二天开始服用新的包装。有了这种服用方法，就不会停止服药，因此遗忘的风险就更小；

·25片装（三方），其中4片不含激素（因此没有活性），仅3天不用服用。

医生或助产士会告诉你哪种药丸最适合。

激素避孕法（口服避孕药、皮下植入物、避孕贴、避孕环）

激素避孕药能有效防止受精，但并不是所有的避孕药都能在产褥期使用。应该由医生或助产士开具处方购买，因为有罕见的禁忌症和使用注意事项，我们将在下面介绍。

药丸

口服避孕药的成分与卵巢分泌的雌激素和孕激素相同。不同品牌的避孕药雌激素和孕激素的剂量、比例各不相同，这些差异可以让每位女性找到最适合自己的平衡剂量，以免产生副作用（恶心、食欲增加、出血）。有些药丸只含孕酮（微量）。每片避孕药的激素剂量可以阻止卵泡成熟，从而阻止排卵（除了单纯孕酮口服片，见下文）。药物的有效性取决于片剂的剂量和服用时间。知道这一点很重要——尤其当你错过服用时间时。我们稍后会讨论这个问题。

微量药丸或雌孕激素药丸

它们由雌激素和孕酮组成。母乳喂养期间禁用。

• 有“单方”药片：包装中的所有药片颜色相同，含有相同剂量的雌激素和孕酮。因此，可以互相代替：可以备用一两板（放在办公室或包里）来弥补疏忽。最重要的是定期摄入。

• 有“双方和三方”药丸：包含不同颜色的药片，对应于含有两个或三个不同剂量的雌激素和/或孕酮。这一方案对一些女性效果很好，对其他女性效果较差：

——这些药片有时会导致不规则出血。

——包装中的每一片药都不能相互替代，有可能会发生排卵。

忘记服药，怎么办？

忘记服药或者在服药后4小时内出现腹泻或呕吐。

• 尽快补服（如果是消化问题，服用下一片），并在现有安全范围内确认服用方式。服用微弱剂量药丸时，间隔时间不超过3小时。服用其余大部分药丸，间隔时间不超过12小时。如果在安全范围内，下一粒药丸在规定时间内服用即可，即使两次服药时间间隔很短。

• 如果超出了安全范围，并且在忘记服药后的5天内发生过性行为，怀孕的风险取决于处于月经周期的哪个阶段。

以下三种忘记服药的情况下，怀孕风险很大：

• 忘记服用新板第一粒。

• 新板第一周期间。

• 新板第三周期间。

这些情况下，有必要第二天补服。如果可能，咨询医生或助产士。

如果第二周和第三周末时忘记服药，则没有风险：

• 如果发生在第二周，不要再次忘记服药，7天内使用另一种避孕方式（避孕套、阴道隔膜、杀精剂）。连续服用7天

微弱剂量避孕药丸和微小剂量避孕药丸

服药的第一天（月经的第一天服用）可以有性行为，没有风险。即使在两板药丸中间的7天停药期，你也不会怀孕。如果在宝宝出生后第21天开始服用，在月经恢复之前，连续服用7天之后才会产生作用。如果在服药7天的这段时间内有性行为，请使用避孕套。

之后排卵周期将会被中断，你不会有怀孕风险。

- 如果发生在第三周末，请直接继续下一板，不要中断，也不要服用非活性片剂。非活性片剂仅存在于25片装或28片装含有不同颜色的包装中。

如果忘记服药前的5天内没有性交，继续服药，同时使用另一种避孕方法7天。

如果几次忘记服用一片或多片，这种避孕方式可能不适合你，请和医生或助产士进行交流。

皮下植入物、避孕贴、避孕环

皮下植入物只含有一种激素（孕酮），是植入手臂皮下的一根小棍（一根小火柴）。该植入物保持活性时间通常是3年，100%有效。其缺点在于可能发生不规则和不时出血（10%至20%）。像所有激素避孕药一样，最好在分娩后几周后植入；也有一些产科医院同意在出院前植入。

避孕贴与安替比丁贴片相同，基于激素（如雌激素—孕激素药丸）给药原理，但这些激素是由皮肤而不是口腔吸收。贴片贴在皮肤上，一周后更换，连贴三周。然后休息一周。母乳喂养期间禁用。

阴道避孕环由女性放置在阴道内，局部放置三周，移除一周（月经来时），此后重新放置新环。避孕作用依赖于阴道吸收释放的激素。这种方法有效，耐受性好，必要时不妨碍局部治疗（例如阴道感染）。母乳喂养期间禁用。

如果第一周或第三周错过使用贴片，第一周忘记使用阴道避孕环与在这段时间忘记服药一样，有怀孕的风险（见上一页）。

激素避孕的禁忌症

- 对于含有雌激素—孕激素的产品：

——**主要风险来自血栓**：如果你已患有静脉炎（血栓形成倾向），如果你是遗传性易栓症携带者，或者如果存在家族风险，以及如果你是高胆固醇患者。

——此外，医生或助产士将考虑可能增加血栓的个人因素，包括超重、吸烟、久坐不动的生活方式，以及是否计划了外科手术，必须进行长时间躺卧休息，或者是否计划了长途航空旅行等。

——某些心脏病、高血压、糖尿病，取决于其发展阶段。

——某些治疗。

- 仅含低剂量孕酮的产品，在出现血管风险或糖尿病时不会被禁用，但在出现肝病（例如，发病中的肝炎）时会被禁用。

停止服用激素避孕

停止激素避孕后的第一个周期通常稍长，排卵延迟。如果你不想怀孕，请采取其他预防措施。正是这些有怀孕风险的排卵紊乱引起一种说法：女性停药后会更容易受孕。这并不准确。一般建议等待两个周期，让生殖系统恢复正常。

服药第二天或紧急避孕后

无保护措施的性交后超过72小时，服避孕药无效，还有另外一种紧急避孕法，只能由医生开具处方，有效期超过5天。无论使用哪种药丸，副作用通常都很明显：恶心、呕吐、腹痛，还可能导致或多或少的出血，让人误以为是月经期。最好在性交后一周进行验血。第二天服药不是100%有效，服药越早，怀孕的可能性就越小。

每种避孕方法都有优缺点，你的选择会是一种折中的结果。医生或助产士会给出建议，并检查是否有禁忌症。多数情况下，选择变得困难不是因为在不同避孕方法的优缺点之间犹豫不定，而是对避孕本身带有某种不情愿的态度。发生抗拒的原因是多方面的，也较为复杂，包括：害怕定期摄入激素的危害性，不喜欢子宫中存在“异物”，对可能拥有安全性生活的负罪感（出于宗教信仰）等。所有女性都不同程度地存在这种不情愿的心理。意识到这一点很重要，因为这是大多数避孕失败的原因。事实上，她们关心的不是这种或那种方法的局限性，而是不情愿使用。因此，女性在服用避孕药时怀孕，通常是疏忽或停止服药导致的，尤其是疲于服用。对于避孕问题，不是找到避孕的最佳方法，而是在于夫妇的坚持程度。

又一个孩子？

读者经常会提出这样一个问题：从医学角度来看，两次分娩之间的理想间隔应该是多久？这个问题不可能有具体的答案。但是常识告诉我们，两次怀孕最好不要离得太近。另一方面，研究表明，在前一个婴儿出生18个月后怀孕的婴儿，发生体重不足或早产的可能性最小。此外，由于大约20%的分娩是通过剖宫产进行的，所以再次受孕之前，比较理想的是经历一年的间隔期限，以便子宫完全愈合。

此外，从夫妇心理上讲，这一间隔也比较合理。在新生儿出生时，如果大孩子是

2.5—3岁，则较为理想，此年龄段被称为令人喜爱的年龄。通常此时，父母会觉得已经做好了准备再迎接一个孩子。

但是某些情况下，其他因素也可能改变新的怀孕计划，比如父母的年龄。随着时间的推移，怀孕的机会越来越少：35岁时，受孕的时间是25岁时的两倍。所以，你如果决定要孩子，就不要拖太久。

后 记

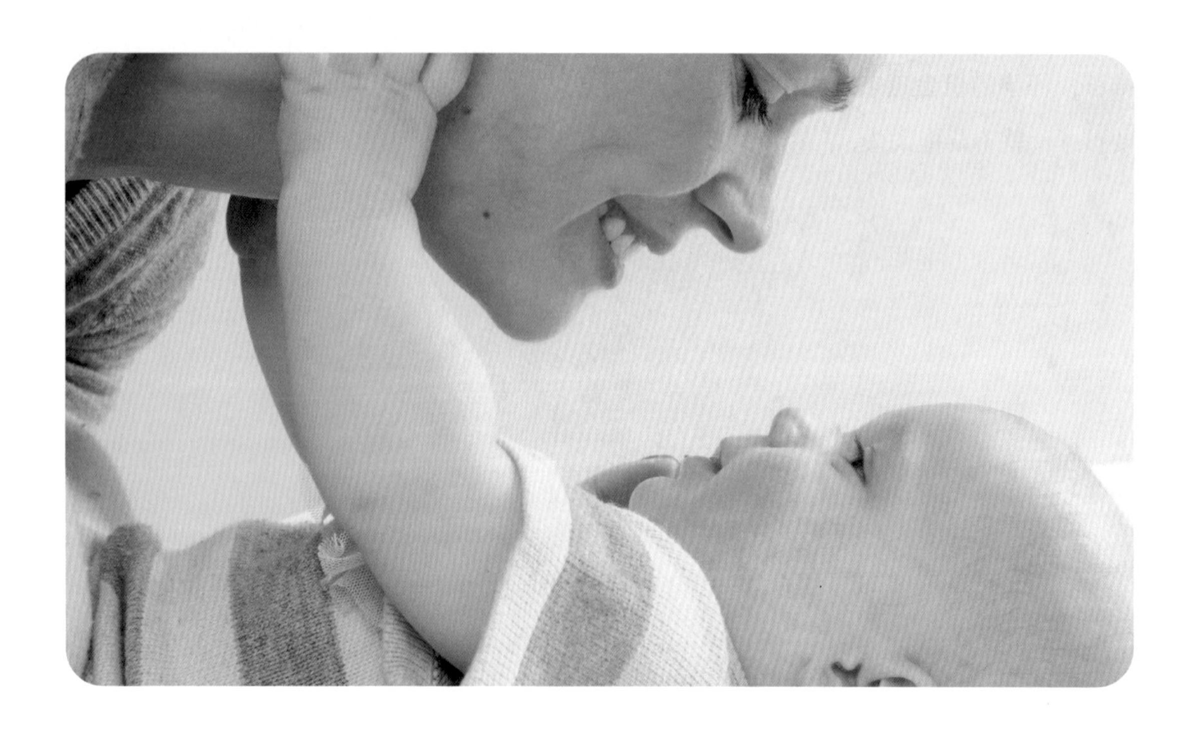

亲爱的读者:

9个月以来，我们与你们一起分享了这段奇妙的怀孕探险。生命中这段特别的孕育时期，对爸爸妈妈来说，都是非凡的经历。

现在你们的宝宝出生了。我们希望能在《法国洛朗斯育儿宝典》一书中与你们重新相聚，这本书在接下来几年中会一直陪伴你们。书中会提到所有你们马上就会面临的实际问题（喂养、睡眠、如厕……）。这本书会以月为单位组织内容，向你们展示，孩子对于世界的探索发现及其取得的惊人进步。我们将尽力回答关于教育的问题，帮助你们的宝宝健康、愉快地成长!

最初的几个月，宝宝会完全依赖父母，这种依赖也许会让你们心烦意乱，不过也会让你们的内心变得柔软，从而把你们紧密地联系在一起。很快，爸爸妈妈与宝宝之间的依恋关系就会建立起来，且比你们想象中更牢固。同时，宝宝会热衷于跟你们和周围的所有人进行交流、互动。此刻，你正沉浸在亲子互动的快乐中吧，请尽情享受这美好的幸福时光!

我们在《法国洛朗斯育儿宝典》中再见!